Neises · Ditz · Spranz-Fogasy (Hrsg.)
Psychosomatische Gesprächsführung
in der Frauenheilkunde

Psychosomatische Gesprächsführung in der Frauenheilkunde

Ein interdisziplinärer Ansatz zur verbalen Intervention

Herausgegeben von
Mechthild Neises, Hannover,
Susanne Ditz und Thomas Spranz-Fogasy, Mannheim

unter Mitarbeit von
Hans Becker, Theda Borde, Gisela Brünner, Matthias David, Christa Diegelmann, Reinhard Fiehler, Elisabeth Gülich, Margarete Isermann, Sybille Jung, Armin Koerfer, Karl Köhle, Brigitte Leeners, Johanna Lalouschek, Florian Menz, Rainer Obliers, Andreas Ploeger, Rüdiger Retzlaff, Svenja Sachweh, Heike Stammer

Mit 25 Abbildungen und 15 Tabellen

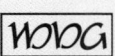

Wissenschaftliche Verlagsgesellschaft mbH Stuttgart

Anschriften der Herausgeber:
Prof. rer. nat. Dr. med. Mechthild Neises
Medizinische Hochschule Hannover
Funktionsbereich Psychosomatische Gynäkologie u. Geburtshilfe
Pasteurallee 5
30655 Hannover

Dr. med. Susanne Ditz
Universitätsklinikum Mannheim
Interdisziplinäres Brustzentrum
Theodor-Kutzer-Ufer 1–3
68167 Mannheim

Prof. Dr. phil. Thomas Spranz-Fogasy
Institut für Deutsche Sprache
Postfach 101621
68161 Mannheim

Bibliografische Information Der Deutschen Bibliothek
Die Deutsche Bibliothek verzeichnet diese Publikation in der Deutschen National-
bibliografie; detaillierte bibliografische Daten sind im Internet über http://dnb.ddb.de
abrufbar.

ISBN 3-8047-2167-2

Ein Warenzeichen kann warenrechtlich geschützt sein, auch wenn ein Hinweis auf
etwa bestehende Schutzrechte fehlt.
Jede Verwertung des Werkes außerhalb der Grenzen des Urheberrechtsgesetzes ist
unzulässig und strafbar. Dies gilt insbesondere für Übersetzung, Nachdruck, Mikro-
verfilmung oder vergleichbare Verfahren sowie für die Speicherung in Datenver-
arbeitungsanlagen.

© 2005 Wissenschaftliche Verlagsgesellschaft mbH,
Birkenwaldstr. 44, 70191 Stuttgart
Printed in Germany
Satz: primustype R. Hurler GmbH, Notzingen
Druck: Hofmann, Schorndorf
Umschlaggestaltung: Atelier Schäfer, Esslingen

Vorwort

In keinem Fach der Medizin wird das intime Erleben und Verhalten in derart nachdrücklicher Weise von Bedeutung, wie im Rahmen der Gynäkologie und Geburtshilfe. Die ärztliche Intervention in diesem Fach berührt – im Einzelfall mehr oder weniger – Erlebensbereiche der Frau, welche in den anderen Disziplinen der Medizin nur randständig berührt werden. Das betrifft sowohl das körperliche Erscheinungsbild als Frau, die Identität, welche sie bezüglich ihres Frauseins entwickelt, das Selbsterleben in der Rolle als Frau, also die tatsächlichen oder vermuteten Erwartungen, welche die Umwelt an sie als Frau richtet und schließlich auch die Gestaltung ihrer individuellen, familiären und gesellschaftlichen Lebensentwicklung. Gerade deswegen erwächst in der Arzt/Ärztin-Patient-Beziehung besonders nachdrücklich die Notwendigkeit einer Verständigung zwischen Arzt/Ärztin und Patientin über diese Inhalte.

Diese Überlegung spitzt sich noch zu in folgender Hinsicht: Gynäkologie und Geburtshilfe befassen sich mit den Organen der Frau, welche höchste Bedeutung für ihre Kommunikation besonders in der Partnerschaft haben. Es geht hier um die Wahrnehmung, welche die Patientin selbst bezüglich ihrer Attraktivität als Frau hat und die Vermutung darüber, welchen Eindruck sie diesbezüglich auf das männliche Geschlecht macht, sei es als Vermutung darüber oder als Wahrnehmung in der Begegnung. Insbesondere ist aber der Arzt/die Ärztin in der Gynäkologie und Geburtshilfe konfrontiert mit der Tatsache, dass es bei der Arzt-Patient-Beziehung in diesen Fächern immer auch um die zwischengeschlechtliche Kommunikation im weitesten Sinne geht.

Das vorliegende Buch füllt hier eine bestehende Lücke: Bücher aus der Gynäkologie und Geburtshilfe befassen sich gewöhnlich mit organischen Erkrankungen und deren Funktionen. Die subjektive Seite des Erlebens wird dabei jedoch weitgehend umgangen. Aus diesem Grunde ist das vorliegende Werk eine aktuelle Notwendigkeit: Den Herausgebern ist es gelungen, einen Kreis von Autoren zu sammeln und durch eigene Beiträge dieses Defizit zu füllen. Das Buch verbindet die Kompetenz von psychosomatisch tätigen Ärzten, klinischen Psychologen und Linguisten. Entsprechend weit gespannt sind die Inhalte. Diese gehen ein auf die Besonderheit dieser Experten-Laien-Kommunikation im Prozess der Entscheidungsfindung, aber auch die Krankheitserzählung auf der anderen Seite und das Erleben von Emotionalität im Arzt-Patient-Gespräch. Geschlechtsspezifische Aspekte der Schmerzdarstellung, traumaspezifische Gesprächsführung und die Bedeutung der Kommunikation im Rahmen der Psychoonkologie sowie das Sprechen in Gruppen mit Migranten, mit Paaren und Familien und last not least mit alten Menschen, um nur einiges hervorzuheben. Das Buch ergänzt erstmalig das seit Anfang der 90er etablierte Curriculum zur Psychosomatischen Grundversorgung, das u. a. 30 Stunden verbale Intervention beinhaltet. Mit diesem Buch sind erstmalig die Inhalte der verbalen Intervention nun auch schriftlich zugänglich. Da die Weiterbildung in der psychosomatischen Grundversorgung für die Gynäkologen und Allgemeinärzte Pflicht ist im Rahmen der Weiterbildung, wird das Buch eine wichtige Materialsammlung sein für alle, die sich auf diesem Gebiet weiterbilden möchten und darüber hinaus auch alle, die Interesse haben, in ihrem Arbeitsbereich in Reflexion über Kommunikationsprozesse zu treten.

Mannheim, Frühjahr 2005
Prof. Dr. Dr. h. c. Frank Melchert

Inhalt

Vorwort 3

A Einleitung

1 Mit Patientinnen reden –
Eine Einführung in die Thematik und Konzeption 3
Ditz, Neises, Spranz-Fogasy

2 Curriculum zur Vermittlung der „Psychosomatischen Frauenheilkunde"
im Rahmen der Weiterbildung zum Facharzt für Gynäkologie und
Geburtshilfe 10
Neises

    2.1   Aufgaben der Weiter- und Fortbildung 10
    2.2   Inhalte der Theorieseminare 12
    2.3   Vermittlung und Einübung verbaler Interventionstechniken 13
    2.4   Vermittlung der Lehrinhalte 13
    2.5   Qualitätssicherung 14

B Allgemeine Aspekte ärztlicher Gespräche

1 Kommunikatives Handeln in ärztlichen Gesprächen –
Gesprächseröffnung und Beschwerdenexploration 17
Spranz-Fogasy

    1.1   Einleitung 17
    1.2   Grundlagen der linguistischen Gesprächsanalyse 18
        1.2.1   Grundeigenschaften von Gesprächen 18
        1.2.2   Ebenen der Interaktionskonstitution 18
        1.2.3   Das Konzept des Handlungsschemas 19
    1.3   Die Handlungsstruktur des ärztlichen Gesprächs 20
    1.4   Alternativen der Gesprächseröffnung 23
        1.4.1   Kommunikative Aufgaben 23
        1.4.2   Eröffnungszüge in ärztlichen Gesprächen 25

1.5		Aktives Zuhören und aktive Beschwerdenexploration	27
	1.5.1	Rückmeldung an den Patienten	28
	1.5.2	Kommentare	31
	1.5.3	Ärztliches Fragen	35
	1.5.3.1	Grundprobleme der Beschwerdenexploration	35
	1.5.3.2	Ärztliche Konzepte der Exploration	36
	1.5.3.3	Präzisierungsfragen	37
	1.5.3.4	Komplettierungsfragen	39
	1.5.3.5	Exkurs	42
	1.5.3.6	Fragetypen	43
1.6		Zusammenfassung	46

2 Medizinische Konzepte und ärztliche Gesprächsführung – am Beispiel der psychosomatischen Anamnese 48
Lalouschek

2.1		Einleitung	48
2.2		Unterschiedliche Medizinkonzepte und ärztliches Gespräch	48
	2.2.1	Die biomedizinische Perspektive	49
	2.2.2	Die psychosomatische Perspektive	50
2.3		Die Anamnese	52
	2.3.1	Die biomedizinische Anamnese	53
	2.3.1.1	Die Anfangsphase	53
	2.3.1.2	Die Einführung des ersten Themas	55
	2.3.1.3	Die Erhebung der aktuellen Beschwerden	56
	2.3.1.4	Die Interaktionsfunktion der Anamnese	59
	2.3.2	Die psychosomatische Anamnese	62
	2.3.2.1	Die Eröffnungsphase: Gesprächsökonomie durch Orientierung	63
	2.3.2.2	Die Beschwerdendarstellung der Patienten: Das Problem der offenen und geschlossenen Fragen	64
	2.3.2.4	Vertiefte Beschwerdenexploration: Die interaktive Prozessierung von Symptomen und emotionalen Gehalten	68
	2.3.2.4	Abschlussphase	70

3 Krankheitserzählungen 73
Gülich

3.1		Einleitung: Von Krankheiten erzählen?	73
3.1		Was bedeutet und was leistet Erzählen für die Kommunikation?	74
3.3		Fallanalyse	79
	3.3.1	Fokusverschiebungen: von den aktuellen Schmerzen zur Lebensgeschichte	79
	3.3.1.1	Gesprächsbeispiel: Eingangsphase	79
	3.3.1.2	Gesprächsbeispiel: Einbringen biografischer Zusammenhänge	81
	3.3.1.3	Fazit	82

		3.1.2	Reformulierungen der Ärztin als Auslöser für neue Erzählsequenzen	82
		3.3.3	Szenische Darstellungen der Patientin	84
	3.4		Erzählen als Form der Krankheitsverarbeitung	87
	3.5		Fazit	88

4 Arzt-Patient-Kommunikation als Experten-Laien-Kommunikation ... 90
Brünner

4.1	Experten und Laien	90
4.2	Verstehen und Verständigung in der APK	91
	4.2.1 Wissensunterschiede und Wissenstransfer	91
	4.2.2 Fachbegriffe	94
4.3	Veranschaulichung	97
	4.3.1 Metaphern und Vergleiche	97
	4.3.2 Beispiele und Konkretisierungen, Beispielerzählungen und Szenarios	101
4.4	Umgang mit Perspektivendifferenzen	103

5 Verbale und non-verbale Kommunikation ... 110
Neises

5.1	Verbale und non-verbale Botschaften des Sprechens	111
5.2	Spezielle Aspekte der verbalen und non-verbalen Kommunikation	115
5.3	Verbaler und non-verbaler Aufbau des Kontaktes mit der Patientin	116
5.4	Körperhaltung	117
5.5	Zusammenfassende Empfehlung	118

6 Erleben und Emotionalität im Arzt-Patienten-Gespräch ... 120
Fiehler

6.1	Grundproblematik	120
6.2	Begriffsklärungen	121
6.3	Manifestation, Deutung und Prozessierung von Erleben und Emotionen	122
6.4	Bezugspunkte des Erlebens	123
6.5	Musterdivergenz: Anteilnahme vs. Behandlung	125
6.6	Umgang mit Erleben und Emotionen	127
	6.6.1 Prozessierung von Erleben und Emotionen	128
	6.6.2 Antizipation des Patientenerlebens – Gefühlsarbeit	131
6.7	Konsequenzen	133

7		**Der Entscheidungsdialog zwischen Arzt und Patient –**	
		Modelle der Beziehungsgestaltung in der Medizin	137
		Koerfer, Obliers, Köhle	
	7.1	Zwischen Paternalismus und Dienstleistung	137
	7.2.	Entscheidungsmodelle als Beziehungsmodelle	139
		7.2.1 Paternalismus und therapeutisches Privileg	140
		7.2.2 Dienstleistung und Information	140
		7.2.3 Kooperation und Aushandlung........................	142
	7.3	Exemplarische Kasuistik	144
		7.3.1 Autoritärer Paternalismus	144
		7.3.2 Von der Dienstleistung zur Kooperation	145
		7.3.3 Bewährungsprobe geteilter Entscheidung	147
	7.4	Dialogische Medizin und Passungsprobleme	149
		7.4.1 Differenzierter und ambivalenter Partizipationsbedarf	150
		7.4.2 Ärztliche Flexibilität und Modellwechsel	151
		7.4.3 Symmetrische Kommunikation und Kommunikationsverzicht ..	152
	7.5	Empfehlungen für die Praxis (Do's und Dont's)	154

C Spezielle Aspekte Ärztlicher Gespräche in der Frauenheilkunde und Geburtshilfe

1		**Männer reden – Frauen reden, Gender-Aspekte der**	
		Gesprächsführung...	161
		Neises	
	1.1	Einleitung	161
	1.2	Gender-Aspekte der Kommunikation	162
		1.2.1 Unterbrechung im Gespräch als geschlechtsspezifisches Verhalten	164
		1.2.2 Öffentliches Sprechen von Frauen und Männern	164
		1.2.3 Der Ton macht die Musik	165
		1.2.4 Geschlecht als Identitätskategorie in der Kommunikation	165
	1.3	Theorie und Geschlecht in der gynäkologischen Psychosomatik	166
	1.4	Kommunikatives Verhalten von Ärztinnen und Ärzten	169
	1.5	Zusammenfassende Empfehlung	171

2 Geschlechtsspezifische Unterschiede bei der Beschreibung von akutem Thoraxschmerz 174
Menz, Lalouschek

2.1 Einleitung: Fehleranfällige Diagnosen bei Frauen 174
2.2 Ergebnisse 175
    2.2.1 Unterschiede der Fokussierung: Hochstufung versus Rückstufung des Schmerzerlebens 175
    2.2.2 Selbstbeschreibung: Schmerz ertragend versus Schmerz bewältigend 177
    2.2.3 Wunsch nach Ursachenklärung 179
    2.2.4 Konkretheit und Diffusität der Schmerzdarstellung 180
2.3 Zusammenfassung 183

3 Präventiv-medizinische Beratung im Rahmen der Schwangerenvorsorge 186
Leeners

3.1 Schwangerschaftsnachweis 186
3.2 Ärztliches Rollenverständnis/Ziel der präventiv-medizinischen Beratung 187
3.3 Hintergrund der ärztlichen Begleitung 187
3.4 Schwangerenvorsorgeuntersuchungen 189
3.5 Integration besonderer Vorerlebnisse 190
3.6 Verhalten während der Schwangerschaft 192
    3.6.1 Ernährung 192
    3.6.2 Genussmittel 193
    3.6.3 Medikamente 193
    3.6.4 Körper und Körpererleben 193
    3.6.5 Berufstätigkeit 194
    3.6.6 Sport 194
    3.6.7 Sexualität 195
    3.6.8 Reisen 196
    3.6.9 Schwangerschaftsbeschwerden 196
3.7 Integration des Partners in Gespräche 197
3.8 Geburtsvorbereitung 197
3.9 Stillvorbereitung 198

4 Präventivmedizinische Beratung im Rahmen der Krebsfrüherkennung 199
Leeners

4.1 Krebsprävention 200
    4.1.1 Psychosoziale Faktoren in der Karzinogenese 200
    4.1.2 Expositionsprophylaxe: Umgang mit Risikofaktoren 202
    4.1.3 Exploration klinischer Hinweise auf ein Karzinom 203

4.2	Früherkennung		203
	4.2.1	Vorbereitung einer klinischen Untersuchung	205
4.3	Umgang mit einer Verdachtsdiagnose		206
4.4	Genetische Testung auf Mamma- und/oder Ovarialkarzinom		208

5 Traumaspezifische Gesprächsführung 211
Isermann, Diegelmann

5.1	Einleitung		211
5.2	Die Besonderheiten traumaspezifischer Informationsverarbeitung		212
	5.2.1	Trauma und posttraumatische Reaktionen	212
	5.2.2	Die Posttraumatische Belastungsstörung	212
	5.2.3	Neurobiologische Grundlagen	214
5.3	Konsequenzen für die ärztliche Gesprächsführung		215
	5.3.1	Stressabbau und Vermeidung von Überflutung	215
	5.3.2	Benennen und „normalisieren" von PTBS-Symptomen	218
	5.3.3	Stabilität und Kontrollgefühl der Patientin erhöhen	219

6 Die Mitteilung der Diagnose Brustkrebs 224
Ditz

6.1	Einleitung		224
6.2	Schaffung einer gemeinsamen Wirklichkeit		225
6.3	Der Stellenwert kommunikativer Fähigkeit		225
6.4	Diagnosephase		226
6.5	Kommunikative Aspekte beim Überbringen der Diagnose Krebs		227
	6.5.1	Gespräch vorbereiten	227
	6.5.1.1	Wer klärt auf?	227
	6.5.1.2	Rahmenbedingungen	228
	6.5.2	Vorwissen klären	229
	6.5.3	Informationsbedürfnis erkunden	232
	6.5.4	Wissen vermitteln	232
	6.5.5	Emotionale Bewältigung	238
	6.5.6	Der Gesprächsabschluss	240

7 Das präoperative Gespräch – Patientenorientierung und gemeinsame Entscheidungsfindung 242
Jung

7.1	Einleitung		242
7.2	Das präoperative Aufklärungsgespräch		243
	7.2.1	Vorgaben/handlungsleitende Ziele des präoperativen Gesprächs	245
	7.2.1.1	Kooperatives Arbeitsbündnis („Compliance")	245

7.2.2		Aufgabenstruktur: Handlungsschema „präoperatives Gespräch"	247
	7.2.2.1	Ängste/Befürchtungen paraphrasieren bzw. ausdrücken	248
	7.2.2.2	Reaktion auf Emotionalität	249
7.2.3		Patientenorientierte Kommunikation im präoperativen Gespräch	251
	7.2.3.1	Patientenorientierung und auxiliäre Gesprächsführung	252
	7.2.3.2	Zusammenfassung: Patientenorientierung	253
7.3		Schlussbemerkungen und Ausblick	254

8 Das Visitengespräch – Chancen einer dialogischen Medizin 256
Koerfer, Obliers, Köhle

8.1		Lebenswelt und Medizin	256
8.2		Kommunikationsdefizite und -störungen	257
	8.2.1	Quantitative Visitenforschung	258
	8.2.2	Qualitative Visitenanalysen	260
8.3		Internistisch-psychosomatische Modellstation	262
	8.3.1	Patientenzentrierte Visitenführung	262
	8.3.2	Die Visite als Dialog	262
	8.3.3	Evaluation	263
8.4		Erzählen in der Visite	264
	8.4.1	Narrative Medizin	264
	8.4.2	Gemeinsame Konstruktion von Krankengeschichten	265
	8.4.3	„Ich bin nur gesund, wenn ich kann schaffe"	266
	8.4.3.1	Eröffnung und Untersuchung	266
	8.4.3.2	Transformation zur bio-psycho-sozialen Anamnese: vom Schmerz zum Narrativ	267
	8.4.3.3	Biopsychosoziale Themenprogression	273
	8.4.3.4	Erzählen als Dialog	275
	8.4.3.5	Lebensentwurf, Lebensverlauf und Lebensbewertung	276
	8.4.3.6	Zusammenfassung	280
8.5		Empfehlungen für die Praxis (Do's und Dont's)	280

9 Verbale Interaktion im Kollektiv 285
Ploeger

9.1		Einleitung	285
9.2		Ärztliche Interaktion in den Institutionen „Klinik" und „Praxis"	286
9.3		Ärztliche Interaktion in der Gruppe des behandelnden Teams	287
9.4		Ärztliche Interaktion in Gruppen von Patientinnen	289
	9.4.1	Class-Method (Klassen-Methode), Gesprächskreise	289
	9.4.2	Selbsthilfegruppen	290
	9.4.3	Gruppenpsychotherapie	290
9.5		Ärztliche Interaktion bei Gruppenaktivitäten in der Weiterbildung	294
	9.5.1	Selbsterfahrungsgruppen	294
	9.5.1	Balint-Gruppen	295

9.5.3	Intervisionsgruppen	296
9.5.4	Supervisionsgruppen	296
9.5.5	Qualitätsgruppen(-zirkel)	297

10 Krankheitsverlauf, subjektive Krankheitstheorie und sekundäre Symbolisierung bei Patientinnen mit Mammakarzinom 299
Becker

10.1	Einleitung	299
10.2	Körpersprache und Ätiologie des psychosomatischen Symptoms	300
10.3	Sekundäre Symbolisierung und subjektive Krankheitstheorie	301
10.4	Die Bedeutung der Körpersprache und subjektiven Krankheitstheorie des Arztes für die Arzt-Patient-Beziehung	303
10.5	Die therapeutische Bedeutung von Körpersprache, sekundärer Symbolisierung und subjektiver Krankheitstheorie	305

11 Gespräche mit Paaren und Familien – systemisches Arbeiten in der Gynäkologie 309
Stammer, Retzlaff

11.1	Gesprächsführungstechniken		311
	11.1.1	Beispiele für Fragen zu Krankheits- und Bewältigungskonzepten der Familie	312
	11.1.2	Beispiele für ressourcenaktivierende Fragen nach der Krankheitsbewältigung	312
11.2	Fallbeispiel		313

12 Migrantinnen verstehen und erreichen – nicht nur eine Frage der sprachlichen Verständigung 325
Borde, David

12.1	Migrantinnen und Migranten in der Gesundheitsversorgung der Bundesrepublik Deutschland	325
12.2	Information und Sprache	326
12.3	Interkulturelle Kommunikation	328
12.4	Basiswissen und Informiertheit	329
12.5	Arzt-Patienten-Gespräche: Erwartungen und Zufriedenheit	331
12.6	Störfaktoren in der Arzt/Ärztin-Patientin-Interaktion	332
12.7	Fallbeispiel: Gespräch „über Dritte"	333
12.8	Schlussfolgerungen	337

13 „Gut Herrr Doktor!" Gespräche mit alten Patientinnen 339
Sachweh

13.1 Einleitung 339
13.2 Faktoren, die das Gesprächsverhalten Älterer beeinflussen 340
    13.2.1 Biomedizinische Aspekte 340
    13.2.2 Soziale Aspekte 340
    13.2.3 Psychische Aspekte 341
    13.2.3.1 „Unterwerfung" unter ärztliche Autorität 341
    12.2.3.2 Größere Schamhaftigkeit 342
    13.2.3.3 Ängste 343
13.3. Das kommunikative Verhalten älterer Patienten 343
    13.3.1 Interpretationsbedürftige Ausdrucksweisen 343
    13.3.2 Wortfindungsstörungen 344
    13.3.3 Erzählungen statt Faktenaufzählungen 345
    13.3.4 Das Verschweigen und Herunterspielen von Symptomen 346
13.4 Das kommunikative Verhalten der Ärzte 347
    13.4.1 Ärztlicher Ageismus 347
    13.4.2 Verschiedene Arten des Fragens 347
    13.4.3 Die Thematisierung von Sterben und Tod 348
    13.4.4 Wenn ältere Patientinnen begleitet werden 348
13.5 Zusammenfassung 349
13.6 Do's and Don'ts 350

Transkriptionskonventionen 353
Die HerausgeberInnen 354
Autorenverzeichnis 355
Stichwortverzeichnis 357

A
EINLEITUNG

1 Mit Patientinnen reden – Eine Einführung in die Thematik und Konzeption

Susanne Ditz, Mechthild Neises, Thomas Spranz-Fogasy

Zu den wesentlichen Motiven ärztlichen Handelns gehören das Interesse am Menschen, die Sorge für die Patienten und der Wunsch, zu deren Genesung beizutragen. Ein fundiertes medizinisches Fachwissen und die sichere Anwendung sowohl diagnostischer als auch therapeutischer Maßnahmen sind dafür grundlegende Voraussetzungen. Dies ist allerdings nicht ausreichend. Ärztliche Behandlung kann – sieht man von den zeitlich begrenzten Situationen im Umgang mit bewusstlosen Patienten ab – ohne die Fähigkeit des Arztes zur Gestaltung einer fruchtbaren Kommunikation nicht erfolgreich gestaltet werden. Gelungene Kommunikation ist dabei dann anzunehmen, wenn die Wahrnehmungs- und Interpretationsvorgänge bei den Gesprächspartnern ähnlich ablaufen d. h. Kommunizieren zielt darauf ab, Gemeinsamkeit zwischen ihnen herzustellen. Dazu gehört sowohl die Kompetenz, einen guten Kontakt zum Patienten herzustellen und aufrechtzuerhalten als auch die erfolgreiche Anwendung bestimmter Gesprächstechniken. Scheinbar die selbstverständlichste Sache der Welt ist, dass Arzt und Patient miteinander reden. Das Reden über Krankheit ist für beide die Grundlage für Diagnose und Behandlung. Sowohl bei Medizinstudenten als auch bei praktisch tätigen Ärzten ist nicht selten die Ansicht anzutreffen, dass Kommunikation etwas sei, das jeder Mensch sowieso beherrsche und daher nicht der besonderen Aufmerksamkeit bedürfe. Allerdings sind seit den 1970er-Jahren in den USA und in Europa eine Vielzahl wissenschaftlicher Untersuchungen zur ärztlichen Gesprächsführung durchgeführt worden, deren Ergebnisse die Notwendigkeit einer kommunikativen Schulung medizinischen Fachpersonals deutlich machen.

Die Patientin[1] kommt mit ihrer individuellen Krankheits- und Lebensgeschichte in einer Situation zum Arzt, in der sie Hilfe benötigt und in aller Regel durch die Krankheitszeichen verunsichert ist. Neben dem Anliegen, der Arzt möge mit seinen medizinischen Interventionen die Krankheit beheben oder in ihrer Wirkung abmildern, spielt hier das Bedürfnis eine Rolle, vom Arzt nicht als „Fall", sondern als Individuum wahrgenommen zu werden und auch emotionale Unterstützung beim Umgang mit ihren Beschwerden und Ängsten zu finden.

---

1 Die Autorinnen und Autoren dieses Buches gehen mit den Geschlechtszuschreibungen unterschiedlich um. In jedem Fall wird, da, wo konkrete Gesprächspartnerinnen bzw. -partner beteiligt sind, die zutreffende Form gewählt. Ansonsten werden die Formen frei gehandhabt und beziehen sich immer auf beide Geschlechter.

Ärzte befinden sich im Spannungsfeld zwischen somatisch orientierter medizinischer Ausbildung, den vielfältigen institutionell bedingten Restriktionen des herkömmlichen Arzt-Patienten-Diskurses wie Zeitmangel oder somatisch-technisches Krankheitsverständnis und dem patientenorientierten Ansatz der psychosozialen Medizin.

In Zeiten knapper Ressourcen wird auch die kostengünstige Gestaltung medizinischer Behandlungen, ohne die optimale Versorgung des einzelnen Patienten zu gefährden, zu einer zentralen Zielvorgabe. Die angemessene Behandlung ist dabei nicht allein aufgrund des Fachwissens der Ärzte festzulegen, sondern sollte sich ebenso an den Vorerfahrungen und Bedürfnissen der Patientin orientieren. So kann die Patientin im Gespräch mit dem Arzt wichtige und behandlungsrelevante Informationen liefern, wenn sie z. B. Auskunft über bisher erfolgreiche oder fehlgeschlagene Therapiemethoden in ihrem speziellen Fall gibt oder frühzeitig auf Bedingungen hinweist, die das Einhalten der Therapie behindern könnten.

Immer häufiger wird die Arzt-Patientin-Zusammenarbeit unter dem Blickwinkel von Dienstleistungsmodellen betrachtet. Mit diesem neuen Verständnis von Zusammenarbeit scheint sich die traditionelle, paternalistische Arztrolle überlebt zu haben. Der Arzt wird nun zum Anbieter medizinischer Leistungen, die der Patient in seiner Rolle als „Kunde" nur annimmt, wenn er zufrieden ist mit der Zusammenarbeit. Die Möglichkeit, im ambulanten Rahmen frei einen Arzt zu wählen und zu wechseln, unterstützt dieses Modell. Damit wird die Patientenzufriedenheit, die sich nicht allein an der (bio)medizinischen Kompetenz des Arztes ausrichtet, sondern auch dessen Kommunikationskompetenz einbezieht, zu einem wichtigen Punkt. In der jetzigen Arbeitssituation der Ärzte spielen kommunikative und soziale Kompetenzen eine immer größere Rolle. Ärzte müssen in der Lage sein, Gespräche so zu führen, dass sie es trotz der Kürze der Zeit erlauben, sinnvolle Behandlungsschritte zu planen und ein stabiles Behandlungsbündnis zu etablieren. Gerade bei Frauenärzten spielen kommunikative und soziale Kompetenzen eine große Rolle, da sie häufig mit den somatischen sowie psychosozialen Aspekten der Erkrankung ihrer Patientinnen konfrontiert sind. Dies hat dazu geführt, dass im Gegensatz zu fast allen anderen Fachrichtungen eine 80-stündige Kursweiterbildung „Psychosomatische Grundversorgung" verpflichtender Bestandteil der Gebietsweiterbildung ist.

Im Fachbereich Gynäkologie und Geburtshilfe geht es fast ausschließlich um ein Organsystem, welches für die Identität der Patientin als Frau von entscheidender Bedeutung ist. Damit wird auch immer ein Moment des Selbstverständnisses der Frau berührt, das zu komplexen Reaktionen und Reaktionsbildungen beitragen kann. Hier ist die Wahrnehmung zu erweitern, um differentialdiagnostisch und auch therapeutisch wirksam arbeiten zu können. Fast alle gynäkologischen Therapien treffen einen wesentlichen Aspekt geschlechtlicher Identität der Frau und machen eine Einbeziehung der Erlebniswelt der Patientin in ein individuelles Behandlungskonzept erforderlich. Gynäkologische Erkrankungen sind eng mit dem eigenen Selbstwert verbunden und darüber reden, heißt auch immer, etwas über sich selbst preiszugeben, dass nicht selten scham- oder angstbesetzt ist und gerade deshalb kann das Reden über Frauenkrankheit sowohl für die Patientin als auch für den Frauenarzt in besonderer Weise schwierig sein und als heikel erlebt werden.

Um die Schwierigkeiten beim Sprechen über Krankheiten zu bearbeiten, stellt die Sprache Mittel, kommunikative Verfahren und Handlungsmuster bereit. Dazu zählen beispielsweise aktives Zuhören, Strukturieren, Warten, Wiederholen, Spiegeln und Zusammenfassen. Das Anliegen dieses Buch ist aufzuzeigen, welche solcher Mittel und Verfahren es gibt und wie sie im ärztlichen Gespräch eingesetzt werden können, welchen Zwecken sie im Einzelnen dienen, was sie für die Gesprächspartner in bestimmten Zusammenhängen leisten können und, ganz wesentlich, was sie zum Verstehen beitragen können im Sinne eines psychosomatischen Krankheitsverständnisses.

Mit dem Ziel, den Blickwinkel über den eigenen Fachbereich hinaus zu erweitern, ist es gelungen, ein interdisziplinäres Autorenteam aus Wissenschaftlerinnen und Praktikerinnen ganz unterschiedlicher Fachbereiche zu gewinnen.

Das interdisziplinäre Autorenteam setzt sich zusammen aus Frauenärzten mit psychotherapeutischer Zusatzqualifikation (Borde, David, Ditz, Leeners, Neises), Linguisten und Sprachwissenschaftlern (Brünner, Fiehler, Gülich, Jung, Koerfer, Lalouschek, Menz, Sachweh, Spranz-Fogasy), psychologischen Psychotherapeuten (Diegelmann, Isermann, Obliers, Retzlaff, Stammer), psychosomatischen Medizinern und Psychotherapeuten (Becker, Köhle, Ploeger). Die Mehrheit der Autoren arbeitet an Universitäten, einige sind freiberuflich als Kommunikationstrainer/innen oder Psychotherapeuten/innen tätig.

Jeder der hier vertretenen disziplinären Ansätze bringt seine spezifische Sichtweise und seine spezielle Methodik zur Analyse von Arzt-Patienten-Gesprächen ein, lässt aber zugleich das Interesse an anderen ergänzenden Perspektiven und den Wunsch nach einem vertieften Verständnis von Krankheit über die eigene Disziplin hinaus erkennen.

Die empirische Datengrundlage für die Gesprächsanalysen bilden in erster Linie Verschriftlichungen (Transkripte) authentischer Kommunikation (Auswertung von Tonbandaufnahmen) zwischen Arzt und Patientin, aber auch Mitschriften von Gesprächen wurden von einzelnen Autoren verwandt. Die Verwendung von Transkripten ermöglicht eine detaillierte Analyse von Gesprächsabläufen und Kommunikationsformen. Kommunikative Störungen werden so systematisch und konkret erfasst. Die Autoren konzentrieren sich jeweils auf bestimmte Aspekte von Krankheit, wobei Wert darauf gelegt wurde, dass die zur Veranschaulichung herangezogenen Gesprächsausschnitte[2] möglichst gynäkologische oder geburtshilfliche Krankheitsbilder abbilden. Allen gemeinsam

---

2 Gesprächsausschnitte werden von den Autoren in unterschiedlicher Weise präsentiert. Ein allgemeines Verzeichnis der Transkriptionszeichen findet sich im Anhang dieses Bandes, auf Besonderheiten wird in den einzelnen Beiträgen gesondert hingewiesen.

ist, dass dem Gespräch ein zentraler Stellenwert für die Beschäftigung mit Krankheit beigemessen wird, wobei auf die Bedeutung des Inhalts und die Form von Sprechen und Sprache eingegangen wird sowie deren Auswirkungen auf die Arzt-Patientin-Beziehung.

Das Buch ist gegliedert in Grundlagen der ärztlichen Gesprächsführung und einen umfangreichen speziellen Teil. Es ist so konzipiert, dass anhand der allgemein-theoretischen Überlegungen zur ärztlichen Gesprächsführung und deren praktischer Umsetzung beispielhaft entwickelt wird, wie patientenzentriertes kommunikatives Verhalten und eine patientenzentrierte Einstellung in den klinischen Alltag integriert werden können.

Die grundsätzliche Bedeutung des theoretischen Ansatzes im allgemeinen Teil wird durch Darstellung seiner praktischen Anwendung im speziellen Teil betont.

Schwerpunkt des speziellen Teils sind Analysen von Arzt-Patientin-Gesprächen, wie sie in der Frauenheilkunde häufig vorkommen. Dazu gehören u. a. präventiv-medizinische Beratung im Rahmen der Schwangerenvorsorge und der Krebsfrüherkennung (Leeners) sowie die Vermittlung der Diagnose Krebs (Ditz), das präoperative Gespräch (Jung) und das Visitengespräch (Koerfer, Obliers, Köhle). Probleme der Kommunikation werden beispielhaft identifiziert, analysiert und der Bezug zur Praxis hergestellt, wobei die Integration psychosomatischen Denkens und Handelns in die ärztliche Gesprächsführung aufgezeigt wird.

Mechthild Neises geht im Anschluss an diese Einführung auf die Zielsetzung und die Inhalte des Curriculums zur Vermittlung der „Psychosomatischen Frauenheilkunde" im Rahmen der Weiterbildung zum Facharzt für Gynäkologie und Geburtshilfe ein. Im allgemeinen Teil werden dann in knapper Form Grundlagen der ärztlichen Gesprächsführung und verbalen Intervention in enger Anlehnung an das Curriculum vermittelt.

Thomas Spranz-Fogasy gibt in seinem Beitrag „Kommunikatives Handeln in ärztlichen Gesprächen – Gesprächseröffnung und Beschwerdenexploration" eine Einführung in allgemeine Handlungsstrukturen, typische Sprachäußerungen und kommunikative Verfahren, wie aktives Zuhören, ungeteilte Aufmerksamkeit geben, offene Fragen stellen und die Bedeutung von Rückmeldesignalen. Dargestellt wird, wie durch bestimmte Gesprächstechniken Verständigung ermöglicht wird und das Verstehen des Gesprächspartners gesichert wird.

Aus sprachwissenschaftlicher Sicht zeigt Johanna Lalouschek am Beispiel der psychosomatischen Anamnese, warum und wie sich die konzeptionellen Unterschiede der biomedizinischen Perspektive einerseits und der psychosomatischen Medizin andererseits auf den Umgang mit Krankheit auswirken. Anhand authentischer Gesprächsbeispiele werden die typischen Anforderungen und Problemstellungen sowohl für organmedizinische als auch psychosomatische Anamnesen aufgezeigt und verdeutlicht, dass schon eine gewisse Sensibilisierung für interaktive Prozesse und ihre Reflexion die ärztliche Gesprächsführung wesentlich ändern kann.

Elisabeth Gülich befasst sich mit Krankheitserzählungen, ihren Formen und Funktionen in ärztlichen Gesprächen. Anhand eines Fallbeispiels arbeitet sie gesprächsanalytisch heraus, dass Erzählen als eine Form der Beschwerdendarstellung für den ärztlichen Zuhörer die Chance bietet, ein umfassendes und differenziertes Bild von den Beschwerden zu bekommen und zugleich die Relevanzsetzungen der erzählenden Patientin zu erfahren. Der Arzt gewinnt damit zugleich einen Eindruck vom Selbstbild der Patientin, ihrem Umgang mit der Krankheit und ihrer Art der Krankheitsverarbeitung, die sich aus den erzählten Interaktionen ergibt und nicht nur aus Selbstkategorisierungen und Selbstcharakterisierungen.

Die Erkenntnisse zur biografischen Anamnese werden von Reinhard Fiehler in seinem Beitrag zum „Erleben und Emotionalität im Arzt-Patient-Gespräch" anhand von Gesprächssequenzen im Sinne einer linguistischen Analyse vertiefend herausgearbeitet. Emotionen werden hierbei nicht als innerpsychische Erscheinungen behandelt, sondern in der Weise, wie sie im Gespräch zum Ausdruck kommen, untersucht, d. h., wie sie verbalisiert und somit kommunikativ relevant werden.

In ihrem Beitrag „Verbale und non-verbale Kommunikation" befasst sich Mechthild Neises mit dem Verhältnis des Verbalisierten und des Nichtverbalisierten in der Kommunikation zwischen Arzt und Patient, wie wir miteinander umgehen, wie wir etwas mitteilen, wahrnehmen, entschlüsseln und darauf reagieren.

Gisela Brünner führt in ihrem Beitrag zur Experten-Laien-Kommunikation das Entstehen von Sprachbarrieren zwischen Ärzten und Patienten auf den Gebrauch der medizinischen Fachsprache und des Fachjargons zurück, der die Patienten vom gemeinsamen Wissen über die Krankheit und damit aus einer gleichberechtigten Interaktion ausschließt. Sie verfolgt einen linguistisch-diskursanalytischen Ansatz und arbeitet die verständliche Vermittlung komplizierter Sachverhalte, die Herstellung von Alltagsbezug sowie von Adressatenbezug anhand von Metaphern heraus. Als weitere Formen der Veranschaulichung diskutiert sie Vergleiche, Beispiele, Konkretisierungen, Beispielserzählungen und Szenarios.

Armin Koerfer, Rainer Obliers und Karl Köhle setzen sich in ihrem Beitrag „Entscheidungsdialog zwischen Arzt und Patient" mit der aktuellen Forderung nach einer stärkeren Beteiligung des Patienten an der medizinischen Entscheidungsfindung auseinander.

Im speziellen Teil untersucht zunächst Mechthild Neises Unterschiede im Sprach- und Kommunikationsverhalten zwischen Männern und Frauen und geht, nachdem sie zunächst typische Unterschiede im männlich/weiblichen Kommunikationsstil dargestellt hat, der Frage nach, inwieweit das unterschiedliche kommunikative Verhalten von Ärzten und Ärztinnen Einfluss nimmt auf den Behandlungsverlauf und die Arzt-Patienten-Beziehung.

Florian Menz und Johanna Lalouschek befassen sich aus linguistischer Sicht mit der Metaphorik des Schmerzes und den geschlechtsspezifischen Unterschieden bei der Beschreibung. Sie zeigen auf, dass es bei der Beschreibung bedeutsame Unterschiede gibt zwischen Männern und Frauen. Diese Unterschiede können dazu beitragen, dass koronare Ursachen bei weiblichen Patienten häufiger übersehen werden als bei männlichen, diese in der Folge weniger effizient behandelt werden und ihre Mortalitätsrate erhöht ist.

Thea Borde und Matthias David gehen in dem Beitrag „Migrantinnen verstehen und erreichen – nicht nur eine Frage der sprachlichen Verständigung" auf verschiedene Aspekte, die die interkulturelle Kommunikation beeinflussen, ein. Sprachprobleme, unterschiedliche Erwartungshaltungen und soziokulturelle Differenz können die Kommunikation und Interaktion zwischen Ärztinnen und Patientinnen ausländischer Herkunft erheblich beeinträchtigen und den Zugang zu psychosozialen Aspekten der Anamnese und Behandlung versperren.

Spezifische Aspekte der präventiv-medizinischen Beratung werden von Brigitte Leeners am Beispiel der Schwangerenvorsorge und der Krebsfrüherkennung dargestellt.

Margarete Isermann und Christa Diegelmann beschäftigen sich aus verhaltenstherapeutischer Sicht mit traumaspezifischer Gesprächsführung und den Konsequenzen traumaspezifischer Informationsverarbeitung für die ärztliche Gesprächsführung. Sie weisen daraufhin, dass posttraumatische Stress-Symptome das kommunikative Verhalten beeinflussen und, wenn sie nicht erkannt werden, zu erheblichen Störungen im Krankheitsverlauf führen können. Zur Verdeutlichung werden Gesprächsauschnitte mit Krebspatientinnen und Frauen mit sexuellen Gewalterfahrungen herangezogen.

Susanne Ditz untersucht spezielle kommunikative Aspekte bei der Übermittlung der Diagnose Brustkrebs anhand authentischer Gesprächsausschnitte von Gesprächen mit Brustkrebspatientinnen, die an einer Universitätsfrauenklinik aufgezeichnet wurden. In ihrem Beitrag wird das Gespräch zur Diagnosevermittlung als Typus definiert und, nachdem die Ziele bzw. Vorgaben, die den Gesprächstyp charakterisieren, aufgezeigt wurden, werden mithilfe eines Handlungsschemas seine zentralen Aufgaben dargestellt.

Sybille Jung befasst sich mit dem präoperativen Aufklärungsgespräch als obligatorischem Bestandteil der Operationsvorbereitung. Materialgrundlage ist eine Untersuchung zum präoperativen Aufklärungsgespräch an einer städtischen gynäkologischen Klinik, wobei 11 Gespräche analysiert wurden. Auch Sie betrachtet das präoperative Gespräch als speziellen Gesprächstypus und formuliert zusammenfassend Postulate für ein patientenorientiertes Aufklärungsgespräch.

In ihrem Beitrag „Das Visitengespräch – Chancen einer dialogischen Medizin" plädieren Armin Koerfer, Rainer Obliers und Karl Köhle für eine patientenzentrierte Gesprächsführung, die sich wesentlich an kommunikativen Alltagsformen der Verständigung zwischen Arzt und Patient orientiert. Das Gespräch mit den Patienten erstreckt sich auf die Vergewisserung der Gründe, Motive und Erwartungen bei der Einweisung und stationären Aufnahme über die ausführliche Anamneseerhebung und das gründliche Aufklärungsgespräch sowie die gemeinsame Entscheidungsfindung, von therapeutischen Maßnahmen bis hin zur Weiterbehandlung nach der Entlassung.

Auf die Bedeutung subjektiver Krankheitstheorien und die Tendenz zur sekundären Symbolisierung bei Patientinnen mit Mammakarzinom geht der Psychoanalytiker Hans Becker ein. Materialgrundlage sind wörtliche Gesprächsauszüge aus psychoanalytisch orientierten Interviews.

Andres Ploeger beschreibt verschiedene Formen ärztlicher Interaktion in den Institutionen „Klinik" und „Praxis", in der Gruppe des behandelnden Teams, in Gruppen von Patientinnen und bei Gruppenaktivitäten in der Weiterbildung

Die klinischen Psychologen Heike Stammer und Rüdiger Retzlaff geben in ihrem Beitrag Einblick in die familienmedizinische Gesprächsführung. Anhand eines Fallbeispiels zeigen sie auf, dass in der Psychoonkologie die Partner als die wichtigste Quelle emotionaler und praktischer Unterstützung angesehen werden können und empfehlen aus Sicht der systemischen Familienmedizin Partner und Familienangehörige in die Behandlung einzubeziehen.

Svenja Sachweh befasst sich mit kommunikativen Aspekten von Gesprächen mit alten Patientinnen, wobei sie zunächst das Gesprächsverhalten älterer Patientinnen und ihrer Ärzte beschreibt. Der Beitrag schließt mit „Do´s and Don´ts" zur angemessenen und effektiven Kommunikation mit älteren Patientinnen.

Das hier präsentierte Themenspektrum deckt bei weitem nicht alles ab, was die Kommunikation zwischen Arzt/Ärztin und Patientin in der Frauenheilkunde ausmacht. So fehlt insbesondere ein Beitrag zur Sexualität. Dieses Versäumnis wie andere sind vor allem den Vorgaben zum Umfang dieses Buches geschuldet. Dies bietet aber durchaus auch den Anreiz zu einer Fortsetzung.

Das Buch ist einerseits als Beitrag zur Grundlagenforschung zur Arzt-Patientin-Kommunikation anzusehen, andererseits als praktisches Lehrbuch für patientenzentriertes kommunikatives Verhalten konzipiert. Um die Lektüre dieses Buches zur Verbesserung der eigenen kommunikativen Fähigkeiten noch effizienter zu machen, möchten wir anregen, sich selbst einmal aufzunehmen und sich themenorientiert mit dem eigenen Gesprächsverhalten zu beschäftigen. Allein sich einmal zu hören, hat sich erfahrungsgemäß als sehr instruktiv erwiesen. Das eigene kommunikative Handeln kann so sehr detailliert wahrgenommen werden. Durch die Arbeit an Beispielen aus der eigenen Gesprächspraxis kann eine hohe Kreativität und Effizienz beruflichen Kommunikationshandelns erreicht werden. Und mit der Lektüre der hier versammelten Beiträge kann dann themenbezogen das eigene Kommunikationshandeln vertieft verbessert werden.

Das Buch richtet sich an eine Leserschaft, deren Interessen und Sichtweisen ebenso interdisziplinär sind wie die Beiträge dieses Buches. Wunsch und Hoffnung ist, dass die vielfältigen Anregungen und Informationen langfristig aufgegriffen werden und dazu beitragen, das Verstehen von Krankheit, das Verständnis für kranke Frauen und die Verständigung mit ihnen im Sinn der psychosomatischen Medizin zu fördern.

2 Curriculum zur Vermittlung der „Psychosomatischen Frauenheilkunde" im Rahmen der Weiterbildung zum Facharzt für Gynäkologie und Geburtshilfe

Mechthild Neises

2.1 Aufgaben der Weiter- und Fortbildung

Ein großer Verdienst der Gesellschaft ist die bundesweite Etablierung eines Curriculums zur Vermittlung der psychosomatischen Frauenheilkunde im Rahmen der Weiterbildung zum Facharzt für Gynäkologie und Geburtshilfe.

Die DGPGG und OGPGG[3] gründeten im Frühjahr 1995 eine Arbeitsgruppe „Psychosomatische Grundversorgung". Im Verlauf von 1½ Jahren gelang es, sowohl Inhalte und Struktur eines Curriculums zur Psychosomatischen Frauenheilkunde zu entwickeln als auch ein Netz von lokalen Ansprechpartnern unserer Gesellschaften für Fragen der Weiter- und Fortbildung für jede Landesärztekammer aufzubauen. Es ist weiterhin gelungen, die Deutsche Gesellschaft für Gynäkologie und Geburtshilfe sowie den Berufsverband für Frauenärzte für die Umsetzung des Anliegens zu gewinnen. Im Frühjahr 1997 wurde das Curriculum (s.u.) im Publikationsorgan dieser beiden Gesellschaften veröffentlicht [Kentenich und Rauchfuß 1997, Rauchfuß et al. 2004].

Die Anforderungen des Curriculums entsprechen vom Stundenumfang her denen für den Erwerb der Abrechnungsberechtigung für die Ziffern 850/851. Die Inhalte werden aber für Frauenheilkunde und Geburtshilfe spezialisiert abgeboten. So kann das Curriculum sowohl von Weiterbildungskandidaten als auch von niedergelassenen Kolleginnen und Kollegen genutzt werden.

Die Befähigung zur Psychosomatischen Grundversorgung, die dann im Rahmen der kassenärztlichen Versorgung auch zur Abrechnung der entsprechenden Ziffern (850/851) berechtigte, wurde durch eine 80-stündige Fortbildung (gemäß § 2 Abs. 6 der Psychotherapie-Vereinbarungen) erworben.

---

3 Die DGPGG (Deutsche Gesellschaft für Psychosomatische Geburtshilfe und Gynäkologie) bestand seit 1981, die OGPGG (Ostdeutsche Gesellschaft für Psychosomatische Gynäkologie und Geburtshilfe) seit 1979. Zur Vereinigung beider Gesellschaften kam es 2000 im Rahmen eines Verschmelzungsvertrages mit der neuen Namensgebung ‚Deutsche Gesellschaft für Psychosomatische Frauenheilkunde und Geburtshilfe, DGPFG e.V.' Dieser Prozess ist nachzulesen in einer Publikation in der Ztschr. FRAUENARZT 2000; 41: 916–917.

Die Fortbildung gliedert sich wie folgt:

1. Theorieseminare = 20 Stunden
2. Vermittlung und Einübung verbaler
   Interventionstechnik = 30 Stunden
3. Balint-Gruppen = 30 Stunden

Nach der Muster-Weiterbildungsordnung (Beschluss des 95. Deutschen Ärztetages 1992 sowie des 106. Ärztetages 2003) sind im Rahmen der Weiterbildung „Frauenheilkunde und Geburtshilfe" in Bezug auf psychosomatische Frauenheilkunde zu erwerben:

- eingehende Kenntnisse, Erfahrungen und Fertigkeiten in der Psychosomatischen Grundversorgung.

Nach den aktuellen Muster-Weiterbildungsrichtlinien sind nachzuweisen:

- 10 selbstständig durchgeführte und dokumentierte Fälle der Diagnostik, Differenzialdiagnostik und Behandlung psychosomatischer Krankheitsbilder aus der Frauenheilkunde und Geburtshilfe mit den Schwerpunkten psychogene Symptombildungen, somatopsychische Reaktionen,
- in der Balint-Gruppen-Arbeit die selbstständige Darstellung und Dokumentation von 3 eigenen Fällen.

Bei der Umsetzung dieser ist in der Balint-Gruppen-Arbeit zu berücksichtigen, dass höchstens 1–2 Fälle pro Stunde bearbeitet werden können.

Da nunmehr nahezu alle Landesärztekammern diese Inhalte übernommen haben, müssen diejenigen Ärzte, welche die Weiterbildung „Frauenheilkunde und Geburtshilfe" anstreben, die oben angegebenen Inhalte nachweisen können.

Im Vorfeld des Ärztetages 2003, auf dem die WBO novelliert werden sollte, hat die DGPFG sich auf verschiedenen Wegen bemüht, das Anliegen der festen Verankerung der „Psychosomatischen Grundversorgung" in der Weiterbildung zum Facharzt/-ärztin für Frauenheilkunde und Geburtshilfe wiederum deutlich zu machen. Diese Bemühungen wurden von der DGGG mitgetragen und unterstützt. Der 106. Ärztetag beschloss, im Gebiet „Frauenheilkunde und Geburtshilfe" die Weiterbildungszeit um einen 80-Stunden-Kurs in „Psychosomatischer Grundversorgung" zu ergänzen. Es ist so gemeinsam gelungen, einen großen Fortschritt zu erzielen.

2.2 Inhalte der Theorieseminare

Die Deutsche Gesellschaft für Psychosomatische Frauenheilkunde und Geburtshilfe schlägt folgendes Weiterbildungssystem vor:
Theorieseminare (20 Stunden). Drei bis vier Stunden werden der allgemeinen Krankheitslehre gewidmet. Dann folgt die Psychosomatik von Gynäkologie und Geburtshilfe.

- Allgemeine Krankheitslehre:
  - Neurosen, Psychosen, psychosomatische Erkrankungen
- Krankheitsverständnis der Psychosomatischen Medizin:
  - die psychosomatische Herangehensweise,
  - die psychosomatische Anamnese,
  - Diagnose und Differenzialdiagnose von psychosomatischen Störungen (welche Patientinnen kann ich selbst betreuen, wo ist eine Überweisung indiziert?)
- Besonderheiten der Arzt-Patientin-Beziehung in der Gynäkologie (Sexualität, Partnerschaft, Familie, Kind und Kinderwunsch)
- Gynäkologie:
  - Unterbauchschmerz (Pelipathiesyndrom),
  - Miktionsstörungen,
  - Fluor und Pruritus,
  - psychosoziale und psychosomatische Aspekte der Lebensübergänge – Adoleszenz und Klimakterium,
  - somatopsychische Aspekte von Karzinomerkrankungen,
  - Kinderwunsch und Kinderwunschbehandlung,
  - Blutungsstörungen,
  - perioperative Psychohygiene,
  - sexualmedizinische Aspekte in Gynäkologie und Geburtshilfe,
  - Kontrazeption und Abruptio.
- Geburtshilfe:
  - normale psychologische Veränderungen in der Schwangerschaft,
  - psychosomatische Aspekte von Hyperemesis, schwangerschaftsinduzierter Hypertonie, intrauteriner fetaler Retardierung,
  - drohende Frühgeburt, vorzeitige Wehentätigkeit,
  - psychosomatische Aspekte der Geburt, psychosoziale Aspekte der Interaktionen im Kreißsaal,
  - psychische Veränderungen im Wochenbett.

Entsprechend aktuellen Erfordernissen im gynäkologischen und geburtshilflichen Arbeitsalltag und neuen wissenschaftlichen und klinischen Entwicklungen werden die Inhalte der Theorievermittlung regelmäßig überarbeitet und ergänzt.

2.3 Vermittlung und Einübung verbaler Interventionstechniken

Die Weiterbildungsinhalte werden in kleinen Gruppen vermittelt. Folgende Problembereiche werden bearbeitet:

- Herstellung einer tragfähigen Arzt-Patientin-Beziehung. Herstellung einer „gemeinsamen Wirklichkeit" zwischen Arzt und Patientin,
- Verbesserung der Anamneseerhebung hinsichtlich differenzialdiagnostisch und therapeutisch relevanter somatischer und psychosozialer Faktoren,
- Entwicklung von Kriterien, ob überhaupt eine Behandlungsnotwendigkeit besteht,
- Exploration von Krankheits- und Behandlungsmodellen der Patientin („subjektive Krankheitstheorie"),
- Vermittlung eines verständlichen und emotional akzeptablen Bildes von der Störung (z. B. Umgang mit rein somatischem Krankheitsverständnis bei Patientinnen mit chronifizierten psychosomatischen Störungen),
- Förderung der Aufnahmebereitschaft der Patientin für somatische und psychosoziale Behandlungsmaßnahmen,
- Compliance-Sicherung für den weiteren Behandlungsverlauf,
- Entwicklung von Kriterien, unter welchen Voraussetzungen eine Überweisung zum Facharzt oder Psychotherapeuten notwendig ist und ggf. der Aufbau einer entsprechenden Motivation bei der Patientin.

Als Methode werden z. B. Life-Interviews, Rollenspiele mit vorgegebenen Sprechstundensituationen gewählt oder es werden mitgebrachte Dokumente (Protokolle, Bänder, Videos) von Arzt-Patientin-Kontakten der Weiterbildungskandidaten besprochen. Darüber hinaus wird der Umgang mit Interviewsituationen vermittelt.

2.4 Vermittlung der Lehrinhalte

- Modell Grund- und Aufbaukurs,
- zwei bis fünf Wochenend-Kompaktkurse auf regionaler Ebene oder auf den Fortbildungskongressen der DGPFG,
- ein kontinuierlicher regionaler Kurs von insgesamt 30–60 Stunden.

Balint-Gruppen-Arbeit: Die Balint-Gruppen-Arbeit erfolgt möglichst kontinuierlich oder auch im Block durch von der Landesärztekammer anerkannte Balint-Gruppen-Leiter (multidisziplinär). Im Rahmen der Balint- Gruppen- Arbeit sind durch selbstständige Darstellung und Dokumentation drei eigene Fälle einzubringen.

2.5 Qualitätssicherung

In den Richtlinien sind zehn selbstständig durchgeführte und dokumentierte Fälle der Diagnostik, Differenzialdiagnostik und Behandlung psychosomatischer Krankheitsbilder aus der Frauenheilkunde und Geburtshilfe mit den Schwerpunkten *psychogene Symptombildungen* und *somatopsychische Reaktionen* vorgeschrieben. Diese Dokumentation wird zur Qualitätssicherung der Weiterbildung genutzt. Die Falldarstellungen sollten schriftlich in knapper Form eingereicht werden. Die Darstellung muss den psychosozialen Konflikt, die um psychosomatische Aspekte erweiterte Diagnose und einen Therapievorschlag enthalten.

Die Ausbilder/Gruppenleiter sollen Fachärzte für Gynäkologie und Geburtshilfe mit dem Zusatztitel Psychotherapie sein oder Kollegen, die gleichzeitig Frauenärzte und Fachärzte für Psychotherapeutische Medizin sind.

Dokumentierung und abschließende Bescheinigung der Weiterbildung: Die Weiterbildungskandidaten erhalten Bescheinigungen für den erfolgreichen Abschluss der einzelnen Abschnitte. Diese legen sie den einzelnen Landesärztekammern zur Bescheinigung der Weiterbildung vor.

Literatur

Keutenich, H., Rauchfuß, M.: Curriculum zur Vermittlung der „Psychosomatischen Frauenheilkunde" im Rahmen der Weiterbildung zum Facharzt für Gynäkologie und Geburtshilfe. Frauenarzt 38, 381-386 (1997)
Rauchfuß, M., Neises, M., Keutenich, H.: Curriculum zur Vermittlung der „Psychosomatischen Grundversorgung" im Rahmen der Weiterbildung zum Facharzt für Frauenheilkunde und Geburtshilfe. www.dggg.de/leitlinien/pdf/1-8.pdf

B
ALLGEMEINE ASPEKTE ÄRZTLICHER GESPRÄCHE

1 Kommunikatives Handeln in ärztlichen Gesprächen – Gesprächseröffnung und Beschwerdenexploration[1]

Thomas Spranz-Fogasy

1.1 Einleitung

Ärztliche Gespräche sind „Arbeit" für den Arzt, in der Praxis des niedergelassenen Arztes machen sie den größten Teil des professionellen Handelns aus. Gespräche sind *das* Arbeitsinstrument des Arztes. Jedes ärztliche Gespräch mit Patientinnen ist therapeutisch wirksam, es dient der Anamnese, der Mitteilung einer Diagnose und der Entwicklung einer Therapie. Grund genug also, Gespräche und Reden genau zu kennen und sich darin auszubilden. Die Kenntnis der grundlegenden Mechanismen und Strukturen von Gesprächen gehören wie Techniken der Gesprächsführung zum Handwerkszeug des Arztes, sie können erlernt und eingeübt werden, und ihre Kenntnis macht sensibel für Prozesse der therapeutischen Beziehung zwischen Ärztin und Patientin. Dabei sollte aber nicht verkannt werden, dass es nicht allein die Gesprächs-„Handlungen" des Arztes sind, die das Gespräch ausmachen: Alle Beteiligten leisten ihren Beitrag, und alle Beiträge sind gleichermaßen von Bedeutung.

In diesem Aufsatz werden grundlegende Eigenschaften von Gesprächen im Allgemeinen und Kommunikationsstrukturen ärztlicher Gespräche im Besonderen aus einer sprachwissenschaftlichen Perspektive dargestellt [im Überblick Löning 2001]. Damit werden zum einen Aspekte von Gesprächen sichtbar, die dem medizinischem Handeln zugrunde liegen und es in vielen Hinsichten mitbestimmen. Zum anderen erleichtert eine solche andere, nicht-medizinische Perspektive auch eine erweiterte Wahrnehmung von Gesprächsprozessen, ihren Bedingungen und ihren Auswirkungen.

Zunächst werden allgemeine Eigenschaften von Gesprächen vorgestellt (1.2.), der Handlungsablauf ärztlicher Gespräche untersucht (1.3.) und daran anschließend sollen detailliert Erkenntnisse über sprachliches Handeln

- in der Phase der Gesprächseröffnung (1.4.) und
- bei der Beschwerdenexploration (1.5.)

präsentiert werden. Zentrale Ergebnisse werden regelmäßig in tabellarischer Form aufbereitet.

---

1 Für ausführliche Überarbeitungshinweise danke ich Bettina Eltester, Johanna Lalouschek und Susanne Ditz.

1.2 Grundlagen der linguistischen Gesprächsanalyse

1.2.1 Grundeigenschaften von Gesprächen

Wo immer Gespräche geführt werden, unterliegen sie bestimmten Bedingungen allgemein gültiger Art. In der linguistischen Gesprächsanalyse werden fünf allgemeine Merkmale von Gesprächen als ihre Grundeigenschaften hervorgehoben [Deppermann 1999]:

Grundeigenschaften von Gesprächen	
Konstitutivität	Gespräche werden von den Teilnehmern selbst hergestellt
Prozessualität	Gespräche verlaufen in der Zeit und entstehen durch die Abfolge von Äußerungen
Interaktivität	Gespräche bestehen aus aufeinander bezogenen Äußerungen verschiedener Gesprächspartner
Methodizität	Gesprächsteilnehmer verwenden kulturspezifische kommunikative Muster in methodischer Weise
Pragmatizität	Gespräche sind durch die Zwecke und Ziele der Teilnehmer bestimmt

Diese Grundeigenschaften sind unmittelbar von Bedeutung für die Gesprächspraxis, weil darin der Schlüssel für eine Veränderung der Gesprächspraxis liegt: Alles, was Gesprächsteilnehmer tun, kann hinsichtlich dessen betrachtet werden, inwiefern es der Herstellung von Gesprächen dient, den Gesprächsprozess beeinflusst, auf den Austausch der beteiligten Individuen bezogen ist usw. Dies hilft, Gespräche unter einem einheitlichen Gesichtspunkt zu betrachten und die Handlungen der Gesprächsteilnehmer hinsichtlich ihrer kommunikativen Funktion einzuschätzen.

1.2.2 Ebenen der Interaktionskonstitution

Die Eigenschaft der Konstitutivität, also der Herstellung von Gesprächen durch die Gesprächsteilnehmer selbst, lässt sich in verschiedenen Hinsichten weiter differenzieren. Diese werden als *Ebenen der Interaktionskonstitution* beschrieben [Kallmeyer 1988]:

- Die Ebene der *Gesprächsorganisation* betrifft den formalen Ablauf von Gesprächen z. B. seine Eröffnung oder Beendigung oder die Regelung des Austauschs von Sprechbeiträgen.

- Die Ebene der *Sachverhaltsdarstellung* bezieht sich auf Inhalte und Themen und deren Organisation in Darstellungsmustern.
- Auf der Ebene der *Handlungskonstitution* werden Zwecke und Ziele von Gesprächen von den Teilnehmern hergestellt und bearbeitet. Gesprächshandlungen sind unterschiedlich umfangreich, das Spektrum reicht von Äußerungshandlungen wie z. B. Fragen oder Verordnungen über komplexe Darstellungsformen wie die Beschwerdenschilderung bis hin zu ganze Gespräche umfassenden Handlungen wie etwa Beraten.
- Die Ebene *sozialer Identitäten und Beziehungen* bezieht sich auf die Definition sozialer und interaktiver Rollen und Beziehungen wie z. B. Ärztin–Patientin.
- Die Ebene der *Interaktionsmodalitäten* betrifft die Markierung der Art und Weise der laufenden Interaktion, ob es sich beispielsweise um ernste Gespräche, um eingeschobenen Smalltalk oder um institutionelle Kommunikation handelt.
- Auf der Ebene der *Reziprozitätsherstellung* stellen Gesprächsteilnehmer Verständigung und Kooperation sicher z. B. durch Bestätigungen oder Nachfragen.

Ebenen der Interaktionskonstitution

Gesprächsorganisation
Sachverhaltsdarstellung/Inhalt
Handlungszwecke und -ziele
Identitäten und Beziehungen
Interaktionsmodalität
Reziprozität/Verständigungssicherung

Die genannten Ebenen greifen in realen Gesprächen auf vielfältige Weise ineinander und bedingen einander wechselseitig. Sie stellen aber jeweils besondere Aufgaben an die Beteiligten und bieten jeweils spezielle Möglichkeiten der Gesprächsgestaltung.

1.2.3 Das Konzept des Handlungsschemas

Spielen alle Ebenen in komplementärer Weise eine bedeutsame Rolle bei der Herstellung und Durchführung von Gesprächen, so ragt dennoch für eine praxisorientierte Betrachtung eine Ebene heraus, die Ebene der Handlungskonstitution. Auf ihr werden Gesprächsziele entfaltet und organisiert, sie ist der Maßstab jeder professionellen und institutionellen Kommunikation, für die auch beispielsweise selbst die therapeutische Beziehungsarbeit nur funktional sein kann – im Vordergrund steht die Hilfe für die Patientinnen.

Wie für alle anderen Ebenen der Interaktionskonstitution, so konnten auch für die Ebene der Handlungskonstitution anhand der Untersuchung systematisch vorkommender Aktivitäten von Gesprächsteilnehmern übergreifende Orientierungsmuster festgestellt werden. Diese *Handlungsschemata* werden von Gesprächsteilnehmern in Kraft gesetzt, sie qualifizieren das Gespräch als bestimmten Gesprächstyp (wie Diskussion, Beratung etc.) und sie erlauben es den Gesprächsteilnehmern, ihre Äußerungen projektiv und retrospektiv an eine solche übergreifende Handlungsorientierung zu binden (ausführlich zum Konzept des Handlungsschemas siehe Spiegel und Spranz-Fogasy [2002]). Ein solches Handlungsschema enthält Vorstellungen darüber,

- was die notwendigen und fakultativen Bestandteile einer komplexen Gesprächshandlung sind (Komponenten „was dazu gehört"),
- wie die idealtypische Abfolge dieser Komponenten verläuft (Abfolgelogik: „was wann kommt") sowie
- Angaben über bestimmte Beteiligungsaufgaben für die Gesprächsteilnehmer (Verteilung: „wer was macht").

Ein Handlungsschema stellt also eine komplexe Hierarchie von Aufgaben dar, die von den Gesprächspartnern gemeinsam, nacheinander und im Wechsel zu bewältigen sind.

Hinsichtlich der Handhabung dieser Komponenten zeigen sich die Gesprächsteilnehmer relativ flexibel. Dabei richten sie sich nach den spezifischen Anforderungen des konkreten Gesprächs und erweitern oder reduzieren ihre Gesprächsaktivitäten entsprechend. Die Ermittlung eines Handlungsschemas, wie z. B. das des ärztlichen Gesprächs, erlaubt die genaue Beschreibung der Variation und Funktion des kommunikativen Handelns gänzlich unterschiedlicher Gespräche dieses Interaktionstyps und damit auch einen Vergleich zur Einschätzung von günstigeren und weniger günstigen Vorgehensweisen.

1.3 Die Handlungsstruktur des ärztlichen Gesprächs

Zur Beschreibung des Handlungsschemas eines ärztlichen Gesprächs müssen zunächst einige Festlegungen getroffen werden. Ärzte führen ja eine große Zahl ganz unterschiedlicher Gespräche. Sie unterscheiden sich vor allem hinsichtlich der Faktoren *Institution* (z. B. Klinik oder Praxis), *Gesprächspartner* (z. B. Patientinnen, Kolleginnen, Pflegepersonal, Leistungsanbieter, Kassenvertreter) und *Aufgabenstellung* (Visite, Vorsorge, Anamnesegespräch, körperliche Untersuchung etc.). Für die Zwecke dieses Beitrags wird eine Beschränkung auf das Erstgespräch in der Praxis des niedergelassenen Arztes vorgenommen. Es geht also um das erste Gespräch zwischen Ärztin und Patientin in Bezug auf ein bestimmtes Krankheits- oder Beschwerdebild.

Die Darstellungen basieren auf der Analyse von 60 Gesprächen, die bei fünf verschiedenen Ärzten und Ärztinnen unterschiedlicher Fachrichtung (Allgemeinmedizin, Innere Medizin, Urologie) aufgezeichnet und sprachwissenschaftlich ausgewertet wurden (zur Vorgehensweise der sprachwissenschaftlichen Gesprächsanalyse siehe Deppermann [1999]). Die Auswertung dieser Gespräche ergab, dass das Handlungsschema des ärztlichen Gesprächs fünf zentrale *Komponenten* enthält, die nacheinander von den Teilnehmern hergestellt und bearbeitet werden müssen:

Handlungsschema ärztlicher Gespräche

1. Begrüßung und Gesprächseröffnung
2. Beschwerdenschilderung und Beschwerdenexploration
3. Diagnosestellung
4. Therapieplanung und -entwicklung
5. Gesprächsbeendigung und Verabschiedung

1. Begrüßung und Gesprächseröffnung dienen der Herstellung der Interaktionsbeziehung und sind im ärztlichen Gespräch zugleich der Beginn der Beschwerdenexploration. Die Gesprächsteilnehmer leisten hier verbal z. B. durch Grußformeln oder nonverbal wie etwa durch Blickkontakt die wechselseitige Identifizierung und stellen gemeinsam Gesprächsbereitschaft her. Die weitere gemeinsame Aushandlung von Handlungsaufgaben – möglicherweise nach einem kurzen Smalltalk – markiert dann den Übergang zur Kernphase, der kommunikativen „Behandlung" eines vom Patienten wahrgenommenen Beschwerdesachverhalts. In diesem Übergang findet in aller Regel auch die Verteilung der Beteiligungsrollen als Arzt und Patientin statt. Dies geschieht meist implizit, gelegentlich aber auch explizit durch Formulierungen wie z. B. „ich brauche Ihre Hilfe". Die strukturellen Beteiligungsvorgaben sind bei Begrüßung und Gesprächseröffnung durch institutionelle Gegebenheiten verteilt: Die Begrüßung wird in der Regel durch die Ärztin initiiert und auch für die eigentliche, inhaltliche, Gesprächseröffnung muss die Ärztin ihre Bereitschaft signalisieren. Formen der Gesprächseröffnung durch die Ärztin mit ihren unterschiedlichen Chancen und Problempotenzialen werden unten ausführlicher behandelt.

2. Beschwerdenschilderung und Beschwerdenexploration[2] sind komplementäre Aktivitäten von Patientin und Arzt. Hier geht es darum, das spezifische Fallwissen über die Beschwerden seitens des Patienten und das allgemeine medizinische Wissen des Arztes für die Zwecke des Gesprächs angemessen abzugleichen. Diese Gesprächs-

---

[2] Der Beitrag beschränkt sich auf die *kommunikativen* Strukturen ärztlicher Gespräche. Ich sehe daher ab von spezifischen Elementen wie der Einbeziehung körperlicher Untersuchung oder labordiagnostischer Verfahren. Ausführliche Darstellungen dazu finden sich in Ripke [1994].

phase kann sehr unterschiedlich gestaltet sein, je nach den Möglichkeiten der Patienten zur Darstellung einerseits und den Eingriffen oder Ergänzungswünschen bzw. -anforderungen des Arztes andererseits. Diese Phase zeichnet sich durch ein Wechselspiel von Schilderung und explorativen Aktivitäten aus. Die explorativen Aktivitäten von Ärzten in dieser Gesprächsphase werden unten genauer behandelt und in ihren Auswirkungen dargestellt.
3. Die *Diagnosestellung* ist eine zentrale, oft jedoch hinsichtlich ihrer kommunikativen Behandlung von Ärzten vernachlässigte Gesprächsphase. In ihr geht es darum, eine für beide Seiten gemeinsame Definition des von der Patientin vorgestellten und mit ihr ausgehandelten Beschwerdebildes zu finden und zu formulieren. *Die unklare oder gar gänzlich unterlassene Definition von Problemsachverhalten behindert die Lösungsfindung oder macht sie sogar unmöglich.* Diese Problematik ergibt sich daraus, dass aktive Mitarbeit ein Verständnis dessen voraussetzt, „um was es geht!". Dass dabei auch die Compliance der Patientin, also ihre Mitarbeit an der Therapie, gefährdet ist, ergibt sich von selbst.
4. In der Phase der *Therapieplanung* und *-entwicklung* müssen die Möglichkeiten einer therapeutischen Intervention zwischen medizinisch Gebotenem und den alltagspraktischen Erfordernissen des Patienten ausgehandelt werden. Dabei stehen zunächst Aktivitäten der Ärztin im Vordergrund, die Entwicklung eines Therapieplans und seine Erläuterung, dann aber auch die kommunikative Einbindung der Patientin und ihre nach Möglichkeit aktive Übernahme der Therapievorschläge. Für den spezifischen Zusammenhang der kommunikativen Formen der Verordnung von Medikamenten sei auf Spranz-Fogasy [1988] verwiesen.
5. *Gesprächsbeendigung und Verabschiedung* werden durch *Beendigungsinitiativen*, meist des Arztes, eingeleitet und durch Zusammenfassungen wie wechselseitige Vergewisserungsbeiträge abgesichert (wobei eine Rückkehr zur Kernphase, also den Komponenten 2 bis 5, grundsätzlich möglich ist). In dieser Phase werden abschließend oft noch Bewertungen der Beschwerdesachverhalte oder des Therapieplans vorgenommen; immer wieder werden aber auch gänzlich neue Initiativen seitens des Patienten gestartet. Als Beendigungsinitiativen gelten auch Resümees, Terminabsprachen oder Ausblicke auf zukünftiges Handeln der Gesprächspartner. Die Gespräche werden in der Regel durch Verabschiedung qua paarweise auftretender Grußformeln beendet.

Die Darstellung des Handlungsschemas erfolgte hier in einer idealtypischen Weise. Idealtypisch bedeutet dabei nicht, dass dies der ideale Ablauf eines ärztlichen Gesprächs wäre, sondern dass diese Reihenfolge zum einen den häufigsten Ablauf darstellt und zum anderen damit auch eine *handlungslogische* Reihenfolge gegeben ist. Einzelne Aufgaben des Handlungsschemas können dabei von den Teilnehmern in mehreren Anläufen oder Runden bearbeitet werden, oder es werden bestimmte Teilaufgaben vorgezogen oder zu einem späteren Zeitpunkt in einer anderen Handlungsphase nachgeholt: So werden in einem ärztlichen Gespräch oft frühzeitig schon in der Phase der Beschwerdenexploration bereits Bedingungen einer möglichen Therapie geklärt (z. B. die berufliche oder familiäre Situation) oder es werden bei der Entwicklung von Therapievorschlägen noch einmal bisher vernachlässigte Aspekte des Beschwerdebildes erörtert.

Bei einem Handlungsschema handelt es sich also um eine grobe Ablaufstruktur, mit der Gesprächsteilnehmer ihr Gespräch organisieren und an der sie sich auch in den Details ihrer Gesprächsaufgaben orientieren können. Im Folgenden sollen nun einige Aspekte ärztlicher Gespräche genauer betrachtet, und anhand von Beispielen Möglichkeiten, Chancen und Risiken einzelner sprachlicher Handlungen verdeutlicht werden. Ausführlicher wird dabei auf die sprachlichen Aktivitäten im Rahmen der Beschwerdenexploration eingegangen. Die Möglichkeiten der Gesprächseröffnung durch den Arzt wird hingegen zusammenfassend dargestellt. Hier sei auf die ausführliche Darstellung in Spranz-Fogasy [1987] verwiesen.

1.4 Alternativen der Gesprächseröffnung

Der Einstieg in das ärztliche Gespräch ist für beide Seiten eine heikle Angelegenheit. Hier beginnt das Gespräch über gesundheitliche Probleme und Beschwerden und es finden sich wesentliche Momente der Beziehungsdefinition. Wenn manche Ärzte den ersten Äußerungen ihrer Patienten so viel Wert zumessen, dass sie diese im Wortlaut notieren und aus ihnen schon wesentliche diagnostische Erkenntnisse ziehen [Ripke 1994], so gilt sicher auch umgekehrt, dass erste ärztliche Äußerungen in besonderer Weise von Patientinnen wahrgenommen werden.

1.4.1 Kommunikative Aufgaben

Was sind nun die kommunikativen Aufgaben, die sich Ärztin und Patientin am Gesprächsbeginn stellen? Nach Begrüßung, Regelung der Sitzordnung und anderen Präliminarien geht es zunächst darum, die Aufmerksamkeit aufeinander und auf die Aufgaben des kommenden Gesprächs auszurichten. Diese Fokussierung wird oft verbal demonstriert mit Äußerungen wie *so*, *na* oder *gut* oder auch mit direkter Anrede. Die Ärztin zeigt damit an, dass sie jetzt bereit ist, sich die Beschwerdenschilderung des Patienten anzuhören und vorherige Äußerungen als Vorgespräch gelten sollen. Eine solche Klärung der Gesprächssituation ist erforderlich, weil im Anschluss daran die zweite, wesentliche Aufgabe eines ärztlichen Gesprächs ansteht: das Problem der Beschwerdenschilderung, d. h. der Vermittlung des Patientenwissens über den oft sehr komplexen Sachverhalt der Beschwerden. Problembeladen ist diese Vermittlung vor allem wegen einer besonderen Eigenschaft dieses Wissens, seiner Authentizität und Privatheit: Was vorläufig nur die Patientin weiß, soll im Folgenden in einem interaktiven Prozess in gemeinsames Wissen umgewandelt werden und zwar mindestens so weit, dass die Ärztin mit diesem Wissen und ihrem typisierten professionellen Wissen therapeutische Schritte einleiten kann.

Mangelnde Klärung der Gesprächssituation in dieser Phase führt zu mangelnder Aufmerksamkeit. Ein Beispiel für einen „Fehlstart" mit nachfolgenden Turbulenzen ist folgender Gesprächsausschnitt:[3]

```
A:   so naa ** was führt sie denn hierher *2*
P:                                            guten

A:         setzen sie sich mal * mh
P: morgen                         ich bin mit mei/

A:                                            jaa
P: ich hab also wahnsinnige magenschmerzen mir ist

P: immer so übel und nu geht das schon * drei wochen
   lang so
```

Die Aufforderung zur Beschwerdeschilderung ist erkennbar zu früh gestellt, die Patientin (P) befindet sich noch mitten in der Begrüßungsphase, sie hat noch keinen angemessenen Platz gefunden und muss dazu von der Ärztin (A) erst noch eingeladen werden. Die Ärztin muss dann ihre Aufforderung zur Beschwerdeschilderung, wenn auch sehr verkürzt, wiederholen (mh). Die Reaktion der Patientin ist eine leichte Unsicherheit, sie muss zwei Anläufe machen, um ihre Beschwerdenschilderung beginnen zu können (1. ich bin mit mei/, 2. ich hab also wahnsinnige magenschmerzen). Die Mittel zur Fokussierung (so und naa) wurden von der Ärztin erkennbar zu früh eingesetzt.

Es genügt also nicht, mit solchen Signalen die Aufmerksamkeit zu fokussieren, Präliminarien und Begleitumstände müssen es auch zulassen, dass die ungeteilte Aufmerksamkeit überhaupt möglich ist.

Ist die Aufmerksamkeit in ausreichendem Maße hergestellt, kann die Aufforderung zur Beschwerdeschilderung seitens des Arztes erfolgen. Die Untersuchung vieler ärztlicher Gespräche hat ergeben, dass Ärzte ganz unterschiedliche Möglichkeiten wählen, um diese Aufforderung zu realisieren. Das Spektrum reicht dabei von sehr einschränkenden Vorgaben bis zur völligen Offenhaltung für die Darstellung des Patienten. Die vorgefundenen Varianten sollen im Folgenden in einem Spektrum von direktiv zu non-direktiv vorgestellt und diskutiert werden.

---

[3] Richtlinien zur Transkription finden sich im Anhang des Buches. Sie gelten für alle Gesprächsausschnitte.

1.4.2 Eröffnungszüge in ärztlichen Gesprächen

Gelegentlich bilden sich Ärzte bereits vor dem eigentlichen Gespräch mit dem Patienten eine bestimmte Vorstellung über den Grund des Arztbesuchs, z. B aufgrund äußeren Anscheins, bestimmter Vorinformationen usw. Dies führt oft zu einer direkten *Entscheidungsfrage*, um sich eine solche Vermutung bestätigen zu lassen:

```
A:  gibts irgendwas neues heute oder äh * kommen sie

A:  wegen der alten sache ne
P:                       ich komm wegen ner andern

P:  sache [...]
```

Der Patient muss hier den Arzt aktiv neu orientieren und gegen bereits gefasste Vermutungen angehen. Dies kann je nach dem Grad der Verfestigung solcher Voreinstellungen durchaus schwierig werden.

Eine weitere Frageform stellt die *inhaltliche Frage* dar. Damit sind Formulierungen gemeint, die bereits explizit auf einen Beschwerdesachverhalt zielen, z. B. „Was haben Sie denn für Beschwerden?". Hier wird als Reaktion eine bestimmte sprachliche Handlung, eine Antwort erwartet, d. h. es besteht ein bestimmter Handlungs*zwang*. Darüber hinaus wird auch der inhaltliche Bereich eingeengt.

Zwei andere Formen von Gesprächseröffnungen sind die *offene Frage*, z. B. „Was kann ich für Sie tun?" bzw. „Was führt Sie zu mir?", und die *rituell-offene Frage*: „Wie geht es Ihnen?". Beide Fragetypen lassen dem Gegenüber zwar inhaltlich relativ viel Raum, sie geben aber *als* Frage wiederum die Notwendigkeit einer bestimmten Handlungsreaktion, einer Antwort vor. Die *rituell-offene Frage* birgt zudem das Dilemma, zwei Reaktionsanforderungen gleichzeitig zu erheben, nämlich als Begrüßungsritual und als Aufforderung zur Beschwerdeschilderung. Viele Patienten reagieren darauf, indem sie diese Anforderungen nacheinander bearbeiten, was zu teilweise grotesken Widersprüchen führt:

```
A:  so ** wie gehts denn so im moment
P:                           och im moment

P:  ganz gut nur die luft
```

Wie sich im späteren Verlauf des Gesprächs herausstellt, bezieht sich die Patientin mit dem Ausdruck luft auf massive und ernst zu nehmende Herzbeschwerden.

Nicht alle Eröffnungszüge sind jedoch als Frage formuliert. Eine andere Handlungsform stellen Aufforderungen dar. Typisch im ärztlichen Gespräch sind drei Formen von Aufforderungen, die *offene Aufforderung* („Nun erzählen Sie mal!"), die *inhaltliche*

Aufforderung („Erzählen Sie doch, warum Sie hier sind!") sowie die *implizite Aufforderung*, die meist nur intonatorisch markiert wird („Na, Frau Müller?"). Solche Aufforderungen erschließen der Patientin ein relativ weites Feld von Reaktionsmöglichkeiten, binden sie aber immer noch an vom Arzt vorgegebene sprachliche Formen.

Im Gegensatz dazu zeigt der folgende Gesprächsausschnitt einen völlig offenen Beginn:[4]

```
A:  der ist kaputt * der stuhl            der is *
P:                           der is kaputt

A:  nee der is der is kaputt und den kannsch nehmen

P:  ah ja *5* HUSTET *2* tja ** LACHT *7*
A:                                      tja LACHT

P:  und zwar ich komm weils mir im moment

P:  * seit drei tagen * total komisch geht [...]
```

Nach Klärung der Gesprächsumstände (Sitzordnung) zeigt sich der Arzt lediglich gesprächsbereit und aufmerksam, ohne durch Fragen oder formulierte Aufforderungen den Aktionsradius der Patientin einzuschränken. Die längeren Pausen zeigen eine Unsicherheit der Patientin an, mit einem solch offenen Anfang umzugehen (was sich bei den Patienten dieses Arztes bald legt). Sie entwickelt dann aber ganz von sich aus und damit ohne eine „Rahmung" durch den Arzt ihre Beschwerdenschilderung. Diese Art der Gesprächseröffnung kann als *Sich-zur-Verfügung-Stellen* bezeichnet werden.

Bei den verschiedenen Varianten von Eröffnungszügen können also drei Grundformen unterschieden werden, Fragen, Aufforderungen und offenes Sich-zur-Verfügung-Stellen, die hier noch einmal zusammengefasst und mit typischen Formulierungsbeispielen versehen werden:

Typische Eröffnungszüge in ärztlichen Gesprächen

Typen	Beispielformulierungen
Entscheidungsfrage	*Sie kommen wegen Ihrer Rückenbeschwerden?*
offene Frage	*Was kann ich für Sie tun? Was führt Sie zu mir?*
rituell-offene Frage	*Wie geht es Ihnen?*
inhaltliche Frage	*Was haben Sie für Beschwerden?*
offene Aufforderung	*Nun erzählen Sie mal!*
inhaltliche Aufforderung	*Erzählen Sie mal, warum Sie hier sind!*
implizite Aufforderung	*Na, Frau Müller?*
Sich-zur-Verfügung-Stellen	*Signalisierung von Aufmerksamkeit (z. B. durch Blickkontakt)*

---

4 Dieser Arzt ist mit vielen PatientInnen per Du.

Als Fazit der Untersuchung von Gesprächseröffnungen lassen sich folgende Überlegungen anstellen: *Fragen und formulierte Aufforderungen jedweder Art definieren einen Rahmen, innerhalb dessen sich die Reaktion von Patienten bewegen muss. Eine ganz freie Gestaltung ist daher nicht mehr möglich.*

Mit dem Konzept des Sich-zur-Verfügung-Stellens ist eine solche Möglichkeit gegeben, die auch praktikabel ist. Die Vorteile dieses Verfahrens liegen darin, dass der Patient seine Beschwerdenschilderung nach seinen Bedürfnissen gestalten *kann*, aber auch gestalten *muss*, worin durchaus diagnostische Möglichkeiten liegen. Die Analyse von Problempräsentationen in Beratungsgesprächen zeigt, dass es unterschiedliche Prinzipien im Aufbau solcher Darstellungen gibt und dass damit Problemtypen definierbar werden [Nothdurft 1984]. So ist von Bedeutung, ob eine Problemschilderung das *Problem* selbst, das konkrete *Anliegen* oder beispielsweise auch die *institutionelle Karriere* eines Problems fokussiert. Insbesondere ist es in ärztlichen Gesprächen wichtig, auf das Anliegen von Patienten zu achten, das sich erheblich von einer von der Ärztin lediglich erschlossenen Problemlage unterscheiden kann, und notfalls eine Anliegensformulierung konkret zu erfragen (i. S. „Was kann ich denn genau für Sie tun?"). Für die Ärztin ergeben sich aus der Untersuchung von Gesprächseröffnungen einige Konsequenzen. Sie muss in erster Linie einmal genügend Ruhe und Aufmerksamkeit für das Gespräch schaffen (sind noch andere Personen überflüssigerweise im Raum, sind die nötigen Unterlagen zur Hand, sitzen Patientin und Ärztin? etc.). Am wichtigsten ist dann, dem Patienten die *ungeteilte Aufmerksamkeit* und *ausschließliche Zuwendung* zu demonstrieren. Direktive Festlegungen auf der Basis von Karteikartenwissen determinieren die Darstellungen der Patientin in hohem Maße, Entscheidungsfragen engen ihren Handlungsraum auf eine Ja/Nein-Option ein. Die vorliegende Beschreibung der verschiedenen Eröffnungszüge macht es möglich, verschiedene Varianten zu wählen und zu erproben.

1.5 Aktives Zuhören und aktive Beschwerdenexploration

Im Rahmen der Beschwerdenschilderung durch die Patientin ist für den Arzt auch aktives Zuhören und aktive Beschwerdenexploration geboten. Dies dient der Ausarbeitung einer Diagnose, ihrer Überprüfung und Absicherung. Aktives Zuhören umfasst dabei gezielte Rückmeldung an die Patientin, verständnissichernde Reformulierungen sowie begleitende Kommentare zu den Darstellungen der Patientin. Zuhören ist ein aktives und kooperatives Handeln, das der Patientin die für beide Seiten optimale Entfaltung ihrer Problemsicht ermöglicht.

1.5.1 Rückmeldung an den Patienten

Anhand eines längeren Gesprächsausschnitts soll zunächst einmal sichtbar gemacht werden, in welcher Weise *Rückmeldesignale* die Rede eines Sprechers mitorganisieren bzw. ihm helfen, seine Rede fortzuführen:

```
        P:  [...] ich komm weils mir im moment also *
            seit drei tagen * total komisch geht * dass
            ich nämlich * ähm ** so die stimmen

        P:  so weiter weg höre und selber so **
(1)     A:                                       mhm

        P:  also wie * wie wenn ich schlafe
(2)     A:                                    mhm

        P:  am freitag abend hats angefangen * abends auf
            so ner fete und na hab ich gedacht * ähn des

        P:  kommt vom * wetter oder so ne
(3)     A:                              ja

        P:  also ich muss mich konzentrieren damit ich

        P:  mitkrieg was der andere sacht
(4)     A:                             ja
```

Die Rückmeldesignale (1) – (4) in diesem Beispiel erfüllen im Hinblick auf die Organisation der Rede der Patientin sichtlich unterschiedliche Funktionen. Im ersten Fall wird durch die Pause (**) angezeigt, dass die Patientin Schwierigkeiten mit ihrer Formulierung hat; durch das unterstützende abwartende Rückmeldesignal (mhm) macht der Arzt klar, dass er der Patientin Zeit lassen wird, ihre Formulierung zu vollenden oder – wie es dann ja auch geschieht – eine andere Formulierung zu finden. Diese andere Formulierung wird dann von ihm mittels eines bestätigenden Rückmeldesignals als verständlich und inhaltlich einsichtig akzeptiert (2).
Signal (3) zeigt sehr schön die Synchronizität, d. h. das Aufeinander-abgestimmt-Sein von Arzt und Patientin in der Organisation ihrer Interaktion. Das informationsverstärkende und bestätigungsheischende ne der Patientin wird zur gleichen Zeit gesprochen, wie das unterstützende ja des Arztes, das ihr seine Aufmerksamkeit signalisiert (Aufmerksamkeitssignal).
Signal (4) schließlich demonstriert den „grammatikalischen" Bezug von Rückmeldesignalen: Genau nach Abschluss einer Äußerung, die unter schriftsprachlichen Gesichtspunkten als Satz bezeichnet wird, findet sich die Bestätigung des Arztes (Gliederungssignal). Hier wird die gedankliche und praktische Mitarbeit des Zuhörers an der Redegliederung des Sprechers deutlich.
Wichtig bleibt nach dieser kurzen Analyse vor allem festzuhalten, mit welcher Genauigkeit Rückmeldesignale eingesetzt werden. Selbst die größere Pause (**) vor (1) bewegt sich noch in einem Bereich unter einer Sekunde, und die anderen Signale sind zeitlich noch viel präziser gesetzt worden.

Rückmeldesignale haben allerdings nicht immer eine solch empathische oder gar ermunternde Funktion. Ein minimal früherer Einsatz solcher Signale bewirkt oft das Gegenteil von Redeunterstützung. Interaktionspartner nehmen in einem solchen Fall Eile wahr oder den Willen des Gesprächspartners, das Rederecht zu übernehmen und werden entsprechend verunsichert. Dies gilt auch für eine andere Form der Rückmeldung, für die *antizipierende Rückmeldung*; die innere Logik unserer Rede lässt uns immer wieder deutlich werden, wann und mit welchen Worten ein Interaktionspartner seine Äußerung beenden wird, sodass wir sogar in der Lage sind, als Hörer die Rede des Partners zu vollenden:

> P: [...] sonst hab ichs immer im herbst gehabt jedes jahr und weiß nich jetz hab ich mich gerettet bis
>
> A: * bis frühjahr   ziehen se jackett mal aus
> P: im frühjahr rein
>
> Unmittelbar an die Satzvollendung schließt der Arzt hier seine Aufforderung zu einer körperlichen Untersuchung an. Er vermittelt damit ein Gefühl von Eile; es ist weniger die Gleichzeitigkeit der Gedanken beider Partner, die der Patient hier wahrnehmen wird, als vielmehr die Ungeduld, mit der der Arzt dafür sorgt, dass der Patient seine Rede beendet und er selbst den Ablauf des Gesprächs in die Hand nehmen kann.

Das zweite Beispiel einer antizipierenden Rückmeldung bietet eine Fülle von wichtigen Anregungen für den Umgang mit der Möglichkeit, Äußerungen eines Interaktionspartners von sich aus zu vollenden:

> P: [...] ich kanns gar nicht so richtich
>
> P: auf die reihe kriegen** tja des wars
> A: auf die rolle kriegen
>
> A: scheint dich doch * viel zu terrorisieren
>
> Hier fallen zwei Dinge ins Auge. Der Arzt hat offensichtlich richtig erkannt, dass die Patientin ihre Beschwerdenschilderung vorläufig beenden will (deutlich an ihrem tja des wars); seine Gedanken laufen also mit denen der Patientin synchron. Andererseits wird aber auch sichtbar, dass Satzvollendungen nicht immer „richtig" sind im Sinne des jeweiligen Sprechers (rolle statt reihe); es sind andere Fälle denkbar, wo ein Zuhörer mit seinen Gedanken völlig an den Überlegungen des Sprechers vorbeizielt, und dieser keine Gelegenheit zu einer schnellen Korrektur hat.

Eine weitere Form der Rückmeldung ist die *Rückmeldung eines Verständnisproblems*. Nicht immer sind die Beschwerdenschilderungen von Patienten unmittelbar verständlich. Rückmeldungen beinhalten dann eine Aufforderung an den Interaktionspartner, das Missverstehen zu beseitigen. Sie haben daher einen stärker interventiven Charakter: Der Interaktionspartner wird aufgefordert, das Verständnisproblem zu beseitigen.

Während die Rückmeldung eines Verständnisproblems die Sprecherrolle des Gegenüber unterstützt, haben wir im Beispiel oben auch schon die Übernahme der Sprecherrolle durch den Arzt erkennen können. Das Beispiel belegt, dass Rückmeldesignale vielfach die Funktion eines Schaltelements für den Sprecherwechsel haben. Das ist nur deshalb möglich, weil mit solchen Rückmeldesignalen Bestätigungen für die Gemeinsamkeit des Wissens gegeben werden.

Als letzte hier wichtige Form der Rückmeldung soll die *sichernde Rückmeldung* diskutiert werden. Die Sicherung gemeinsamen Wissens ist eine Aufgabe, die sich Interaktionspartnern im Laufe ihrer Interaktion durchgehend stellt, und die meist nur en passant erfüllt wird. Sehr selten ist sie so explizit formuliert, wie im folgenden Beispiel:

```
A:   [...] dann geht das oder            mhm mhm
P:                         ja dann gehts

A:   dann geht es mhm
```

Arzt und Patient bestätigen sich hier wechselseitig das Vorhandensein und das Verstehen eines bestimmten Krankheitsgeschehens; der Arzt macht durch seine wiederholende Bestätigung deutlich, dass dieser Teil des Krankheitsgeschehens zu einem wichtigen Bestandteil des gemeinsamen Wissensbestandes wurde. Die Sicherung gemeinsamen Wissens geschieht durch eine Wiederholung von Teilen der Äußerung des Patienten. Dies ist strukturell auch die sicherste Form der Rückmeldung, da dem Interaktionspartner demonstriert wird, dass seine Worte „angekommen" sind.

Als Zwischenresultat der bisherigen Analyse lassen sich sieben verschiedene Formen der Rückmeldung festhalten. Deren Wirkungsweise soll in einer Liste anhand von Formulierungen verdeutlicht werden, die in etwa angeben, was der Hörer dem Sprecher damit signalisieren will.

Formen der Rückmeldung

Formen	Beispielformulierungen
Aufmerksamkeitssignal	*Ich höre aufmerksam zu*
Abwartendes Rückmeldesignal	*Nimm Dir ruhig Zeit*
Bestätigendes Rückmeldesignal	*Jetzt verstehe ich Dich*
Gliederungssignal	*Bis jetzt ist mir alles klar*
Sichernde Rückmeldung	*Ist es das, was Du sagen willst*
Antizipierendes Rückmeldesignal	*Ich weiß schon, was Du sagen willst*
Rückmeldung eines Verständnisproblems	*Das habe ich nicht verstanden*

Zu den verschiedenen Formen der Rückmeldung gibt es ein umfangreiches Inventar sprachlicher Mittel wie den „hm"-Laut und seine vielen Varianten oder die Worte „ja" und „nein", zustimmende Ausdrücke wie „eben", „das glaub ich" oder „na klar". Am Beispiel der antizipierenden und der sichernden Rückmeldung können wir sehen, dass auch ganze Sätze bzw. vor allem Satzfragmente der Rückmeldung dienen (s. Beispiel oben: `auf die rolle kriegen`).

Selbstverständlich darf bei einer Untersuchung des Zuhörverhaltens das wichtigste Mittel nicht unter den Tisch fallen, das *Schweigen*. Es ist gerade diese Form, die eine organisierte Rede überhaupt erst zulässt. *Nur wer – vor und nach Rückmeldesignalen – immer wieder schweigend zuhört, macht Reden der Gesprächspartner möglich.* Abgesehen von dieser – bei weitem nicht trivialen – Form von Schweigen ist für das ärztliche Gespräch mit dem Patienten natürlich das empathische Schweigen von besonderer Bedeutung. *Empathisches Schweigen* ermöglicht der Patientin gedankliche Arbeit mit aktiver Unterstützung durch den Arzt.

Rückmeldesignale des Hörers haben neben ihrer Bedeutung als Signale der Aufmerksamkeit, des Verstehens und der Zustimmung auch ganz praktische Auswirkungen auf den Gesprächsverlauf. Der jeweilige Sprecher erhält dadurch Informationen, die er zur Gestaltung seiner weiteren Rede nutzen kann.

Wir haben schon gesehen, dass der Zuhörer seine Rückmeldung zur Übernahme der Sprecherrolle nutzen kann. Rückmeldesignale sind generell als *Schaltelemente* der Interaktion wirksam. Die zentrale Wirkung besteht in der Unterstützung der Rede des Sprechers. Aber auch die weitere Vertiefung eines Themas oder gar dessen Abbruch kann mithilfe von Rückmeldesignalen erreicht werden. Und es ist schließlich auch die Umfokussierung auf einen besonderen Aspekt des jeweiligen Themas möglich.

Wer sich der Möglichkeiten sprachlicher Rückmeldung bewusst ist, kann sich besser und gezielter darauf einstellen, sein aktives Zuhören zu gestalten, er hilft dem Patienten und ermöglicht ein besseres Verständnis von dem, was der Patient ihm erzählen will.

1.5.2 Kommentare

In jedem Gespräch, das längere Darstellungen enthält, finden sich auch Bemerkungen, die zu dem, was da gesagt wird, Stellung nehmen, es kommentieren. Solche Äußerungen stören die Darstellung kaum, demonstrieren Anteilnahme am Geschehen und schaffen ebenfalls die Möglichkeit, thematische Umorientierungen vorzunehmen.

Bei einer Durchsicht von Arzt-Patienten-Gesprächen fällt auf, dass Patienten so gut wie nie Äußerungen des Arztes kommentieren. Das ist vor allem in strukturellen Gegebenheiten des ärztlichen Gesprächs begründet: Längere Darstellungen erfolgen meist durch den Patienten, und die meisten Äußerungen des Arztes sind für den Patienten selten kommentarfähig, da sie professionellem Wissen entstammen, über das der Patient in der Regel nicht verfügt (vgl. Kap. B4.).

Auch Kommentare des Arztes finden sich nicht in allen Gesprächen, und sie finden sich nicht bei allen Ärzten. Sie tauchen vorwiegend in stark emotionalisierten Gesprächszusammenhängen auf, aber auch als Begleiterscheinung bei der Gedankenarbeit am Beschwerdebild. Bei solchen fachlichen Kommentaren handelt es sich dann oft um vorläufige Einschätzungen des Beschwerdesachverhaltes:

```
A:  ham sen unfall gehabt
P:                  ne * überhaupt nichts

P:  passiert
A:          sicher innerlich
```

Die Ärztin gibt in einer Art lautem Selbstgespräch zu verstehen, in welcher Richtung sie nach Ordnungszusammenhängen für die Beschwerden, eine Entzündung am Finger, sucht. Allerdings ist eine solche Vorausfestlegung problematisch; es zeigt sich in diesem Fall, dass die Patientin vor längerer Zeit durch ein Tier verletzt wurde, dies aber nicht mehr in einen Zusammenhang mit ihren Beschwerden bringen konnte.

Andere Kommentare sind eher *Zwischenrufe*, die die Anteilnahme der Ärztin an dramatischen Schilderungen spüren lassen sollen:

```
P:  kein ilius ne         [...]
A:          gottseidank

A:  [...] ah des war furchtbar [...] ach gott
```

Die Patientin kann nach jeder dieser Einwürfe mit ihrer Schilderung fortfahren, ohne ihre Darstellungsweise ändern zu müssen.

Kommentare sollen kurze, begleitende Einschübe sein, die dem Gegenüber Empathie und Aufmerksamkeit demonstrieren. Das interaktive Geschehen um den Kommentar herum spielt sich aber in Sekundenbruchteilen ab und es kann zu deplatzierten Kommentaren kommen. Kommentare, die sich im Nachhinein als falsch platziert oder gar als inhaltlich falsch erweisen, können als Äußerungen der bloßen Konversation wegen aufgefasst werden, die zwar oberflächliche Anteilnahme an den Erzählungen demonstrieren, aber den Eindruck erwecken, dass die Ärztin nicht allzu sehr bei der Sache ist und möglicherweise sogar damit darauf dringen will, schneller zu den „eigentlichen" Themen zu kommen. Der Sinn von Kommentaren, die *Demonstration von Empathie*, verkehrt sich so in sein Gegenteil: Die Patientin gerät unter Druck, weil die Ärztin in ihren Augen ungeduldig bzw. drängend reagiert (*Forcierung*).

Die *Übernahme des Rederechts* ist eine weitere und sehr wichtige Funktion von Kommentaren. Die Ärztin gibt durch ihren Kommentar dem Patienten ein *Feedback*, nutzt aber die Gelegenheit, an dieser Stelle selbst die Initiative zu ergreifen und einen neuen thematischen Schwerpunkt zu setzen. Dies geschieht schon im Anschluss an den Kommentar im ersten Beispiel dieses Abschnitts:

```
A:  ham sen unfall gehabt
P:                         ne überhaupt nichts

P:  passiert
A:              sicher innerlich * was isn das hier

A:  fürn kleines loch
```

Ein Kommentar dient demzufolge auch als *Schaltelement* zur Organisation des Gesprächs, das Vorausgehendes und Nachfolgendes verbindet. Allerdings muss deutlich genug sein, dass das Folgende nicht ebenfalls noch Kommentar ist; bei der Frage was isn das hier fürn kleines loch liegt die thematische Umorientierung auf der Hand, im nachfolgenden Beispiel versteht die Patientin nicht den Zusammenhang, den die Ärztin dann später erläutert:

BEI EINEM VERKEHRSUNFALL SIND SOHN UND MUTTER DER PATIENTIN TÖDLICH VERUNGLÜCKT
```
A:  ach gott ja schlimm * naja aber drei jahre die

A:  zeit heilts ja dann nich nich wahr
P:                            ach mein gott

A:  ich meine damit dass ja diese müdigkeit so nix zu tun nich
```

Für die Ärztin stellt sich die Frage, ob das, was die Patientin ihr über den tragischen Unglücksfall erzählt hat, für die Beschwerden ursächlich sein kann. Die Patientin missversteht aber ihre Äußerung als *tröstenden Kommentar*.

An einigen weiteren Beispielen sollen jetzt noch weitere unangemessene Gebrauchsformen von Kommentaren aufgezeigt werden, auch, um die Bedeutung dieser sprachlichen Technik zu demonstrieren. Das folgende Beispiel enthält eine weit verbreitete Unsitte, mithilfe eines *abwertenden Kommentars* das Rederecht zu übernehmen und im eigenen Gesprächsinteresse fortzufahren:

```
P:  [...] dass man fast manchmal den eindruck hatte
    als ob da zahnschmerzen auch noch ne rolle
    mitspielen ja

A:  jaja jaja des des wird öfters angegeben * können
    se * äh sagen wo in kiefer rein
```

Die Äußerung des wird öfter angegeben entwertet die Darstellung des Patienten, für den sein Schmerzerleben individuell ist; dem Arzt dient sein Kommentar lediglich dazu, dessen Charakter als Schaltelement zu nutzen.

Ebenfalls problematisch für den Patienten sind Kommentare, deren Inhalte und Zusammenhänge dem Patienten verborgen bleiben müssen (*intransparenter Kommentar*):

```
P:  da hat mich glaub ich eine katze gehakt

A:  ja hoffentlich hängt das nicht damit zusammen
```

Die Ärztin äußert mit ihrem Kommentar eine Befürchtung, die sie dann aber ohne weitere Erklärung stehen lässt. Erst sehr viel später, am Ende des Gesprächs, klärt sie die Patientin über ihre Befürchtung auf: `es gibt ja eine so genannte katzenkrankheit [...] eine nervenentzündung ganz unangenehmer Art`. Befürchtungen zu äußern, ohne den Zusammenhang zu erläutern, führt zu Unsicherheit beim Patienten und sollte deshalb weitgehend vermieden werden. Das gilt auch für Kommentare, die offen oder versteckt *Missbilligung* enthalten:

```
DIE PATIENTIN BERICHTET VOM VERSUCH, NACH AUSTRALIEN
ZU EMIGRIEREN, VON WO SIE WIEDER NACH DEUTSCHLAND
ZURÜCKGEKEHRT IST
A:  das hätten sie ja einfacher haben können was *
    sind sie immer hier in pinefurt ansässig gewesen
```

Wie auch in anderen Gesprächsausschnitten gezeigt, fährt die Ärztin mit einem neuen Thema fort, die Missbilligung bleibt bestehen.

Kommentare können danach unterschieden werden, ob sie als Zwischenruf, oder als Schaltelement zur Übernahme des Rederechts eingesetzt werden. Vorsicht beim Kommentieren von Patientenäußerungen ist dabei aus mehreren Gründen geboten: Vorschnelle Kommentare erweisen sich häufig als deplatziert und lösen bei der Patientin eher Missverständnisse und Misstrauen in die empathische Einstellung der Ärztin aus. Befürchtungen der Ärztin, Missbilligung oder gar Vorwürfe an den Patienten gehören in erläuternde Gesprächszusammenhänge und nicht in Äußerungen, die ihres Zwischenrufcharakters bzw. ihrer Funktion als Schaltelement wegen nur sehr begrenzt von der Patientin aufgegriffen werden können. Und Kommentare müssen inhaltlich überdacht werden: Sie gewinnen unter den Bedingungen des ärztlichen Gesprächs ein besonderes Eigenleben und sollten von daher nicht einfach unreflektiert aus der Alltagskommunikation entlehnt werden.

Kommentare

Gesprächsorganisatorische Funktion
- Zwischenruf
- Schaltelement zur Redeübernahme

Beziehungsfunktion
- positives Feedback qua Demonstration von Empathie
- problematisches Feedback (z. B. qua Forcierung, falschem Trost, Abwertung, Intransparenz, Missbilligung)

1.5.3 Ärztliches Fragen

Die vordringlichste Aufgabe der Ärztin in der Phase der Exploration ist es, *aktiv zuzuhören* und der Patientin ihr Verständnis der Beschwerdeschilderung deutlich zu machen. Darin kann sich aber natürlich die Beschwerdenexploration nicht erschöpfen; die Ärztin muss auch, um ihr Verständnis und damit letztlich auch die Diagnose abzusichern und zu überprüfen, eigene Aktivitäten entfalten und die Darstellungen der Patientin entsprechend zu steuern bzw. sogar mitzugestalten suchen.

Der Ärztin stellen sich hier mehrere schwierige Probleme. Jede Äußerung, jede Frage oder Aufforderung stellt eine Intervention dar, die die Patientin in ihrer Schilderung unterbricht, ihre Gedanken ablenkt und vielleicht wichtige Informationen verhindert. Andererseits braucht die Ärztin oft genug zusätzliche oder nähere Angaben, die ihr Bild von den Beschwerden, die die Patientin bedrücken, ergänzen und abrunden.

Die nachfolgenden Überlegungen befassen sich mit den Problemen der Exploration, mit zwei grundverschiedenen Konzepten der Gesprächsführung und den dabei realisierten typischen sprachlichen Aktivitäten.

1.5.3.1 Grundprobleme der Beschwerdenexploration

Arzt und Patientin haben ein unterschiedliches Wissen und beurteilen Beschwerdesachverhalte unter verschiedenen Gesichtspunkten. Es herrschen deshalb oft recht unterschiedliche Vorstellungen darüber vor, was genauer gesagt werden muss oder was im Ungefähren verbleiben kann. Viele Patientinnen legen von sich aus beispielsweise mehr den Akzent auf die subjektive Erlebnisqualität ihrer Beschwerden, ihr *subjektives Wissen* (z. B. Schmerzen, Beeinträchtigungen) und vernachlässigen in ihrer Schilderung die objektiven Komponenten, das *objektive Wissen*, wie Zeitpunkt(e) des Auftretens, Begleitsymptome usw. Die meisten Ärzte wiederum konzentrieren sich dagegen mehr auf gerade solche Momente des Krankheitsgeschehens. Nur das *gemeinsam Besprochene* kann aber im Gespräch zählen.

Die Unterschiedlichkeit der Gesprächspartner im ärztlichen Gespräch führt zu zwei Grundproblemen in der Explorationsphase, der *sprachlichen Kluft* einerseits und des *Wissensgefälles* auf der anderen Seite.

Arzt und Patientin verwenden bei der Darstellung von Krankheiten andere „Sprachen". Die Sprache der Patientin ist in Bezug auf ihre Krankheit von ihren individuellen Erfahrungen bestimmt, während die des Arztes sich aus einem für die Berufsausübung erforderlichen typisierten Wissen über Krankheiten speist. (Der Ausdruck „typisiertes Wissen" meint hier, dass Krankheitsbilder, -symptome und -verläufe typische Eigenschaften haben, die der Arzt im Laufe seiner Ausbildung erlernt, was ihm dazu verhilft, charakteristische Merkmale zu erkennen und diagnostisch bzw. therapeutisch zu nut-

Patientin
Subjektives Wissen

Ärztin
Objektives Wissen

Gemeinsames Wissen

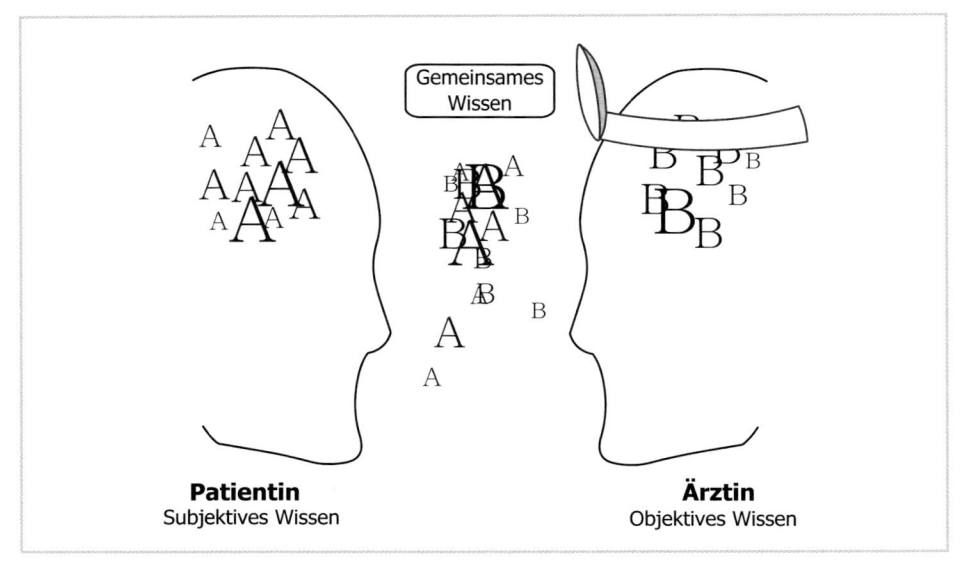

Abb. B 1.1

zen.) Arzt und Patientin müssen sich in einem Austauschprozess – eben ihrem Gespräch – über den Sinn und die Bedeutung der von ihnen jeweils verwendeten sprachlichen Ausdrücke verständigen (Abb. B 1.1).

Darüber hinaus besteht das grundsätzliche Problem, dass der Arzt zwar über das typisierte Wissen zu Krankheiten verfügt, nicht aber über die authentischen Krankheitserfahrungen der Patientin. Dieses Wissensgefälle müssen Arzt und Patientin in der Explorationsphase bis zu einem gewissen Grad (mindestens so weit nämlich, wie es für den Arzt diagnostisch erforderlich ist) ausgleichen, u. a. auch durch die Anwendung des ärztlichen Wissens über Krankheiten.

1.5.3.2 Ärztliche Konzepte der Exploration

Der Umgang mit den beiden Grundproblemen der Exploration wird von verschiedenen Ärzten unterschiedlich gehandhabt. Auf der Basis vieler ausgewerteter Gespräche lassen sich zwei Konzepte, deren Grenzen aber durchaus fließend sind, deutlich unterscheiden. Das erste Konzept ist *patientenangeleitet*, d. h. der Arzt greift die Darstellungen des Patienten (oft wortwörtlich) auf und veranlasst ihn, diese Darstellungen oder Teile davon näher zu erläutern.

Das zweite Konzept wird meist weniger bewusst als Konzept der Gesprächsführung eingesetzt. Ich spreche dabei von einem *wissensgeleiteten* Konzept. Das bedeutet, dass die Ärztin sich die Schilderungen der Patientin anhört, die einzelnen Angaben gedanklich zu einem (Krankheits-)Muster zusammenfügt und von da aus recht bald gezielte Fragen nach zusätzlichen Angaben (Symptome, Zeitpunkte des Auftretens etc.) stellt (siehe dazu auch Lalouschek [1999]).

Die beiden unterschiedlichen Gesprächsführungskonzepte entsprechen ziemlich genau der Unterscheidung Balints in *krankheitszentrierte* und *patientenorientierte* Gesprächsführung [Balint 1957]; die Differenz der Konzepte wird in der vorliegenden Untersuchung aber aus dem unterschiedlichen Sprachverhalten der Ärzte erarbeitet und nicht aus deren (anzunehmender) innerer Einstellung zum Gespräch. Auf diese Weise lassen sich die Vor- und Nachteile einzelner sprachlicher Handlungen relativ wertfrei darstellen. Das wesentliche Kriterium ist, ob der Zusammenhang zwischen den Worten der Patientin und der ärztlichen Intervention gegeben ist oder eben nicht.

Die beiden Konzepte der Gesprächsführung lassen sich im Hinblick auf sprachliche Handlungen recht einfach unterscheiden: Das patientenangeleitete Konzept operiert überwiegend mit *Präzisierungsfragen* zu den Angaben der Patientin, das wissensgeleitete Konzept mit *Komplettierungsfragen*.

Präzisierungsfragen	Komplettierungsfragen
▪ an der Äußerung des Patienten orientiert (patientenangeleitet)	▪ am Wissen des Arztes orientiert (wissensgeleitet)
▪ auf der Ebene des Patienten angesiedelt (durch direkten Zusammenhang)	▪ auf der Ebene des Arztes angesiedelt (weil ohne direkten Bezug)
▪ transparent	▪ oft undurchschaubar für die Patientin
▪ wenig interventiv	▪ stark interventiv
▪ wenig dominant	▪ stark dominant

1.5.3.3 Präzisierungsfragen

Mit Präzisierungsfragen knüpft der Arzt direkt an die Worte des Patienten an:

```
P:  im moment habe ich * wie wie gesacht schon immer
    die aussetzer * und ** hier magen darmstörungen
    [...]

A:  sie haben eben gesacht aussetzer was verstehen
    sie darunter
```

Der Patient erhält vom Arzt auf diese Weise eine Art „Aufgabe", die er lösen soll. Diese Aufgabe besteht darin, einen bereits erwähnten Sachverhalt zum besseren Verständnis näher zu erläutern bzw. zu bestimmen.

Es gibt drei unterschiedliche Typen von Präzisierungsfragen,

- die Frage nach dem Wortsinn,
- die Frage nach Zuständen, Ereignissen oder Zusammenhängen und schließlich
- die Frage nach der korrekten Beschreibung.

> Das obige Beispiel demonstriert die Frage nach dem *Wortsinn*. Für den Patienten hat der Begriff aussetzer im Laufe seiner Beschwerdengeschichte sicher eine ganz spezifische Bedeutung gewonnen, die in dieser Weise aber für einen nicht mit der Krankheitsgeschichte vertrauten Hörer nicht ohne weiteres verständlich ist. Der Arzt fragt deshalb nach und bittet den Patienten, diese Bezeichnung zu erläutern. Es ist also nicht nur die häufige Fachsprachlichkeit des Arztes, die sprachliche Barrieren aufbaut, sondern ebenso der individuelle Wortschatz der Patientinnen, der die Kommunikation behindern kann.

Fragen nach dem Wortsinn finden sich allerdings fast immer an solchen Stellen, an denen ein Ausdruck eine besondere Stellung in der Schilderung des Patienten einnimmt. Es sind in aller Regel keineswegs ausgefallene Fremdwörter oder schwierige Begriffe, die der Patient gebraucht, sondern durchaus geläufige Ausdrücke, die den Arzt aber in diesem Zusammenhang irritieren und zu einer (Rück-)Frage veranlassen. Unter psychologischer bzw. psychoanalytischer Perspektive dürfte es deshalb interessant sein, dem Zusammenhang solcher Fragen oder auch nur des Impulses zu solchen Fragen nachzugehen. Ich erwarte, dass dies für den Arzt in Bezug auf das Beschwerdebild des jeweiligen Patienten ähnlich aufschlussreich ist, wie die von Balint vorgeschlagene Beobachtung der eigenen Gefühle [Balint 1957] (vgl. auch das Konzept der Gegenübertragung).

Im Übrigen sollten Wortsinn-Fragen seltener als andere Fragen gestellt werden. Zu viele solcher Fragen rufen Misstrauen in die Kompetenz des Gesprächspartners hervor; der Patient wird sich sagen, dass der Arzt ihn offensichtlich nicht versteht. Dem Gespräch kann so eine wesentliche Grundlage entzogen werden: das Vertrauen in die wechselseitige Verständigungsfähigkeit.

Fragen des zweiten Typs richten sich auf *Zustände, Ereignisse oder Zusammenhänge*, die vom Patient genannt wurden, aus Sicht des Arztes aber noch einer näheren Ausführung bedürfen:

```
P: bloß ich * wenn ich das richtig überlege ich
   hatte dann ein so ein moralisches tief ** des
   steht überhaupt nicht im einklang wie ich heute
   hier sitze ** ja

A: wie hat sich das bemerkbar gemacht des moralische tief
```

> Die Frage dieses Arztes gilt den verschiedenen Symptomen eines moralischen Tiefs. Dazu gehören oft sowohl psychische Befindlichkeiten als auch körperliche Empfindungen. Das Interesse des Arztes ist darauf gerichtet, herauszufinden, welche Erfahrungen der Patient mit seinem Ausdruck verbindet, um letztlich weitere Bausteine für seine Diagnose zu sichern. Der Arzt demonstriert mit solchen Fragen, dass er den Patienten zwar verstanden hat, über bestimmte Anteile seiner Beschwerdenschilderung aber noch mehr und genauere Angaben wünscht.

Bei beiden bisher genannten Fragetypen belässt der Arzt dem Patienten seinen sprachlichen Ausdruck. Er lässt sich damit auf dessen Sprach- und Verständigungsebene voll und ganz ein. Mit dem dritten Fragetyp dagegen, der *Frage nach der korrekten Beschreibung*, zeigt der Arzt, dass er während der Rede des Patienten mitgedacht hat bzw. mit- und sogar weiterdenkt:

```
P:   also mir macht des am meisten schwierigkeiten
     eben * so ** dass ich mich so konzentrieren muss

P:   um * um was
A:              <fragend> um zu funktionieren
```

Das Mitdenken geht in diesem Beispiel schließlich so weit, dass Arzt und Patientin einen Satz quasi gemeinsam hervorbringen; der Arzt schließt grammatikalisch an die Äußerung der Patientin an und macht (in fragendem Ton) einen Formulierungsvorschlag. Auf diese Weise wird auch umstandslos der Bezug seiner Frage ersichtlich. Entscheidend bei diesem Fragetyp ist, dass der Arzt eigene Formulierungen oder Überlegungen einbringt, um einen Sachverhalt zu präzisieren, den die Patientin erwähnt hat und den im Gespräch bislang nur diese genau kennt. Die Patientin soll dann dem ärztlichen Formulierungsvorschlag zustimmen, ihn zurückweisen oder, im Falle alternativer Formulierungen, entscheiden. Der Arzt schlägt mit diesem Vorgehen zwei Fliegen mit einer Klappe, er gibt der Patientin das Gefühl, verstanden worden zu sein, und er kann gleichzeitig überprüfen, ob er selbst auch richtig mitgedacht hat.

Präzisierungsfragen haben für das Gespräch mehrere wesentliche Vorteile. Einmal sind sie geeignet, „vor Ort" eingesetzt zu werden, also an der ersten möglichen Stelle, an der der Arzt rückfragen kann. Und sie machen es möglich, sich kurzfristig auf einen für den Arzt wichtigen Teilsachverhalt zu konzentrieren, ohne dass er damit automatisch das Gespräch dominiert. Der Patientin wird das „Rederecht" dabei nur kurz entzogen. Allerdings wird sie in jedem Fall in seiner Darstellung unterbrochen – dieser Umstand sollte generell bei jeder ärztlichen Intervention bedacht werden.

Dadurch, dass der Arzt sich mit Präzisierungsfragen an der Aussage der Patientin orientiert, bleibt sie der Fixpunkt der Exploration, und die Patientin erfährt in ihrer zentralen Gesprächsaufgabe, der Beschwerdenschilderung, Unterstützung. Die teilweise sogar wörtliche Anknüpfung lässt der Patientin „ihre eigene Geschichte" näher bzw. unter anderen Gesichtspunkten verstehen, und sie erhält so außerdem oft noch Anstöße zu einer vertieften Reflexion ihrer Probleme.

1.5.3.4 Komplettierungsfragen

Komplettierungsfragen sind anders motiviert als Präzisierungsfragen. Im Laufe der Beschwerdenschilderung durch den Patienten führt die Ärztin sukzessive gedankliche Operationen durch, die ihr eine Zuordnung der erzählten Sachverhalte zu einem Krankheitsbild erlauben. Komplettierungsfragen zeichnen sich nun gegenüber Präzisierungsfragen dadurch aus, dass sie sich auf Sachverhalte beziehen, die die Patientin bis dato nicht erwähnt hat, die aber für die Ärztin unter diagnostischen Gesichtspunkten relevant sind. Oft handelt es sich dabei um das Angebot eines Symptoms aus einem Beschwerdekatalog:

```
P:  mir ist unheimlich schlecht
A:                         haben sie denn

A:            nee
P:  erbrochen    erbrochen nicht stuhlgang ist normal
```

Weitere Themen solcher Fragen sind persönliche Daten, Umstände der Erkrankung und andere Zusammenhänge.

Manchmal ist der Bezug einer Komplettierungsfrage zur Aussage des Patienten noch unmittelbar einleuchtend. Der Patient im nächsten Gesprächsausschnitt klagt über Rückenschmerzen und fährt fort:

```
P:  seit en paar tagen * hat sich das also meiner
    meinung nach alles nach oben verschoben

A:  ja mit kopfschmerzen oder ohne
```

Der Arzt fragt also einfach über das vom Patienten angegebene Körperfeld hinaus, schließt damit jedoch von der Sache her noch an die Aussage des Patienten an.

Eine große Anzahl von Komplettierungsfragen ist hingegen für die Patientin wesentlich schwieriger durchschaubar im Hinblick auf einen Zusammenhang mit ihren eigenen Äußerungen:

```
P:  die letzte zeit * werd ich urplötzlich wenn ich
    abends nach hause komme dann bin ich * todmüde *
    dann könnt ich einschlafen und leichte übelkeit
    hab ich auch oft

A:  sie sind bei dücker      ne
K:             FIRMENNAME
```

Die Frage der Ärztin wirkt zunächst verblüffend. Es scheint so, als erkundige sie sich hier ausschließlich nach harten Fakten, wie eben Arbeitsplatz oder auch Beruf, Geburtsdaten etc. Das wäre in diesem Gespräch auch durchaus sinnvoll, denn die Patientin ist tatsächlich das erste Mal bei dieser Ärztin. Die Ärztin ist aber an etwas ganz anderem interessiert, wie sich aber erst in der sechsten und siebten Frage in unmittelbarer Abfolge herausstellt:

```
A:  was machen se denn da [...] sind kaufmännische
    angestellte [...] ham das auch richtich erlernt
    [...] und wie lange sind sie da schon [...] naja
    also da kann keine schwierichkeit sein gell [...]
    für ihren * arbeitsplatz müssen sie auch nich
    fürchten
```

Erst bei diesen letzten beiden Fragen wird klar, dass die Ärztin von vornherein einen beruflichen Zusammenhang als mögliche Ursache der von der Patientin dargestellten Symptomatik im Auge hatte.

Es ist im Übrigen sehr auffallend, wie viele Ärzte schon nach wenigen Worten der Patienten die Frage nach der (möglichen) Ursache stellen. Dieses Kausalitätsdenken ist ein Hinweis darauf, dass gleich mit Beginn der Beschwerdenschilderung Krankheitsbilder im Ausschlussverfahren geprüft werden.

Komplettierungsfragen werden meist ausgelöst entweder durch ein Frageprogramm, das einem Arzt für eine bestimmte Symptomatik zur Verfügung steht (manchmal sogar in Form eines Fragebogens) oder durch Vermutungen, die sich dem Arzt aufgrund seiner diagnostischen Assoziationen zu Äußerungen des Patienten aufdrängen. Beides ist für die Patientin zwangsläufig wenig transparent.

Präzisierungsfragen und Komplettierungsfragen unterscheiden sich in dieser Hinsicht eklatant. Präzisierungsfragen sind aufgrund ihres oben beschriebenen Zusammenhangs mit den Äußerungen der Patientin von vornherein verständlicher als Komplettierungsfragen, die dem (für die Patientin unbekannten) Wissen des Arztes entspringen. Eine Möglichkeit, mit diesem Problem umzugehen, liegt darin, Komplettierungsfragen zu sammeln und sie an geeigneter Stelle mit einer kurzen Erläuterung einzubringen. Dabei genügt es, darauf hinzuweisen, dass sich aufgrund der Beschwerdenschilderung noch einige Fragen ergeben haben.

Das obige Beispiel enthüllt aber noch einen anderen Aspekt von Komplettierungsfragen. Die Antworten der Patientin auf die jeweiligen Fragen fallen denkbar knapp aus:

```
A: sie sind bei dücker     was machen se denn da
P:                    ehm

A:         sind kaufmännische angestellte
P: im büro                              ja ja

A: ham das auch richtich erlernt    und wie lange
P:                              ja

A: sind sie da schon            zwanzich jahre *
P:                   zwanzich jahre

A: naja also da kann keine schwierigkeit sein gell

A:              für ihren * arbeitsplatz
P: nein nein nein nich

A: müssen sie auch nich fürchten
P:                    äh nein * nein nein
```

Die Fragen der Ärztin sind von vornherein offensichtlich so angelegt, dass nur kurze Antworten (in den meisten Fällen sogar nur mit einer Ja/Nein-Entscheidung) möglich sind. Das gilt für Komplettierungsfragen in den allermeisten Fällen. Aber auch noch aus einem anderen Grund geht die *Dominanz des Rederechts* bei der Verwendung von Komplettierungsfragen auf den Arzt über: Sie demonstrieren die Kompetenz des Arztes, der von sich aus einen Ansatzpunkt zur Erforschung des Krankheitsbildes gefunden hat. Der Patient kann das Verhalten des Arztes interpretieren im Sinne von „er weiß schon etwas" und wird ihn dann gewähren lassen. Noch verstärkt wird dieser Eindruck natürlich durch ganze „Fragebatterien", also konsequent hintereinander geschaltete Fragen zu einem Problemkomplex, wie wir sie im obigen Gesprächsausschnitt finden.

Mit diesen Überlegungen ist eine generelle Fragestellung verbunden: die der Position von Fragen in den verschiedenen Phasen des Gesprächs. Die Wirkung von Präzisierungs- und Komplettierungsfragen fällt hier natürlich unterschiedlich aus. Manche Ärzte bevorzugen offensichtlich systematisch eine sehr frühe und entschiedene Übernahme der Gesprächsführung. Schon nach wenigen Worten nehmen sie, mithilfe von Komplettierungsfragen, das Heft in die Hand. Präzisierungsfragen dagegen sind auch von Beginn an einsetzbar, ohne dass die Patientin ihre gedanklichen Orientierungen zugunsten der des Arztes aufgeben müsste. Die frühe Übernahme der Gesprächsführung durch den Arzt verhindert jedenfalls in den meisten Fällen, dass der Arzt mehr erfährt, als er selbst erfragt.

1.5.3.5 Exkurs

Der Unterschied in den ärztlichen Konzepten der Gesprächsführung ist recht deutlich. Aus einer Analyse der jeweils verwendeten Fragetechniken ergibt sich, dass das patientenangeleitete Konzept überwiegend mit Präzisierungsfragen, das wissensgeleitete Konzept demgegenüber mit Komplettierungsfragen arbeitet. Das wirft die Frage auf, inwiefern diese Fragetechniken selbst systematischen Charakter für den Interaktionstyp des ärztlichen Gesprächs haben. Wichtig ist dabei auch, zu beachten, dass Ärzte, die wissensgeleitet vorgehen, keine weitere Ausbildung in Fragen der Gesprächsführung haben.

Der Grund für die Anwendung eines rein wissensgeleiteten Konzepts dürfte in der schon besprochenen generellen Schwierigkeit der Arzt-Patienten-Kommunikation liegen, die beiden unterschiedlichen Wissensbestände von Arzt und Patient zu vermitteln. Im Laufe seiner Ausbildung lernt der Arzt vor allem, kausal zu denken und Diagnosen im Ausschlussverfahren zu erstellen. Das Augenmerk gilt dann im Gespräch immer solchen vom Patienten dargestellten Momenten, die der Arzt in seinem Wissen wiederfindet. Daran anzuschließen und durch zusätzliche vom Patienten angeforderte Informationen abzusichern, ist dann das oberste Ziel seiner Bemühungen.

Die naturgemäß weniger medizinisch strukturierten Angaben der Patientin müssen gegenüber dieser strikten Orientierung an charakteristischen Merkmalen von Krankheitsbildern natürlich unklar und weitschweifig wirken. Diese Sichtweise führt aber dann fast zwangsläufig – unterstützt von zeitökonomischen Zwängen – dazu, dass die Ärztin die Initiative ergreift und von sich aus das Krankheitsbild festzustellen sucht.

Ärzte, die nach einem patientenangeleiteten Konzept vorgehen, interagieren ebenso systematisch. Durch die wenig gesteuerte Beschwerdenschilderung erhalten sie aber mehr relevante Informationen für den individuellen Fall. Hinzu kommt noch die Einstellung, dass der Patientin die Verantwortung für Krankheit und Therapie belassen werden soll. Komplettierungsfragen spielen daher erst nach Abschluss der Beschwerdenschilderung für solche Ärzte eine Rolle, um zweifelhafte Punkte noch einmal gezielt und durchaus auch wissensgeleitet anzugehen. In vielen Gesprächen erweist sich dies aber offensichtlich als überflüssig. Die wesentlichen Informationen sind durch die unterstützende Gesprächsführung bereits ermittelt.

1.5.3.6 Fragetypen

Die hier gewählte Einteilung in Präzisierungs- und Komplettierungsfragen ist im Rahmen der Diskussion einer verbesserten Gesprächsführung ungewöhnlich. Meist ist dort die Rede von offenen Fragen, Entscheidungsfragen usw.

Überraschend war dagegen bei dieser Analyse der Gespräche die Erkenntnis, dass mithilfe solcher Kategorien kein wesentlicher Unterschied zwischen ärztlichen Gesprächskonzepten ausgemacht werden konnte. Diese Feststellung gilt mit einer wichtigen Einschränkung: die Gesprächseröffnung fällt tatsächlich sehr unterschiedlich aus, je nachdem, welcher Frage- oder Aufforderungstyp vom Arzt gewählt wird (vgl. Alternativen der Gesprächseröffnung). Ansonsten verwenden Ärzte mit patientenangeleitetem und solche mit wissensgeleitetem Gesprächskonzept z. B. Entscheidungsfragen in gleichem Maße.

Es ist aber dennoch sinnvoll, auch einmal einen Blick auf diese Fragetypen zu werfen, um zu sehen, welche interaktiven Konsequenzen, Vor- und Nachteile sich bei ihrem Einsatz ergeben. Diese Fragetypen stehen quer zu den beiden bisher behandelten Kategorien der Präzisierungs- bzw. Komplettierungsfragen, d. h. dass beispielsweise *Entscheidungsfragen* sowohl als Präzisierungs-, wie auch als Komplettierungsfrage verwendet werden, und ebenso steht es mit *offenen Fragen* und *Alternativfragen*. *Suggestivfragen* werden allerdings ausschließlich als Komplettierungsfragen eingesetzt. Deren Fehlen bei Ärztinnen mit patientenangeleitetem Konzept dürfte mit deren wohl sehr bewusster Einstellung zusammenhängen, der Patientin keinesfalls z. B. ein Symptom oder eine von der Ärztin vermutete Ursache ihrer Beschwerden aufzudrängen. Als letzter Fragetyp sei hier noch die *indirekte Frage* erwähnt, die als Frage überhaupt nur aus ihrem Kontext heraus verstehbar ist.

Als *offene Frage* wird eine Frage bezeichnet, bei der die Antwortmöglichkeiten unbestimmt sind. Allerdings ist das Spektrum einer Antwort, was den Umfang anbelangt, sehr weit gespannt. So ist die Frage „wann warn das" ebenso offen, wie die Frage

„wie is denn das passiert" – die Antwortmöglichkeit im ersten Fall ist jedoch sehr beschränkt, im zweiten Fall wird man dagegen mit Recht längere Ausführungen erwarten können. Offene Frage heißt also lediglich, dass der Fragesteller die Antwort nicht weiß bzw. nicht wissen kann (sonst wäre sie ja auch nur rhetorisch gemeint). Mit einer in der Bezeichnung unterschwellig angedeuteten empathischen Offenheit des Fragestellers hat dies aber nur sehr begrenzt zu tun.

Der zweite Fragetyp, die *Alternativfrage*, lässt im Grunde genommen nur wenige Antworten zu. Der Patient kann eine der genannten Alternativen akzeptieren, beide verwerfen oder seine Antwort im Unentschiedenen lassen. Die Patientin im nächsten Beispiel entscheidet sich für die dritte Möglichkeit:

```
P:  [...] und da merk ich dass ich en ganz schlechten
    geschmack im munde habe [...] des war alles eiter

A:  eiter oder schleim
P:                      ja oder schleim weiß ich nicht

P:  er sachte jedenfalls wie ich raufkam [...]
```

Ohne eine definitive Antwort gegeben zu haben, fährt sie dann in ihrer Schilderung fort. Für den Arzt bietet die Alternativfrage (wenigstens strukturell) den Vorteil, mit einer Intervention zwei oder auch mehrere alternative Überlegungen entscheiden zu lassen.

Der in Arzt-Patienten-Gesprächen am häufigsten verwendete Fragetypus ist die *Entscheidungsfrage*. Diese Frage belässt dem Antwortenden in aller Regel nur eine Ja/Nein-Option. Mithilfe solcher Fragen ist es relativ leicht möglich, die Gesprächsführung ganz an sich zu ziehen, da mit der Antwort für die Gesprächspartner auch in aller Regel eine neue Entscheidung über den nächsten Sprecher ansteht. Diese Entscheidung muss aber keineswegs zwingend zugunsten des Arztes ausfallen.

Relativ selten kommt eine *indirekte Frage* vor. Der Patientin wird damit vor allem das Rederecht übergeben, sie wird aufgefordert, ihre Ausführungen in den von der Ärztin angesprochenen Zusammenhang zu stellen. Zur Veranschaulichung des folgenden Beispiels mag man sich vorstellen, dass die Ärztin ihre Äußerung weiterfließen lässt, während mit einer direkten Frage quasi eine Art Doppelpunkt für die Interaktionspartnerin mitgegeben wird:

```
P:  ansonsten mein vater [...] ne gewissen
    herzschwäche hat er wohl auch [...]

A:  äh vielleicht können wer erst nochmal * äh bei
    der * mutter bleiben äh * die hatte * ne die hat
    ne chronische bronchitis sagen sie und die kommt
    alle jahre wieder
```

Der Patient wird damit aufgefordert, im Rahmen einer Familienanamnese über die genannte Krankheit und darüber hinaus über weitere Erkrankungen der Mutter zu berichten.

Die Interventionsstärke der Fragen bzw. die Dominierung des Gesprächspartners bei allen bisher diskutierten Fragetypen schwankt. Sie ist interessanterweise weniger abhängig vom einzelnen Fragetyp als vom Kontext sowie vom weiteren Verhalten des Fragestellers: Kommt gleich die nächste Frage oder lässt er dem Gesprächspartner Rederaum. So gibt z. B. der Arzt in folgendem Gesprächsausschnitt der Patientin Raum nicht nur zum Bedenken seiner Frage, sondern auch zur Spekulation über die dahinter liegende Problematik:

```
P:  irgendwann merk ich oh ich muss mich
    konzentrieren ne * also ** so irgend

A:  um nich umzufallen oder um * nich auszuflippen

A:  musst dich konzentrieren
P:                      mhm also ich muss mich

P:  konzentrieren damit ich mitkrieg was der andere
    sacht und ich hab auch angst dass ich dann wieder
    vergesse ne
```

Der Freiraum für den Antwortenden ist natürlich ganz anders bei *Suggestivfragen*. Dahinter steckt immer der Wunsch des Fragestellers, er möge selbst mit seiner suggerierten Meinung Recht haben und könnte dann mit anderen Aktivitäten (weiteren Fragen, anderen Themen etc.) fortfahren. Suggestivfragen sind der Form nach immer Entscheidungsfragen, enthalten aber bestimmte Merkmale, die praktisch nur eine der beiden Antwortmöglichkeiten (Ja oder Nein) zulassen:

```
A:  blutdruck is normal war auch immer normal nich

A:      sonst operiert worden * sind sie nich
P:  mhm                                    nein

A:  unfälle ham sie nich gehabt [...] sonst is aber
    in ordnung sonst an der leber an der galle an der
    wirbelsäule [...] ham sie nichts gehabt ne sie

A:  könn alles essen und trinken    schmeckt alles
P:                              ja
```

Die Ärztin hier klärt im Eilverfahren einige anamnestische Punkte ab. Sie lässt der Patientin dabei kaum Zeit, sich ihre Antworten zu überlegen. Ihr Ziel ist es, so schnell wie möglich zur körperlichen Untersuchung zu kommen.

Dieses Verhalten dürfte einsichtigerweise weder im Interesse der Ärztin liegen (die Gefahr läuft, unvollständige oder gar falsche Angaben zu erhalten) noch in dem der Patientin (die von einer solchen „Fragebatterie" mit großer Suggestionskraft förmlich überfahren wird).

1.6 Zusammenfassung

Alle Aktivitäten der Gesprächspartner im ärztlichen Gespräch sind an grundlegende Eigenschaften von Gesprächen gebunden. Sie lassen sich von daher in verschiedenen Hinsichten, bezogen auf Inhalte, auf die soziale Beziehung der Teilnehmer oder auf Handlungszwecke variabel gestalten. Eingebunden sind Äußerungen in ärztlichen Gesprächen in bestimmte Aufgabenstellungen, die in einer bestimmten Abfolge und in bestimmter Verteilung auf die Gesprächspartner bearbeitet werden müssen. In der Kernphase eines ärztlichen Gesprächs bestehen die Aufgaben aus: Beschwerdenschilderung, Diagnosestellung und Therapieplanung.

Die hier vorgetragenen Analysen zum kommunikativen Handeln in ärztlichen Gesprächen zeigen, dass Ärzte mit unterschiedlichen Konzepten vorgehen, was Fragen der Gesprächsführung anbelangt. Diese unterschiedlichen Konzepte drücken sich aus im Gebrauch unterschiedlicher *Gesprächseröffnungen* sowie, in der Phase der *Beschwerdenexploration*, in unterschiedlichen Formen der Rückmeldung, des Kommentierens oder der Fragetechniken. Ein *patientenangeleitetes* Konzept lässt dem Patienten Raum, orientiert sich mit seinen Fragen an den Äußerungen des Patienten und sucht erforderlichenfalls diese durch *Präzisierungsfragen* zu vertiefen. Das *wissensgeleitete* Konzept dagegen fokussiert schnell auf medizinfachliche Aspekte, richtet sich nach charakteristischen Krankheitsmerkmalen in der Schilderung des Patienten und sucht Krankheitsbilder durch *Komplettierungsfragen* zu sichern oder zu verwerfen.

Präzisierungsfragen eignen sich wegen dieser Eigenschaften für einen frühen Einsatz *während* der Beschwerdenschilderung, wohingegen Komplettierungsfragen besser gesammelt und später oder besser nach der Beschwerdenschilderung eingebracht werden sollten. Allerdings müssen natürlich bei der Verwendung dieser Fragetechniken neben dem Stadium der Exploration immer auch diagnostische Erfordernisse berücksichtigt werden.

Fragen der Ärztin zu den Schilderungen der Patientin demonstrieren Interesse und auch Kompetenz. Um sich wechselseitig über unterschiedliche, typische und individuelle, Erfahrungen zu verständigen oder diagnostische Überlegungen zu prüfen, sind Fragen als Bestandteil der Exploration wichtig und nützlich. Entscheidend für die ärztliche Konzeptualisierung der Gesprächsführung ist, ob die Ärztin sich mit ihren Fragen direkt von der Patientin leiten lässt oder ihrem eigenen Wissen den Vorzug gibt.

Literatur

Balint, M.: Der Arzt, sein Patient und die Krankheit. Klett-Cotta, Stuttgart 1957
Deppermann, A.: Gespräche analysieren. Westdeutscher Verlag, Opladen 1999
Kallmeyer, W.: Konversationsanalytische Beschreibung. In: Handbuch Soziolinguistik. Ein internationales Handbuch zur Wissenschaft von Sprache und Gesellschaft, S. 1095–1108. Ammon, U., Dittmar, N., Mattheier, K. (Hrsg.). de Gruyter, Berlin/New York 1988
Lalouschek, J.: Frage-Antwort-Sequenzen im ärztlichen Gespräch. In: Angewandte Diskursforschung. Bd. 1, S. 155–173. Brünner, G., Fiehler, R., Kindt, W. (Hrsg.). Westdeutscher Verlag, Opladen 1999
Löning, P.: Gespräche in der Medizin. In: Text- und Gesprächslinguistik. Handbücher zur Sprach- und Kommunikationswissenschaft, S. 1576–1588. Brinker, K., Antos, G., Heinemann, W., Sager, S.F. (Hrsg.). de Gruyter, Berlin/New York 2001
Nothdurft, W.: '... äh, folgendes problem äh ...' Die interaktive Ausarbeitung 'des Problems' in Beratungsgesprächen. Narr Verlag, Tübingen 1984
Nothdurft, W., Reitemeier, U., Schröder, P.: Beratungsgespräche. Analyse asymmetrischer Dialoge. Narr Verlag, Tübingen 1994
Ripke, T.: Patient und Arzt im Dialog. Thieme Wissenschaft, Stuttgart/New York 1994
Spiegel, C., Spranz-Fogasy, Th.: Aufbau und Abfolge von Gesprächsphasen. In: Text- und Gesprächslinguistik. Handbücher zur Sprach- und Kommunikationswissenschaft. S. 1241–1252. Brinker, K., Antos, G., Heinemann, W., Sager, S.F. (Hrsg.). de Gruyter, Berlin/New York 2001
Spranz-Fogasy, Th.: Alternativen der Gesprächseröffnung im ärztlichen Gespräch. In: Zeitschrift für Germanistische Linguistik 3, 293–302 (1987)
Spranz-Fogasy, Th.: Medikamente im Gespräch zwischen Arzt und Patient – Gesprächsanalysen für die Praxis. Deutsche Sprache 3, 240–258 (1988)

2 Medizinische Konzepte und ärztliche Gesprächsführung – am Beispiel der psychosomatischen Anamnese

Johanna Lalouschek

2.1 Einleitung

Biomedizin und psychosomatische Medizin sind medizinische Konzepte, die sich voneinander deutlich in ihrem Verständnis von Krankheitsentstehung oder Therapie unterscheiden. Ausgehend davon möchte ich zuerst zeigen, warum und wie sich derartige konzeptionelle Unterschiede auf den Umgang mit Krankheit auswirken, vor allem aber auf den Stellenwert des ärztlichen Gesprächs und die ärztliche Gesprächspraxis. Diese Überlegungen bilden den Hintergrund für die Ausführungen zur psychosomatischen Anamneseerhebung aus sprachwissenschaftlicher Sicht. Zur besseren Konturierung werden Gesprächsbeispiele aus biomedizinischen und psychosomatischen Anamnesen herangezogen. So wird deutlich, wie stark ärztliche Werthaltung und Gesprächspraxis miteinander zusammenhängen (müssen), und dass eine substanzielle Veränderung der ärztlichen Gesprächsführung notwendigerweise auch eine Veränderung der Werthaltung bedeutet bzw. dass sich eine bestimmte ärztliche Werthaltung nur über eine bestimmte Gesprächsführung verwirklichen lässt. Die Veränderung oder Verbesserung der ärztlichen Gesprächspraxis selbst erfolgt nicht so sehr über das Erlernen bestimmter einzelner Gesprächsregeln, sondern vor allem auch über die Reflexion erwünschter und unerwünschter Wirkungen bestimmter sprachlicher Praktiken und über eine Sensibilisierung für interaktive Prozesse und ihre Dynamiken.

2.2 Unterschiedliche Medizinkonzepte und ärztliches Gespräch

Das moderne Medizinsystem der westlichen Welt besteht aus einer Vielfalt von medizinischen oder medizinnahen Formen, die in unterschiedlicher Wertigkeit nebeneinander existieren [Stollberg 2002, Pfleiderer et al. 1995]. Diese unterschiedlichen Medizinformen – Biomedizin, Psychosomatische Medizin oder Traditionelle Chinesische Medizin, um nur einige zu nennen –, sind in unterschiedliche wissenschaftliche und philosophische Bezugssysteme eingebettet, wodurch alle weiteren Relevanzen bedingt werden: die Lehre von der Krankheitsentstehung, Ablauf und Zielrichtung der Diagnose, das daraus herzuleitende Therapieprogramm, aber auch die Rollenbilder von Ärzten und Patienten, die Ausbildung und die Gestaltung der jeweiligen medizinischen Institutionen. Auch die Definition von körperlichen Zuständen als gesund oder krank oder die Vorstellungen von „richtigem" Gesundheitsverhalten oder von *„compliance"* müssen immer relativ zu dem zugrunde liegenden Konzept betrachtet werden. Wichtig für die folgenden Ausführungen ist, dass in Abhängigkeit von dem jeweiligen medizinischen Konzept auch dem Gespräch mit den Kranken ein jeweils unterschiedlicher Stellenwert bei Diagnose und Behandlung zugewiesen und eine je spezifische ärztliche sprachliche Praxis ausgebildet wird (ausführlich in Lalouschek [in Vorbereitung]). Diese Überlegungen werde ich an den beiden Medizinformen Biomedizin und Psychosomatische Medizin verdeutlichen.

2.2.1 Die biomedizinische Perspektive

Der Biomedizin, von der die traditionelle Schulmedizin nachhaltig geprägt ist, liegt ein naturwissenschaftliches, kausal-analytisches Denkmodell zugrunde. Sie ist ein Produkt der westlichen Kultur und ihrer philosophischen Traditionen: Als Folge der cartesianischen Trennung von Geist und Körper wurde die Funktionsweise des Körpers als „Körpermaschine" festgeschrieben, im 20. Jh. wurde diese Analogie durch die Beschreibung des Körpers als „Informationssystem" abgelöst [Kathan 1999].

Die Biomedizin hat fraglos große Erfolge in moderner Diagnostik und Therapie zu verzeichnen, allerdings ist ihr bei der naturwissenschaftlich-objektiven Beschreibung von Krankheitssymptomen die „erkrankte Person" abhanden gekommen *Krankheit* stellt sich hier als Störung einer Organfunktion bzw. als eine pathologisch veränderte Organstruktur dar und definiert sich über das Vorhandensein typischer pathologischer Merkmale. Der kranke Mensch ist Träger eines krankhaften Prozesses und wird in Folge zum Objekt einer Behandlung [Heim und Willi 1986]. Diese Krankheitskonzeption ermöglicht es, Krankheit unabhängig von der individuell erkrankten Person erfassbar und behandelbar zu machen. Die *Therapie* zielt auf die Behebung der Funktionsstörung bzw. zumindest auf die Kontrolle der Symptomausbreitung und -verstärkung, etwa bei chronischen Erkrankungen.

Speziell beim *Diagnoseprozess*, der ein zentraler Zweck des Anamnesegesprächs ist, spielt das dahinter stehende Medizinkonzept eine fundamentale Rolle: Bei der Diagnose handelt es sich ja um einen Übersetzungsprozess der körperlichen Beschwerden von Kranken in Symptome, die erst als solche im Rahmen des medizinischen Systems wahrnehmbar sind und damit dann von den Ärzten behandelbar. Der Schwerpunkt der biomedizinischen Diagnose ist die Deutung von verbalisierten oder körperlich manifesten Beschwerden als Ausdruck physiologischer Störungen. Sie erfolgt über die Erfassung typischer pathologischer Merkmale und die Erhebung objektiver Daten – von technischen Messungen wie EKG, CTG, Röntgenbild und Laborwerten bis hin zu histologischen und genetischen Analysen. Die Betrachtung des kranken Körpers erfolgt getrennt von sozialem Umfeld, Lebensgeschichte und Werthaltungen der kranken Person. Deshalb erfreut es schulmedizinische Ärzte, wenn Kranke ihre Befunde mitbringen, nicht aber, wenn sie über ihr Befinden berichten wollen. Und selbst wenn im Gespräch relevante psychosoziale Faktoren wahrgenommen und in Krankengeschichten oder Anamnesebögen festgehalten werden, werden daraus keine ärztlichen Handlungsanweisungen abgeleitet. So hat das *Gespräch mit Patienten* im biomedizinischen Konzept (nach wie vor) keinen eigenständigen Stellenwert, sondern ist vielmehr ein äußerer Rahmen, der mit der eigentlichen medizinischen Expertentätigkeit gefüllt wird [Waldenfels 1991].

Was die *Rollenerwartungen an Ärzte und Patienten* betrifft, sind schulmedizinische Ärzte einer wissenschaftlichen-objektiven und emotional neutralen Haltung den Patienten und dem Krankheitsgeschehen gegenüber verpflichtet. Die Ausrichtung an Werten wie medizinisches Expertenwissen und Hierarchie fördert dominantes Expertenverhalten und einseitige Entscheidungsfindungen (siehe Kap. B4). Den Kranken obliegt es – in komplementärer Weise –, sobald sie eine körperliche Fehlfunktion erkennen, sich ohne Verzögerung und in vollem Vertrauen auf Behandelbarkeit dem medizinischen System zu übergeben und allen weiteren ärztlichen Anordnungen in einer gleichermaßen aufgeklärten wie gefügigen Haltung Folge zu leisten [Balint 1964].

2.2.2 Die psychosomatische Perspektive

Die moderne psychosomatische Medizin vertritt einen „bio-psycho-sozialen", also systemischen und semiotischen Denkansatz und stellt den Menschen in seiner komplexen psychosozialen Vernetztheit in den Mittelpunkt der Behandlung. Körper und Seele werden als interagierende Einheit aufgefasst, das Auftreten einer Erkrankung ist Ausdruck einer Störung der komplexen Regulationsvorgänge zwischen körperlichen, psychischen und sozialen Prozessen, d. h., der Zeitpunkt des Ausbruchs einer Erkrankung ist stets in Zusammenhang mit der Person, ihren Lebensumständen, ihrer Geschichte, ihrer Psychodynamik und ihren körperlichen Prädispositionen zu betrachten [vgl. Uexküll und Wesiak 1990, Bräutigam et al. 1997]. So wird *Krankheit* nicht von vornherein als Defizit im Kontrast zu Gesundheit definiert, sondern als Leistung im Sinne eines Lösungsversuchs einer schwierigen Situation.

Die Verwirklichung einer biopsychosozialen Medizin beruht nach Adler [1990] auf folgenden drei Voraussetzungen: auf medizinisch-psychologischem Fachwissen, auf der

Beherrschung der Technik der Anamneseerhebung und auf der Herstellung eines gelungenen Arbeitsbündnisses mit den Patienten. Die bio-psycho-soziale Bedingtheit einer Erkrankung erfordert eine *Gesamtdiagnose* im Sinne Balints, also die Erfassung der biologischen Daten, der psychosozialen Daten und der „subjektiven Daten" wie z. B. der individuellen Bewertung des Krankheitsgeschehens [Helmich et al. 1991]. Ärzte müssen entscheiden können, welche psychosozialen Angaben im Zusammenhang mit den erhobenen somatischen Daten wichtig sind und welche Bedeutung ihnen zukommt, sie müssen die Fähigkeit haben, diese Daten angemessen zu erheben und müssen es verstehen, die Beziehung zu den Patienten so zu gestalten, damit die Technik überhaupt wirksam ist.

Dies erklärt, warum dem *ärztlichen Gespräch* und der ärztlichen Gesprächsführung in der psychosomatischen Medizin ein so zentraler Stellenwert beigemessen wird. Diese Art der Gesprächsführung stellt – vergleichbar der psychotherapeutischen Gesprächsführung – eine eigenständige professionelle Tätigkeit dar und setzt eine entsprechende Ausbildung voraus. Das ärztliche Gespräch dient den Kranken aber auch dazu, ihr Krankheits- und Heilungserlebnis zu benützen, die körperlichen Symptome in einen verstehbaren Sinnzusammenhang mit ihrer inneren und äußeren Lebensgeschichte zu bringen. Es öffnet ihnen Wege, sich in Bezug auf ihren Körper, ihr Selbst und ihre soziale Umgebung neu zu orientieren und Verantwortung für das eigene Sein und Wohlbefinden zu übernehmen.

Die *Rollenerwartung an die Ärzte* ist, sich auf die Patienten als Personen und die Beziehung zu ihnen einzulassen, sich ihren psychischen Spannungen und Konflikten zu

Tab. B 2.1 Konzepte der Biomedizin/Konzepte der psychosomatischen Medizin

KONZEPTE DER BIOMEDIZIN
- Krankheit ist eine Störung einer Organfunktion bzw. eine pathologisch veränderte Organstruktur.
- Der kranke Mensch ist Träger des krankhaften Prozesses und wird in Folge zum Objekt einer Behandlung.
- Die Diagnose erfolgt über die Erfassung objektiver Daten, die Therapie zielt auf die Behebung der Funktionsstörung.
- Die Struktur der Arzt-Patient-Beziehung ist paternalistisch.
- Das ärztliche Gespräch ist symptomorientiert.
- Das Gespräch mit den Patienten ist selbst nicht von eigenständiger Bedeutung.

KONZEPTE DER PSYCHOSOMATISCHEN MEDIZIN
- Krankheit ist eine Störung der Regulationsvorgänge zwischen körperlichen, psychischen und sozialen Prozessen eines Individuums.
- Die Diagnose erfolgt auf der Basis der biologischen und psychosozialen („subjektiven") Daten, die Therapie zielt auch auf das Verstehen des Sinnzusammenhangs.
- Die Struktur der Arzt-Patient-Beziehung ist partnerschaftlich.
- Das ärztliche Gespräch ist symptom- und lebensweltlich orientiert.
- Das ärztliche Gespräch dient dazu, gemeinsam mit der Patientin die individuelle Funktion und Sinnbedeutung der Krankheit herauszuarbeiten und verstehbar zu machen.
- Das ärztliche Gespräch ist zentraler Bestandteil des Behandlungsprozesses.

stellen, d. h. auch, sich einer Situation auszuliefern, die von den Kranken mitkonstelliert wird, und bereit zu sein, das eigene Handeln und die eigenen Reaktionen zu reflektieren. In komplementärer Weise ist die *Rollenerwartung an die Kranken*, die seelischen Aspekte einer Krankheit zu beachten, die Bereitschaft zur Selbsterkenntnis aufzubringen und vor allem dazu, das eigene Erleben und Verhalten infrage zu stellen und das Leben zu verändern. Dies erfordert ein ganz anderes Maß an Selbstverantwortung als die schulmedizinische Vorgangsweise und erklärt, warum viele Kranke die Deutung einer organischen Ursache ihrer Beschwerden bevorzugen, auch wenn dies dann eine schwerere Krankheitsform bedeutet [Bräutigam et al. 1997].

2.3 Die Anamnese

Eine Anamnese ist das Erstgespräch, das mit Patienten bei der Aufnahme in eine Abteilung eines Krankenhauses oder beim Arztbesuch durchgeführt wird. Sie wird benötigt, um die Personalien und die beschwerderelevanten Informationen zu erheben, um eine Diagnose zu stellen und entsprechende therapeutische Maßnahmen einleiten zu können. Was als beschwerderelevante Information gilt, wie die Diagnosefindung in der Interaktion verläuft, welche interaktiven Beteiligungsmöglichkeiten für die Patienten vorgesehen sind und welche verbalen Interventionen von den Ärzten eingesetzt werden, das steht in direktem Zusammenhang mit dem jeweiligen medizinischen Konzept und der Haltung, mit der den Patienten, der Erkrankung und dem Gespräch begegnet wird.

Im Folgenden werde ich die typischen Anforderungen und Problemstellen sowohl für schulmedizinische wie psychosomatische Anamnesen anhand von authentischen Gesprächsbeispielen aufzeigen.[5] Die Diskussion der Problemstellen schulmedizinischer Anamneseführung soll verdeutlichen, dass schon eine gewisse Sensibilisierung für die Dynamiken interaktiver Prozesse und ihre Reflexion die ärztliche Gesprächsführung wesentlich verändern kann – ohne noch psychosomatisch im engeren Sinn zu sein. Dies hilft, die besondere Qualität der ärztlichen Gesprächsführung in der psychosomatischen Anamnese noch deutlicher zu fassen.

---

5 Die schulmedizinischen Anamnesen stammen aus Forschungsprojekten, die vom Institut für Sprachwissenschaft der Universität Wien auf internistischen Stationen an Wiener Krankenhäusern durchgeführt worden sind [z. B. Hein et al. 1985, Lalouschek et al. 1990], bei den psychosomatischen Anamnesen handelt es sich um Erstgespräche, die ambulant auf einer psychosomatischen gynäkologischen Abteilung geführt wurden, und um Anamnesen, die von MedizinstudentInnen im Rahmen des Modellversuchs „Fachtutorium Anamnesegruppe" erhoben worden sind [Lalouschek 2002].

2.3.1 Die biomedizinische Anamnese

Der traditionellen Schulmedizin liegt wie gesagt ein biomedizinsches Modell von Krankheitsentstehung und -behandlung zugrunde, in der Anamnese geht es dementsprechend um die Erfassung biologisch-pathologischer Merkmale anhand der symptombezogenen Informationen der Patienten. Eine *vollständige Anamnese* umfasst nach gängigen Lehrbüchern die Erhebung folgender thematischer Bereiche [Schettler und Nüssel 1984, Hope et al. 1990]:

- aktuelle Beschwerden
- Kinderkrankheiten,
- frühere Erkrankungen, Krankenhausaufenthalte und Operationen,
- chronische Erkrankungen (Diabetes, Bluthochdruck, Rheuma etc.),
- Familienanamnese (relevante Erkrankungen von Eltern und Geschwistern),
- Allgemeinanamnese, mit folgenden Subbereichen: aktueller Gesundheitszustand (Appetit, Verdauung und Schlaf), persönliche Daten (Alter, Größe und Gewicht), Alkohol- und Nikotinkonsum, gynäkologische Anamnese bei Frauen, Geschlechtskrankheiten, Medikation und Allergien.

Die einzelnen Bestandteile sind als thematische Bereiche zu verstehen, deren Reihenfolge im konkreten Gespräch variabel gehalten werden kann. Dieses standardisierte Ablaufmuster dient den Ärzten als „innerer Leitfaden" bei der Gesprächsführung mit den Patienten und liegt ihren sprachlichen Handlungen zugrunde. Betrachtet man die einzelnen Punkte des Schemas, so wird deutlich, dass die Inhalte an den Relevanzen und Kategorien der Biomedizin ausgerichtet sind, also an einer relativ standardisierten Erhebung von körperlichen Phänomenen. Sie sind nicht individuell an der Person der Kranken orientiert und nicht an ihrer Erlebens-, Darstellungs- und Verarbeitungsstruktur der Erkrankung.

Welches sind nun die typischen Problemstellen, die durch die sprachliche Umsetzung eines solchen Ablaufschemas im Gespräch mit Patienten entstehen und die zu der aus der Schulmedizin bekannten „typischen ärztlichen Gesprächspraxis" führen? Dazu möchte ich auf einige kurze Gesprächsausschnitte aus drei relevanten Anamneseabschnitten eingehen: aus der „Anfangsphase", der „Einführung des ersten Themas" und der „Erhebung der aktuellen Beschwerden".

2.3.1.1 Die Anfangsphase

Die Anfangsphase eines jeden Gesprächs, also auch einer Anamnese, ist der erste Moment der Kontaktaufnahme zwischen den Beteiligten und dient üblicherweise der Begrüßung und gegenseitigen Orientierung über den Zweck des Gesprächs.

Der Arzt setzt sich mit seinen Unterlagen ans Bett des Patienten und beginnt die Anamnese:[6]

```
A: sind sie zum erstn mal bei uns
P: ja
A: <SCHREIBT 5 SEK> gibts in der familie irgendwelche
   auffälligen krankheiten
```

Die Eröffnungsfrage des Arztes sind sie zum erstn mal bei uns erscheint als Beginn des Gesprächs phatisch an den Patienten gerichtet, etwa um zu eruieren, inwieweit er mit den Usancen der Abteilung vertraut ist oder ob er ausführlichere Informationen benötigt etc. Der Gesprächsverlauf zeigt jedoch, dass diese Frage routinemäßig der ärztlichen Entscheidung dient, wie ausführlich die folgende Anamnese zu gestalten ist [vgl. Hein et al. 1985]: Im Falle eines früheren Aufenthalts des Patienten im selben Krankenhaus wäre seine Krankengeschichte vorhanden, was den Ablauf der Anamnese entsprechend verkürzen würde. Mit der Bejahung des Patienten ist der Arzt auf eine vollständige Anamneseerhebung eingestellt. Diese ganz spezifische Funktion der Frage wird für den Patienten auf sprachlicher Ebene nicht explizit gemacht, sie bietet nur dem Arzt eine gute Orientierung über Inhalt und Ausmaß der folgenden Interaktion. Und so beginnt er ohne weitere Hinweise mit der Abarbeitung des Standard-Anamneseablaufschemas.

Schon diese erste Äußerung erweist sich als symptomatisch für die schulmedizinische Gesprächspraxis: Die Anfangsphase dient den Informationsbedürfnissen und dem Relevanzsystem des Arztes (bzw. der Institution), nicht einer gemeinsamen Abstimmung.

Eine weitere Anamnese beginnt wie folgt:

```
A: so herr pm also unterhalten wir uns schön
P: bitte
A: <SETZT SICH, ORDNET DIE UNTERLAGEN> was haben sie
   denn für kinderkrankheiten gehabt
```

Der Arzt vergewissert sich der Identität des Patienten, stellt aber keine reziproken Bedingungen her, d. h. er selbst stellt sich dem Patienten weder namentlich noch in seiner Funktion vor. Die nachfolgende Äußerung also unterhalten wir uns schön ist zwar als „Gesprächseinladung" formuliert, diese Ankündigung wird aber nicht eingelöst (unterhalten entspricht ja auch nicht dem geplanten Gesprächstyp): Der Arzt geht sofort in den standardisierten Frage-Antwort-Modus der Anamneseerhebung über. Eine mangelnde oder gar missverständliche Orientierung des Patienten über den bevorstehenden Gesprächstyp unterbindet aber seine aktive Beteiligung am Gesprächsverlauf.

Aus biomedizinischer Sicht ist die Person der Patienten und die Gestaltung einer förderlichen Beziehung oder eines Arbeitsbündnisses diagnostisch nicht bedeutsam. Es zeigt sich, dass die schulmedizinischen Ärzte die Anfangsphase, die nicht mit der Anamneseerhebung selbst zu tun hat, demgemäß sprachlich auch nicht gestalten. Von der ersten Äußerung an wird eine neutral-sachliche Gesprächsebene, aber auch ein Informationsgefälle zwischen Ärzten und Patienten etabliert.

---

6 Eine Darstellung der Transkriptionskonventionen findet sich im Anhang des Buches.

2.3.1.2 Die Einführung des ersten Themas

In beiden Gesprächsbeispielen steigen die Ärzte sehr schnell in die zentrale Anamnese ein, und zwar mit Eingangsfragen, die jeweils Standard-Realisierungen eines der Themenblöcke „Familienanamnese" bzw. „Kinderkrankheiten" sind. Diese stehen ohne Bezug zum bisherigen Interaktionsgeschehen und sind auch abgekoppelt vom aktuellen Einlieferungsgrund der Patienten. Die eigentliche Verbindung besteht zu dem von den Ärzten internalisierten Ablaufschema und ihren Routinen, die sie sich zugelegt haben. Diese thematische Abkopplung bringt die Patienten in eine passiv-abwartende Gesprächsrolle, was durch Einwort-Fragen und Antwortenvorgaben der Ärzte noch verstärkt wird.

```
A: gibts in der familie irgendwelche auffällign

A: krankheiten    herzinfarkt schlaganfall
P:            na

A:      krebs
P: nein       auch nicht
```

In dieser Anamnese mit einem 71-jährigen Diabetiker, der zur Insulineinstellung aufgenommen worden ist, kommt es während der Abarbeitung der Fragen zu einer aufschlussreichen Sequenz:

```
A: tuberkulose
P:             meine mutter war auch zuckerkrank

A: ja da wollt ich eh grad drauf zurückkommen

A: außer der mutter            wann hat die
P:              eigentlich nicht

A: mutter den zucker bekommen
P:                jo des is zirka [...]
```

Statt die Frage des Arztes nach Tuberkulosefällen in der Familie zu beantworten, bringt der Patient die Information meine mutter war auch zuckerkrank ein. Damit steigt er aus dem Frage-Antwort-Ablauf aus und formuliert eine eigeninitiative Äußerung. Die Reaktion des Arztes darauf ist komplex: Er quittiert diese Information nicht als wichtig oder angemessen, sondern reglementiert sie als Vorgriff des Patienten: ja da wollt ich eh grad drauf zurückkommen, dann übernimmt er mit außer der mutter wieder seine Rolle als Fragender und stellt die bisherige Zuordnung der interaktiven Verteilung wieder her. Er macht deutlich, dass Initiativen von Patienten-Seite nicht erwünscht sind.
Hinter der Initiative des Patienten steckt Folgendes: Als langjähriger Diabetiker weiß er, dass das Auftreten von Diabetes in seiner Familie eine medizinisch relevante Information darstellt. Er nützt dieses Wissen, um indirekt auf seine aktuellen Relevanzen – die Einweisung ins Krankenhaus und die Umstellung auf Insulin – hinzuweisen, die der Arzt bisher nicht angesprochen hat. An späterer Stelle in der Anamnese zeigt sich, dass der Patient die medikamentöse Umstellung durchaus mit Besorgnis erlebt. So markiert diese Initiative sein eigentliches „chief complaint"

Gerade wenn Patienten wenig Raum zur Darstellung ihrer Anliegen bekommen, setzen sie diese oder ähnliche Strategien ein, um indirekt auf für sie Relevantes hinzuweisen. Solche Initiativen werden von ungeübten Ärzten allzuoft in dieser spezifischen Bedeutung unterschätzt und als „Unterbrechungen ihrer Gesprächsführung" fehlinterpretiert. Das kann über diese lokale Störung hinaus zu einer sukzessiven Steigerung des Störungspotenzials im gesamten Gespräch führen, da Patienten oft mehrere Versuche starten [Helmich et al. 1991]. Dieser dysfunktionale Verlauf ist eine direkte Konsequenz der ärztlichen Gesprächspraxis, Patienten zu Beginn der Anamnese nicht die für sie relevanten Umstände erzählen zu lassen.

2.3.1.3 Die Erhebung der aktuellen Beschwerden

Im Anamneseablaufschema steht der Bereich „aktuelle Beschwerden" zwar an erster Stelle, ist aber gegenüber den anderen Bereichen nicht besonders hervorgehoben, und so wird er von den gesprächsführenden Ärzten interaktiv auch nicht gesondert behandelt. Das ist insofern verwunderlich, da anzunehmen wäre, dass bei der Erhebung der aktuellen Beschwerden die Darstellung stärker von den Patienten getragen werden müsste.

> Bei der Anamnese mit einem Patienten mit akuten Herzbeschwerden führt der Arzt den Bereich „aktuelle Beschwerden" folgendermaßen ein:
>
> ```
> A: ja und sie sagen seit gestern * haben sie dann
>    auch die herzbeschwerden
> P: seit/ herzbeschwerden * ja
> ```
>
> Diese Eingangsfrage enthält keine Aufforderung an den Patienten, eine eigenständige Darstellung zu liefern. Der Arzt verbleibt in seinem stark steuernden Frage-Antwort-Modus:
>
> ```
> A: atemnot beim stiegensteign oder irgendwas oder in der Nacht *
>    kriegen sie keine luft
> P: das spür ich nicht das stiegensteigen weil ich ein ebenes haus hab
>    * nicht
> A: aber es sind nicht so so so richtige anfälle die was * gleich
>    besser werden sondern das ist mehr so ein so ein dumpfer Dauer/ der
>    was manchmal ein bissl stärker ist manchmal ein bissl schwächer
> P: na das is so ein so ein dauerzustand wie ein dauerzustand ja
> ```
>
> Der Arzt erfragt alle Schmerzinformationen einzeln und gibt dem Patienten dort auch die Antworten vor, wo er Vorinformationen aus der bisherigen Anamnese besitzt. Diese sprachliche Strategie bedeutet für ihn einen enormen Aufwand an Formulierungstätigkeit, in Anbetracht der Qualität der Antworten des Patienten mit zum Teil fraglichem Erfolg.

Das Problem, vor dem der Arzt steht, ist, dass er für manche Informationen auf eine eigenständige Darstellung des Patienten angewiesen ist, um aus ihnen seine diagnostischen Schlüsse ziehen zu können, dass er aber nicht auf die Gesamtheit dieser Darstellung eingehen kann. Die diskursive Strategie, die sich daraus entwickelt, ist, den Patienten kurz zu einer Darstellung aufzufordern, das medizinisch Relevante aus den Äußerungen herauszuselektieren und nur auf dieses in den weiterführenden Fragen einzugehen. Dazu ein weiterer Ausschnitt aus dieser Anamnese:

```
A:   und was ham sie jetzt mit dem herz für beschwerden
P:   und jetzt hab ich * ich kann mich nicht erfangen * ich kann nicht
     schlafen * ich hab auf der linken seiten * so ein brennen und wie
A:   also nicht anfallsartig das is dauernd
P:   das is jetzt dauernd ich kann nicht schlafen
A:   und sie ham gsagt seit ostern wars ab und zu
P:   ab und zu * und jetzt * jetzt ist das/ das ist
A:   und seit wann ist es dauernd
```

Der Arzt fordert den Patienten zur Darstellung der Herzbeschwerden auf. Der Patient setzt mit jetzt hab ich zu einer direkten Antwort an, ändert dann aber die Richtung und beginnt quasi „von vorne" mit der eigenständigen Formulierung ich kann mich nicht erfangen, die sein insgesamt mangelndes Wohlbefinden beschreibt, dann zählt er Schlafprobleme und ein Brennen auf der linken Seite auf. Der Patient schildert seine körperlichen Zustände in seinem Erlebenszusammenhang, in dem die Herzbeschwerden mit seinen anderen Beschwerden verwoben und ihnen gleichgestellt sind. Nur diese dritte Zustandsbeschreibung so ein brennen bezieht sich auf die vom Arzt angesprochenen Herzbeschwerden. Genau an diesem Punkt unterbricht der Arzt die Folgeäußerung des Patienten und stellt eine Entscheidungsfrage, die die Qualität dieses „Brennens" spezifizieren soll: also nicht anfallsartig das ist dauernd.
Indem der Arzt sich mit seiner Frage ausschließlich auf den einen Äußerungsteil bezieht, fragmentiert er die Beschwerdendarstellung des Patienten: Er zerteilt die Darstellung, selektiert die medizinnahe Beschreibung brennen heraus und reduziert die Gesamtäußerung auf diesen Inhalt. Der Patient beantwortet die Frage, nimmt aber auch seine unterbrochene Darstellung wieder auf, indem er neuerlich auf seine Schlafprobleme verweist. Wieder übergeht der Arzt diesen Hinweis mit der das Brennen weiter abklärenden Frage seit ostern wars ab und zu ein Vorgang, der sich anschließend ein drittes Mal wiederholt. Das bedeutet, dass die Erzählaufforderung instrumentalisiert wird: Sie ist nur so lange gültig, bis der Patient ein biomedizinisch relevantes Symptom nennt, ab diesem Moment tritt der Frage-Antwort-Modus wieder in Kraft.

Diese ärztliche Gesprächspraxis erwächst aus den unterschiedlichen Relevanzsystemen von Ärzten und Patienten, wovon die Biomedizin durch ihr personenfernes Krankheitskonzept besonders betroffen ist: Im biomedizinischen Relevanzsystem sind die Redebeiträge der Ärzte auf die Erhebung signifikanter Symptome als Indikatoren für Krankheitsprozesse ausgerichtet. Um eine fachlich korrekte Diagnose stellen zu können, müssen die nicht fachsprachlichen Beschwerdenschilderungen der Patienten, die auch lebensweltliche und emotionale Bedeutungsinhalte transportieren und das Krankheitsgeschehen individuell strukturieren, in die institutionell vorhandene Struktur und Begrifflichkeit eingepasst werden. Der gesamtheitliche Bedeutungsumfang der jeweiligen

Äußerungen wird auf die biomedizinisch relevante Bedeutung reduziert, nicht-medizinische Beschwerdenhinweise werden ausblendet.

Hierbei ist anzumerken, dass eine gewisse Institutionalisierung und Deutung von Beschwerden und Zusammenhängen natürlich in allen Medizinformen stattfindet, allerdings klaffen in einer individuumsfernen Medizinform wie der Biomedizin die Relevanzsysteme zwischen Ärztinnen und Patientinnen wesentlich stärker auseinander als in personenzentrierten ganzheitlichen Medizinformen. In diesen sind gerade auch die Lebenswelt der Kranken und die individuellen Bedeutungszusammenhänge von diagnostischer und therapeutischer Bedeutung, sodass deren genaue Darstellung ganz explizit eingefordert wird (s. u.).

Eine geradezu paradoxe Konsequenz dieses Verfahrens ist, dass damit auch zeitliche und bedeutungsmäßige Zusammenhänge von Krankheitsgeschehen aufgelöst werden und verloren gehen, Fakten, die im gleichen Gespräch dann oft mühsam wieder rekonstruiert werden müssen. Pointiert formuliert bringt der Versuch der Ärzte, Ordnung im Ablaufschema zu erhalten, Unordnung in die Geschichte der Patienten. Dies führt nicht selten zu hoch komplexen, unklaren und zeitlich ausufernden Gesprächsverläufen.

> In der Anamnese mit dem Herzpatienten tauchen z. B. immer wieder neue Beschwerden auf, die mühsam in den chronologischen Gesamtzusammenhang eingepasst werden müssen:
>
> ```
> A: und seit wann ist es besonders arg
> P: seit einer woche ja * und gestern hab ich mir müssen den notarzt
>    holn da hab ich mit dem magen und mit dem zu tun gehabt
> A: und sie sind/ ah haben sie beschwerden gehabt mit dem magen
>    weswegn sie ins: krankenhaus <Name>
> P: ich hab eineinhalb tage erbrochen ohne dass etwas ist [...]
> A: und: sie haben aber zusätzlich zu dem brennen haben sie noch
>    magnschmerzen auch gehabt
> P: magnschmerzn * magnschmerzn auch
> A: seit gestern oder wann
> P: seit gestern jo also seit samstag schon [...]
> A: haben sie was gegessn oder haben sie müssn erbrechn
> P: ich hab nicht erbrochn nein
> ```
>
> Die Passage wirkt verwirrend und widersprüchlich. Grund ist, dass von Magenschmerzen zu zwei unterschiedlichen Zeitpunkten die Rede ist. Anschließend erwähnt der Patient seine massive Gewichtsabnahme, dabei kommt das erste Mal auch eine Lungenentzündung zur Sprache:
>
> ```
> A: also sie haben zirka 12 kilo abgenommen * in welchem zeitraum denn
> P: na das wird s/ naja so das sind jetz sechs wochn nicht jo
> A: seit sechs wochen
> P: nach der lungenentzündung * da hab ich nicht so stark abgenommen
>    aber jetzt * im spital hab ich überhaupt viel abgenommen * da hab
>    ich * durch die (...) schonkost
> ```

Es zeigt sich, dass der Patient mit seiner anfänglichen holistischen Äußerung ich kann mich nicht erfangen tatsächlich sein eigentliches Problem, sein „chief complaint" genannt hat: Schlafstörungen, mehrfache Magenschmerzen, Herzbeschwerden, eine zweifache Lungenentzündung, chronische Kreuzschmerzen und eine beträchtliche Gewichtsabnahme.

Eine gesprächseinleitende Aufforderung des Arztes an ihn, seinen Befindenszustand chronologisch darzustellen, hätte diese komplizierte Anamnese vermutlich nicht verlängert, hätte dem Arzt aber die Möglichkeit gegeben, zuzuhören statt aufwändig zu reformulieren und zu rekonstruieren, und ihm erlaubt, sich ein wesentlich kohärenteres Bild über den Gesamtzusammenhang und die je unterschiedliche Gewichtung der Einzelbeschwerden zu machen. Dazu hätte der Arzt aber ein Stück weit die Gesprächskontrolle aufgeben müssen.

Das zusätzlich Folgenschwere dieser Passage ist, dass in der komplizierten Rekonstruktion der Beschwerdenzusammenhänge die Hinweise des Patienten zu Gewichtsabnahme und Schonkost in ihrer eigentlichen Bedeutung unter den Tisch fallen. Der Arzt erfährt am Ende der Anamnese nur durch Zufall – die Essensausgabe beginnt –, dass der Patient eine „Diabetes-Schonkost" erhält. Mit der empörten Reaktion zucker! des hams mir gar nicht gsagt! [Menz 1991] macht er schlussendlich den Patienten für den unübersichtlichen und damit inhaltlich unverlässlichen Gesprächsverlauf verantwortlich.

2.3.1.4 Die Interaktionsfunktion der Anamnese

Natürlich findet sich im Anschluss an das Ablaufschema in den Lehrbüchern der Hinweis, dass eine Anamnese zusätzlich zu dieser „Informationsfunktion" auch „Interaktionsfunktion" hätte, deren Ziel es sei, ein Vertrauensverhältnis mit dem Patienten aufzubauen und Einblick in das Leben des Patienten und seine Persönlichkeit zu gewinnen, wozu es nötig sei „auf den Patienten einzugehen, die eigene Sprache der Sprache des Patienten anzupassen und dem Patienten zu vermitteln, dass man viel Zeit für ihn hat" [Hope et al. 1990]. Hier geht es um die humanistischen Aspekte medizinischen Handelns, also die Kranken als Personen wahrzunehmen und sich ihnen als kompetente Partner zur Verfügung zu stellen. Die Formulierung selbst enthält aber nur vage bis keine Hinweise darauf, wie diese Absicht mit der Durchführung des inhaltlichen Ablaufschemas vereinbar ist und in welcher Form diese Aspekte in Diagnose und/oder Behandlung integriert werden sollen. Es ist nicht verwunderlich, dass dieser Aspekt bei der Durchführung von Anamnesen in einem schulmedizinisch geprägten Berufsalltag üblicherweise in den Hintergrund rückt.

Wenn Ärzte in diesem Arbeitskontext die Interaktionsfunktion ernst nehmen, stoßen sie bei der interaktiven Umsetzung auf ganz spezifische Probleme. Dazu einige

Beispiele aus einer Anamnese mit einer Patientin, die mit Herzbeschwerden aufgenommen worden ist.

Die Ärztin beginnt die Anamnese mit einer Erzählaufforderung:

```
A: also frau pw erzähln sie mir einmal warum sie jetzt ins spital
   kommen
P: weil ich so mit dem herz/ ah herzschmerzen hatte und * zufällig hat
   mich die frau doktor <Name> nachdem ich bei ihr in behandlung bin
A: das ist die zahnärztin ja
P: das ist die zahnärztin. die hat mich angerufen wies mir geht * aber
   nur wegen dem zahn nicht
A: nur so ja
P: nur so zufällig und ich/ sie sagt warum haben sie so eine leise
   stimme sag ich mir ist gar nicht gut und ich hab so starke
   herzschmerzen ** ham sie das öfter ja das hab ich öfter weil ich
   angina pectoris habe nicht und das kommt immer wieder/ bitte ich
   muss dazusagen ich hab eine etwas große wohnung und bin ein bissl
   pedant und plag mich sehr mit dieser blöden wohnung
A: is ihnen zu viel arbeit ja
```

Die Patientin schildert ihre Beschwerden, noch ganz assoziiert mit den aktuellen Umständen der Einlieferung. Die Ärztin unterstützt die Darstellung aktiv begleitend mit Hörerrückmeldungen, Bestätigungen und kurzen Nachfragen. So erhält sie einen gewissen Einblick in die Lebensumstände, soziale Eingebundenheit und Person der Patientin. Mit dieser Einleitung kann sie die Patientin auch genau dort „abholen", wo sich diese erlebensmäßig befindet, und ihr die Möglichkeit geben, sich über das Erzählen etwas zu entlasten.

Neben ihrem Anspruch an Personenzentriertheit steht die Ärztin aber auch vor der Aufgabe, auf einer schulmedizinischen internistischen Station zu arbeiten und eine den dortigen Anforderungen entsprechende Anamnese erheben zu müssen. Sie löst das Problem in der Weise, dass sie die Patientin nach der ausführlichen Darstellung des Einlieferungsprocederes relativ schnell zur Beschreibung der Schmerzen hinführt. Damit erzeugt sie aber eine interaktive Kollision:

```
A: ja * frau pw wie war das mit den schmerzen sie haben also heut in der
   früh/* sie sind aufgewacht
P: wie ich aufgewacht bin hatte ich keine schmerzen
A: ja * und wann haben die begonnen
P: und hab gespritzt mein insulin * hab eine halbe stunde später mein
   frühstück gegessen * und auf einmal * wird mir nicht gut und * beim
   atmen tut das weh
A: ham Sie eine atemnot gehabt
P: schmerzen * schmerzen
```

Die Ärztin führt das Thema Schmerzbeschreibung ein und initiiert eine Darstellung, die schon den vorformulierten Einstiegspunkt enthält sie sind aufgewacht – ein Indikator für die Etablierung ihres eigenen Relevanzsystems. Die Patientin übernimmt diese Formulierung, versteht sie aber aufgrund des bisherigen Verlaufs der Anamnese als weitere Erzählaufforderung der Ereignisse seit ihrem Aufwachen, versteht sie nicht als thematisch viel spezifischere Aufforderung zur Schmerzbeschreibung. Das erklärt, warum sie auf die Nachfrage der Ärztin und wann haben die begonnen nicht eingeht, sondern ihre Chronologie einhält und hab gespritzt mein insulin. Erst als sie auch selbst in ihrer Darstellung bei den Schmerzen angekommen ist, geht sie auf die Schmerzbeschreibung ein.

Positiv an dieser Gesprächsführung ist, dass die Ärztin persönlicher Kontakt mit der Patientin aufnimmt, sie einige relevante psychosoziale Informationen erhält und die Anamnese auch bei ihrem aktuellen Erleben ansetzt. Der für die Patientin nicht erkennbare Wechsel des Gesprächsmodus drängt sie anschließend aber in die ungünstige Rolle einer „unkooperativen Gesprächspartnerin" – ein gerade bei dieser patientenorientierten Ärztin absolut paradoxes Ergebnis. Weiter bleibt völlig unklar, ob diese so erhobenen personenbezogenen Informationen im weiteren Verlauf der Behandlung überhaupt eine Rolle spielen werden, zumal die anamneseerhebende Ärztin nicht die behandelnde ist und die Stationskultur biomedizinisch ausgerichtet ist.

Es zeigt sich also gerade in der Darstellung der problematischen sprachlichen Praktiken der Biomedizin, dass eine Vermeidung dieser Praktiken zu einem Gespräch führt, das an der Person und den Relevanzen der Patienten orientiert ist, in dem statt strenger Frage-Antwort-Sequenzen Erzählaufforderungen, aktives Zuhören und eine Sensibilität für Initiativen von Patienten-Seite überwiegen. Patientenorientierte Gesprächsführung muss also nicht „ganz neu" mit einem eigenständigen sprachlichen Repertoire gelernt werden. Was hingegen tatsächlich eine eigene Anforderung und damit neu ist, ist die medizinisch-diagnostische Verwertung aller so erhaltenen Informationen und der bewusste Einsatz des Gesprächs als strukturierendes und ordnendes „Therapeutikum" für die Patienten. Das kann natürlich nur in einem konzeptionell und strukturell angepassten Arbeitskontext stattfinden. Diese Aspekte möchte ich in der Darstellung der Prinzipien der psychosomatischen Anamnese ausführen.

Tab. B 2.2 DONT's

DONT's
▪ Begrüßung und namentliche Vorstellung unterlassen,
▪ Patienten nicht über Zweck und Verlauf der Anamnese orientieren,
▪ die Bereiche des Anamneseablaufmusters ohne Verbindung zu den aktuellen Beschwerden der Patienten abarbeiten,
▪ den Patienten durch knappe Fragen und vorformulierte Antworten eine passiv-reaktive Gesprächsrolle zuweisen,
▪ die Erhebung der aktuellen Beschwerden ebenfalls in Form eines Frage-Antwort-Schemas abarbeiten,
▪ nur auf die medizinisch-diagnostisch relevanten Inhalte aus der Patientenäußerung eingehen, die lebensweltlich relevanten Informationen übergehen.

2.3.2 Die psychosomatische Anamnese

Die psychosomatische Medizin verfolgt – wie schon ausgeführt – ein umfassendes und integratives Modell im Verständnis von Krankheit und Gesundheit. Sie sieht die Kranken als Personen mit einer je individuellen biografischen und psychologischen Geschichte, eingebunden in ihre soziale Umwelt.

Die psychosomatische Anamnese hat somit drei Funktionen [Adler 1990, Morgan und Engel 1977, Helmich et al. 1991]: Erstens die *Interaktionsfunktion*, die dazu dient, mit den Patienten Kontakt herzustellen, sie für die weitere Zusammenarbeit als aktive Partner zu gewinnen und ein Arbeitsbündnis aufzubauen. Dazu werden gerade in der Anamnese als erste ausführliche Kontaktaufnahme grundlegende Weichen gestellt. Zweitens die *Informationsfunktion*, d. h. es werden Informationen gesammelt und unter diagnostischem und therapeutischem Aspekt gewichtet; dabei wird im Erstgespräch nicht eine vollständige Erhebung aller verfügbaren Daten angestrebt, sondern ein verstehender Überblick über die jetzige Krankheitssituation. Die dritte Funktion ist die *Integrationsfunktion*. Hier werden die zu Krankheitsbild und Gesamtsituation der Patienten erhaltenen Informationen in eine vorläufige Gesamtdiagnose integriert und erste diagnostische und therapeutische Maßnahmen abgeleitet.

Auch für die psychosomatische Anamnesen gibt es ein *Ablaufschema*, das das klinisch-objektive und das subjektiv-teilnehmende Vorgehen integriert und den Ärzten als Leitfaden in den Gesprächen mit den Patienten zugrunde liegt. Dieses Schema, das häufig in differenzierten Einzelschritten dargestellt wird [vgl. z. B. Morgan und Engel 1977, Adler und Hemmeler 1986] kann in vier große Abschnitte unterteilt werden: in die Eröffnungsphase, die Beschwerdendarstellung der Patienten, die vertiefte Beschwerdenexploration und die Abschlussphase. Für jede Phase gibt es in der medizinischen Literatur explizite inhaltliche und sprachliche Handlungsanweisungen, die ich im Folgenden durch Befunde aus der sprachwissenschaftlichen Forschung differenzieren und ergänzen werde.

2.3.2.1 Die Eröffnungsphase: Gesprächsökonomie durch Orientierung

Als besonders günstig für den Gesprächsverlauf hat sich die Gestaltung einer ausführlichen anfänglichen *gemeinsamen Orientierungsphase* erwiesen [Lalouschek 2004] (Kap. B1). Zu dieser Orientierung gehört es, dass Ärzte die Patienten begrüßen, sich ihnen mit Namen und Funktion vorstellen, sich nach deren ganz aktuellem Befinden erkundigen und ihnen auch Zweck und Gestaltung des Gesprächs verdeutlichen und die geplanten Gesprächs- und Untersuchungsschritte skizzieren.

Die Ärztin hat die Patientin schon im Wartezimmer begrüßt, sie ins Sprechzimmer begleitet und ihr einen Platz angeboten:

```
Ä:  ich hab/ wir ham ne dreiviertel/ gute dreiviertel stunde zeit für
    das gespräch * und ich mach es gerne sodass ich mir erst mal
    erzählen lasse mit welchem * konflikt oder problem sie kommen * und
    dass ich dann auch * die fragen ergänze * wo mir auch dann
    informationen fehln ja
P:  mhm * problem is
```

Mit dieser Orientierung ist die Patientin über die Rahmenbedingungen der für sie neuen Gesprächssituation in Kenntnis gesetzt: Sie ist über die Länge und die unterschiedlichen Phasen des Gesprächs informiert. Sie weiß, dass sie zuerst ihr Problem darstellen soll, wobei der Ausdruck der Ärztin dass ich mir erst erzählen lasse indiziert, dass in dieser Zeit die Patientin die Rolle der Erzählerin und die Ärztin die Rolle der Zuhörerin einnehmen wird. Sie weiß aber auch, dass die Ärztin anschließend ergänzende Fragen stellen wird, die Sprecher-Hörer-Rollen sich in der zweiten Gesprächshälfte also wieder umdrehen. All dies hilft der Patientin, die Ausführlichkeit und Angemessenheit ihrer Gesprächsbeiträge zu planen und sich ganz auf die Darstellung ihres Problems zu konzentrieren. Wichtig ist, dass die Ärztin sich z. B. mit ja eine Bestätigung von der Patientin einholt, sodass tatsächlich eine *gemeinsame* Ausgangsbasis hergestellt ist. Die Qualität dieser „sprachlichen Behandlung" gibt der Patientin auch die Möglichkeit, die Ärztin und ihre Beziehungsorientierung einzuschätzen – im Sinne der Etablierung einer Vertrauensbasis.

Diese gemeinsame Orientierung schlägt sich ganz unmittelbar in einer „Ökonomisierung" des Gesprächsverlaufs nieder: Beide Interaktantinnen können sich sehr präzise auf Inhalt, Qualität und Verlauf des Gesprächs einstellen, die Patientin vor allem auf die Erwartungen der Ärztin, was ihre eigene Gesprächsbeteiligung betrifft, sodass es zu einer wesentlich geringeren Anzahl von Unklarheiten, Kollisionen, Wiederholungsschleifen, Missverständnissen und/oder unspezifischen Darstellungen kommt. Dies ist gerade beim Gesprächstyp der Anamnese als *Erst*gespräch wichtig, und umso notwendiger, wenn es sich um Patienten handelt, die vorwiegend mit der schulmedizinischen ärztlichen Gesprächsführung vertraut sind.

In einer studentischen Anamnese wird die Orientierungsphase durch die einleitende Erzählaufforderung „abgedeckt":

```
S:  erzähln sie mir einfach
P:  warum ich hergekommen bin * interessiert sie das alter wie alt
    dass ich bin oder
S:  ja * wenn sie mirs freiwillig sagen
P:  gut ich bin 47 jahre leide seit längerer zeit unter bluthochdruck
```

Die offene Erzählaufforderung erzähln sie mir einfach ist ohne vorherige explizite Orientierungsphase für die Patientin zu unspezifisch, sie enthält wenig Information über Zweck und besondere Qualität des geplanten psychosomatischen Gesprächs und grenzt es nicht von dem ihr bekannten herkömmlichen Arzt-Patienten-Gespräch ab. Die „Kompliziertheit der Interaktion" nimmt ihren Lauf: Die Patientin beginnt nicht einfach mit einer Erzählung ihrer Beschwerden, sondern versucht zuerst, ihr Orientierungsdefizit zu bearbeiten. Da dieser Versuch von der Studentin aber interaktiv nicht angemessen bearbeitet wird, löst die Patientin das Dilemma schließlich selbst, indem sie auf das ihr bekannte Muster des herkömmlichen Arzt-Patienten-Gesprächs zurückgreift und in der Folge eine knappe, telegrammstilartig und rein somatisch gehaltene Zusammenfassung formuliert, was natürlich nicht dem intendierten Gesprächszweck entspricht.

Fehlende explizite Orientierungshinweise schlagen sich regelmäßig in zeitlich aufwändigen indirekten Aushandlungen der Gesprächsbedingungen nieder oder in weiteren schwierigen bis missverständlichen Interaktionsprozessen, die nicht geeignet sind, ein Vertrauensverhältnis und damit ein tragfähiges Arbeitsbündnis mit dem Patienten herzustellen.

2.3.2.2 Die Beschwerdendarstellung der Patienten: Das Problem der offenen und geschlossenen Fragen

Ziel dieser Anamnesephase ist es, die bio-psycho-soziale Lage der Patienten in Umrissen zu erfassen, einen Überblick über die verschiedenen Probleme und Beschwerden, die wichtigsten zeitlichen Zusammenhänge, Bezugspersonen und die derzeitigen Lebensumstände zu erlangen, eine so genannte „Landkarte der Beschwerden" zu skizzieren. Diese Technik der Anamneseerhebung wird als „offen fragendes und assoziativ geführtes Erstgespräch" [Morgan und Engel 1977] beschrieben. Die offene Frageform überlässt es den Patienten, Inhalt und Form der Antwort zu bestimmen, die Ärzte lassen sich von ihnen assoziativ führen und bemühen sich, von sich aus wenig neue Inhalte in das Gespräch einzubringen. Erst im Anschluss daran kommt in Passagen der Symptomdifferenzierung die geschlossene Frageform zum Einsatz [Adler 1990].

An dieser Stelle möchte ich speziell auf das immer wieder zitierte Gegensatzpaar „offene vs. geschlossene Frage" eingehen und einige Missverständnisse und Unklarheiten, die sich daran knüpfen, auflösen.

Unter einer *geschlossenen Frage* versteht man eine Frage, die strukturell nur eine spezifische Antwort zulässt, z. B. wie alt sind sie, ist der schmerz ziehend oder stechend, unter einer *offenen Frage* eine, die die Gestaltungsmöglichkeit der Antwort weitgehend bis relativ offen hält, z. B. wie fühlen sie sich, wann hat das alles angefangen. Eine geschlossene Frage vom Typ seit wann haben sie diese beschwerden kann im Anschluss an eine Patientenäußerung aber interaktiv auch hoch produktiv sein und eine ausführliche Darstellung initiieren, vor allem wenn sie von erzählungsfördernden Hörersignalen gefolgt wird. Und eine offene Frage vom Typ wie geht es ihnen jetzt kann zu Beginn einer Anamnese einen Patienten mit zu geringer Orientierung überfordern und in eine knappe Antwort wie ganz gut münden. Das bedeutet, weder sind geschlossene Fragen immer gesprächsbehindernd und deshalb verpönt, noch sind offene Fragen immer gesprächsförderlich und zielführend. Spranz-Fogasy (s. Kap. B1) hat schon auf die Differenzierung zwischen patientengeleiteten und wissensgeleiteten Fragen hingewiesen.

Was die offenen Fragen betrifft, so ist der zentrale Punkt von gesprächsanalytischer Seite folgender: Die *pragmatische Funktion* einer offenen Frage, d. h. die Handlung, die man beim Gegenüber damit auslösen möchte, ist z. B. die Initiierung einer ausführlichen, von den Patienten selbst gestalteten Beschwerdendarstellung. Soll sich diese Funktion erfüllen, dann genügt es nicht, nur eine einzelne strukturell offene Frage zu formulieren, sondern es muss der gesamte Gesprächsabschnitt „offen" und patientenorientiert gestaltet werden, sei es im Vorfeld durch die oben schon dargestellten Orientierungshandlungen, sei es im Nachfeld durch aktives Zuhören, durch bestätigende Hörersignale, durch das Stellen weiterer offener Fragen – je nachdem, wie viel Unterstützung die Patienten jeweils benötigen. Damit wird nicht nur die initiale offene Frage interaktiv wirksam, sondern auch die patientenorientierte ärztliche Haltung, die wiederum Offenheit und Vertrauen auf Patientenseite fördert.

Gerade bei der ersten Darstellung zu Gesprächsbeginn benötigen Patienten oft noch zusätzliche interaktive Unterstützung, selbst wenn sie – wie im ersten Gesprächsbeispiel – eine ausführliche anfängliche Orientierung oder Erzählaufforderung erhalten haben:

```
P: problem is: * wo soll ich am allerbesten

A:           was ihnen spontan * einfällt
P: anfangen

P: ja mein größtes problem ist dass ich unter morbus

A:              ja
P: crohn leide    das is vor einem

A:                        mhm
P: halben Jahr entdeckt worden     hat dann

P: gott sei dank erstmal ruhe gegeben * war ich sehr froh drüber * und
   is an weihnachten/ ja kurz nach weihnachten isses wieder losge-
   gangen
```

Die Patientin unterbricht sich in selbst in ihrer anfänglichen Redeplanung und meldet noch Bedarf an interaktiver Unterstützung an, die sie von der Ärztin in offener Formulierung `was ihnen spontan einfällt` erhält. An diesem Beispiel wird deutlich, dass der Teil der expliziten Orientierung der Ärztin `dass ich mir erst mal erzählen lasse mit welchem konflikt oder problem sie kommen` zugleich auch als offene Eingangsfrage fungieren kann bzw. von der Patientin problemlos auch als solche verstanden wird. Die Ärztin begleitet die Formulierungen der Patientin weiter mit Hörersignalen wie `ja mhm`, solange bis diese am chronologischen Ausgangspunkt des Problems „Fuß gefasst" hat. Dies wird mit ihrer Äußerung `kurz nach weihnachten isses wieder losgegangen` indiziert.

Geradezu metaphorisch zeigt sich hier die begleitende Funktion der Ärztin, nicht nur für den Verlauf der medizinischen Behandlung, sondern auch interaktiv für den Verlauf des Gesprächs. Eine Passage, die durch eine ungeschickte Einleitung und weitere geschlossene Fragen zum Erliegen kommt, kann durch eine solche explizite Erzählaufforderung rasch wieder in Gang gebracht werden:

> S: seit zwei jahren haben Sie asthma
> P: seit zwei jahren also seit sechsundachzig
> S: mhm können sie sich da noch erinnern wie das genau angefangen hat
> P: also meine theorie ist dass es begonnen hat [...]

Die offene Erzählaufforderung wie das genau angefangen hat setzt einen klaren Orientierungspunkt und die Patientin ist genau informiert, dass und worüber sie erzählen soll. Das Gelingen der Intervention zeigt sich darin, dass sie erstens exakt den Beginn des erstmaligen Beschwerdenausbruchs thematisiert und dass sie zweitens mit ihrer subjektiven Krankheitstheorie und nachfolgend der Schilderung eines relevanten biografischen Erlebens beginnt.

Eine gute Möglichkeit, detaillierte Erzählungen und Beschreibungen hervorzurufen, sind Fragen, die eine Reihung enthalten, wie z. B. also wie war das mit den Schmerzen waren die nur hier in der Brust oder hatten sie auch noch andere Beschwerden und seit wann Eine solche Reihung signalisiert, „erzähl mir, was immer du willst oder kannst, ich weiß so wenig von der Sache, dass ich nicht einmal präzise danach fragen kann" [Bergmann 1981]. Sie entlastet die gesprächsführenden Ärzte bei der Suche nach der „perfekt formulierten offenen Frage" und eröffnet den Patienten die Möglichkeit, mehr als eine Antwort zu geben.

Die obigen Beispiele lösen auch ein weiteres, verbreitetes Missverständnis auf, nämlich dass eine offene Frage immer eine unstrukturierte Frage sei. Adler [1990] bringt als Beispiel die deutlich strukturierte offene Frage erzählen sie mir bitte vom augenblick an wo sie etwas verspürt haben bis heute; in unseren eigenen Studien hat sich eine Eingangsfrage zum Einlieferungsprocedere wie erzählen sie mir bitte was sie ins spital geführt hat als besonders produktiv erwiesen (s. Kap. C2). Erzählaufforderungen dieser Art bieten den Patienten einen qualitativen und inhaltlichen Orientierungsrahmen für eine eigenständig gestaltete chronologische Darstellung vom ersten Auftreten an bis zum aktuellen Zeitpunkt, die inhaltliche Vorgabe ist frei genug für die individuellen Relevanzen, der „chronologische Endpunkt" als Orientierung ist aber schon angegeben. Dieser Orientierungsrahmen dient dabei selbstverständlich auch den Ärzten als Zuhörende.

Immer wieder ist es bemerkenswert, mit welcher Präzision Patienten sich an diese Orientierungsvorgaben halten. Auch wenn sie sehr ausführlich erzählen, ja sogar, wenn sie von ungeübten bzw. unaufmerksamen Ärzten in ihrer Chronologie unterbrochen werden, versuchen sie interaktiv zu diesem anvisierten Punkt zu gelangen. Das hat mit der enormen gesprächsstrukturierenden Kraft von Erzählungen zu tun: Typischerweise setzen Patienten ganz deutliche Gliederungssignale, wo sie sich narrativ in ihrer Darstellung befinden (z. B. und dann, und jetzt) und beenden diese mit einem deutlichen Abschlusssignal wie z. B. und deshalb bin ich hier (vgl. Kap. B3).

Das Wissen um diese gesprächsstrukturellen Phänomene kann den gesprächsführenden Ärzten helfen, Patienten in ihrer Darstellung nicht versehentlich abzuschneiden und zu früh mit Nachfragen in die Explorationsphase zu wechseln. Das kann das Vertrauensverhältnis in die ärztliche „Zuverlässigkeit" empfindlich stören. Das bedeutet aber natürlich nicht, dass im Laufe der Patientendarstellung überhaupt keine klärenden oder verständnissichernden Nachfragen möglich sind. Wichtig ist, dass Ärzte sich dessen bewusst sind, dass sie sich während der Beschwerdendarstellung in der Rolle der Zuhörer befinden, die – wie in alltäglichen Erzählungen – nachfragen oder Einwürfe tätigen können, so lange sie danach die Sprecherrolle den Erzählenden wieder überlassen.

```
P:   und irgendwo auch an mein baby denken muss weil * ich mein ich
     möchte es gern haben * ich hab mich sofort dafür entschieden *
     wir wollten auch kinder *
A:   wie weit ist die schwangerschaft jetzt

A:                  mhm
P:   zehnte Woche     nur es ist für mich halt jetzt

P:   unheimlich schwierig mit beiden sachen klarzukommen
```

Die Patientin befindet sich mitten in ihrer Problemdarstellung, die Ärztin stellt eine geschlossene Informationsfrage zur Schwangerschaft, quittiert die Antwort mit dem Hörersignal mhm und zieht sich wieder in die Rolle der Zuhörerin zurück.

Mit einer Aufforderung zur ausführlichen Beschwerdendarstellung bekommen Patienten für diesen Anamneseabschnitt die aktiv-gestaltende Rolle der so genannten *„primären Sprecher"* [Quasthoff 1990] zugeteilt, d. h., sie können ihre folgende Darstellung eigenständig gestalten, nach Unterbrechungen durch Nachfragen und Klärungen fällt die Sprecherrolle automatisch so lange an sie zurück, bis die Darstellung abgeschlossen ist. Diese ärztliche Erzählaufforderung wird notwendig, weil es sich bei jedem Arzt-Patient-Gespräch um eine Form institutioneller Kommunikation handelt [Ehlich und Rehbein 1980, Wodak und Lalouschek 1997]. Das bedeutet, dass die Zuteilung der Gesprächsrollen und der mit ihr möglichen Gesprächshandlungen qua Institution vordefiniert sind, dass also Ärzte im ärztlichen Gespräch immer „primäre Sprecher" sind und immer mit bestimmten interaktiven Vorrechten wie Eröffnung und Beendigung von Gesprächen, Einführung von Themen ausgestattet, und dass Patienten darum nicht einfach von sich aus zu erzählen beginnen können, sondern von den Ärzten in irgendeiner Weise den Raum dafür zugeteilt bekommen müssen.

An diesen Beispielen wird deutlich, dass es sich bei den in der Literatur oft als „offene Fragen" bezeichneten Formulierungsbeispielen gar nicht um Fragen im engeren Sinn handelt. Offene Fragen, vor allem die initialen offenen Fragen, haben eine andere pragmatische Funktion als geschlossene Fragen. Sie sind nicht der erste Teil einer Frage-Antwort-Sequenz mit der Rollenverteilung Ärzte-Fragende und Patienten-Antwortende, sondern sie leiten eine Gesprächssequenz ein, in der Patienten primäre Sprecher sind, mit der Rollenverteilung Patienten-Erzähler, Ärzte-Zuhörer. Diese Gesprächssequenz ist erst mit dem Abschluss der Darstellung beendet.

2.3.2.4 Vertiefte Beschwerdenexploration: Die interaktive Prozessierung von Symptomen und emotionalen Gehalten

In dieser Phase geht es darum, auf Teile der Gesamtdarstellung einzugehen, die für Diagnose und Behandlung bedeutsam sind und bio-psycho-soziale Zusammenhänge zu vertiefen. Um Zugang zum inneren Bezugssystem der Patienten zu bekommen, müssen die eingeführten Themen und Symptomdarstellungen aufgenommen und die zugrunde liegenden Bedeutungsdimensionen erfasst und thematisiert werden. Die sprachlichen Verfahren dafür sind z. B. Vertiefen, Eingehen oder Hinterfragen [Fiehler 1990]. So kann die spezifische psychosomatische Bearbeitung von Krankheit im Gespräch realisiert werden.

Demgemäß müssen die Ärzte in dieser Phase wieder die Gesprächsführung übernehmen, d. h. es findet ein Rollenwechsel statt und sie werden wieder zu „primären Sprechern". Die ärztliche Fragetechnik ist jetzt davon gekennzeichnet, dass die Fragen an den Inhalten anknüpfen, die von den Patienten eingeführt worden sind, und dass diese mit zunehmend spezifischeren Fragen Schritt für Schritt abklärt werden.

> Dazu ein Beispiel aus einer studentischen Anamnese: Die Patientin leidet an belastungsbedingten Atembeschwerden und beschreibt in ihrer anfänglichen Beschwerdendarstellung eine seit vier Jahren zunehmende Verschlechterung ihrer Erkrankung:
>
> ```
> P: ich hab keine luft mehr bekommen nicht bei belastung hab ich keine
>    luft mehr bekommen da hab ich eine grippe gehabt * das is zirka
>    vier jahre jetzt her [...] aber die beschwerden sind jetz mehr
>    geworden jetz hab ich halt bei belastung immer weniger luft
>    bekommen
> ```
>
> Die zentralen, von der Patientin mehrfach verwendeten Begriffe sind belastung und beschwerden. In der Exploration geht die gesprächsführende Studentin vertiefend und hinterfragend auf diese beiden Begriffe ein:
>
> ```
> S: und sie haben gesagt sie haben beschwerden * also bei belastung
> P: ja luftbeschwerden
> ```

S: und was sind das für belastungen könnten sie das ein bisschen erklären genauer
P: naja wir haben eine landwirtschaft. und da sind schon schwere belastungen na
S: ah ja also beim arbeiten oder speziell
P: ja * sagma wenn ich so einen volln wasserkübel getragen habe * also da hab ich schon rasten müssen weil das hab ich nicht mehr tragen können also ich bin ein stück gegangen * da hat das das drücken so angefangen nicht
S: und wie is das dann genau * die beschwerden
P: ja * ungut weil man so ein ungutes gefühl bekommt ich hab immer zu wenig luft bekommen [...]
S: und bevor sie das eben hatten vor drei vier jahren * haben sie da noch andere krankheiten die sie belastet haben oder beschwerden
P: na ich hab mit einundvierzig jahrn noch ein kind bekommen das is jetzt sieben jahre und nach drei jahrn zirka hat das dann angefangen

Die gesprächsführende Studentin führt das Thema „Beschwerden" ein, indem sie sich mit sie haben gesagt explizit auf den von der Patientin eingeführten Ausdruck bezieht. So bleibt die Gesprächsführung inhaltlich für diese völlig nachvollziehbar. Die Studentin setzt nicht sofort mit einer engen Frage-Antwort-Sequenz ein, sondern fordert eine weitere spezifische Darstellung der Patientin ein. So erhält sie weitere, für die Patientin lebensrelevante Kontextinformationen und entgeht der Versuchung, ihr „ihre" Antworten vorzuformulieren. Mit diesem Informationszuwachs geht sie zu dem von der Patientin angegebenen Beginn der Beschwerdenentstehung vor vier Jahren zurück, um diesen Zeitraum auf seinen möglicherweise erlebensrelevanten Kontext hin zu vertiefen.

So lassen diese ärztlichen Fragen das zugrunde liegende Leitkonzept der psychosozialen Medizin deutlich werden, nämlich den bio-psycho-sozialen Zusammenhang einer Krankheitssituation zu erfassen: Die Ausweitungen und Rückführungen, die ganz eng mit den Äußerungen der Patientin verknüpft sind, erzeugen eine Art Wechselbewegung, durch die die Beziehung zwischen vielfältigen Belastungen und körperlichen Beschwerden sukzessive ausgeweitet und mit vielfältigen Informationen gefüllt wird. So kann die Studentin den von der Patientin für die Krankheitsbeschreibung verwendeten Ausdruck auf seine somatischen und psychosozialen, also individuell relevanten Bedeutungen hin ausloten, und gemeinsam mit der Patientin deren aktuelle Lebensumstände unter diesem Fokus betrachten. Zugleich behält die Patientin aber auch eine gewisse Kontrolle und einen Überblick über den inhaltlichen Ablauf. In gleicher Weise wichtig ist auch eine entsprechende abklärende Vertiefung von emotionalen Gehalten von Äußerungen wie etwa den schon genannten „Relevanzmarkierungen".

Nach der gemeinsamen Durcharbeitung der Themen, die von den Patienten eingebracht worden sind, können weitere Themen wie z. B. Fragen zum subjektiven Krankheitskonzept oder zu Ressourcen ganz problemlos eingeführt werden, umso mehr, wenn dies in der Orientierungsphase auch angekündigt worden ist.

```
A:  und so gedanken woher das kommen könnte
P:  die frage nach dem warum ja manchmal * manchmal sitze ich dann da
    und sage warum grade ich obwohl man das ja gerade nicht tun sollte
A:  die fragen kommen einfach
P:  die kommen einfach ja aber warum warum kann ich nicht sagen also
    einfach/ bei mir is dann häufig die frage warum grade ich * was hab
    ich/ was hab ich getan warums mich so trifft * obwohl * das ja
    wirklich falsch is
```

2.3.2.4 Abschlussphase

Analog zur Eingangsphase geht es hier gesprächsabschließend auch wieder um die gemeinsame Abstimmung und Orientierung. Die Ärzte orientieren sich selbst, ob die Patienten noch spezielle Anliegen haben, die nicht zur Sprache gekommen sind, ob es noch Fragen gibt und sie orientieren diese über den weiteren Verlauf, sei es eine folgende Untersuchung oder weiterführende Gespräche. Hier ist ggfs. auch der Platz für eine erste Einschätzung oder Bewertung der Beschwerden oder eine gemeinsame Besprechung der weiteren Behandlung (Tab. B2.3). Ein guter Abschluss ist der Boden für das Gelingen der weiteren Behandlung und die Festigung des Arbeitsbündnis.

Tab. B 2.3 DO's

DO's
■ **Einstiegsphase:** den Beginn der Anamnese als gemeinsame Orientierungsphase gestalten (Begrüßung, Vorstellung mit Name und Funktion, Orientierung über Gesprächszweck und Gesprächsschritte), dies ökonomisiert den Verlauf und fördert die personenzentrierte Gesprächsqualität. ■ **Phase der Beschwerdenschilderung:** den Patienten mit einer Aufforderung zur Darstellung der Beschwerden die Rolle der „primären Sprecher" zuweisen, mit weiteren Erzählaufforderungen und bestätigenden Hörersignalen den Beginn unterstützen, die Zuhörer-Rolle eindeutig übernehmen, die entsprechenden Gliederungssignale der Patienten im Darstellungsverlauf zur eigenen Orientierung nützen, anschließend an Nachfragen zur Verständnissicherung wieder in die Zuhörer-Rolle gehen eingeforderte Beschwerdendarstellung bis zum Ende durchführen lassen. ■ **vertiefte Beschwerdenexploration:** wieder die Sprecher-Rolle übernehmen, die von den Patienten eingebrachten Inhalte interaktiv prozessieren (aufnehmen, vertiefen, hinterfragen), sie auf psychosozial, affektiv und individuell relevante Bedeutungen abklopfen, eigene Themen erst anschließend einbringen. ■ **Abschlussphase:** analog zur Anfangsphase als gemeinsame Orientierungsphase gestalten, (Orientierung über den weiteren Verlauf, erste Einschätzung der Beschwerden), dies bildet einen guten Boden für die weiteren Interaktionen.

Literatur

Adler, R.: Anamneseerhebung. In: Uexküll. Psychosomatische Medizin, S. 212–220. Adler, R. et al. (Hrsg.). Urban & Schwarzenberg, München 1990
Adler, R., Hemmeler, W.: Praxis und Theorie der Anamnese. Gustav Fischer Verlag, Stuttgart 1986
Balint, M.: Der Arzt, sein Patient und die Krankheit. Klett-Cotta, Stuttgart 1964
Bergmann, J.: Frage und Frageparaphrase: Aspekte der redezuginternen und sequenziellen Organisation eines Äußerungsformats. In: Methoden der Analyse von Face-to-Face-Situationen, S. 128–142. Winkler, P (Hrsg.). Metzler, Stuttgart 1981
Bräutigam, W., Christian, P.,von Rad, M.: Psychosomatische Medizin. Ein kurzgefaßtes Lehrbuch. 6. unver. Aufl. Thieme, Stuttgart 1997
Ehlich, K., Rehbein, J.: Kommunikation und Institution. Narr Verlag, Tübingen 1980
Fiehler, R.: Erleben und Emotionalität als Problem der Arzt-Patienten-Interaktion. In: Medizinische und therapeutische Kommunikation, S. 41–65. Ehlich, K. et al. (Hrsg.). Westdeutscher Verlag, Opladen 1990
Heim, E., Willi, J.: Psychosoziale Medizin. Gesundheit und Krankheit in bio-psycho-sozialer Sicht. Bd. 2. Springer Verlag, Berlin 1986
Hein, N., Hoffmann-Richter, U., Lalouschek, J., Nowak, P., Wodak, R.: Kommunikation zwischen Arzt und Patient. Wiener Linguistische Gazette, Beiheft 4, 1985
Helmich, P. et al.: Psychosoziale Kompetenz in der ärztlichen Primärversorgung. Springer Verlag, Berlin 1991
Hope, R.A. et al.: Oxford Handbuch der Klinischen Medizin. 3. überarb. Aufl. Huber, Bern 1990
Kathan, B.: Das Elend der ärztlichen Kunst. Eine andere Geschichte der Medizin. Döcker Verlag, Wien 2000
Lalouschek, J.: Ärztliche Gesprächsausbildung. Eine diskursanalytische Untersuchung zu Formen des ärztlichen Gesprächs. Online-Verlag für Gesprächsforschung, Radolfzell 2002 (download unter www.verlag-gespraechsforschung.de)
Lalouschek, J.: Kommunikatives Selbst-Coaching im beruflichen Alltag. Ein sprachwissenschaftliches Trainingskonzept am Beispiel der klinischen Gesprächsführung. In: Analyse und Vermittlung von Gesprächskompetenz, S. 133–156. Becker-Motzek, M., Brünner, G. (Hrsg.). Peter Lang, Berlin & Verlag für Gesprächsforschung, Radolfzell 2004 (download unter www.verlag-gespraechsforschung.de)
Lalouschek, J.: Inszenierte Medizin – Ärztliche Kommunikation und Krankheitsdarstellung in Gesundheitssendungen und Talkshows. Verlag für Gesprächsforschung, Radolfzell (download unter www.verlag-gespraechsforschung.de), in Vorbereitung
Lalouschek, J., Menz, F., Wodak, R.: Alltag in der Ambulanz. Gespräche zwischen Ärzten, Schwestern und Patienten. Narr Verlag, Tübingen 1990
Menz, F.: „Zucker! Des hams ma gar net gsagt!" Zur Kommunikation zwischen Arzt und Patient im Krankenhaus. In: Lebensqualität und Krankheit. Auf dem Weg zu einem medizinischen Kriterium Lebensqualität, S. 33–43. Tüchler, H., Lutz, D. (Hrsg.). Deutscher Ärzteverlag, Köln 1991
Morgan, W.L., Engel, G.L.: Der klinische Zugang zum Patienten. Huber, Bern 1977
Pflederer, B., Greifeld, K., Bichmann, W.: Ritual und Heilung. Eine Einführung in die Ethnomedizin. Reimer Verlag, Berlin 1995
Quasthoff, U.: Das Prinzip des primären Sprechers, das Zuständigkeitsprinzip und das Verantwortungsprinzip. In: Medizinische und therapeutische Kommunikation, S. 66–81. Ehlich, K. et al. (Hrsg.). Westdeutscher Verlag, Opladen 1990
Schettler, G, Nüssel, E.: Das ärztliche Gespräch und die Anamnese. In: Innere Medizin. Bd.1, S. 1–12. Schettler, G. (Hrsg.). Thieme, Stuttgart 1984
Stollberg, G.: Heterodoxe Medizin, Weltgesellschaft und Globalisierung: Asiatische Medizinformen in Westeuropa. In: Krankheit verstehen, S. 143–158. Brünner, G., Gülich, E. (Hrsg.). Aisthesis, Bielefeld 2002
Uexküll, Th.v., Wesiak, W.: Wissenschaftstheorie und Psychosomatische Medizin, ein bio-psychosoziales Modell. In: Uexküll. Psychosomatische Medizin, S. 5–38. Adler, R. et al. (Hrsg.). Urban & Schwarzenberg, München 1990

Waldenfels, B.: Der Kranke als Fremder – Gesprächstherapie zwischen Normalität und Fremdheit. In: Gesprächspsychotherapie bei Neurosen und psychosomatischen Erkrankungen, S. 95–124. Finke, J., Teusch, L. (Hrsg.). Asanger Verlag, Heidelberg 1991

Wodak, R., Lalouschek, J.: Ärztliche Sprachlosigkeit in der Arzt-Patienten-Kommunikation. Wiener klin. Wochenschr. 19, 781–791 (1997)

3 Krankheitserzählungen

Elisabeth Gülich

3.1 Einleitung: Von Krankheiten erzählen?

Von Krankheiten zu *erzählen* – das scheint nicht recht ins Arzt-Patient-Gespräch zu passen. Nicht zufällig spricht man von Kranken- oder Arzt*bericht*, wenn es darum geht, Tatsachen in einer Akte festzuhalten. Bei „Erzählen" denken wir eher an ausführliche, lebhafte, vielleicht ausschmückende, emotional gefärbte sprachliche Darstellungen, die im herkömmlichen Sprechstundengespräch – zumindest aus schulmedizinischer Sicht – eher stören oder zu viel Zeit beanspruchen. Patienten wollen zwar oft von ihrer Krankheit erzählen: Wann sie zum ersten Mal etwas bemerkten, in welcher Situation sie da gerade waren, was sie dann dachten – und wie es dann schließlich dazu kam, dass sie einen Arzt aufsuchten. Ärzte wollen aber gerade das nicht so genau wissen, sondern fragen nach Vorerkrankungen, Operationen oder regelmäßig eingenommenen Medikamenten. Auch die klassische Eingangsfrage „Wo tuts denn weh?" ermutigt nicht unbedingt zum Erzählen. Betrachtet man Transkripte von Arzt-Patient-Gesprächen aus linguistischer Perspektive, so kann man den Konflikt zwischen Erzählen-Wollen auf der einen und Nicht-Zuhören-Wollen oder -Können auf der anderen Seite gut beobachten; er wird allerdings im Gespräch meist nicht thematisiert.

Wenn es im Folgenden um Krankheits*erzählungen* geht, so liegt die Überzeugung zugrunde, dass gerade das Erzählen eine „spezifische *Erkenntnisfunktion*" hat:
„Als alltägliche Kommunikationsform liefert die Erzählung einen ausgezeichneten Zugang zu Informationsquellen, die vom Patienten nicht ohne weiteres *auf den Begriff* gebracht werden können und die vom Arzt nicht ohne weiteres durch *Befragung* erschließbar sind" [Koerfer et al. 2000].

Auch über den reinen Informationswert hinaus kann Erzählen dem Zuhörer ebenso wie dem Erzähler selbst wertvolle Einsichten vermitteln, z. B. Hinweise auf die Diagnose und die Art bzw. den Grad der Krankheitsverarbeitung geben oder zur Krankheitsverarbeitung beitragen. Das hängt mit spezifischen Eigenschaften und Leistungen der Erzählkommunikation zusammen. Sie sollen im Folgenden – soweit sie für das Arzt-Patient-Gespräch relevant sind – skizziert werden (Kap. B3.2) und dann an einem Fallbeispiel, nämlich einem Gespräch mit einer Patientin mit chronischen Schmerzen („Frau Trecker") konkretisiert werden (Kap. B3.3). Abschließend wird der mögliche Erkenntnisgewinn aus Krankheitserzählungen kurz zusammengefasst (Kap. B3.4 und B3.5).

Sich in dieser Weise dem Erzählen von Krankheitsgeschicht*en* (nicht „der" Krankheitsgeschichte) zuzuwenden, passt zu der veränderten Bewertung, die das Gespräch aus psychosomatischer Perspektive erfährt, wie Lalouschek sie (s. Kap. B2) skizziert: Wenn das ärztliche Gespräch symptom- und lebensweltlich orientiert ist, wenn es dazu dient, gemeinsam mit der Patientin die individuelle Funktion und Sinnbedeutung der Krankheit herauszuarbeiten, wenn es schließlich zentraler Bestandteil des Behandlungsprozesses ist, dann ist Erzählen unverzichtbar (dies gilt auch für das Konzept einer ‚biopsycho-sozialen Medizin', wie es von Koerfer et al. [2000] vertreten wird).

3.1 Was bedeutet und was leistet Erzählen für die Kommunikation?

Erzählen als Rekonstruieren vergangener Erfahrungen
Das Erzählen ermöglicht uns, vergangene Ereignisse, Erlebnisse, Erfahrungen sprachlich zu rekonstruieren und unsere Gesprächspartner auf diese Weise an ihnen teilhaben zu lassen. In diesem Sinne ist Erzählen eine kommunikative Aufgabe, die sich in den verschiedensten alltäglichen, professionellen oder institutionellen Zusammenhängen stellen kann, so auch im Gespräch zwischen Arzt und Patient. Erzählen ist nicht die einzige „Methode", diese Aufgabe zu lösen. Ein Handlungs- oder Ereignisablauf kann z. B. auch mithilfe einer Frage-Antwort-Sequenz rekonstruiert werden – das ist die Methode, die im Arzt-Patient-Gespräch sicher am häufigsten gewählt wird. In der Fallstudie im nächsten Abschnitt wird gezeigt, wie Erzählungen der Patientin zustande kommen, wenn diese Methode gerade *nicht* gewählt wird.

Erzählen als gemeinsame Leistung
Erzählen ist eine koordinierte Aktivität aller beteiligten Gesprächsteilnehmer [Quasthoff 2001]. Damit es im Gespräch überhaupt zur Produktion eines längeren Redebeitrags wie einer Erzählung kommen kann, muss die Systematik des mehr oder weniger regelmäßigen Sprecherwechsels vorübergehend außer Kraft gesetzt werden. Dazu kann der spätere Erzähler selbst die Initiative ergreifen, indem er z. B. eine ‚Geschichte' ankündigt („Mir ist etwas Schreckliches passiert"); oder der Gesprächspartner kann eine Frage stellen, die eine komplexe Antwort erfordert. Im Arzt-Patient-Gespräch sind z. B. „offene Fragen" des Arztes, wie Spranz-Fogasy und Lalouschek sie in ihren Beiträgen (s. Kap. B1 und B2) beschreiben, dazu besonders geeignet. Ein Beispiel für eine

solche Frage aus einem psychosomatischen Erstgespräch zitiert Brünner in ihrem Beitrag (S. Kap. B4, S. 92[7]):

> ähm so zu ihrer vorstellung so * abgesehen von medizinischen erklärungen *
> WARUM Sie erkrankt sind was würden sie da sagen

Auf diese Frage bietet sich eine erzählende Darstellung geradezu an. Das gilt auch für das ebenfalls in Kap. B4 zitierte Beispiel einer ‚Vorstrukturierung', das auch aus einem Erstgespräch stammt:

> ich machs * üblicherweise so * dass ähm * ich mir erzählen lasse mit welchem:
> konflikt oder problem sie kommen wir haben das/ für das gespräch auch nur dreiviertel stunde zeit * und dass ich dann noch äh fragen ergänze * auch was mir an
> informationen noch FEHlen

Hier fordert die Ärztin die Patientin direkt zum Erzählen auf; zugleich kündigt sie an, dass sie nach der Erzählung wieder in ein Frage-Antwort-Gespräch eintreten wird. In beiden Fällen wird also der Patientin signalisiert, dass die Ärztin ihr ein extensives Rederecht einräumt, während sie selbst für die entsprechende Zeit bereit ist, die Zuhörerrolle zu übernehmen (vgl. dazu auch die Ausführungen von Lalouschek in Kap. B2).

Das Zuhören als eine wesentliche Voraussetzung für das Zustandekommen einer Erzählung wird im Allgemeinen durch „Rückmeldesignale" (vgl. Kap. B1, S. 28 ff.) erkennbar gemacht. In diesem Sinne ist Erzählen eine gemeinsame Leistung von Erzähler *und* Zuhörer; in dem Fallbeispiel in Kap. B3.3 wird deutlich werden, wie die Ärztin durch den Einsatz solcher Signale das Erzählen ermöglicht und steuert.

Die „kognitive Geschichte" als Erzählgegenstand

Gegenstand der erzählenden Rekonstruktion sind – oberflächlich betrachtet – vergangene Handlungen, Ereignisse, Erlebnisse, Erfahrungen; auch kommunikative Handlungen, Gespräche oder Äußerungen aus Gesprächen gehören dazu. Diese Geschehnisse – ein Sturz, bei dem sich der Erzähler ein Bein brach, ein plötzlicher Blutverlust, ein Schmerzanfall – sind im Allgemeinen auch für den Arzt gar nicht mehr anders zugänglich sind als eben durch das Erzählen. Aber sie sind auch dadurch natürlich nicht direkt zugänglich: Erzählt wird, was erinnert wird, was im Gedächtnis als „kognitive Geschichte" [Quasthoff 1980] gespeichert ist. Die kognitive Geschichte enthält somit immer auch schon Elemente von Interpretation. Auch Bewertungen, Wahrnehmungen und Empfindungen, die mit den Geschehnissen verbunden sind, gehören zur „kognitiven Geschichte", d. h. wichtig ist nicht nur, *was* der Patient erlebt hat, sondern auch, *wie* er den Vorfall erlebt hat. Bei einer Patientin wie Frau Trecker

---

7 Die Transkriptionskonventionen sind im Anhang dieses Buches dargestellt. Abweichend werden besondere Betonungen hier zusätzlich mit Großbuchstaben markiert.

(Kap. B3.3) sind nicht nur die Schmerzen an den verschiedenen Körperteilen wichtig, sondern die Situationen und Erlebnisse, die mit den Schmerzen verbunden sind oder waren.

„Zugzwänge" beim Erzählen

Beim Erzählen gerät der Erzähler in bestimmte „Zugzwänge" [Kallmeyer und Schütze 1977]; das heißt:

- Er sieht sich genötigt, an bestimmten Stellen Einzelheiten mitzuteilen, die den Ablauf der Geschichte bestimmen und für den Zuhörer plausibel machen (*Detaillierungszwang*). Darin dürfte eine der Chancen des Erzählens gerade auch im psychosomatischen Kontext liegen: Der Erzähler teilt u. U. mehr mit, als er beabsichtigt oder als ihm selbst bewusst ist; das kann beispielsweise für die Diagnosestellung erhellend sein [vgl. Schöndienst 2002].
- Ebenso sieht der Erzähler sich genötigt, an bestimmten Stellen zusammenzufassen, da es nicht möglich (oder nicht zumutbar) ist, alles in gleichem Ausmaß zu detaillieren. Durch das ungleiche Detaillierungsniveau und andere sprachliche Mittel wie z. B. Hervorhebungen wird deutlich, was für die Geschichte als besonders relevant herausgestellt werden soll (*Relevanzsetzungs- und Kondensierungszwang*). Wie wichtig die Relevanzen sind, die Patienten selbst setzen, zeigt sich beispielsweise im Beitrag von Lalouschek und Menz (Kap. C9) in den Hoch- und Rückstufungen bei Schmerzbeschreibungen; in der nachfolgenden Fallanalyse wird die Rolle der Mutter in der Schmerzgeschichte durch die Patientin relevant gesetzt.
- Der Erzähler sieht sich schließlich genötigt, eine einmal begonnene Geschichte auch zu einem Abschluss zu bringen und damit das einzulösen, was er angekündigt hat oder was vom Gesprächspartner erfragt wurde (*Gestaltschließungszwang*). Erst wenn die „Gestalt" geschlossen ist, ist sie als solche erkennbar und interpretierbar und kann dazu beitragen, Funktion und Sinnbedeutung der Krankheit herauszuarbeiten und verstehbar zu machen (Kap. B2, S. 51). Schwierigkeiten bei der Gestaltschließung, wie sie in der Fallanalyse im nächsten Abschnitt zu beobachten sind, sind ebenfalls signifikant.

Dass die Auswirkungen dieser Zugzwänge auf Beschwerdedarstellungen von Patienten für die Diagnostik genutzt werden können, konnte beispielsweise in linguistischen Untersuchungen zu sprachlichen Darstellungen von Anfallspatienten gezeigt werden: Die Art und Weise, wie Anfallsverläufe rekonstruiert werden, wie detailliert oder zusammenfassend etwa die Phasen eingeschränkter Selbstverfügbarkeit geschildert werden, erwies sich als differenzialdiagnostisch relevant für das Vorliegen einer epileptischen oder einer dissoziativen Erkrankung [vgl. u. a. Schöndienst 2001 und 2002, Furchner 2002].

Grundformen narrativer Rekonstruktion
Anhand der verwendeten sprachlichen Verfahren lassen sich zwei Grundformen narrativer Rekonstruktion unterscheiden [vgl. auch Lucius-Hoene und Deppermann 2002]: die Rekonstruktion einzelner Episoden, die in einem Handlungs- und Ereignisablauf deutlich abgegrenzt ist (*episodisches Erzählen*) und die Rekonstruktion sich wiederholender, meist als typisch dargestellter Abläufe (*iteratives Erzählen*).

Eine ähnliche Unterscheidung, nämlich zwischen ‚Narrativ' und ‚Chronik/Bericht' findet sich bei Koerfer et al. [2000].

Als sprachliche Differenzierungskriterien fungieren die Tempora des Verbs, vor allem auch Tempuswechsel, und Zeitadverbien oder andere Zeitangaben („eines Tages", „(ein)mal", „als ich gestern morgen aufwachte" im Unterschied zu „immer", „jedes Mal wenn", „während der Ferien" usw.). Diese Formen sind von verallgemeinernden, eher beschreibenden Darstellungen zu unterscheiden, für die das Präsens als Tempus kennzeichnend ist und die häufig Indefinitpronomina („man", „jeder", „irgendwas" usw.) enthalten. Es ist also bei Krankheitserzählungen darauf zu achten, ob ein Patient überhaupt *erzählt* oder ob er verallgemeinernd beschreibt (z. B. „bei mir fängt es immer mit Kopfschmerzen an"), ob er ggf. eine konkrete Episode rekonstruiert (z. B. „Letztes Wochenende bekam ich plötzlich heftige Kopfschmerzen") oder iterativ erzählt (wie z. B. die Patientin in der nachstehenden Fallstudie, die häufig Zeitadverbien wie „immer" oder „wenn-dann"-Strukturen benutzt).

In Anfallsdarstellungen zeigte sich z. B. eine Tendenz zur verallgemeinernden Darstellung bei Patienten mit dissoziativen Anfällen, während bei Epilepsiepatienten eher die Rekonstruktion konkreter Anfallsepisoden zu beobachten war [vgl. Schöndienst 2001, 2002].

Szenische Darstellungen
Eine besondere Form erzählender Rekonstruktion bilden szenische Darstellungen: Mit Hilfe von Redewiedergabe, insbesondere direkter Rede, des Wechsels ins Präsens als Erzähltempus, der Nennung vieler konkreter Einzelheiten und schließlich durch deutliche Zeichen emotionaler Beteiligung kann der Erzähler dem Gesprächspartner das Vergangene geradezu als eine Szene vor Augen führen. Solche Szenen können sehr aufschlussreich für Einstellungen und Bewertungen und damit auch für die Kommunikation und Interaktion der Erzählerin mit anderen Personen sein. Das macht Frau Trecker (s. Kap. B3.3) durch die Inszenierung der Reden ihrer Mutter eindrucksvoll deutlich.

Beziehungskonstitution
Mit der Rekonstruktion zurückliegender Interaktionen werden auch vergangene Beziehungskonstellationen rekonstruiert. Die Technik der szenischen Darstellung ist in

besonderem Maße geeignet, Beziehungen zwischen den Handelnden in der erzählten Geschichte deutlich zu machen. Zugleich wird beim Erzählen auch eine Beziehung zum Zuhörer hergestellt. Dieser Aspekt, dem in psychotherapeutischen Gesprächen besondere Bedeutung beigemessen wird [vgl. Martens-Schmid 2000], ist auch für Arzt-Patient-Gespräche psychosomatischer Orientierung zweifellos sehr wichtig, da eine gute, partnerschaftliche Beziehung (vgl. Kap. B2) hier als Voraussetzung für alle weiteren Schritte gilt.

Selbst- und Fremdbilder
Erzählungen spielen auch für den Aufbau und die Vermittlung von Selbst- und Fremdbildern eine wichtige Rolle. Selbstbilder werden oft in Form von Selbstkategorisierungen vermittelt, d. h. durch die Art und Weise, wie der Erzähler sich selbst einer Gruppe zuordnet (z. B. „ich gehöre ja nicht zu denen, die wegen jeder Kleinigkeit zum Arzt gehen"), und Selbstcharakterisierungen, d. h. Verfahren, die eher individuelle und private Aspekte der Identität thematisieren (z. B. „ich bin ja nicht wehleidig"). Gerade die Rekonstruktion vergangener Handlungen und Ereignisse bietet dem Erzähler die Möglichkeit der Auseinandersetzung auch mit negativen Kategorisierungen und Charakterisierungen, die er von anderen erfahren hat und die erzählend bearbeitet werden können. Der Erzähler nutzt die Rekonstruktion der Ereignisse zur Konstruktion einer narrativen Identität [Lucius-Hoene und Deppermann 2002].

Rekonstruktion und Re-interpretation
In Alltagserzählungen ist im Allgemeinen der Erzähler auch der Handlungsträger, d. h. er präsentiert sich als Handelnder oder von Handlungen anderer Betroffener. Das Erzählen gibt die Möglichkeit, vergangene Handlungen und Erlebnisse zu verarbeiten, zu deuten und zu bewerten. Zwar kann der Erzähler den Verlauf der Geschehnisse nachträglich nicht verändern, aber er kann sie immer wieder neu erzählen. Er kann z. B. bestimmte Einzelheiten auswählen oder weglassen oder sogar hinzuerfinden, bestimmte Aspekte neu akzentuieren oder relativieren. Die Rekonstruktion ist also immer mit einer Re-interpretation verbunden. Dies gilt sicher in ganz besonderem Maße für Krankheitserzählungen – und hier liegt vielleicht der Grund dafür, dass Krankheiten immer wieder erzählt werden müssen, auch wenn sie dem Zuhörer schon längst keine neuen Informationen mehr vermitteln. Das Re-interpretieren der Ereignisse, das natürlich auch vom Gesprächspartner mit beeinflusst wird, kann – jenseits des Informationsgehalts – nicht nur dem Zuhörer, sondern auch dem Erzähler selbst wichtige Einsichten vermitteln.

3.3 Fallanalyse

Die hier skizzierten Formen, Funktionen und Auswirkungen des Erzählens von Krankheiten sollen nun an einem Einzelfall verdeutlicht und konkretisiert werden. Es handelt sich um ein Zweitgespräch zwischen der Chefärztin der psychosomatischen Abteilung eines Krankenhauses und einer 62-jährigen Patientin – sie wird hier Frau Trecker genannt – , die an chronischen Schmerzen leidet.

> Dieses Gespräch ist Gegenstand der Beiträge in „Psychotherapie und Sozialwissenschaft" 5,3 (2003); es wird dort in Form eines längeren Transkriptausschnitts zitiert und aus verschiedenen disziplinären Perspektiven analysiert. Die hier vorgestellte Analyse geht auf den Beitrag von Gülich, Schöndienst, Surmann zurück.

Der Patientin wird hier sehr viel Raum zugestanden; sie gerät dadurch sehr schnell ins Erzählen und lässt schon sehr früh eine Tendenz zur Rekonstruktion lebensgeschichtlicher Zusammenhänge erkennen, die sich im Laufe des Gesprächs verstärkt. Nachdem sie zu Beginn von sich das Selbstbild vermittelt, nicht gern über Krankheiten zu reden, ist sie am Ende des etwa einstündigen Gesprächs nur durch mehrfache Beendigungssignale der Ärztin überhaupt zu einem Abschluss zu bringen. Wie sich diese Entwicklung vollzieht, ist schon in der Eingangsphase gut erkennbar: durch kaum merkliche Verschiebungen des Fokus bei der Beantwortung von Fragen setzt die Patientin ihre eigenen Schwerpunkte gegen die der Ärztin.

3.3.1 Fokusverschiebungen: von den aktuellen Schmerzen zur Lebensgeschichte

3.3.1.1 Gesprächsbeispiel: Eingangsphase

```
Ä:  frau trecker jetz schildern sie mir n/ nochmal *
    ihre schmerzen die sie JETZT haben
P:  ja ich rede HIER drüber aber normal mag ich da
    gar nich gerne drüber redn ne ** SO siehts aus

Ä:  ja                        hm
P:      ich mein HIER ist datt okay    aber äh so äh

Ä:  hm hm hm hm

P:  dann muss ich (schon et dick stehn haben)
K:              <vermuteter Wortlaut>
```

```
P:   * wenn ich zum arzt oder so geh wenn gar nichts
     andres mehr ging ne

Ä:   <leiser> mhm * mhm
P:   mh: was wolln se wissen

Ä:   ja WIE: ihre SCHMERZN sind WIE ich/ di/ über
P:   <lauter> ALLES oder wie

Ä:   die SCHME:RZEN * möchte ich gerne noch ein
     geNAUeres BILD bekommen
P:   von ALLEN schmerzen

Ä:   ja: sie ham VIE:LE schmerzen
P:                              ja eben

Ä:   ja, * * jetzt dürfn SIE wählen wo sie anfangen *
     vielleicht da wos ihnen am MEISTEN weh tut
P:   <etwas leiser> ja datt sag ich ihnen, *1* am
     meistn das KREUZ * die hände und die hüfte

Ä:   <leiser> mhm * mhm * mhm *5* und:
P:   <schnell,lauter> UND de FÜSSE nit zu vergessen *
     meine füße haben sich so verändert * dass * die
     sich/ die zehen * hinten bleiben und sich dadurch
     * im orthopädischen schuh so legen und ich ganz
     schlecht gehen kann

Ä:   oh ja * oh ja * mhm
P:   und jetz haben die/ ich habe einen bericht *
     dabei * Äh der dokter hat mich: ** [...]
```

Mit ihrer einleitenden Aufforderung fokussiert die Ärztin die aktuellen Schmerzen (das JETZT ist sogar betont) und regt (durch die Wahl des Verbs schildern) deren ausführliche Darstellung an. Frau Trecker reagiert darauf mit einem Kommentar, mit dem sie das Selbstbild eines Menschen vermittelt, der nicht gern über Krankheiten redet und auch den Arzt nur aufsucht, wenn es unumgänglich ist. Durch ihre Rückfrage was wolln se wissen veranlasst sie die Ärztin zu einer Reformulierung ihrer Eingangsaufforderung, die schon eine leichte Fokusverschiebung darstellt: Der Akzent liegt nunmehr auf dem (ebenfalls betonten) WIE, dem geNAUeren BILD von den Schmerzen. Die Nachfrage der Patientin von Allen schmerzn interpretiert die Ärztin als Hinweis auf das Vorhandensein vieler Schmerzen. In ihrer nächsten Aufforderung zur Schmerzschilderung trägt sie dieser Tatsache durch den Vorschlag Rechnung, an den Anfang zu stellen, wo es am MEIsten wehtut. Daraufhin beginnt Frau Trecker mit einer Aufzählung mehrerer Körperteile, die alle am meisten schmerzen.

Der Fokus der Darstellung hat sich von der Eingangsaufforderung der Ärztin bis zu dieser Stelle von den aktuellen Schmerzen über die Art der Schmerzen auf die schlimmsten Schmerzen verschoben. Beim Aufzählen ihrer schlimmsten Schmerzen kommt die Patientin dann sehr schnell – und ohne dazu von der Ärztin angeregt worden zu sein – auf die Entwicklungsgeschichte der Krankheit zu sprechen: meine füße haben sich so verändert usw., die wiederum das Stichwort zur Rekonstruktion der Behandlungsgeschichte abgibt.

3.3.1.2 Gesprächsbeispiel: Einbringen biografischer Zusammenhänge

```
P:  der dokter hat mich äh bei einen nervenarzt
    nach <Ortsname> geschickt

Ä:  mh                       mh
P:     ich hab den bericht mit

P:  und der meinte vielleicht wärs / * <leiser> wir haben
    zwei LÄHmungen * in der familie gehabt von

P:  vaters seite       und meinten
Ä:             ah ja              mhm

P:  es könnte auch NERVLICH sein
Ä:                              Mh

P:  das WAR ** wie ICH zur welt kam ein <leiser>

P:  klumpfuß
Ä:        AH ja

P:  und d/ das is mit den jahren immer DICKER gewordn
```

Bei der Rekonstruktion der Krankheitsentwicklung unterbricht Frau Trecker sich, um biografische Details einzuflechten; dabei geht sie weit in ihre Lebensgeschichte zurück: Als sie die Ansicht des Nervenarztes wiedergeben will, bricht sie den begonnenen Satz ab und weist auf Lähmungen in der Familie hin (von vaters seite), wobei sie durch leiseres Sprechen deren Bedeutsamkeit signalisiert. Erst nach mehrfachen Rückmeldesignalen der Ärztin setzt sie die abgebrochene Äußerung fort mit dem entscheidenden neuen Gesichtspunkt: und meinten es könnte auch NERVLICH sein. Nach der Bestätigung durch die Ärztin geht Frau Trecker unvermittelt zurück bis zu ihrer Geburt: das WAR ** wie ICH zur welt kam ein <leiser> klumpfuß. Auch hier wird das entscheidende Element (klumpfuß) durch leiseres Sprechen gekennzeichnet (diese Beobachtung bestätigt sich im weiteren Verlauf des Gesprächs noch mehrfach). Grammatikalisch schließt diese Äußerung nur scheinbar an die vorangegangene an: Die Pronomina das in dieser Äußerung und in dem Satz es könnte auch NERVLICH sein verweisen nicht auf dasselbe Bezugselement. Die Formulierung das WAR ** wie ICH zur welt kam ein <leiser> klumpfuß, erweckt den Eindruck, als würden das neugeborene Kind und der Klumpfuß gleichgesetzt, als würde ein Klumpfuß geboren. Auch bei der Rekonstruktion der weiteren Entwicklung, die sie – wiederum nach Rückmeldungen seitens der Ärztin – anschließt, verwendet sie die unspezifische Form das, die diesmal offenbar auf den Klumpfuß verweist: d/ das is mit den jahren immer DICKER geworden.

Der Fokus hat sich bis zu diesem Moment des Gesprächs erneut verschoben: von den schlimmsten Schmerzen zur Schmerz*geschichte*. Als Ausgangspunkt der gesamten Krankheitsentwicklung bei Frau Trecker erscheint nunmehr der Beginn ihres Lebens.

3.3.1.3 Fazit

Anstatt der Aufforderung der Ärztin zu entsprechen, die aktuellen bzw. später: die schlimmsten Schmerzen zu schildern, tendiert Frau Trecker von Anfang an mehr oder weniger deutlich zur narrativen Rekonstruktion der Geschichte ihrer Schmerzen und deren Behandlung. Es zeigt sich bereits in den ersten Minuten, dass diese Geschichte zugleich ihre Lebensgeschichte ist: Sie beginnt mit ihrer Geburt (Klumpfuß), wenn nicht schon vorher (Lähmungen in der Familie), und ist bis zum Zeitpunkt des Gesprächs noch nicht zu Ende. Diese Geschichte setzt sich aus einer Vielzahl einzelner Episoden und Situationen der Schmerzentstehung, des Schmerzerlebens und der Behandlung durch verschiedene Ärzte zusammen. Der weitere Gesprächsverlauf zeigt, dass das Erzählen einzelner Episoden mehr und mehr eine Eigendynamik gewinnt. Diese Tendenz kann sich aber nur deshalb entwickeln, weil die Ärztin nur selten steuernd eingreift, sondern im Wesentlichen den Relevanzsetzungen der Patientin folgt.

3.1.2 Reformulierungen der Ärztin als Auslöser für neue Erzählsequenzen

Im weiteren Verlauf des Gesprächs löst sich die Rekonstruktion lebensgeschichtlicher Ereignisse und Situationen immer mehr von der Art und schließlich auch von der Geschichte der Schmerzen selbst ab; das Erzählen der Lebensgeschichte verselbstständigt sich. Zwar lenkt die Ärztin verschiedentlich die Darstellungen der Patientin auf die

Schmerzen zurück (zu dem hier praktizierten Konzept der Schmerzanamnese vgl. Kütemeyer [2003]), aber sie leistet auch ihren Beitrag zum Zustandekommen der lebensgeschichtlichen Rekonstruktion durch ein hohes Maß an Zuhöraktivitäten (hm, mhm, ja, ach so usw.) und durch Pausen an Stellen, wo sie durch neue Fragen oder Nachfragen ihre eigenen Interessen stärker in den Vordergrund stellen könnte. Durch ihr Zuhörverhalten ermutigt sie die Patientin zum Weitersprechen und damit auch zu eigenen Relevanzsetzungen.

Auch wenn die Verselbstständigung des lebensgeschichtlichen Erzählens ein allmählicher Prozess mit vielen Einzelschritten ist, lässt sie sich doch an zwei Momenten besonders deutlich nachvollziehen, in denen die Ärztin jeweils ein zentrales Element aus der bisher rekonstruierten Lebensgeschichte der Patientin reformuliert, nämlich die Tatsache, dass diese von ihrem Ehemann verlassen wurde.

Der erste Moment tritt im Verlauf der Antwort auf die Frage nach einer Blasenoperation ein. Frau Trecker nennt eine Blasensenkung als Ursache für die Operation und schließt dann, nachdem die Ärztin mit ach SO ratifiziert hat, zunächst eine Erklärung in Form einer iterativen Erzählung an, die eine typische Situation mit ihren Kindern beinhaltet: ich hab viel geHOben [...] und dann hab ich vier KINder wenn der EIne nit laufen konnt konnt der ANdre natürlich AU nit laufen usw. Es folgen weitere Einzelheiten und eine abschließende Reformulierung, verbunden mit einer Bewertung der Situation: mit VIER kinder allEIne is et nitt EINfach gewesen. Die Ärztin reformuliert nun ihrerseits: jA mit VIER kindern aLLEIne und löst damit eine episodische Erzählung aus: ich hatt die ERste Hüftoperation un:d wie ich wieder kam hat mein mann: * ne * ne: * andre frAU und da stand ich mit nem zwEI vIEr neun und zehnjährigen kind alleine usw. Der Ansatz zu episodischem Erzählen wird aber nicht fortgeführt, sondern Frau Trecker rekonstruiert (nach einer Nachfrage der Ärztin) eine typische Szene mit Mann und Kindern: da warn datt immer nur <leise> MEIne kinder. Sie zitiert in direkter Rede eine typische Äußerung ihres Mannes: DEIN sohn kommt zu der sie dann aber wieder eine bestimmte Episode, nämlich eine Erkrankung des Kindes, erzählt. Abschließend führt sie noch einmal eine ähnliche Äußerung des Mannes an: dein sOHn brüllt und reformuliert dann ihre eigene einleitende Äußerung: warn immer nur MEIne kinder.

Ist hier der Zusammenhang mit der Blasenoperation schon nicht mehr gegenwärtig, so entfernt sich die Erzählung im Folgenden noch weiter von diesem Ausgangspunkt: Es geht thematisch in schneller Folge um die Legasthenie zweier Kinder, den Mangel an Information darüber, die Behebung dieses Defizits durch einen Rektor im Bekanntenkreis, die Kosten für die Behandlung des Kindes, deren Aufbringen durch Putzen und die geringe Erstattung durch die Kasse. Erst an dieser Stelle setzt die Ärztin zu einer Bewertung an, die dann gemeinsam von beiden Gesprächspartnerinnen produziert wird: das WAR schon alles * SEHR hArt (Ärztin) bzw. das wAr HArt (Frau Trecker).

Dass die Rekonstruktion lebensgeschichtlicher Ereignisse sich verselbstständigt hat, wird durch die nachfolgende gesprächssteuernde Bemerkung der Ärztin deutlich: gehen wa noch mal zurück zum SCHME:RZ, die das Gespräch wieder auf die Kopfschmerzen lenkt.

Der zweite Moment, zu dem das lebensgeschichtliche Erzählen endgültig die Oberhand gewinnt, folgt etwa eine Viertelstunde später im Gespräch. Auch hier ist das auslösende Element eine zusammenfassende, diesmal wesentlich ausführlichere Reformulierung seitens der Ärztin: wenn sie da SO von ihrm Mann schmählich verlassen werden da ka man ja/ nun SITZT man ja auf seinen: * KINdern. Hier unterbricht Frau Trecker mit einer Bestätigung (ja sicher) und einer Ankündigung: äh: aber: * da sind aber noch TIEfere probleme der die Einleitung einer neuen Geschichte folgt: <leiser, weicherer Ton> ich hab * äh schon in der kINdheit sehr geLItten. Auffällig ist hier der Wechsel in der Sprechweise, der deutlicher als an anderen, ebenfalls durch leiseres Sprechen gekennzeichneten Stellen emotionale Beteiligung signalisiert. Frau Trecker geht also, nachdem in der vorangegangenen Gesprächsphase die aktuellen Schmerzen und die jüngere Vergangenheit im Vordergrund standen, nun lebensgeschichtlich wieder weit zurück in die Kindheit. Sie kommt nach dieser Einleitung, der vonseiten der Ärztin nur ein gedehntes Verzögerungssignal und ein fast gleichzeitiges ja folgen, unverzüglich auf ihre Mutter zu sprechen: äh: ich hatte ne Mutter * die: EINfach * kein KIND verSTAND. Von der Mutter war zuvor nur im Zusammenhang mit Kopfschmerzen die Rede gewesen, die Frau Trecker als Kind hatte und die von der Mutter verständnislos zurückgewiesen wurden. Die zusammenfassende Bewertung der Mutter stellt nun deren Verhalten in den Mittelpunkt. Frau Trecker rekonstruiert jedoch nicht einzelne besonders belastende Episoden, sondern stellt den gesamten Verlauf als eine Kette von wiederkehrenden negativen Erfahrungen dar. Eine chronologische Reihenfolge hält sie dabei nicht ein, sie folgt eher einer emotionalen Ordnung. Sie kommt z. B. auf ihren Vater zu sprechen, den sie überaus liebte, charakterisiert ihn als n * frIEdlicher * n korrEKter mensch (in deutlichem Kontrast zur Mutter), verallgemeinert mit einer eher vagen Zusammenfassung (da sind so einige sachen) und bewertet diese Erfahrungen als auch heute noch nachwirkend: das KANN man nicht so abschütteln. Als die Ärztin, die längere Zeit nur ihr Zuhören manifestiert hat, zu einer Auswertung ansetzt, indem sie auf den vorgeformten Ausdruck man SAgt jA <atmet ein> dAs SITZT mir noch in den KNOchen verweist, geht Frau Trecker nur ganz kurz darauf ein und setzt sofort wieder zu einer – diesmal recht ausführlichen – Bewertung ihrer Mutter an: ich weiß NIch wie man so SEIN kann das verSTEH ich nich ** da is mein HOrizont zu KLEIN für das zu beGREIfen dass einer SO: SEIN kann.

Jede Bewertung, jeder Kommentar von Seiten der Ärztin bietet wieder Anlass zur Rekonstruktion weiterer negativer Kindheitserlebnisse. Eine der wichtigsten sprachlichen Techniken bei dieser Rekonstruktionsarbeit sind szenische Darstellungen.

3.3.3 Szenische Darstellungen der Patientin

Szenische Darstellungen sind eine besondere Form narrativer Ereignisrekonstruktion: „Vergangenes wird mit Darstellungsmitteln eigener Art in Szene gesetzt, die narrative Darstellung geht in eine dramatische Darstellung über: Es kommt zu einem Wiederaufleben-Lassen und einer Reinszenierung von Erfahrungen oder Ereignissen" [Bergmann 2000]. Das vergangene Geschehen wird so dargestellt, „als ob es unmittelbar in der Gegenwart, vor den Augen der Gesprächspartner abliefe" [Lucius-Hoene und Deppermann 2002].

Solche Reinszenierungen kommen mithilfe verschiedener Techniken zustande, z. B.

- Tempuswechsel von Vergangenheitstempora zum *„szenischen Präsens"*,
- ein hoher *Detaillierungsgrad*: Handlungs- und Ereignisverläufe werden sehr kleinschrittig rekonstruiert
- *Redewiedergabe:* Eigene und fremde Äußerungen werden in Form direkter Rede dargestellt. Der Erzähler lässt also verschiedene Stimmen sprechen, die er manchmal sogar nachahmt.

Frau Trecker macht von diesen Darstellungstechniken häufig Gebrauch, insbesondere von der direkten Rede bei der Wiedergabe typischer Äußerungen ihrer Mutter. M. a. W.: Sie setzt die Mutter vor allem als redende Person in Szene. Schon bei ihrem ersten Auftreten in Frau Treckers Erzählungen wird ein Dialog zwischen Frau Trecker als Kind und der Mutter zitiert: Auf die Äußerung des Kindes MEN:sch ich hab SO Kopfschmerzen folgt als Reaktion der Mutter: <lauter, schneller> KINder HAM keine kopfschmerzn.

Nachdem die Mutter dann ausdrücklich mit der Ankündigung „tieferer Probleme" in der Kindheit ins Gespräch eingeführt worden ist, erscheint sie als gewalttätig, als jemand, die ihre Wut an der Tochter auslässt.

Gesprächsbeispiel szenische Darstellung

> wenn die WUT über IRgendwatt hatte datt musst ich ausbaden ** oder * KUcke nich blöde mach datt de rAUskommst oder sowatt und datt is/ is dOch in: mein inneres rEIngegangen datt hat mir SEHR weh getan

Mit der „wenn-dann"-Struktur verweist die Erzählerin darauf, dass sich die Situation in der Kindheit zu wiederholten Malen abgespielt hat. Diese Situation wird zusätzlich durch die Äußerung der Mutter in direkter Rede charakterisiert; durch das angehängte oder sowatt wird diese als typische Redeweise präsentiert. Schließlich wird der zitierte Dialog durch eine doppelte Evaluation abgeschlossen, die zeigt, dass die Konsequenzen dieses Verhaltens der Mutter bis heute wirksam sind.

Ein Beispiel für ausführlichere szenische Darstellungen stellen die beiden folgenden Ausschnitte dar, in denen sowohl im Zusammenhang mit iterativem als auch mit episodischem Rekonstruieren Äußerungen der Mutter zitiert werden.

Gesprächsbeispiel szenische Darstellung

```
P:  wir DURften * * nirgendwo * TAN:zen gehen:
    wir durften * äh * also * wir su/sOllten

P:  immer bei IHR hocken       ob mer
Ä:                    Mhm *

P:  GROSS oder klEIn warn und=äh SIE hatte
    zu sagen sie hat IMMer gesacht * wenn
    ICH sag ** der herd is WEISS und er is
    schwARz dann ISer weiss
```

Hier wird der iterative Charakter durch das zweifache immer und zusätzlich in Bezug auf die zitierte Äußerung durch die „wenn-dann"-Struktur deutlich. Dabei fungiert der „Herd"lediglich als Konkretisierung eines beliebigen Objekts, das durch andere ersetzbar wäre. Es geht hier um einen bestimmten Typ von Äußerung, der als für die Mutter charakteristisch zitiert wird.

In dem unmittelbar anschließenden Beispiel ist die zitierte Äußerung der Mutter zwar an eine bestimmte Episode oder Situation gebunden, aber diese wird nur angedeutet und zeitlich nicht genauer lokalisiert:

Gesprächsbeispiel szenische Darstellung

```
P:  und äh: das HAT die auch noch in MEIner

P:  wohnung gemacht
Ä:                    mh

P:  KAM rein und sacht DAS und das und das und

P:  das hast du so und SO zu machen ja
Ä:                                      hm

P:  ob ich das WILL oder NICH
Ä:                             mmh

P:  nee * da wurd ich gar nich drum gefragt
```

Auch hier wird durch die Formulierung – diesmal durch Platzhalter wie das und das oder so und so – zum Ausdruck gebracht, dass die Äußerung der Mutter auf alle möglichen Objekte oder situativen Elemente beziehbar wäre. Es geht also wiederum nicht um eine bestimmte Äußerung, sondern um einen Typ von Äußerung. In diesem Beispiel ist neben der direkten Rede auch der Tempuswechsel zum Präsens (KAM rein und sacht) ein Element der szenischen Darstellung.

Insgesamt ist zu beobachten, dass Frau Trecker keine längeren Szenen rekonstruiert, sondern einzelne Elemente szenischer Rekonstruktion mit Situationen und Erfahrungen verbindet, die als sich wiederholend dargestellt werden. Ihre Kindheitserinnerungen scheinen sich aus solchen Szenen zusammenzusetzen, als deren gemeinsame Hauptperson „die Mutter die kein Kind verstand" fungiert.

Durch die Art der Redewiedergabe lässt sich eine Beziehung zwischen der Mutter und dem späteren Ehemann, von dem Frau Trecker dann verlassen wird, herstellen. Beider Äußerungen werden in ganz ähnlicher Weise zitiert, während Gespräche mit der Tochter völlig anders wiedergegeben werden. Die szenische Darstellung erweist sich somit als eine besonders geeignete Technik zur Darstellung der Beziehungen zwischen den Personen der erzählten Geschichte.

3.4 Erzählen als Form der Krankheitsverarbeitung

Nachdem die leidvolle Kindheit mit der Mutter als zentraler Figur einmal als Thema etabliert wurde, gerät Frau Trecker in einen Erzählstrom, der kaum noch aufzuhalten ist. Die Ärztin versucht verschiedentlich, das Gesprächsende einzuleiten, aber Frau Trecker kämpft geradezu um die Möglichkeit, weitererzählen zu können. Sie manifestiert ein starkes Bedürfnis, erzählend ihr von Schmerzen bestimmtes Leben zu bewältigen, ein Bedürfnis, das aber – wie die Bemerkung am Anfang des Gesprächs (dass sie nicht gerne darüber redet) zeigt, offensichtlich nicht zugebbar ist. Das durch das Erzählen vermittelte Selbstbild entspricht also nicht dem ausdrücklich durch Selbstkategorisierung präsentierten Selbstbild. Wenn das erzählende Rekonstruieren von Erfahrungen immer zugleich auch ein Re-interpretieren ist, so kommt dies in Krankheitserzählungen sicher besonders wirksam zum Tragen: „Krankheitserfahrungen sind in ganz besonderer Weise geeignet, die Werthaltungen und Sinngebungsmöglichkeiten einer Person „aufzurufen" [Lucius-Hoene 2001]. Ob man bei Frau Trecker Spuren einer solchen Sinngebung finden, ob man hier schon von ‚narrativer Bewältigung' der Krankheit [Lucius-Hoene 2001] sprechen kann, ist nicht ohne weiteres zu erkennen. Die vielen Detaillierungen, vor allem in Verbindung mit szenischen Darstellungen, und die Offenheit der rekonstruierten Ereignisse und Erfahrungen, die als sich wiederholend dargestellt werden und deren Auswirkungen bis in die Gegenwart hineinreichen (Fehlen von „Gestaltschließung") deuten eher darauf hin, dass Frau Trecker mit ihrer Bewältigungsarbeit erst am Anfang steht. Angebote der Ärztin, die zu einer „Sinngebung" hinführen könnten, nutzt sie durchweg nur als Anlass zum Weitererzählen. Auf das Angebot zu einer differenzierteren Auseinandersetzung mit den belastenden Kindheitserlebnissen im Rahmen eines stationären Aufenthalts geht sie nicht ein. Aber als die Ärztin sie gegen Ende des Gesprächs noch einmal auf ihre vielen sehr schmerzhaften Erlebnisse anspricht, sagt sie: `ich hab das IMMER unterdrückt [...] ich WOLLTE das nicht wahrhaben.` Damit gibt sie zu erkennen, dass sie durch das Erzählen diese Haltung überwunden hat, dass sie aus dem „Schweige-System" der traumatischen Familiensituation herausgetreten ist [Kütemeyer 2003].

Eine Bemerkung zur **Katamnese** [vgl. Kütemeyer 2003]:
Frau Trecker hat sich nach diesem Gespräch *nicht* zu stationärer Behandlung in die psychosomatische Klinik begeben. Sie hat jedoch drei Jahre später in einem Nachgespräch berichtet, dass es nicht mehr zu heftigen Schmerzanfällen kommt, dass sie ihren Alltag mit mäßigen Schmerzen meistern kann . Offenbar hat sie in diesem Gespräch „die Unmenge ihrer Schmerzen „gut genug" geschildert, von allen Schmerzen, auch den seelischen, erzählt. [...] Einmal erinnert, benannt und vergegenwärtigt, können die Schmerzanfälle – die schmerzhaften Erfahrungen – sich aus der Gegenwart verabschieden" [Kütemeyer 2003]. Insofern hat Frau Trecker offenbar Gewinn aus der Möglichkeit, ihre Schmerzgeschichte(n) erzählen zu können, gezogen.

3.5 Fazit

- Die Aufwertung des Arzt-Patient-Gespräch in einer psychosomatisch orientierten Medizin führt auch zu einer Aufwertung der Krankheits*erzählung*.
- Erzählen als eine Form der Beschwerdedarstellung bietet für den ärztlichen Zuhörer die Chance,
  - ein umfassendes und differenziertes Bild von den Beschwerden zu bekommen und zugleich die Relevanzsetzungen des erzählenden Patienten zu erfahren;
  - die Beschwerden in ihren alltagsweltlichen Kontext und in ihren lebensgeschichtlichen Zusammenhang einbetten zu können; dies dürfte vor allem bei chronischen Erkrankungen von Bedeutung sein;
  - einen Eindruck vom Selbstbild des Patienten, seinem Umgang mit der Krankheit und seiner Art der Krankheitsverarbeitung zu gewinnen, der sich aus den erzählten Interaktionen ergibt (nicht nur aus Selbstkategorisierungen und Selbstcharakterisierungen).
- Für den Patienten bietet die Möglichkeit, seine Beschwerden zu erzählen, die Chance,
  - Aspekte oder Zusammenhänge der Krankheit zu erkennen, die ihm bisher selbst noch nicht bewusst waren,
  - Beschwerden, belastende Erlebnisse, Befürchtungen und Ängste erzählend zu reinterpretieren, zu bearbeiten und zu verarbeiten und damit möglicherweise einen Schritt zum Heilungsprozess zu machen;
  - eine Beziehung zu seinem Gegenüber aufzubauen, die für eine erfolgreiche Behandlung von ausschlaggebender Bedeutung sein kann.
- Um diese Chancen nutzen zu können, bedarf es ‚narrativer Intelligenz' bei Erzähler und Zuhörer {Boothe 2003}. Im institutionellen Rahmen des Arzt-Patient-Gesprächs, das weitgehend vom Arzt strukturiert wird, wird das Erzählen durch bestimmte

Techniken des ‚patientenorientierten Redens' ebenso wie des patientenorientierten Zuhörens gefördert. Dazu gehören z. B.

- offene Erzählaufforderungen oder Fragen, die komplexe Antworten erfordern oder zumindest ermöglichen;
- Reformulierungen von Äußerungen des Erzählers, um zu weiteren Detaillierungen und Differenzierungen zu ermutigen und ggf. Formulierungs- und Darstellungsschwierigkeiten überbrücken zu helfen;
- Zuhöreraktivitäten (Rückmeldesignale, Bewertungen, Kommentare), um die Beziehung zum Erzähler aufrecht zu halten.

Literatur

Bergmann, J.: Reinszenierungen in der Alltagsinteraktion. In: Erinnern, Agieren und Inszenieren. Enactments und szenische Darstellungen im therapeutischen Prozess, S. 203–221. Streeck, U. (Hrsg.). Vandenhoeck & Ruprecht, Göttingen 2000

Boothe, B.: Erzählen als kulturelle Praxis: Dies ist geschehen; verstehe, wer kann. Unveröffentlichtes Manuskript. Zürich 2003

Brünner, G., Gülich, E. (Hrsg.): Krankheit verstehen. Interdisziplinäre Beiträge zur Sprache in Krankheitsdarstellungen. Aisthesis, Bielefeld 2002

Furchner, I.: „keine absence gleicht der anderen". Die Darstellung von Bewusstseinslücken in Anfallsbeschreibungen. In: Krankheit verstehen., S. 121–159. Brünner, G., Gülich, E. (Hrsg.). Aisthesis, Bielefeld 2002

Gülich, E., Hausendorf, H.: Vertextungsmuster Narration. In: Text- und Gesprächslinguistik. Ein internationales Handbuch zeitgenössischer Forschung, 1. Halbband, S. 369–385. Brinker, K., Antos, G., Heinemann, W., Sager, S.F. (Hrsg.). De Gruyter, Berlin 2000

Gülich, E., Schöndienst, M., Surmann, V.: Schmerzen erzählen Geschichten – Geschichten erzählen Schmerzen. Psychotherapie und Sozialwissenschaft 5,3, 220–249 (2003)

Gülich, E., Schöndienst, M., Surmann, V. (Hrsg.): Der erzählte Schmerz. Psychotherapie und Sozialwissenschaft 5, 3 (2003)

Kallmeyer, W., Schütze, F.: Zur Konstitution von Kommunikationsschemata der Sachverhaltsdarstellung. In: Gesprächsanalysen, S. 159–274. Wegner, D. (Hrsg.). Hamburg 1977

Koerfer, A., Köhle, K., Obliers, R.: Narrative in der Arzt-Patient-Kommunikation. Psychotherapie und Sozialwissenschaft 2,2, 87–116 (2000)

Kütemeyer, M.: Psychogener Schmerz als Dissoziation. Psychotherapie und Sozialwissenschaft 5,3, 203–219 (2003)

Lucius-Hoene, G.: Narrative Bewältigung von Krankheit und Coping-Forschung. Psychotherapie und Sozialwissenschaft 3,4, 166–203 (2001)

Lucius-Hoene, G., Deppermann, A.: Rekonstruktion narrativer Identität. Ein Arbeitsbuch zur Analyse narrativer Interviews. Leske + Budrich, Opladen 2002

Martens-Schmid, K.: Sprache, Affekt und Handeln. In: Sprache und Handeln – Was bewirkt die Wirklichkeit?, S. 200–228. Kruse, G., Gunkel, S. (Hrsg.) Hannover 2000

Quasthoff, U. M.: Erzählen in Gesprächen: linguistische Untersuchungen zu Strukturen und Funktionen am Beispiel einer Kommunikationsform des Alltags. Gunter Narr, Tübingen 1980

Quasthoff, U. M.: Erzählen als interaktive Gesprächsstruktur. In: Text- und Gesprächslinguistik. Ein internationales Handbuch zeitgenössischer Forschung, 2. Halbband, S. 1293–1309. Brinker, K., Antos, G., Heinemann, W., Sager, S.F. (Hrsg). De Gruyter, Berlin 2001

Schöndienst, M.: Zur Differenzialdiagnose nächtlicher anfallsartiger Störungen – Apparative vs. Kommunikative Möglichkeiten der Diagnostik. Aktuelle Neurologie 28 (Suppl. 1), 533–536 (2001)

Schöndienst, M. : Von einer sprachtheoretischen Idee zu einer klinisch-linguistischen Methode. Einleitende Überlegungen. Psychotherapie und Sozialwissenschaft 4,4, 253–270 (2002)

4 Arzt-Patient-Kommunikation als Experten-Laien-Kommunikation

Gisela Brünner

4.1 Experten und Laien

Der *Experte* (von lat. *expertus*: ‚erfahren, kundig') gilt – in einer durch Arbeitsteilung und Fragmentierung des Wissens gekennzeichneten Gesellschaft – als Sachverständiger mit Spezialwissen zu einem bestimmten Bereich. Dieses Wissen ist typischerweise abstrakt; es wird durch eine längere Ausbildung erworben, ist systematisiert und professionalisiert und wird gesellschaftlich kontrolliert. Aufgrund entsprechender Zertifikate wird Kompetenz für das betreffende Gebiet beansprucht sowie unterstellt. Der Begriff *Laie* (von griech. *laikos:* ‚Nicht-Priester, zum Volk gehörig') ist in der heutigen Gesellschaft weniger deutlich konturiert und vor allem negativ, durch die Opposition zu *Experte,* bestimmt.

Diese Opposition gilt empirisch jedoch nur beschränkt und ist relativ. Denn erstens ist der Expertenstatus auf ein Gebiet begrenzt, zweitens kann das Wissensgefälle zwischen Experte und Laie zu diesem Gebiet größer oder kleiner sein. In der Experten-Laien-Kommunikation (ELK) sind Experte und Laie als komplementäre Gesprächsrollen zu verstehen, d.h. sie haben differierende, einander ergänzende Aufgaben im Gespräch zu erfüllen.

Charakteristische Aspekte der Expertenrolle führen in der ELK zu charakteristischen *Problemlagen*. Diese zeigen sich gerade auch in dem Typ der ELK besonders deutlich, der hier im Mittelpunkt steht: der Arzt-Patient-Kommunikation (APK).

- Spezialisiertes Fachwissen und Fachsprachlichkeit als Elemente der Expertenrolle sind eine Quelle für Verstehens- und Verständigungsprobleme.
- Autorität und Definitionsmacht des Experten führen zu einem Machtgefälle in der ELK.
- Sachlichkeit, professionelle Routine und Nicht-Betroffenheit des Experten treten in der ELK (besonders auch in der APK) der persönlichen Betroffenheit des Laien (Patienten) gegenüber und erzeugen Perspektivendifferenzen.

An diesen Problemlagen orientiert sich die folgende Darstellung. Ich behandle Verständigungsprobleme in der APK und Verfahren zu ihrer Bewältigung (Kap. B4.2), wobei den Verfahren der Veranschaulichung (Kap. B4.3) besonderes Gewicht beigemessen wird. In Kap. B4.4 stelle ich den Umgang mit Macht- und Perspektivendifferenzen dar.

4.2 Verstehen und Verständigung in der APK

Verständigung ist ein interaktives Produkt von Sprecher und Hörer, sie wird gemeinsam hergestellt. Dazu werden kommunikative Verfahren eingesetzt, sprachliche Handlungen, die z. B. das Verstehen des Gesprächspartners sichern.

4.2.1 Wissensunterschiede und Wissenstransfer

Die APK als eine Form der ELK hat es mit differierenden *Wissensbeständen* der Beteiligten zu tun. Ärztinnen/Ärzte verfügen über professionelles, wissenschaftliches medizinisches Wissen. Patientinnen/Patienten verfügen über nicht-professionelles Alltagswissen zu Körper, Krankheit und Gesundheit. Darüber hinaus haben sie – besonders solche mit chronischen Erkrankungen – aber oft auch ein semi-professionelles Wissen [Löning 1994], z. B. über Blutzuckerwerte und ihre Beurteilung. Es resultiert aus Kontakt mit dem Expertenwissen (aus Arzt-Patient-Gesprächen oder anderen Informationsquellen). Von anderer Art ist das krankheitsbezogene Erlebniswissen von Patienten, das die Erfahrung der körperlichen und geistigen Zustände eines Krankheitserlebens, d. h. subjektive Wahrnehmungen, Empfindungen und Erfahrungen beinhaltet (z. B. Durstgefühl bei Überzuckerung).

In der ELK findet ein *Wissenstransfer* statt, bei dem Teile der differierenden Wissensbestände verbalisiert, interaktiv und mental bearbeitet sowie teilweise ausgeglichen werden. Der Transfer verläuft in beide Richtungen: Patienten machen Teile ihres exklusiven krankheitsbezogenen Wissens den Experten/Ärzten zugänglich (z. B. Schmerzempfindungen in einer Körperregion). Ärzte wenden darauf ihr „typisiertes" (s. Spranz-Fogasy, Kap. B1) professionelles Wissen zum Zweck der Diagnose und Therapie an und vermitteln ausgewählte Teile ihres Expertenwissens – etwa bei der Diagnosemitteilung, Patientenaufklärung oder Therapieanleitung. Dabei wird das Wissen von den Beteiligten bearbeitet und umstrukturiert, also transformiert – von Patienten z. B. in Beziehung zu früheren Erfahrungen oder bestimmten Situationen gesetzt, von Ärzten z. B. auf Alltagswissen bezogen oder in seinem Nutzen bewertet. Wie dieser Prozess gelingt, ist für die Verständigung entscheidend.

Auch das semi-professionelle Wissen von Patienten spielt in der APK eine wichtige Rolle und darf nicht unterschätzt werden. Es ist typischerweise selektiv (auf die „eigenen" Beschwerden und Krankheiten bezogen), fragmentarisch (nicht vollständig) und isoliert, d. h. es besitzt nicht die interne Vernetzung des Expertenwissens. Dennoch kann es umfangreich in Bezug auf die jeweilige Krankheit sein. Besonders von chronischen Erkrankungen Betroffene bringen häufig eine gewisse fachliche Expertise über ihre Krankheit in die Kommunikation ein.

Aufgrund des Erlebniswissens und des semi-professionellen Wissens medizinischer Laien bietet die begriffliche Unterscheidung zwischen Experten und Laien in der APK nur eine grobe Orientierung [Gülich 1999]. Sie ist empirisch von Fall zu Fall zu graduieren und zu differenzieren. Eine generelle Expertenaufgabe in der APK besteht darin, das zu vermittelnde medizinische Wissen auf das Laienwissen hin zu bearbeiten und zuzuschneiden, um es anschlussfähig und integrierbar zu machen (Verfahren dafür s. unten). Das bedeutet erstens, sich über dieses Laienwissen Kenntnis zu verschaffen, und zweitens, sich im Gespräch darauf einzustellen.

In einem Erstgespräch in der psychosomatischen Frauenheilkunde[8] fragt z. B. die Ärztin eine Patientin mit Angstattacken:

```
ähm so zu ihrer vorstellung so * abgesehen von medizinischen erklärungen *
WARUM sie erkrankt sind was würden sie da sagen
```

Sie ermöglicht der Patientin dadurch, ihre eigenen Sichtweisen (`vorstellung`) für sich selbst zu klären und in die Interaktion einzubringen.

Die Wissensbestände von Laien bzw. Patienten in ihrer spezifisch strukturierten Form werden auch als *subjektive Theorien* beschrieben [Faltermaier et al. 1998]. Dieser Begriff scheint mir analytisch problematisch, jedoch sind die gemeinten Wissensbestände über Krankheit und Gesundheit hoch relevant. Denn sie haben Verhaltenskonsequenzen (z. B. Behandlungserwartungen) und steuern das gesundheitsbezogene Handeln; von ihnen hängt auch ab, welche Veränderungen in diesem Wissen der Experte anstreben muss und in welcher Weise.

Der Erfolg der APK hängt auch davon ab, wie das bei den Adressaten unterstellte medizinische und gesundheitsbezogene Wissen bzw. die Laienvorstellungen berücksichtigt, sprachlich zum Ausdruck gebracht und interaktiv bearbeitet werden – z. B. (als vorhanden oder nicht vorhanden) thematisiert, bewertet, nutzbar gemacht, bestätigt oder korrigiert werden.

Die Wissensvermittlung an Laien hat also deren Vorwissen und Verständnisniveau zu beachten. Nur wenn die Verständlichkeit des Gesagten damit korrespondiert, werden Verstehen und Verständigung erreicht. Die kognitive Strukturierung des Gesagten muss dem Sachwissen angepasst sein, die motivationale Strukturierung dem Interesse und die sprachliche Strukturierung (s. oben Kap. B4.2.2) der sprachlichen Kompetenz [Augst 1982].

Zur *kognitiven Strukturierung* dienen:
- *Vorstrukturierungen*, die Konzepte in allgemeiner Form benennen und die Gliederung der folgenden Äußerungen deutlich machen; diese können dann leichter und dauerhafter in die kognitive Struktur integriert werden; Beispiel für eine vorstruktu-

---

[8] Die Transkriptionskonventionen sind im Anhang dieses Buches dargestellt. Abweichend werden besondere Betonungen hier zusätzlich mit Großbuchstaben markiert.

rierende Äußerung aus einem ärztlichen Erstgespräch in der psychosomatischen Frauenheilkunde:

```
ich machs * üblicherweise so * dass ähm * ich mir erzählen lasse mit welchem:
konflikt oder problem sie kommen wir haben das/ für das gespräch auch nur drei-
viertel stunde zeit * und dass ich dann noch äh fragen ergänze * auch was mir an
informationen noch FEHlen
```

- eine *hierarchisch-sequenzielle Organisation* vom Allgemeineren zum Spezielleren, um Aufnahme und Behalten zu fördern; Beispiel aus einem Seminar für Herzpatienten:

```
das hat ganz viele MECHA:nische gründe ** zu ENGE arterien. * patienten die:
lange geRAUCHT haben, patienten die die ZUCKERkrankheit hatten patienten die
n HO:CHdruck haben BLUThochdruck, * haben * sehr/ * ham GEFÄ:SSE wo [...] *
sondern da geht das so wird das IMmer enger enger enger enger enger in der
pephe/ peripherie das gefäß
```

- *Zusammenfassungen*, um die Stabilität, Klarheit und Unterscheidbarkeit relevanter Konzepte zu verbessern; Beispiel aus einem Patientenseminar zu Fettstoffwechsel und Sport:

```
nech das heißt also das problem bei dem körperlichen training ist nämlich
dieses dass es NUR wirksam wird ** wenn ich die zweite trainingseinheit zum
richtigen zeitpunkt setze
```

- *Hervorhebungen*, die die Aufmerksamkeit auf Wichtiges lenken; Beispiel aus einer Fernsehsendung über Herzinfarkt:

```
die sache mit dem ZEITverlust die is ein RIE:siges problem ** [...] und DANN *
is das erste problem da:ss * die: HOCHgefährlichen RHYTHmusstörungen der
ersten zeit nich behandelt werden könn * die LEbensgefährlich sein könn *
und im krankenhaus soFORT behoben werden könn [...] un was NOCH wichtiger
ist: * wenn: die ersten fünf/ * vier fünf STUNden verSTRICHEN sind [...]
```

- und allgemein das *Anknüpfen an Vorwissen* und bekannte Zusammenhänge (Kap. B4.3).

Diese Verfahren entsprechen den drei lerntheoretischen Prinzipien der Verankerung des Neuen im Alten, der Vororganisation des Neuen und der Konsolidierung des Begriffenen. In der APK sind sie besonders wichtig, weil die aktuellen Aufnahme- und Lernbedingungen bei Patienten oft ungünstig sind, z. B. bei bevorstehenden Operationen (emotionaler Stress, Abwehr).

Verstehensprobleme entstehen nicht nur aufgrund formal-sprachlicher Eigenschaften des Gesagten (viele unbekannte Fach- und Fremdwörter, lange/komplexe Sätze, wenig Redundanz), sondern auch, wenn die für den Adressaten erforderlichen Zusammenhänge nicht hergestellt werden (für das Verständnis relevante Informationen werden nicht oder unvollständig gegeben, das Hintergrundwissen wird überschätzt). Der Hörer hat im weiteren Sinne verstanden erst dann, wenn er die Handlungsqualität der Äußerungen richtig interpretiert (z. B. als Vermutung, Ankündigung, Warnung), ihre Relevanz und Tragweite erkennt und Konsequenzen aus ihnen ziehen kann.

4.2.2 Fachbegriffe

Fachbegriffe sind zentrale Bestandteile des *Expertenwissens*. Fachintern dienen Sie der Erkenntnis und begrifflichen Bestimmung fachspezifischer Gegenstände sowie der Verständigung über diese. In der ELK stellt der Umgang mit Fachbegriffen eines der prominentesten Probleme dar. Die häufigen Klagen von Laien über „Fachjargon" belegen das.

Fachwörter sind auch wesentliche Mittel der sprachlichen *Selbst- und Rollendarstellung* als Experte, d. h. in der ELK kann durch sie Fachkompetenz, Autorität und Vertrauenswürdigkeit demonstriert werden – nach der Handlungsmaxime „Zeige dich als Experte!". Die Befolgung dieser Maxime entscheidet mit über die Glaubwürdigkeit von Aussagen oder die Akzeptanz von Empfehlungen. Andererseits verpflichten Kooperativität und Rücksichtnahme auf den Laien zur Reduktion oder Vermeidung von Fachwörtern – nach der Maxime „Sprich die Sprache des Patienten!".

Mit der Rolle und Selbstdarstellung als Experte/Arzt sind also konfligierende Handlungsanforderungen verbunden. Dieser Maximenkonflikt drückt sich in der ELK durch Wechsel zwischen fachlicher und nicht-fachlicher Ausdrucksweise aus; dies sollte möglichst kontrolliert und adressatengerecht geschehen.

Schwierigkeiten weisen Fachbegriffe unter verschiedenen Aspekten auf [Wichter 1983]:

- in Bezug auf ihren Wortkörper, wenn sie aus fremden Sprachen stammen und deshalb semantische Anhaltspunkte für die (terminologische) Bedeutung fehlen,
- weil ihre einzelnen Bestandteile schwer identifizierbar sind (man vergleiche *Metastase, Methodologie, Meteorismus, Methan*), sodass ähnliche Wörter leicht verwechselt werden,
- weil Aussprache und Schriftbild von den Regeln des Deutschen abweichen,
- auch in Bezug auf ihre Bedeutung sind sie oft schwierig, weil die Bedeutung abstrakt oder komplex ist,
- auch bei muttersprachlichen Fachwörtern entstehen Verständigungsprobleme, wenn es zwischen Fach- und Alltagsbegriffen Ähnlichkeiten, aber auch Differenzen gibt (z. B. *Stress, (Cholesterin-)Spiegel*).

Erschwerend kommt hinzu: Die Arzt-Patient-Beziehung und die Höflichkeitsnormen erlauben es normalerweise nicht, das Verstehen des Laien direkt (wie in der Schule) zu überprüfen; dafür stehen nur indirekte Verfahren zur Verfügung (Verständnisüberprüfung an der Art der Rückmeldesignale und Reaktionen). Den Patienten wiederum erschwert die Distanz der Beziehung Nachfragen.

Es stellen sich die Fragen: Wie viele und welche Fachwörter sind nötig? Wie können Expertinnen/Experten Fachwörter einführen und erklären? Fachlexik ohne verständnissichernde Aktivitäten beeinträchtigt Verstehen und Verständigung. Fachlexik ganz zu vermeiden und statt ihrer nur umgangssprachliche umschreibende Ausdrucksweisen zu wählen, ist jedoch auch nicht sinnvoll. Denn Patienten müssen, um mündige Patienten zu werden, sich weiter gehende fachliche Informationen selbst erschließen können (z. B. durch Lektüre); dafür müssen sie Fachwörter kennen. Das angemessene Verfahren ist deshalb, wichtige Fachbegriffe zwar zu verwenden, aber zugleich zu erläutern und verständlich zu machen – z. B. durch Umschreibungen (Reformulierungen, Paraphrasen; s. u.).

Die sprachliche Kompetenz des Laien zu beachten heißt auch einzuschätzen, welche Fachwörter für ihn wichtig sind und ob sie ihm unbekannt sind, und diese dann angemessen einzuführen und zu erklären.

Bei der *Erläuterung* von Fachbegriffen und der Vermittlung des zugehörigen medizinischen Wissens sollten Ärztinnen/Ärzte

- dieses in den jeweiligen Handlungszusammenhang stellen,
- sich am Nutzen bzw. den Auswirkungen orientieren statt an der wissenschaftlichen Systematik, z. B.:

> wir nennen das das kammerflimmern das is ja die gefährlichste form der störung der herzschlagfolge

- Umfang und Dichte reduzieren, d. h. Einzelheiten weglassen und umgekehrt bestimmte Aspekte erweitern und mit Erklärungskontext versehen,
- statt reiner Worterklärungen/Definitionen lieber Erläuterungen des fachlichen Gehalts geben, z. B.:

> dann * die SZINTIgraphie also man * fährt fahrrad und es wird ein radioaktiver stoff injiziert und an der stelle wo also die durchblutung geschwächt is sieht man also weniger radioaktivität

Die Erläuterung bzw. Erklärung kann an die Nennung des Fachbegriffs *anschließen*, ihn anaphorisch aufnehmen, wie auch in folgenden Beispielen:

> an den gefäßen wird die so genannte arteriosklerose die verkalkung und verfettung der gefäße gefördert

> und es gibt ja den so genannten eustress wo s/ einer * sich dabei WOHLfühlt

Oder sie kann dem Fachbegriff *vorangehen*, ihn vorausweisend (kataphorisch) vorbereiten. Dieses Verfahren ist didaktisch wirksamer:

> in diesen herzkranzgefäßen können sich im laufe des lebens aufgrund von gründen die wir noch erörtern ablagerungen bilden ablagerungen die wir als arteriosklerose bezeichnen

Die verbale Erläuterung kann durch visuelle Mittel (Bilder, Zeichnungen, Modelle, praktische Demonstrationen) unterstützt werden. Jedoch gilt gerade für fachliche Bilder und auch für Demonstrationen: „Man sieht nur, was man weiß". D. h., um aussagekräftig und hilfreich für Laien zu sein, muss das spezifische Wissensdefizit, das sie beheben sollen, durch sprachliches Handeln eingegrenzt und markiert sein.

Ein anderes Problem ist die *Fachwortverwendung durch Laien*: Um Kooperativität im Gespräch zu zeigen, passen sich Gesprächspartner üblicherweise der Sprache des anderen an und übernehmen z. B. Ausdrücke. In der ELK verwenden Laien Fachtermini dann entfachlicht, ohne das zugehörige Wissen zu besitzen.

Löning [1994] zeigt, dass Patienten ihr Wissen über ihre Körperempfindungen in dreierlei Weise versprachlichen:

- Durch alltagssprachliche, *nicht-professionelle Kategorisierungen* verbalisieren sie ihre Körperempfindungen so, dass die Empfindung selbst schon kategorisiert wird. Also nicht: *ich fühle mich x, ich spüre x*, sondern schon durch Zuordnung durch ein Substantiv. (z. B. weil ich so wahnsinnige rückenschmerzen hatte). Dies erzeugt Distanz zum eigenen Empfinden. Die Verbalisierung der Empfindungen als schon kategorisierte ist ein Versuch, gegenüber dem Arzt kooperativ zu sein, sie ihm bereits in aufbereiteter, reduzierter Form für die Diagnose mitzuteilen.
- Durch *semi-professionelle Kategorisierungen*, die aus alltagssprachlichen Ausdrücken in professioneller Weise zusammengesetzt sind (z. B. *Magenschleimhautentzündung* für *Gastritis, Pyelitis*); sie werden aus der APK oder Aufklärungstexten übernommen (z. B. und zwar ** habe ich häufiger magenschleimhautentzündungen). Damit wird aber nicht automatisch das betreffende professionelle Wissen mit übernommen, das den Patienten eine Einordnung ihrer Empfindungen erlauben würde. Aufgrund der alltagssprachlichen Wortbestandteile werden Sachverhalte aus dem Sprachwissen und aus dem Wissen über Krankheiten erschlossen und die Empfindungen entsprechend etikettiert.
- In diesem Sinne täuschen *pseudo-professionelle Kategorisierungen* medizinisches Wissen nur vor und legen falsche Schlüsse nahe. Wenn der Arzt nicht wirkliche Empfindungen abfragt, das faktische Patienten-Wissen im Unklaren bleibt und falsche Kategorisierungen unentdeckt bleiben, wird die Verständigung gefährdet.

Anders ist dies bei *professionellen Kategorisierungen*. Ausdrücke wie *Obstipation* oder *schwere Depression* indizieren, dass die Patienten nicht Alltagswissen heranziehen, sondern übernommene Kategorisierungen verwenden. Dies gilt besonders, wenn die Quelle explizit genannt wird (dass mein arzt erhöhte leukozyten bei mir festgestellt hat und erhöhte thrombozyten). Laien markieren oft in der ELK die nur reproduzierende Verwendung von Fachwörtern, z. B. durch Pausen und hinweisende (deiktische) Ausdrücke vor der Benennung (dieses * metabolische syndrom) und durch prosodische Mittel (verlangsamte Artikulation).

Auch wenn eine medizinisch orientierte Ausdrucksweise Ärzten das Gespräch erleichtert, kann eine Anpassung an den ärztlichen Sprachgebrauch zu Störungen der Verständigung führen. Ärzte sollten also Patienten-Kategorisierungen hinterfragen und auf alltagssprachliche Verbalisierungen der Empfindungen drängen, um besseren Zugang zum Wahrnehmungswissen zu bekommen.

Die Verwendung von Fachbegriffen durch Laien hat in der ELK generell auch eine wichtige Funktion dafür, dass der Experte deren Wissensvoraussetzungen einschätzen kann und eine für beide akzeptierbare Form der Kommunikation gefunden werden kann. Gerade bei unbekannten Gesprächspartnern ist ja zu Beginn nicht klar, welches Wissen der Laie hat und welcher Grad von Fachlichkeit möglich ist. Dies wird erst im Verlauf des Gesprächs eingeschätzt und ausgehandelt. Hierbei hat der Fachwortgebrauch – ebenso wie Signale von Verstehen oder Nichtverstehen (Hörerrückmeldungen) – eine Indikator-Funktion.

4.3 Veranschaulichung

Die Wissensvermittlung durch Experten ebenso wie die Beschreibung eigenen Empfindens erfordert den Bezug auf das gemeinsame Alltagswissen, auf ein Wissen, das beide Parteien miteinander teilen. Solche Rückgriffe auf das geteilte Alltagswissen werden in der Kommunikation zwischen Experten und Laien oft durch bestimmte sprachliche Verfahren geleistet – durch *Verfahren der Veranschaulichung* (vgl. zum Folgenden Brünner und Gülich [2002]). Zu ihnen zählen Metaphern und Vergleiche, Beispiele und Konkretisierungen, Beispielerzählungen und Szenarios. Experten verwenden sie, um Fakten, Gesetzmäßigkeiten, Erklärungen und Begründungen oder auch Handlungsanweisungen an Laien/Patienten zu vermitteln; diese verwenden sie, um ihre Körperwahrnehmungen, Krankheitserfahrungen und ihr Wissen darzustellen.

Verfahren der Veranschaulichung sind hervorragend dafür geeignet, in der ELK fachliches Wissen auf Alltagswissen und persönliche Erfahrung zu beziehen, um es anschlussfähig zu machen. Sie eignen sich, um Alltagsbezug sowie Adressatenbezug herzustellen und dadurch einerseits komplizierte Sachverhalte verständlich zu vermitteln, andererseits zu erwünschten Handlungsweisen zu motivieren und anzuleiten.

4.3.1 Metaphern und Vergleiche

Durch *Metaphern* wird sprachlich eine Übertragung aus einem Wirklichkeitsbereich in einen anderen vorgenommen, ohne dass Vergleichsausdrücke benutzt werden. Die kognitive Metapherntheorie geht davon aus, dass sich hinter Metaphern in der Alltagssprache Konzepte verbergen, dass wir die Dinge zumindest partiell auch so sehen und erleben, wie wir sie metaphorisch bezeichnen.

Folgende metaphorischen Konzepte z. B. für das Herz werden durch Metaphern (und auch Vergleiche) in der Gesundheitskommunikation in unserer Kultur typischerweise ausgedrückt:
Das Herz ist (wie) ein Motor
Das Herz ist (wie) eine Pumpe
Das Herz-Kreislauf-System ist (wie) ein Rohr- oder Heizungssystem
Das Herz-Kreislauf-System ist (wie) ein Verkehrssystem

Metaphern strukturieren abstrakte Konzepte durch erfahrungsnähere. Ihre Funktion im Vermittlungsprozess ist es, kompakt die als wesentlich angesehenen Eigenschaften eines Gegenstandes zu repräsentieren (der motor der unseren kreislauf aufrecht erhält) und durch Transfer vom Bekannten zum Unbekannten ein Verständnis des Neuen zu erleichtern (ruckzuck kann das hier zugehen diese schmale straße und wir haben den schönsten herzinfarkt).

Durch Metaphern kann man Wissen kompakt, anschaulich und behaltbar zusammenfassen; der Hörer kann aus der Metapher einzelne Wissenselemente nachträglich rekonstruieren. Sie sind gerade für die Vermittlung wissenschaftlichen Wissens besonders geeignet.

Aber auch die *Probleme* von Metaphern werden deutlich: Metaphorische Konzepte sind selektiv; sie heben bestimmte Eigenschaften hervor, aber verdecken solche, die mit dem metaphorischen Konzept nicht verträglich sind. Die Veranschaulichung des Herzens als Motor verdeckt z. B. seinen nicht-mechanischen Charakter, die psychischen und hormonellen Einflüsse auf das Herz oder den Umstand, dass es nicht „wie neu" ist, wenn Ersatzteile eingesetzt werden. Die Metapher vom Motor legt eine mechanische Sichtweise nahe. Wenn diese im Sprachgebrauch fest genug etabliert ist, gerät tendenziell in Vergessenheit, dass es sich nur um eine Metapher handelt und das Herz eben nicht nur mechanisch gesehen werden kann.

Problematisch bei Metaphern in der ELK ist darüber hinaus, dass der Hörer mitunter erst herausfinden muss, welche Teile in einer Äußerung nicht-wörtlich zu verstehen sind und welches ihre übertragene Bedeutung genau ist. Dann besteht die Gefahr von Fehlinterpretationen. Überlegen sind unter diesem Aspekt *Vergleiche*, die die Analogie zwischen den beiden Gegenständen (und ggf. auch ihre Grenzen) Punkt für Punkt explizit benennen (A ist wie B unter den Aspekten x, y, z).

Ein weiterer Punkt ist zu beachten: Damit Metaphern bei der Veranschaulichung durch Experten ihr Potenzial entfalten können, müssen die Laien mit dem Herkunftsbereich der Metapher auch wirklich vertraut sein. Z.B. haben Gespräche mit einer Kardiologin, die in einer Herzklinik Patienten für Herzoperationen aufklärt, gezeigt: Die zentrale Metapher vom Herz als Motor geht z.T. an den Wissensvoraussetzungen der Adressaten vorbei; denn bei vielen Patienten (und vor allem Patientinnen) gehört das Wissen über den Aufbau eines Motors, die Benzinleitungen, die Ventile usw. *nicht* zu ihrem Alltagswissen, sodass sie dieses Wissen auch nicht nutzen können, um das Herz und die Operation zu verstehen. Als Problem erscheint der Vergleich der verengten Zuleitungsarterien mit verstopften benzinleitungen. Denn der Laie fragt sich: wo sind die führn die in den körper wo sind diese dummen dinger. Aber auch der Auto-Kenner dürfte verwirrt sein, weil zwar das Herz drei Zuleitungsarterien hat, aber ein Motor keine drei Benzinleitungen.

Die Passung von relevanten Metaphern ist also in Bezug auf den Gegenstand wie auch den Adressaten kritisch zu prüfen und erfordert einen bewussten, reflektierten *Auswahlprozess*. Die Entwicklung einer adäquaten Metaphorik ist für Ärztinnen/Ärzte eine wichtige Aufgabe.

Eine besondere und häufige Form von Metaphorik sind *Personifikationen* (Anthropomorphisierungen). Der Körper als Ganzes oder einzelne Körperteile können von Experten als handelnde Personen veranschaulicht werden, biologische Prozesse als Handlungsprozesse.

So wird z. B. in Gesundheitssendungen der Bluthochdruck als leiser killer personifiziert. In einem Vortrag zu Fettstoffwechsel und Sport wird die Regulation des Stoffwechsels als Miteinander-Sprechen und -Handeln verschiedener Personen veranschaulicht: der Muskelzelle, der Hormone, des Blutes, der Triglyzeride, der Fette und des Gehirns. In einem Arzt-Patient-Gespräch wird die Funktion des Immunsystems so erklärt:

> in dem moment wo wir jetzt hier miteinander reden da produzieren wir weiter krebszellen aber wir ham das immunsystem und das kommt dann her und das erkennt und sagt oh moment mal ja hier die zelle die stimmt nicht die gehört net hier hin und die wird dann äämm * vernichtet * sozusagen vom immunsystem

In dieser Personifikation des Immunsystems schreibt die Ärztin ihm mentale Handlungen (erkennt) und sogar sprachliche Äußerungen zu (sagt oh moment mal).

Solche Personifikationen zur Veranschaulichung physiologischer Prozesse sind für Zwecke der Wissensvermittlung gut geeignet. Denn das Handlungsmodell ist für Laien vertrauter und verständlicher als eine naturwissenschaftlich-kausale Darstellung.

Metaphern und Vergleiche werden von *Patienten* verwendet, um ihre subjektiven Körperwahrnehmungen und Krankheitserfahrungen darzustellen und ihre eigenen Vorstellungen zu artikulieren. Sie können so ihr Leben und Erleben der Krankheit für sich selbst klären und für andere zugänglich machen (s. dazu die Beiträge in Brünner und Gülich [2002]). Veranschaulichung dient also nicht nur dem Ausgleich von Wissensdifferenzen, sondern auch der Herstellung sozialer Gemeinschaft.

In der APK ist es für die Diagnosestellung wichtig, dass die Patienten ihre Beschwerden, Schmerzen und Symptome genau beschreiben – z. B. bei unklaren Brustschmerzen oder Anfallskrankheiten. Aber Beschwerden und Schmerzen lassen sich anderen Menschen oft schwer vermitteln, wenn diese sie nicht selbst kennen. Die

Patienten haben dann oft Mühe sich den Ärzten mitzuteilen: sie haben ein Beschreibungsproblem. An diesem Punkt können die Veranschaulichungsmittel zur Lösung des Problemes beitragen.

Dazu ein Beispiel (leicht „eingedeutscht" und ohne die Hörerrückmeldungen der Ärztin) aus einem Wiener Projekt zur Darstellung unklarer akuter Brustschmerzen (Kap. C2).

> `also ich hab momentan geglaubt ich bin/ ich ich bin in der nacht aufgewacht und hab unheimliche handschmerzen bekommen und die schmerzen ham sich dann auf den brustkorb gelegt also ich hab geglaubt mir legt irgendwer etwas drauf auf den brustkorb das ist als wenn eine betonplatte drauf liegt und da kommt der schmerz dazu also der schmerz der war ein wahnsinn also mir hats die tränen rausgedrückt echt mir hats echt die tränen rausgedrückt vor lauter weh und ich bin dann immer marschiert auf ab marschiert auf ab hin her und sobald ich mich ruhig ein paar minuten niedergesetzt hab da hat das wieder so angefangen das/ das arbeitet das ist gigantisch also ich mein man kanns/ man kanns gar nicht so erzählen wie man es selbst empfindet`
>
> Der Patient veranschaulicht seine `unheimlichen, gigantischen` Schmerzen durch eine Erzählung von den Ereignissen in der Nacht. In sie eingelagert ist eine Metapher: `das ist als wenn eine betonplatte drauf liegt`. Der Patient hebt am Ende hervor, dass selbst die eindrückliche Erzählung und Metapher nicht ausreichen, um die Heftigkeit der Schmerzen vorstellbar zu machen: `man kanns gar nicht so erzählen wie man es selbst empfindet.`

Praktisch bedeutsam sind Metaphern und Vergleiche auch deshalb, weil sie es Ärzten ermöglichen, problematische Selbstbilder und *Krankheitsvorstellungen* von Patienten zu erkennen und zu korrigieren.

Ein Beispiel dafür ist die Vorstellung vom Herzinfarkt als `blitz aus heiterem himmel`. Durch diese Wettermetapher wird oft die Unerwartetheit des Infarkts veranschaulicht: dass man nicht auf ihn gefasst ist, dass es für ihn – anders als bei einem Gewitter – keine Vorzeichen und Warnsignale oder Erklärungen gibt. Damit wird eine in präventivmedizinischer Hinsicht sehr problematische Vorstellung zum Ausdruck gebracht, denn meist gibt es für einen Infarkt durchaus Ursachen, Erklärungen und vorangehende Symptome. Das Problem vieler Infarktpatienten und -gefährdeter liegt genau darin, dass sie unter einem vermeintlich heiteren Himmel leben, ohne die dunklen Wolken am Horizont zu sehen – dass sie also die Vorzeichen und Ursachen nicht kennen oder systematisch verleugnen und vorausgehende Beschwerden „übersehen". Diese Problematik erklärt, warum in der öffentlichen Gesundheitsinformation immer wieder gerade auf diese Metapher kritisch Bezug genommen wird.

Wie Metaphern, Vergleiche und andere Verfahren in der *Interaktion* zwischen Ärzten und Patienten aufgegriffen, gemeinsam fortgeführt und im Gespräch produktiv weiterentwickelt werden – oder aber ignoriert, abgeblockt oder missdeutet werden, hat Konsequenzen für die Verständigung, die Beziehung, den Gesprächserfolg und letztlich auch die Heilung.

Das Aufnehmen einer Patienten-Metapher finden wir im folgenden Beispiel aus einem ärztlichen Erstgespräch. Die Patientin (P) formuliert zu Beginn dieses Gesprächs ihr Problem, die Lust am Sex verloren zu haben, durch eine Metapher:

> ich hab also seit meinem * dritten kind und seit der anschließenden * sterilisation die ich also auf meinen wunsch hab auch machen lassen * is mir irgendwie mein unterleib abhanden gekommen

Gegen Ende des Gesprächs greift die Ärztin (A) diese Metapher auf:

```
A: und * wenn ich das richtig verstanden hab so: auch der anlass zu
   MIR zu kommen * das gefühl so: wie sie eben sagten so s/ sie * haben
   ihren unterleib irgendwie verloren

P: tja

A: und das hat mit der sterilisation zu tu::n und
P:                                    <atmet ein> WEISS ich nicht

A:           wissen sie nicht das is * offen
P: <atmet aus>

P: NEE äh vom mediZINISCHEN standpunkt her nich

A:    nee hier gehts schon auch um ihre VORstellungen jetzt
P: da hab ich ja                        <atmet aus>

A: abgesehen von medizinischen erklärungen
```

Die Ärztin modifiziert die Metapher zu ihren unterleib verloren und zitiert auch die von P nahe gelegte Erklärung (sterilisation). Sie setzt die vorstellungen der Patientin – jenseits von medizinischen Erklärungen – für die psychosomatische Behandlung relevant. Dabei nimmt sie die Metapher offenbar angemessen auf, denn P bestätigt durch die affektiv intonierte Interjektion tja. Die Rekapitulation allerdings, mit der die Ärztin P's Vorstellungen über die Bedeutung der Sterilisation interpretiert, weist P zurück (nee). Hier scheint ein Verständigungsproblem über die wechselseitigen Perspektiven(-zuschreibungen) vorzuliegen (vom medizinischen standpunkt her – ihre vorstellungen).

4.3.2 Beispiele und Konkretisierungen, Beispielerzählungen und Szenarios

Im Folgenden gehe ich kurz auf die übrigen genannten Verfahren der Veranschaulichung ein.

Auch *Beispiele* erfüllen eine Veranschaulichungsfunktion und tragen zur Verständigung bei, weil sie konkreter sind als die allgemeinen Begriffe, die mit ihnen erklärt werden sollen. So wird in einem Vortrag über Blutdruck presssituation als Situations- oder Handlungstyp durch das Alltagsbeispiel kampf mit dem gurkenglas veranschaulicht:

> ich wollte ihnen mal zeigen dass man nicht nur im sport sondern auch im alltag
> presssituationen hat ich weiß nicht ob sie sich noch an den letzten kampf mit
> dem gurkenglas erinnern ** wo also ähnliches stattfindet

In *Konkretisierungen* wird ein möglicher und erwartbarer allgemeiner Ausdruck durch einen konkreten ersetzt, der – anders als die Metapher – keine übertragene Bedeutung hat. So konkretisiert ein Arzt in einer Gesundheitssendung den Begriff eiweißmast durch eine Formulierung von geringerem Allgemeinheitsgrad (große schlachteplatten):

> wir sind natürlich als deutsche gewohnt gerade hier auch im süddeutschen raum
> dass wir große schlachteplatten haben dass wir sehr viele tierische eiweiße zu
> uns nehmen dass wir teilweise sogar auch eine eiweißmast haben

Durch *Beispielerzählungen* veranschaulichen Sprecher Sachverhalte, indem sie Ereignisse wiedergeben, die sie (mit-)erlebt haben. So erzählt der Journalist D. E. Zimmer in einer Sendung von ‚Gesundheit!' von seinem schweren Schlaganfall (ohne die Hörerrückmeldungen transkribiert):

> aber es gab ähm * vorboten die ich aber nicht als solche gedeutet habe nicht
> deuten konnte ich kriegte irgendwann einmal im urlaub einen fürchterlichen
> drehschwindelanfall so nennt man das hab ich dann gelernt das ist schwindel
> bei dem sie einfach zu boden gehen ein sich nicht mehr auf den füßen halten
> können das kam ein paar mal * da wars wieder weg und da dachte ich na is ja
> wunderbar dann is es weg ich hab im nachhinein gelernt da hätt ich vielleicht
> noch was unternehmen sollen

Zimmers Erzählung von einem Drehschwindelanfall im Urlaub veranschaulicht, was mit den unerkannten Vorboten des erlittenen Schlaganfalls gemeint ist. Erst im Nachhinein hat er gelernt, dass das erzählte Erlebnis ein Vorbote war.

Ein *Szenario* ist der verbale Entwurf einer vorgestellten, kontrafaktischen Situation, wobei Ereignisse und Handlungen des Adressaten geschildert und ausgemalt werden. So etwa im Vortrag eines Arztes über Stressbewältigung:

> sie müssen sich vorstellen dass in der afrikanischen steppe einer harmlos dort
> grasenden gazelle * ganz plötzlich ein hungriger löwe begechnet ja das ist
> stress sie sollen gefressen werden das ist stress also kriegen sie eine
> stressreaktion ja sie orientieren sich sie sehen den löwen sie werden auf
> flucht aktiviert sie passen sich an indem sie weglaufen und wenn sie schnell
> genuch sind dann können Sie sich anschließend erholen ein problem besteht
> darin dass die löwen dummerweise in rudeln jagen den löwen den sie sehen das
> ist sozusagen nur der sacht huua da bin ich ja in wirklichkeit ist es so es gibt
> noch andere die auf sie warten nämlich da wo sie hinfliehen und irgendwann sind
> sie überfordert sie kommen nicht mehr weiter und irgendwann sind sie erschöpft
> * und wenn sie erschöpft sind dann können sie letztendlich daran auch sterben
> sie können letztendlich auch einen herzinfarkt bekommen und das ist jetzt
> etwas was sie hier sehen ich möchte sie nicht bitten das alles jetzt so aus-
> wendig zu lernen und auch nicht auf alles zu achten aber sie sehen sie haben
> AUSwirkungen aus als stressreaktion im gehirn am herzen und in den nebennieren
> <zeigt eine Abbildung>

In diesem Jagd-Szenario versetzt der Sprecher die Zuhörer in eine fiktive Situation, in die – anders als bei einer Beispielerzählung – nicht der Erzähler, sondern der Adressat involviert ist. Die Situation wird nicht als vergangene, real stattgefundene dargestellt, sondern im Präsens als eine gegenwärtige und nur vorgestellte. Im Szenario wird – anders als beim Beispiel – nicht nur der Situationstyp bezeichnet, sondern die Situation ausgemalt, oft durch wörtliche Rede (hier: des Löwen).

> Die allgemeine Information (Stress und Auswirkungen der Stressreaktion) wird durch das Szenario veranschaulicht und „erfahrbar" gemacht. Am Ende wird – und dies ist typisch – ein Fazit gezogen, mit dem der Sprecher die vorgestellte Situation auf die allgemeine Aussage rückbezieht (und das ist jetzt etwas was sie hier sehen).

Die Funktion von Beispielerzählungen wie auch Szenarios in der ELK ist – über die Veranschaulichung von Sachverhalten hinaus – die Etablierung einer gemeinsamen Wissensbasis und die Herstellung von persönlicher Betroffenheit.

Beispielerzählungen von Patienten geben ein Bild ihrer Lebenswirklichkeit, Erfahrungen und Vorstellungen. Szenarios stellen nicht nur einen Bezug zum Alltagswissen her, sondern durch die Versetzung des Hörers in eine plastisch ausgemalte Situation auch zum Adressaten. Ärzte können Szenarios deshalb bei Erklärungen einsetzen und speziell auch bei der Motivation zu Verhaltensänderungen und bei der Anleitung zu gesundheitsförderlichem Handeln.

Im Blick auf die Verfahren der Veranschaulichung generell ist es empfehlenswert, dass Ärztinnen/Ärzte sich für ihren jeweiligen „Standardbedarf" der Wissensvermittlung, des Erklärens, Anleitens usw. gezielt ein *Repertoire* bereitlegen. Welche Metaphern und Vergleiche, Beispiele oder Szenarios z. B. für welches Thema geeignet sind, ist reiflicher Überlegungen wert und bietet auch Anlass, die eigenen Kommunikationsgewohnheiten zu überprüfen.

4.4 Umgang mit Perspektivendifferenzen

Experten erwerben ihr Fachwissen zusammen mit den disziplinären und professionellen Normen der Handhabung dieses Wissens, mit Normen des Denkens und Handelns in Bezug auf den betreffenden Wirklichkeitsausschnitt. Daraus ergeben sich bestimmte Denkweisen, Perspektiven und Orientierungen, in denen sich Experten von Laien unterscheiden. *Perspektive* meint, dass ein Sachverhalt (i. w. S.) von einer gegebenen Position aus mental repräsentiert und verbal dargestellt wird. Das Einnehmen und sprachliche Ausdrücken einer Perspektive wird oft mit bestimmten Bewertungsmaßstäben verbunden.

Mediziner sind durch ihre Ausbildung einem naturwissenschaftlichen Verständnis des menschlichen Körpers und einer kausalen Denkweise verpflichtet, was mit diffuseren und „ganzheitlicheren" Alltagskonzepten von Laien konfligieren kann.

In der Laienwelt wird z. B. Erkältung häufig als direkte Folge von Stress interpretiert, nicht von einer Virusinfektion (auch wenn das Wissen über Schnupfenviren vorhanden ist); dass dauernder Ärger „auf den Magen schlägt" gilt als bessere Erklärung für Magengeschwüre als Helicobacter-Bakterien; esoterische und quasi-magische Behandlungsweisen sowie Hausmittel (z. B. heiße Milch mit Honig gegen Grippe), die schon in der Kindheit „Wunder gewirkt" haben (und in denen vielleicht die elterliche Fürsorge aufbewahrt ist), konkurrieren mit kausalen Therapien.

Mediziner haben gelernt, sich bei der Diagnosestellung an einem „wissensgeleiteten Konzept" (Kap. B1) und definierten, charakteristischen Symptomen zu orientieren; Laien dagegen orientieren sich häufig an ihren individuellen Empfindungen und schreiben diesen auch symbolische Bedeutungen zu („Etwas hat mir das Herz gebrochen"). Mediziner sind durch ihre Profession auf Kontrolle und handelnde Eingriffe auch in Fällen orientiert, in denen Laien Beschwerden eher „normalisieren" und erdulden (vgl. Redensarten wie „Kommt von allein, geht von allein").

Am wichtigsten ist aber sicherlich der Gegensatz zwischen der *persönlichen Betroffenheit* des Laien und der *professionellen Distanz* aufseiten des Experten/Arztes.

- Der Arzt handelt als Mitglied einer Institution (Krankenhaus, Praxis, Behörde) und kennt die institutionellen Abläufe. Der Patient handelt als individuelle Person und kennt sie allenfalls ungenau.
- Für den Arzt sind die Leiden des Patienten ein standardmäßiger Fall, dem er in der Regel mit emotionaler Neutralität begegnet und auf den er allgemeine Regeln anwendet. Für den Patienten ist sein Leiden ein besonderes Lebensereignis, das mit negativen Emotionen verbunden ist und für das er eine individuelle Handhabung erwartet.
- Die Behandlung ist für den Arzt Teil seiner täglichen Routine; die Problemlösung/Heilung ist für ihn nicht persönlich relevant. Für den Patienten bedeutet sie einen Eingriff in sein Leben, zumindest eine Störung; er hat die Konsequenzen zu tragen. Eine erfolgreiche Problemlösung ist für ihn also hoch relevant.

Diese Differenzen, die für Experten und Laien generell gelten, sind in der Beziehung von Arzt und Patient besonders ausgeprägt. Auf sie lassen sich zahlreiche strukturelle Konflikte und Schwierigkeiten in der APK zurückführen. In der ELK allgemein, aber in der APK in besonderem Maße müssen deshalb außer dem unterschiedlichen Wissen von Experten und Laien auch solche differierenden Orientierungen und Perspektiven miteinander *vermittelt* werden. Dies kann geschehen, indem im Gespräch die Unterschiede reflektiert und bewusst gehalten, bei Bedarf offen gelegt und thematisiert werden, und weiterhin dadurch, dass die Perspektive der anderen Seite explizit übernommen wird.

Im folgenden Beispiel thematisiert eine Kardiologin gegenüber Herzpatienten den Unterschied zwischen Routine und Betroffenheit bei einer Herzoperation und nimmt damit explizit eine Differenzierung der Perspektiven vor:

> is natürlich VÖLlig anders aus der sicht des chirurgen der das TÄGlich macht als für SIE alle * die das ein einziges mal so HOFFE ich * erleben

Dieses Verfahren ist sicherlich geeignet, die Angst vor der Operation zu mindern, indem die Patientenperspektive ernst genommen, aber auch ihre Relativität verdeutlicht wird.

Dieselbe Ärztin äußert auf die Frage von Patienten, ob man vor einer Operation Eigenblut hinterlegen sollte:

> ich glaube ich würde es SELBST * auch * TUN * versuchen hinzukriegen

Sie übernimmt damit explizit die Perspektive der Patienten, indem sie sich an deren Stelle setzt und aus dieser Position heraus eine Handlungsorientierung entwickelt. Eine Antwort auf die Frage „Was würde der Arzt/die Ärztin in meiner Lage tun?" ist für Patienten eine wichtige Entscheidungshilfe – weil sie gerade absieht von den unterschiedlichen Orientierungen, die mit der Experten- bzw. Betroffenenposition verbunden sind, und das fachliche Wissen eines Experten mit der komplexen (Gefühls-)situation eines Patienten abstimmt und in Einklang bringt.

Auch das Verbalisieren von Gefühlen der Patienten ist ein bekanntes Verfahren, um die Perspektivendifferenzen, den Unterschied zwischen der emotionalen Neutralität der Expertenrolle und der emotionalen Involviertheit der Patienten zu überbrücken. Auch dazu ein Beispiel von der Kardiologin aus demselben Seminar für Herzpatienten:

> das hat * viele gründe und ich denke die müssen wir auch AUSsprechen obwohl ich WEISS * dass * das auch erschreckt

Diese Äußerung, an eine Gruppe adressiert, zeigt, dass das Verbalisieren von Gefühlen nicht nur als psychotherapeutisches, auf das Individuum bezogenes Verfahren angewendet werden kann, sondern bereits auf einer sehr grundlegenden Ebene bei der Gestaltung der Arzt-Patient-Beziehung seinen Sinn hat. Es unterstützt die soziale und menschliche Glaubwürdigkeit des Experten, die für Laien oft ein wichtigeres Beziehungskriterium ist als die fachliche Expertise (die er meist ohnehin nicht einschätzen kann).

Eine Vermittlung der unterschiedlichen Perspektiven in der APK erfordert auch, das Laienwissen, die Vorstellungen und Sichtweisen der Patienten aufzunehmen – die ja stark beeinflussen, ob und wie sie neue Informationen verarbeiten, Erklärungen akzeptieren, Therapien beurteilen, Ratschläge befolgen usw. Wie diese im Gespräch einbezogen und interaktiv bearbeitet werden, entscheidet mit über Qualität und Erfolg der APK. Sie zu erkunden, zum Ausdruck zu bringen und einzubeziehen ist Voraussetzung für ihre Bearbeitung (z. B. bewerten, für die Therapie nutzbar machen, korrigieren). Gleichzeitig bedeutet es auch ein Ernstnehmen des Patienten und die Herstellung von Gemeinsamkeit – wichtige Voraussetzungen für die partnerschaftliche Arbeit an der Heilung.

In der medizinischen Literatur wird dies teilweise unter dem Begriff *subjektive Krankheitstheorien* diskutiert. Es geht jedoch nicht nur um Krankheitstheorien im engeren Sinne, sondern allgemeiner um Vorstellungen über Körper, Gesundheit und Krankheit.

Im folgenden Beispiel aus der Sendung „Die Sprechstunde" formuliert ein Schmerzpatient im Publikum eine solche Laien-Sichtweise:

```
aber das hauptproblem ist was ich jetzt hab ich werde i:mmer mehr wetterab-
hängig also wenn das wetter umschlägt merke ich das wie der wetterhahn zwei-
einhalb tage vorher * bricht der ganze körper zusammen alle muskeln alle/
alles tut weh.
```

Der anwesende Psychotherapeut antwortet ausführlich auf diese von ihm so bezeichnete subjektive Krankheitstheorie:

```
das andere ist dass wir natürlich immer eine so genannte subjektive krank-
heitstheorie haben also sie haben den eindruck dass es mit dem wetter zusam-
menhängen könnte und Sie spüren das schon * sehr früh
```

Betrachtet man, wie der Arzt die Vorstellung in der Interaktion prozessiert, so zeigt sich eine komplexe Verfahrensweise: Er formuliert die Äußerung des Patienten als einen `eindruck`, eine Vermutung (`könnte`) um. Er zeigt darauf, dass er sie ernst nimmt (`das gibts tatsächlich`), obwohl die Theorie nicht zum naturwissenschaftlichen Paradigma passe (`wir können es naturwissenschaftlich noch nicht erklären`). Er gibt Ratschläge, die die Erfahrung des Patienten einbeziehen (`wenn sie die erfahrung machen dass Sie in einem anderen lebensraum vielleicht besser zurecht kommen`), hält aber auch die Möglichkeit offen, andere Erklärungen zu finden (`nochmal zu gucken vielleicht gibt es ANdere trägerfaktoren die sie jetzt bisher auf das wetter beziehen die aber unabhängig davon * auch * da sein können die Sie vielleicht selbst noch gar nicht so sehen weil sie nicht drauf geachtet haben`).

Solches differenzierende und nicht-abwertende Eingehen auf die Patientensicht ist produktiver, als die medizinische Perspektive nur dagegen zu setzen.

Das Laienwissen, gerade auch das semi-professionelle Wissen der Patienten, aufzunehmen, heißt gleichzeitig, die Orientierung an der *Autorität* der Expertenrolle und das Machtgefälle in der APK zu relativieren und die Orientierung des Patienten an seiner Autonomie ernst und wichtig zu nehmen.

Die eigene Autorität im Gespräch auszuspielen hat Bedeutung für die Mitarbeit der Patienten, ist aber auch problematisch – im Hinblick auf die Offenheit der Patienten, eine partnerschaftliche Beziehung zum Arzt und mündiges, eigenverantwortliches Handeln. Diesen Aspekt der Ausgestaltung ihrer Rolle und Selbstdarstellung müssen Ärzte in jeder konkreten Interaktion neu ausbalancieren.

Anzustreben ist eine Rollengestaltung, die Patienten eine *Expertise* für ihre Krankheit und *Selbstverantwortung* zuweist.

In diesem Sinne appelliert z. B. eine Kardiologin bezüglich der Cholesterinwerte an Herzpatienten:

> lassen sie sich die WERTE SELber geben lassen sie sich nich von der arzthelferin sagen das is in ordnung

Eine Allgemeinmedizinerin fragt eine Patientin mit chronischen Schulterschmerzen, nachdem diese sich über das Versagen der konsultierten Fachärzte beklagt hat:

> haben sie denn SELBST schon mal *3* so erfahrungen gemacht wie sie das * am besten alleine n bisschen positiv beeinflussen können

Die Patientin drängt durch ihre aggressive Beschwerde über das ärztliche Versagen diese Ärztin dazu, die Rolle der „Ober-Expertin" einzunehmen und eine problematische Expertenbewertung abzugeben. Das verweigert die Ärztin und weist der Patientin statt dessen mit der zitierten Äußerung eigene Expertise und Eigenverantwortung zu.

Meine Untersuchungen zur Gesundheitskommunikation im Fernsehen zeigen, dass in den Fragen von Patientinnen/Patienten mitunter ein weit reichendes und spezifisches *Wissen über ihre Krankheit* deutlich wird.

Z. B. stellt eine Zuschauerin (Z) in „Gesundheit live"der im Studio anwesenden Ärztin folgende Frage (ohne Hörerrückmeldungen transkribiert; M = Moderator):

> Z: * ja * ich habe seit äh märz/ hab ich äh auch einen * mamma * tumor und der herzeptinwert bei mir der ist siebzehn komma vier (null) gramm und da stand äh dass der sehr günstig ist * und äh * also diese progesteronen und östrogenen rezeptoren äh die sind äh ungünstig * und jetzt hab ich schon sechs chemotherapien bekommen im moment bekomme ich bestrahlungen * und anschließend noch mal sechs chemotherapien nun hab ich aber gleichzeitig auch noch MS * äh dadurch bin ich ein bisschen gehandicapt ne durch die MS äh sagt man ja eigentlich das immunsystem muss runtergefahren werden da hab ich auch * äh gespritzt hier und äh * ja durch den tumor sagt man natürlich das immunsystem soll hochgepowert werden *
>
> M: jetzt möchten sie wissen
>
> Z: ja ob das herzeptin eventuell auch für mich dann äh mit anzuwenden ist und ob das dann eben äh für die MS äh eventuell auch schädlich ist dann

Diese chronisch kranke Patientin (Multiple Sklerose) benennt ihren Brustkrebs als mammatumor, weiß ihren herzeptinwert bis auf die Stellen hinter dem Komma, kennt dessen Bewertung aus ihren Unterlagen (da stand), ebenso die der progesteronen und östrogenen rezeptoren; sie kennt ihren Behandlungsplan, die medizinischen Zielvorstellungen bezüglich des Immunsystems bei beiden Erkrankungen und fragt spezifisch nach der Möglichkeit einer Herzeptin-Anwendung unter Berücksichtigung ihrer MS. Inhaltlich und sprachlich zeigt sie großes semi-professionelles medizinisches Wissen über ihre Krankheiten und darüber hinaus eine deutliche Bereitschaft, bei der Behandlung mitzudenken und mitzuentscheiden.

Empirische Studien zeigen, dass Patientinnen/Patienten mehr Autonomie und mehr Gespräch mit den Ärzten wünschen und dass besonders chronisch Kranke hier hohe Ansprüche haben [Wasem und Güther 1999]. Auch gesellschaftspolitisch wird unter dem Stichwort „patient empowerment" das Ziel verfolgt, dass Patienten mündige Patienten und Experten in eigener Sache werden, dass sie durch mehr Wissen, größere Autonomie und Eigenverantwortung sowie stärkere Mitwirkungs- und Einflussmöglichkeiten im Gesundheitssystem „ermächtigt" werden und informierte Entscheidungen treffen können. Das folgende Zitat bringt vermutlich eher solche Zielvorstellungen als die gegenwärtige Realität zum Ausdruck:

„In der Arzt-Patient-Beziehung stehen sich nicht ein allwissender neutraler Experte und ein ahnungsloser Laie gegenüber, sondern zwei Interaktionspartner, die die Diagnose und den Therapieplan miteinander aushandeln." [Zenz et al. 1989].

Doch findet hier eine gesellschaftliche Entwicklung statt, die durch die Informationsmedien Fernsehen und besonders Internet stark gefördert wird. Laut einer repräsentativen EMNID-Befragung [2003] informiert sich ein Viertel der deutschen Internetnutzer im Zusammenhang mit einem Arztbesuch im Internet, 53 % können sich eine solche Nutzung vorstellen. Solche Entwicklungen werden in der Ärzteschaft wahrgenommen und z.T. auch positiv unterstützt.

Erforderlich ist, dass Ärztinnen/Ärzte ihr Bild von Patienten und Patientinnen entsprechend anpassen, ihre Expertenrolle selbst relativieren, das Laienwissen berücksichtigen und einbeziehen sowie insgesamt im Gespräch eine Arzt-Patient-Beziehung mitgestalten, die die Expertise von Patientinnen und Patienten nicht nur akzeptiert, sondern aktiv fördert.

Literatur

Augst, G.: „JAHRELANGE BESTANDSDAUER SPRICHT NICHT GEGEN BÖSARTIGKEIT." Zur Verständlichkeit einer Aufklärungskampagne über „Schwarzen Krebs". In: Anweisungstexte., S. 172–193. Grosse, S., Mentrup, W. (Hrsg.). Gunter Narr Verlag, Tübingen 1982

Brünner, G., Gülich, E.: Verfahren der Veranschaulichung in der Experten–Laien–Kommunikation. In: Krankheit verstehen. Interdisziplinäre Beiträge zur Sprache in Krankheitsdarstellungen., S. 17–94. Brünner, G., Gülich, E. (Hrsg.). Aisthesis Verlag, Bielefeld 2002

Brünner, G., Gülich, E. (Hrsg.): Krankheit verstehen. Interdisziplinäre Beiträge zur Sprache in Krankheitsdarstellungen. Aisthesis Verlag, Bielefeld 2002

EMNID: TNS EMNID Presseinformation (http://www.emnid.tnsofres.com/presse/p-2003_02_11.html; download 12.2.2003).

Faltermaier, T., Kühnlein, I., Burda-Viering, M.: Gesundheit im Alltag. Laienkompetenz in Gesundheitshandeln und Gesundheitsförderung. Weinheim/München 1998

Gülich, E.: „Experten" und „Laien". Der Umgang mit Kompetenzunterschieden am Beispiel medizinischer Kommunikation. In: Werkzeug Sprache. Sprachpolitik, Sprachfähigkeit, Sprache und Macht. S. 165–196., Union der deutschen Akademien der Wissenschaften und der Sächsischen Akademie der Wissenschaften zu Leipzig (Hrsg.). Hildesheim 1999

Löning, P.: Versprachlichung von Wissensstrukturen bei Patienten. In: Medizinische Kommunikation. Diskurspraxis, Diskursethik, Diskursanalyse. S. 97–114. Redder, A., Wiese, I. (Hrsg.). Westdeutscher Verlag, Opladen 1994

Wasem, J., Güther, B.: Das Gesundheitssystem in Deutschland: Einstellungen und Erwartungen der Bevölkerung. Delphi. Studienreihe zur Zukunft des Gesundheitswesens. Neuss 1999

Wichter, S.: Dimensionen fachexterner Kommunikation. In: Wortschatz und Verständigungsprobleme. Was sind „schwere Wörter" im Deutschen? S. 72–91., Henne, H., Mentrup, W. (Hrsg.). de Gruyter, Düsseldorf 1983

Zenz, H., Bischoff, C., Fritz, J., Duvenhorst, W., Keller, K.: Das Schicksal von Krankheitstheorien und Behandlungserwartungen des Patienten im Gespräch mit dem praktischen Arzt. In: Patientenkonzepte von Körper und Krankheit., S. 148–160. Bischoff, C., Zenz, H. (Hrsg.). Bern/Stuttgart/Toronto 1989

5 Verbale und non-verbale Kommunikation

Mechthild Neises

> Die Wahrheit wird nicht von
> uns entdeckt, sondern erschaffen
> *Saint Exupéry*

Untersuchungen zur Patientenzufriedenheit zeigen oft, dass die Patienten die technische Versorgung als sehr gut erleben, dass sie die Pflegenden und Ärzte als fachlich kompetent erleben, aber sie beklagen sich über Defizite in der persönlichen Ansprache. Dies lässt sich zu einem übergreifenden Thema zusammenfassen: „Ich möchte als Individuum wahrgenommen werden. Vielleicht brauche ausgerechnet Ich etwas, was andere Patienten in meiner Situation nicht benötigen". Die Ergebnisse zur Patientenzufriedenheit zeigen insgesamt, dass die Kommunikation zwischen professionellen Helfern und Patienten im Krankenhaus als der Bereich wahrgenommen wird, in dem wesentliche Defizite auftreten [Langewitz et al 2002]. Weiterbildungen, die die Kommunikationsfertigkeiten von Ärzten und Pflegenden verbessern, sind notwendig und ein wichtiger Bereich, in dem für Patienten wahrnehmbare Verbesserungen im Angebot ihrer Versorgungsleistungen erreicht werden können. In den vergangenen Jahren wurden verschiedene Konzepte entwickelt, in denen Interventionen zur Verbesserung kommunikativer Fertigkeiten von Ärztinnen und Ärzten beschrieben werden. Als Begründung für solche Programme ist anzuführen, dass Patienten, deren Ärzte weniger patriarchalisch, dafür eher partnerschaftlich kommunizieren, seltener den Arzt wechseln, dass sie eine bessere Compliance zeigen und bei unspezifischen Beschwerden über weniger Beeinträchtigung der Lebensqualität klagen [Kaplan et al. 1995]. In Anamnesegesprächen mit Schauspielerpatienten konnte gezeigt werden, dass die Menge an medizinischer und psychosozialer Information und die Zufriedenheit der Patienten mit der Qualität kommunikativer Fertigkeiten korrelieren. Nicht zuletzt hat die zunehmende Konkurrenz im Gesundheitssystem zwischen Anbietern in Institutionen oder Praxen das Interesse an Patienten als Kunden geweckt, deren Wünschen und Bedürfnisse man kennen will, um das eigene Angebot daran auszurichten.

Die Rahmenbedingungen des ärztlichen Handelns werden gestaltet durch die Sachzwänge der operativen Medizin, die Bürokratisierung der Betriebsabläufe, die Hektik der großen Kliniken, die Zersplitterung der Verantwortung in den multiprofessionellen Teams, das vordringende Kosten-Nutzen-Denken bei schärfer gewordenen Sparmaßnahmen der Krankenkassen [Böker 2003]. Der Anspruch bleibt: sich dem individuellen Patienten mit voller Aufmerksamkeit zu widmen in jener situationsangemessenen Wachheit, in der sich Diagnose und Behandlung und Gespräch und das Mitmachen des

Patienten zusammenschließen [Gadamer 1993, zit. in Böker 2003]. Nicht, dass bei jedem Arztkontakt die gesamte Leib-Seele-Dimension mit sämtlichen Nöten, Erwartungen, Eigenschaften und Wert- und Weltbezügen des Patienten in die Arzt-Patient-Beziehung einbezogen werden muss, aber es heißt bei jedem Arzt-Patient-Kontakt einen angemessenen Zugang zum Patienten zu finden. Zwei extreme Beispiele, wie ein solcher Zugang unangemessen gestaltet werden kann, sollen dies verdeutlichen. Zunächst das Beispiel einer Frau, die wegen einer Fehlgeburt zur Curettage aufgenommen worden war, der Anästhesist tritt von hinten an sie heran mit Maske, ohne sich vorzustellen, zur Vorbereitung der Narkose und fragt, ob sie falsche herausnehmbare Zähne trage. Eine durchaus berechtigte Frage, die aber abrupt ohne Gesichtskontakt und Kontexterklärung in einer unhöflichen anonymen Kontaktaufnahme geäußert wird. Als weiteres Beispiel sei aufgeführt, eine Frau von etwa 45 Jahren, die wegen vaginaler Blutungen in stationärer Behandlung ist. Vom Stationsarzt wird ihr nach langer Wartezeit erklärt, das man etwas für sie tun könne, sie werde morgen bestrahlt, ohne dass ihr zur Diagnose und zur Therapiemaßnahme etwas Weitergehendes erklärt wird.

Gängige Einwilligungserklärungen, wie sie Patienten vor Therapieeingriffen vorgelegt werden, sind für Personen mit Volksschulabschluss nicht verständlich. Broschüren und ähnliches Material sind nur selten eine Lösung. Auch die oft abschließende Frage „Haben sie alles verstanden?" gibt ein falsches Bild wieder, da der Arzt, der seine Patienten so fragt, häufig fast eine reflektorische Antwort erhält, dass alles verstanden sei, wenn in Wirklichkeit gar nichts verstanden wurde. Dies ist einer der Gründe, warum viele Ärzte die Fähigkeiten ihrer Patienten überschätzen, Diagnosen und Therapieschritte zu verstehen [Davis et al. 2002].

5.1 Verbale und non-verbale Botschaften des Sprechens

Generell kann man sagen, dass in der Kommunikation die Inhalte zu 7 % vermittelt werden durch Semantik, zu 40 % durch Gestik und zu 50 % durch Mimik. Zu den wesentlichen Bestandteilen der non-verbalen Kommunikation gehören die Stimmmelodie, die Mimik und die Gestik. Unsere gesprochene Sprache hat reichhaltige paralinguistische Nuancen, dazu gehören der Tonfall, die Lautstärke, die Pause, das Lachen und das Seufzen, weitergefasst so genannte Lautgesten. Durch das Sprechen wird meist eine Information mitgeteilt, d. h. es geht implizit um die Übermittlung einer Nachricht, was aber nur eine, wenn auch wesentliche Ebene darstellt. Die weiteren Botschaften hat Schulz von Thun [1999] als die vier Botschaften einer Nachricht beschrieben. Theodor Reik hat dies 1948 pointiert mit der Aussage „Hören mit dem dritten Ohr". So eröffnete,

z. B. die Patientin den Kontakt mit der Formulierung „Wegen meiner Schmerzen musste ich den Untersuchungstermin heute noch haben!". Der Sachinhalt dieser Botschaft ist, dass die Patientin Schmerzen hat, in dieser für sie akuten Situation hat sie sich an den Arzt gewandt. Dieser Satz könnte gereizt ausgesprochen sein, weil die Patientin im Aufnahmebereich schon eine Auseinandersetzung mit der Arzthelferin hinter sich hat, die sie abwimmeln wollte, weil die Patientin seit zwei Jahren bekannt ist und sich immer wieder in der Bestellpraxis auf diesem Weg kurzfristig Termine holt. Im Sinne der zweiten Botschaft, der Selbstoffenbarung, könnte dies heißen, „Ich ärgere mich, ich fühle mich hier nicht ernst genommen". Die dritte Botschaft, die etwas über die Beziehung sagt, könnte dies fortsetzen, indem die Patientin auch dem Arzt mit der Vorwurfshaltung begegnet, „Auch Sie nehmen mich nicht ernst". Die Reaktion des Arztes könnte der Gedanke sein, „Die schon wieder und das am Freitagnachmittag, wo ich früh weg muss", vielleicht verbunden mit einer reservierten Körperhaltung und einem skeptischen Blick. Schließlich wäre die vierte Botschaft ein Appell, z. B. in dem Sinne, „Kümmere dich mehr um mich, niemand interessiert sich für meine Anliegen".

Diese kleine Sequenz zeigt, das, was in jedem Gespräch passiert, nämlich dass wir mit Nachrichten, die wir austauschen, immer mehrere Botschaften gleichzeitig senden und erhalten. Daher muss die vordergründige Botschaft, „die Information", nicht unbedingt die wesentliche sein. Verkompliziert wird dieser Vorgang noch, wenn Sender und Empfänger verschiedene Botschaften einer Nachricht für die wesentliche halten. So kann es passieren, dass der Empfänger den Sachinhalt für die entscheidende Botschaft hält, während es dem Sender mehr um die Beziehung oder den Appell geht [Geissler 2002]. Es lässt sich leicht ausmalen, zu welchen Missverständnissen dies führen kann. In unserem Beispiel kann es dazu führen, dass der Arzt auf den Sachaspekt eingeht und die geforderte Untersuchung wegen der akut geklagten Schmerzen durchführt. Wenn dabei der Beziehungs- und Appellaspekt, dass diese Untersuchung oft freitags notwendig wird, ungehört bleibt, wird unklar bleiben, wie die Schmerzen im psychosozialen Kontext dieser Patientin zu verstehen sind. Am Ende wird, obwohl der Arzt auf die Forderung eingegangen ist, sich für die Patientin die alte Erfahrung bestätigen, dass sie nicht verstanden und nicht ernst genommen wird, und dies vielleicht mit der Konsequenz, dass sie zum x-ten Mal den Arzt wechselt. Es lohnt bei jedem Arzt-Patient-Kontakt sich klar zu machen, dass immer diese vier Inhalte transportiert werden, d. h., ich teile einen Sachverhalt mit im Sinne einer Information. Ich teile etwas über mich mit im Sinne der Selbstoffenbarung. Ich teile meinem Gesprächspartner mit, wie ich zu ihm stehe im Sinne unserer Beziehung und ich teile eine Erwartung an meinen Gesprächspartner mit im Sinne eines Appells (Abb. B5.1). Will ich also den gesamten Gehalt einer Gesprächssequenz erfassen, so gelingt dies mit den folgenden vier Fragen:

1. Was ist der Sachinhalt?
2. Was sagt sie über meinen Gesprächspartner aus?

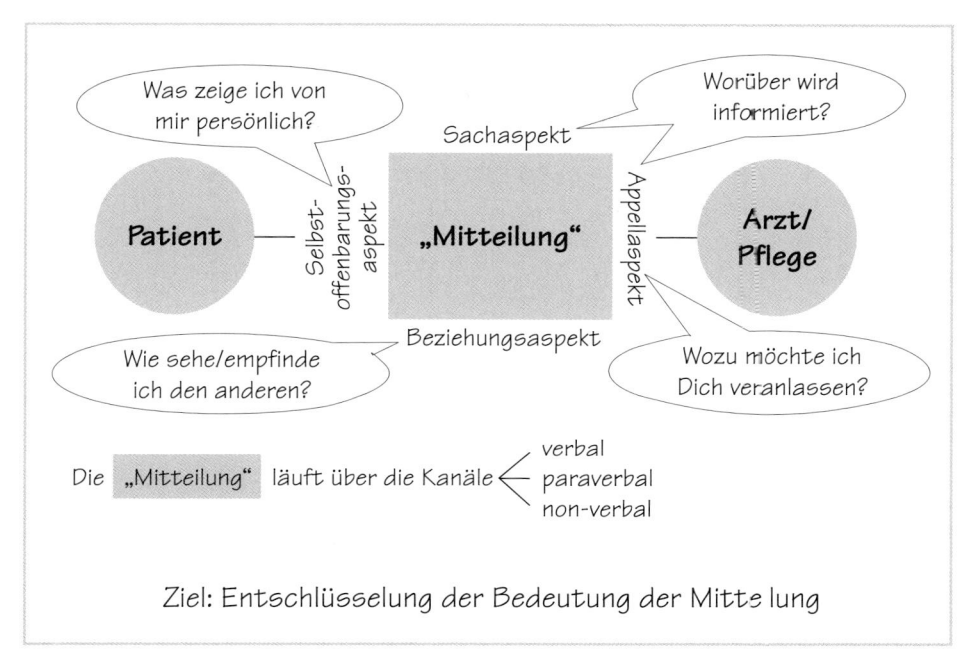

Abb. B 5.1 Kommunikationspsychologische Aspekte des therapeutischen Gesprächs

3. Was teilt der Gesprächspartner über unsere Beziehung mit?
4. Was möchte er bei mir erreichen?

Schulz von Thun [1999] nennt die komplexe Nachricht „Das ganze vielseitige Paket mit seinen sprachlichen und nichtsprachlichen Anteilen". Zu den Grundfähigkeiten einer erfolgreichen Kommunikation gehört, dass man in der Lage ist, herauszufinden, welches die wesentliche Botschaft einer Nachricht ist. Ist es der genannte Sachinhalt oder liegt das Hauptanliegen auf den anderen genannten Ebenen einer Nachricht wie der Beziehung, des Appells oder auch der Selbstoffenbarung. Es heißt, es kommt darauf an, sich bewusst darauf einzustellen, dass Nachrichten neben der verbalisierten Botschaft einen hohen Anteil der mittransportierten Botschaften enthalten. Dazu gehört auch die sorgfältige Beobachtung der non-verbalen Nachrichtenanteile, d. h. der Mimik, der Gestik und Phonetik. Es sind insbesondere die non-verbalen Nachrichtenanteile, die die Botschaft einer Nachricht prägen. Dies kann dazu führen, dass wir eine Nachricht kongruent wahrnehmen, d. h. die Botschaft und die Art der Vermittlung stimmen überein, was wir als stimmig oder echt erleben oder aber die Nachricht ist inkongruent, d. h. die sprachlichen und die nichtsprachlichen Signale liegen im Widerspruch zueinander, sind also unecht. So ist das verbalisierte Angebot „Machen Sie jederzeit einen Termin aus, wenn Sie Schmerzen haben", wenn der Arzt aber gleichzeitig denkt, „hoffentlich kommt sie so bald nicht wieder", inkongruent und mit entsprechenden Signalen verbunden, wenn z. B. dieser Satz mit skeptischem Gesichtsausdruck gesprochen wurde oder der Arzt sich schon beim Sprechen abwendet.

Die Botschaften, die gesendet werden, auch zu verstehen, verlangt eine besondere Kompetenz. Es verlangt wie Schulz von Thun [1999] dies genannt hat einen 4-ohrigen Empfänger, der für jeden Inhalt der Nachricht ein Ohr hat, d. h. ein Sachohr, ein Beziehungsohr, ein Selbstoffenbarungsohr und schließlich ein Appellohr. D.h. mit dem Sachohr wird die Nachricht geprüft auf ihren Sachinhalt hin. Mit dem Selbstoffenbarungsohr möchte der Empfänger etwas über seinen Gesprächspartner erfahren und mit dem Beziehungsohr fragt sich der Empfänger, wie steht mein Gesprächspartner zu mir und mit dem Appellohr versucht er herauszuhören, was der Sender erreichen will. In dieser Gegenseitigkeit der Kommunikation liegt ein breites Problemfeld, so kann der Empfänger bewusst oder unbewusst auf einem dieser vier Ohren besonders hellhörig sein und entsprechend auf die Nachricht reagieren. Geissler [2002] sieht in dem Selbstoffenbarungsohr, das für den Arzt besonders wichtig ist, sein „diagnostisches" Ohr. Über dieses Ohr werden ihm die Anteile vermittelt, die zu einem besseren Verständnis der Patientin beitragen können. Werden z. B. emotionale Ausbrüche mit diesem statt mit dem Beziehungsohr gehört, ermöglichen oder erweitern sie den Zugang zur Patientin. Was nicht heißen soll, das „Beziehungsohr" abzuschalten, da auf diesem Weg die Patientin nur noch diagnostisch wahrgenommen werden würde und der Arzt sich die Möglichkeit der eigenen Betroffenheit nimmt, aber auch die Möglichkeit, seine Gefühle im Sinne der Gegenübertragung wahrzunehmen. Die Wahrnehmung ausschließlich über das Selbstoffenbarungsohr beinhaltet die Gefahr des „Psychologisierens", d. h. Sachinhalte werden im Extremfall gar nicht mehr zur Kenntnis genommen und die Nachricht wird nur noch unter dem Aspekt betrachtet, was für ein Mensch ist das, von dem diese Nachricht kommt. Dies könnte sich aufgipfeln in der Bewertung: Etwas würde nur gesagt werden, weil der andere so und so strukturiert ist. Eine gute Wahrnehmung mit dem Selbstoffenbarungsohr gibt uns die Möglichkeit, sich in die Gedanken- und Gefühlswelt unserer Patientin einzufühlen, ohne sie ständig bewerten zu müssen.

Eine große Bedeutung hat auch das Appellohr in der Arzt-Patient-Kommunikation. Da viele Anliegen, Wünsche und Hoffnungen unserer Patientin nicht direkt angesprochen werden, kann nur das Mithören über das Appellohr diese Inhalte deutlich machen. Geissler [2002] weist auf die besondere Gefahr hin, wenn Suizidabsichten, die häufig ein Appell an die Umgebung sind, besonders von Frauen, nicht mitgehört werden.

5.2 Spezielle Aspekte der verbalen und non-verbalen Kommunikation

Zu nennen ist die Metakommunikation [Häcker und Stapf 1998], dabei wird das Verhältnis, das zwei Kommunikationspartner haben, als solches zum Gegenstand eines Informationsaustausches gemacht. Es bedeutet also Kommunikation über Kommunikation in dem Sinnaustausch darüber, wie wir miteinander umgehen, wie wir Nachrichten senden, meinen und empfangen, entschlüsseln und darauf reagieren. In diesem Sinne kann Metakommunikation genutzt werden, um z. B. Störfaktoren in einem Gespräch bewusst zu analysieren und damit wieder gegenseitiges Verstehen ermöglichen. Am Beispiel unserer Patientin könnte es bedeuten, dass der Arzt z. B. anspricht, „Sie haben Erwartungen an mich, dass ich jederzeit zur Verfügung stehen sollte, die ich unmöglich erfüllen kann".

Bisher wurde eine Kommunikation beschrieben, die darauf beruht, dass Patient und Arzt miteinander kommunizieren, indem sie die Sprache benutzen. Es kann aber auch die Situation auftreten, dass die Patientin Schwierigkeiten hat, ihre Gedanken oder Gefühle auszudrücken. Vielleicht ist sie sich auch ihrer Gefühle nicht bewusst oder befremdet und verwirrt, sodass sie sich nicht artikulieren kann. Möglicherweise weigert sie sich auch zu verstehen und im kommunikativen Prozess weiter mitzugehen, oft ist das dahinter stehende Gefühl Angst, z. B. Angst, verletzt zu werden. In diesem Sinne ist Schweigen als eine besondere Form des Nicht-Sprechens auch eine Nachricht. Die Botschaft, die darin liegt, ist „Ich spreche nicht, obwohl ich sprechen sollte oder man es von mir erwartet". Insofern kann Schweigen auch nicht mit Nicht-Sprechen gleichgesetzt werden. Dies haben Watzlawik et al. [1980] beschrieben „Es ist dem Menschen in der Interaktion unmöglich, nicht zu kommunizieren, jedes Verhalten kann als Signal dienen". Um wieder unser Beispiel aufzugreifen, die Patientin mit Unterbauchschmerz kann sich auf die Frage, wie es ihr geht, abwenden und schweigen, weil ein krampfartiger Schmerz sie vollständig in Anspruch nimmt und sie nicht in der Lage ist, zu sprechen, oder aber weil dahinter der Eindruck steht „Was soll ich reden, du glaubst mir sowieso nicht".

Brearly und Birchley [1995] empfehlen verschiedene Hilfsmittel, die in einer Situation, in der ein direkter sprachlicher Zugang nicht möglich erscheint, hilfreich sein können. So können z. B. Steine und Kiesel in verschiedenen Farben und Formen zur Verfügung gestellt werden und anhand der Auswahl können die eigene Person, Freunde und Familie beschrieben werden. Entsprechend können Farbe und Gerüche herangezogen werden mit der Aufforderung, sich eine Farbe oder einen Geruch vorzustellen, die dann in mit bekannten Person oder Situation in Verbindung gebracht werden.

In ähnlicher Weise können Modelliermasse oder Ton eingesetzt werden. Wenn das Leben nur schlecht in Worte gefasst und reflektiert werden kann, sind auch Entspannungsübungen wirksame Möglichkeiten, einen Zugang zum Körper zu finden. Dabei empfehlen die Autoren jedem, der in der Beratung tätig ist, diese Methoden in seine Tätigkeit mit einzubeziehen.

5.3 Verbaler und non-verbaler Aufbau des Kontaktes mit der Patientin

Voraussetzung für die Zuwendung zur Patientin ist ein tatsächliches Interesse an dem Gespräch und die Bereitschaft, zuzuhören. Dabei stört jede Ablenkung von außen. Wenn Sie jemandem ihre ungeteilte Aufmerksamkeit zukommen lassen, beinhaltet dies verbale und non-verbale Zeichen [Dahmer und Dahmer 1999].

Die Bereitschaft und das Interesse zum Gespräch können wir auf der verbalen Ebene äußern, z. B. mit: „Was kann ich für Sie tun?" oder „Jetzt habe ich Zeit für Sie". Auf der non-verbalen Ebene kann dies begleitet sein von einer einladenden Handbewegung, einem zugewandten Oberkörper und einem freundlich lächelnden Gesicht. Diese Zuwendung zur Patientin in den ersten Sekunden und Minuten des Kontaktes ist notwendig, um die Basis zu schaffen für das nachfolgende Gespräch, in dem sich dann eine vertrauensvolle Interaktion aufbauen kann. Neben der Körperhaltung und der Ausdrucksbewegung ist ein weiteres essenzielles non-verbales Signal der Blickkontakt. Der Blickkontakt ist vielleicht die einfachste und wirksamste Form, Interesse und Aufnahmebereitschaft zu zeigen. Im Blickkontakt geht der Spannungsbogen von ausweichendem Blick, was als Scham und Unsicherheit signalisierend gilt, bis zum Anstarren, ein Eindruck, der entsteht, wenn jemand uns länger als 5 Sekunden in die Pupille eines Auges starrt und im Blick und der Haltung vielleicht beobachtend und taxierend ist. Außerdem spielt der Blickkontakt im Statusgefüge eine Rolle. Ein Anstarren kann auch leicht als aggressive Haltung verstanden werden, verbunden mit Einschüchterung und Angst beim Gesprächspartner. So wird häufiger Blickkontakt mit Ranghöheren gesucht und weniger mit Rangniederen. Für das Gespräch mit der Patientin ist es immer wünschenswert, dass wir uns mit Blickkontakt zuwenden, wobei diese Zuwendung weniger intensiv und damit sicherlich auch angenehmer ist, wenn wir nicht ein Auge fokussieren, sondern den Blick auf das Gesicht quasi im Sinne einer „Ferneinstellung" richten. Die unterschiedliche Intensität dieser Aktion lässt sich leicht vor dem Spiegel ausprobieren, indem Sie Ihr Gesicht betrachten bzw. sich ins Auge sehen.

Wenn wir in der Sprechstundensituation ein Gespräch aufnehmen, geschieht dies immer, indem wir Blickkontakt aufnehmen. Und auch wenn die Initiative des Sprechens vom bisher Zuhörenden übernommen wird, wird diese häufig durch vermehrten Blickkontakt „angemeldet". Die Intensität des Blickkontaktes sollte sich an der Reaktion der Patientin orientieren. Ihr ausweichender Blick signalisiert Scheu und Unsicherheit, was einen zurückhaltenden Zugang nahe legt. Es kann auch sein, dass die Patientin Blickkontakt sucht, z. B. um sich der Aufmerksamkeit und der Zuwendung der Ärztin zu versichern oder auch in einem Moment des Schweigens als Suche nach Ermutigung. Zu Beginn des Gespräches signalisiert die Abwendung im Blickkontakt ein auf sich selbst Konzentrieren zum Sammeln der Gedanken, zur Erhöhung der Konzentration und Vermeidung von Ablenkung. Entwickelt sich im Gespräch ein häufiger Blickkontakt, liegt darin ein Zeichen für die Intensität in der Gesprächssituation, außerdem demonstriert sich damit auch die Sicherheit, mit der der Sprechende seine Sache vertritt. Am besten lassen sich mit Freunden die feinen Unterschiede der Blickkontaktzu- und -abwendung erproben und erspüren.

5.4 Körperhaltung

Grundsätzlich ist zu sagen, dass jede Körperhaltung, die mit einem natürlichen Interesse an Zuwendung verbunden ist, auch angemessen ist im Gegensatz zu einer betonten Spannung oder aber einer betonten Lässigkeit. Interesse am Gesprächspartner wird am ehesten signalisiert mit einer aufrechten bzw. leicht vorgeneigten Sitzhaltung, in der man ohne sich anzustrengen mit dem Gegenüber im Blickkontakt sein kann. Unterstrichen wird die Zuwendung durch die Haltung von Armen und Händen, die weder eine Mauer bilden sollten, noch Ungeduld signalisieren, noch durch Ablenkung im Spiel mit einem Gegenstand. Auch die Körperhaltung der Patientin signalisiert viel von ihrem seelischen Zustand. So gibt die eingefallene Körperhaltung mit herabhängenden Schultern Hinweise auf Resignation und Traurigkeit schon beim Einstieg in das Gespräch. Im Verlauf des Gespräches kann die Körperhaltung die anklingenden emotionalen Seiten unterstreichen. So kann Unruhe mit wechselnder Körperhaltung verbunden sein, Angst und Unruhe kann dazu führen, dass die Schultern angehoben und nach vorn gezogen werden. Außerdem werden Worte und der damit verbundene Affekt durch Gesten unterstrichen, dies kann ein Kopfschütteln oder Nicken sein, in dem Zustimmung oder Ablehnung zum Ausdruck kommt, ein Vorstrecken oder Zurücknehmen des Kopfes, in dem Intensivierung des Kontaktes bzw. Reserviertheit zum Ausdruck kommen kann. Diese leitet über zur Mimik, mit der ebenfalls Gefühle und Einstellungen zum Ausdruck kommen. Die Wahrnehmung und richtige Interpretation der Mimik ist eine besonders komplexe Aufgabe, da in der Mimik neben dem Verständnis des Gesagten auch Einfühlung in den emotionalen Anteil der Äußerungen gebündelt wird. Mit unserer Mimik können wir ein seelisches Erstarren ausdrücken, aber auch Freude und Erstaunen, was mit einer Aufwärtsbewegung der Augenbrauen verbunden ist, das Runzeln der Stirn drückt Nachdenken oder Skepsis aus, angehobene Mundwinkel entsprechen einer freudigen, gesenkte Mundwinkel einer traurigen Stimmung. Das

Blinzeln kann ein freundliches Zuzwinkern sein oder auch eine Schutzbewegung bei blendendem Licht. Ein spöttisches oder höhnisches Lächeln wird in erster Linie mit dem Mund und weniger mit den Augen ausgedrückt. Dahmer und Dahmer [1999] empfehlen, mimischen Ausdruck vor dem Spiegel zu üben mit dem Hinweis, dass jemand, der Emotionen non-verbal gut ausdrücken kann, auch eine gute Fähigkeit hat, die Ausdrucksbewegungen anderer richtig zu interpretieren und sich über deren Mimik einzufühlen. Wichtig für die Mimik und die Körperhaltung ist immer der Kontext, d. h. bei welchem Gesprächsinhalt es zu diesem non-verbalen Ausdruck kommt, so z. B. wann der Blickkontakt abbricht, oder wann sich unser Gesprächspartner zurücklehnt oder anfängt, mit den Fingern zu trommeln. So erlaubt erst der Gesprächsinhalt und der Gesprächsablauf eine korrekte Interpretation der non-verbalen Zeichen, ob also das Verschränken der Arme einen Rückzug vom Gesprächspartner darstellt oder eine gewisse Reserve gegenüber dem Sachinhalt ausdrückt, ebenso ob ein z. B. wippender Fuß, ein Zupfen an den Haaren oder ein Beschäftigen mit den Fingernägeln Ungeduld, Unsicherheit, Ratlosigkeit und Zweifel ausdrückt. Keine dieser Gesten sollte schablonenhaft interpretiert werden. Bezogen auf die eigene Körperhaltung und für den eigenen mimischen Ausdruck sollte man mit diesen Ausdrucksformen sparsam umgehen. Am günstigsten ist es, damit ein Mitschwingen mit den Emotionen der Patientin zu signalisieren, ohne sich von ihren Gefühlen anstecken zu lassen. Auf keinen Fall sollten die Ausdrucksbewegungen der Patientin in nachahmender Weise aufgegriffen werden.

5.5 Zusammenfassende Empfehlung

Wenn es darum geht, eine Nachricht umfassend wahrzunehmen, sind die folgende Fragen hilfreich:

- Was war der Inhalt der Nachricht?
- Worin lag die wesentliche Botschaft?
- War die Nachricht stimmig, d.h. wie waren die Worte und die Art der Vermittlung aufeinander abgestimmt?
- Was wurde über die Sachinformation hinaus mitvermittelt hinsichtlich der Selbstoffenbarung der Beziehung und des Appells?
- Und mit welchem Ohr habe ich die Nachricht aufgenommen, mit dem Sachohr, dem Selbstoffenbarungsohr, dem Beziehungsohr oder/und dem Appellohr?

Es lohnt sich nach der gemeinsamen Wirklichkeit zu fragen und diese zu erkennen als Basis von Arzt-Patienten-Kooperation.

Literatur

Böker, W.: Arzt-Patient-Beziehung, der fragmentierte Patient. Dtsch. Ärztebl. 100, B 22–B 25 (2003)
Brearley, G., Birchley, P.. Beratung und Gesprächsführung bei Krankheit und Behinderung. Ullstein Mosby, Berlin 1995
Dahmer, H., Dahmer, J.: Gesprächsführung. Thieme, Stuttgart 1999
Davis, T.C., Williams M.V, Marin E., Parker R.M., Galss J.: Health literacy and cancer communication. Cancer J. Clin., 52, 134–149 (2002)
Geissler, L.: Arzt und Patient – Begegnung im Gespräch, S. 73–85. PMI Verlag, Frankfurt/Main 2002
Häcker, H., Stapf, K.H.: Dorsch Psychologisches Wörterbuch, S. 535. Huber. Bern 1998
Kaplan, S.H., Gandek, B., Greenfield, S., Rogers, W. Ware J.E.: Patient and visit characteristics related to physicians' participatory decision-making style. Results from the medical outcomes study. Med. Care 33, 1176–1187 (1995)
Langewitz, W., Conen, D., Nübling, M., Weber, H.: Kommunikation ist wesentlich – Defizite der Betreuung im Krankenhaus aus der Sicht von Patienten und Patientinnen. Psychother. Psych. Med. 52,348–354 (2002)
Schulz von Thun, F.: Miteinander reden: Störungen und Klärungen. Rowohlt, Reinbek 1999
Watzlawik, T., Beavin, J.H., Jackson, B.D.: Menschliche Kommunikation. Huber, Bern 1980

6 Erleben und Emotionalität im Arzt-Patienten-Gespräch

Reinhard Fiehler

6.1 Grundproblematik

Arzt-Patienten-Gespräche sind eine besondere Form institutioneller Kommunikation. Sie dienen der Erfüllung bestimmter *Zwecke*, und für sie sind *eigene Regeln* herausgebildet worden, Regeln, die von denen der Alltagskommunikation abweichen. Diese Abweichungen sind *funktional* begründet, sie bergen aber – wegen ihrer Differenzqualität – bestimmte *Probleme* – sowohl für die Patientinnen und Patienten wie auch für die Ärztin und den Arzt.

Eine der Abweichungen besteht darin, dass das Arzt-Patienten-Gespräch – im Rahmen einer somatisch-naturwissenschaftlichen Konzeption von Medizin – dem Anspruch nach ganz weitgehend *sachorientiert* auf die Behandlung von somatischen Beschwerden, Krankheiten und Ausnahmezuständen (z. B. Schwangerschaft) bezogen ist und dass das Erleben und die Emotionalität des Patienten wie auch die des Arztes weitgehend ausgeklammert bleiben. Dass professionelle ärztliche Behandlung in den medizinischen Institutionen in Form eines *sachlichen Problemlösungsgesprächs* erfolgen soll, ist eine der Grundregeln und Grundbedingungen der Arzt-Patienten-Kommunikation (für verschiedene Modelle der Arzt-Patienten-Beziehung siehe Koerfer et al. [1994] und Kap. B7).

Diese Konzeption des Arzt-Patienten-Gesprächs erfordert vom Patienten eine doppelte Fragmentierung [Lalouschek 1995, 27 ff.]. Zum einen muss er aus dem, was seinen komplexen Lebenszusammenhang ausmacht, – aus dem, was er tut, was ihm widerfährt und was ihn bewegt – auswählen, was er davon in die institutionelle Situation sprachlich einbringen will. Was dies ist, hängt wesentlich davon ab, was er für medizinisch relevant hält, also von seinem Wissen und seinen Vorstellungen darüber, was in diesem Rahmen bearbeitet werden soll und kann. Zum anderen muss er bei dem, was er beschreibt, schildert oder erzählt, von der Erlebensdimension dieser Sachverhalte und Ereignisse absehen. Auf der anderen Seite muss der Arzt aus dem, was der Patient darstellt, herausfiltern, was er für relevant hält, und dies in die Kategorien und die Begrifflichkeit der Medizin transformieren.

In einer großen Vielzahl von Fällen scheint dieses Gesprächskonzept zu funktionieren. Arzt und Patient agieren übereinstimmend mit einer dominanten Orientierung auf somatische Aspekte. Diese Sachorientierung ist umso besser zu realisieren, je leichter die Beschwerden sind und je besser der Patient in die spezifischen Regeln des Arzt-Patienten-Gesprächs einsozialisiert ist.

Gleichwohl gibt es viele Gespräche und Gesprächssequenzen, die dieser Anforderung nicht entsprechen. Gegenstand des Arzt-Patienten-Gesprächs sind nun einmal mehr oder weniger gravierende Beschwerden, Krankheiten und somatische Ausnahmezustände, und diese sind unweigerlich mit einem bestimmten, mehr oder weniger starken Erleben und entsprechenden Emotionen verbunden: Sie sind eine miteinander verwobene *Einheit* aus somatischen Phänomenen und psychischen Prozessen. Ein gebrochenes Bein ist so die Einheit aus einer Fraktur von Tibia und Fibula und Befürchtungen, Sorgen etc. darüber, ob die Knochen wieder gut zusammenwachsen, ob es zu Thrombosen kommt, ob man wieder richtig wird gehen können, ob der Krankenstand berufliche Nachteile mit sich bringen wird etc. Eine Schwangerschaft ist die Einheit aus einer Gravidität und den Sorgen um die Entwicklung des Fetus, Unsicherheiten darüber, welche Veränderungen dies für das eigene zukünftige Leben bedeutet, Überlegungen, ob die Partnerschaft der neuen Situation gewachsen sein wird, und letztlich auch der Freude auf das Kind.

Von dieser Einheit ist im Arzt-Patienten-Gespräch – der schulmedizinischen Konzeption nach – nur die somatische Komponente von Bedeutung. Dies wirft die Frage auf, was mit den Erlebensprozessen geschieht. Die Anforderung, dieses Erleben in der Behandlungssituation nicht zu artikulieren, mag mehr oder weniger gut gelingen, in keinem Fall aber „erledigt" sie das Erleben.

6.2 Begriffsklärungen

Die Begriffe „Erleben" und „Emotion" werden häufig vage und mit unterschiedlicher Bedeutung verwendet, sodass einige Klärungen erforderlich sind: Sinnliche Wahrnehmungen und das handlungsmäßige Einwirken auf andere Personen und auf die Umwelt sind permanent begleitet von einem psychischen Prozess, der als *Erleben* bezeichnet wird. Das Erleben ist eine bewertende Stellungnahme zu diesen Wahrnehmungen und zu den eigenen und fremden Handlungen. Erleben ist kein wertfreies Registrieren, sondern es leistet immer schon eine bewertende Einordnung. Zugleich strukturiert es – qua Bewertung – den Raum möglicher Folgehandlungen vor und orientiert so das Handeln.

Emotionen und *Gefühle* – beide Begriffe werden hier bedeutungsgleich verwendet – sind *spezielle Formen* des Erlebens. Sie sind ein Teil des Erlebens, machen aber nicht das ganze Erleben aus. Man kann Angst, Ärger, Ekel und Freude, die prototypische Emotionen darstellen, ebenso erleben wie Irritation, Unsicherheit, Neugier, Müdigkeit und Hunger, was für mich keine bzw. keine 'reinen' Emotionen sind. Im Erlebensprozess können Emotionen dominant sein, sie können aber auch – und dies ist wohl der Regelfall – in ganz unterschiedlichen Mischungsverhältnissen mit Kognitionen, anderen psychischen Prozessen oder mit physiologischen Zuständen auftreten [Fiehler 1990a, 40–64; 2001].

Das Erleben als bewertende Stellungnahme ist ein permanenter Prozess, der aber nach Art und Intensität variiert und der u. a. in Abhängigkeit von der Intensität unterschiedlich deutlich ins Bewusstsein treten kann. „Auffällig" sind vor allem intensive Formen des Erlebens, d. h. ein Erleben, bei dem die Stellungnahme nicht in einem Indifferenzbereich verbleibt, sondern deutlich ausfällt.

Erleben und Emotionen sind zunächst innerpsychische Prozesse. Sie können sich aber auch Ausdruck verschaffen – sie werden dann sozusagen auf der körperlichen Oberfläche sichtbar – oder sie können absichtsvoll kommuniziert werden. In diesen Fällen werden sie öffentlich und zum Gegenstand der Interaktion.

Im Folgenden geht es nur um Erleben und Emotionen, die den Beteiligten selbst zugänglich bzw. bewusst sind und die sie im Arzt-Patienten-Gespräch „veröffentlichen".

6.3 Manifestation, Deutung und Prozessierung von Erleben und Emotionen

Erleben und Emotionen werden für das Arzt-Patienten-Gespräch relevant, wenn eine Seite sie *manifestiert*. Erleben kann einerseits in vielfältigen Verhaltensbereichen zum Ausdruck gebracht werden, zum anderen kann es verbal thematisiert werden [Fiehler 1990a, 96–139]. Während bei der Thematisierung ein Erleben oder eine Emotion durch eine Äußerung im Gespräch thematisch wird, sind Ausdrucksphänomene nicht an Äußerungen gebunden (z. B. zittern, schwitzen), sie können sie aber natürlich begleiten (z. B. leise sprechen, belegte Stimme). Das durch sie manifestierte Erleben wird nicht (notwendig) zum Thema der Interaktion.

Eine Thematisierung von Erleben liegt z. B. vor, wenn der Patient auf eine Befindensfrage („Wie geht es Ihnen?", „Wo fehlt es denn?") nicht mit der Benennung eines somatischen Problems antwortet, sondern Emotionen oder Erleben zum Thema macht („Mir geht es gar nicht gut. Ich habe so schreckliche Angst, dass bei der Untersuchung herauskommt, dass ich Krebs habe.").

Auf der anderen Seite – als Gegenstück zur Manifestation – ist es notwendig, dass beobachtete Verhaltensweisen als Ausdruck von Erleben und Emotionen *gedeutet* werden [Fiehler 1990a, 139–147]. Die Deutungskapazität des Arztes ist dadurch beschränkt, dass er Erlebens- und Emotionsausdruck nicht unbedingt erwartet und entsprechend seine Aufmerksamkeit nicht darauf gerichtet ist und dass die Deutungsleistungen neben den üblichen ärztlichen Tätigkeiten erbracht werden müssen.

Sind Erleben und Emotionen durch Manifestation und Deutung für Arzt und Patient als Gesprächsfaktum konstituiert, müssen sie in der Interaktion *bearbeitet* bzw. *prozessiert* werden [Fiehler 1990a, 147–162]. Diese interaktive Bearbeitung erfolgt, auch wenn die Anteile unterschiedlich sein können, gemeinschaftlich. Es lassen sich analytisch vier Prozessierungsstrategien unterscheiden: Die Prozessierungsstrategie (1) *Eingehen* umfasst alle Formen, bei denen der Interaktionspartner die manifestierte Emotion als angemessen akzeptiert (z. B. 'Ich kann gut verstehen, dass Sie sich jetzt Sorgen machen, ob der Bruch gut verheilt'"). (2) *Hinterfragen* bezeichnet zusammenfassend Interaktionsverläufe, in denen die Angemessenheit der manifestierten Emotion in Hinblick auf Intensität und/oder Art problematisiert wird (z. B. „Freuen Sie sich nicht zu früh."). Bei der (3) *Infragestellung* wird das manifestierte Erleben nicht als angemessen akzeptiert (z. B. „Es besteht kein Grund, gleich in eine solche Panik zu verfallen."). Beim (4) *Übergehen* vermeidet der Interaktionspartner bewusst und offensichtlich, obwohl er es wahrgenommen und gedeutet hat, auf das Erleben einzugehen und es in manifester Weise interaktiv zu behandeln. Diese Prozessierungsstrategien sind vielfach nicht eindeutig gegeneinander abgrenzbar und im konkreten Einzelfall können sie auch kombiniert auftreten. Offensichtlich ist, dass die drei erstgenannten Strategien an verbale Kommunikationsprozesse gebunden sind.

6.4 Bezugspunkte des Erlebens

Es gibt vielfältige Bezugspunkte, auf die das Erleben von Arzt und Patient beim gemeinsamen Kontakt gerichtet sein kann: Erleben und Emotionen des *Patienten* im Arzt-Patienten-Gespräch können (1) auf seine Beschwerden bezogen sein. Sie können ferner (2) der Arzt-Patienten-Interaktion oder (3) der Art der Behandlung (Diagnosestellung, Therapievorschläge) gelten. Insbesondere können sie (4) auch durch bestimmte Maßnahmen der Behandlung hervorgerufen werden. Letztlich können sie sich (5) auf die Person des Arztes beziehen. In das Arzt-Patienten-Gespräch hinein wirken aber auch Emotionen, die (6) generell durch die Notwendigkeit des Arztbesuchs oder (7) durch Erfahrungen in der medizinischen Institution im Vorfeld des Arzt-Patienten-Gesprächs ausgelöst wurden.

Das Erleben und die Emotionen *des Arztes* können sich (8) auf das Erleben des Patienten beziehen, sie können (9) die Person des Patienten und (10) die Interaktion mit ihm betreffen und letztlich (11) durch die ärztliche Arbeitssituation bewirkt werden.

Im Folgenden möchte ich mich auf die Punkte (1), (2), (4) und (8) beschränken und das dabei erwartbare Spektrum von Emotionen charakterisieren.

(1) In Hinblick auf seine Beschwerden sind beim Patienten *Angst, Sorge, Befürchtungen, Unsicherheit* und eine Minderung des *Selbstwertgefühls* [Kruse 1997] die we-

sentlichen Emotionen und Formen des Erlebens; wenn sich seine Befürchtungen als unbegründet erweisen, auch *Erleichterung*. Dieses Erleben kann der Patient zum einen aus der Behandlungssituation heraushalten und sachorientiert mit dem Arzt zusammenarbeiten, zum anderen kann er es aber auch im Arzt-Patienten-Gespräch manifestieren. Agiert der Patient vorwiegend sachorientiert, so werden Erleben und Emotionen von der Behandlungssituation ‚abgekoppelt'. Im Sinne einer Arbeitsteilung können sie dann in anderen Kontexten mit Partnern aus der Alltagswelt thematisiert und bearbeitet werden. Unter Umständen führt diese Abkopplung aber auch dazu, dass sie (im technischen oder nicht technischen Sinne) verdrängt werden.

(2) Auch die Arzt-Patienten-Interaktion selbst löst beim Patienten ein spezifisches Erleben aus, auf der einen Seite *Beruhigung* und *Zufriedenheit*, auf der anderen Seite *Enttäuschung, Unzufriedenheit* und *Verärgerung*. Vielfach haben Patienten den Eindruck, dass sie ihre Fragen, Probleme und Wünsche, aber auch ihre Sorgen, Befürchtungen und Ängste nicht in die Beziehung zum Arzt einbringen können. Sie fühlen sich in verschiedener Hinsicht nicht verstanden, zu kurz gekommen, als Objekt behandelt etc. Zusätzlich zu den negativen Gefühlen, die im Zusammenhang mit den eigenen Beschwerden bestehen, ruft dies auch in Hinblick auf die ArztPatientenInteraktion negative Gefühle hervor. Zentrale Ursache hierfür ist häufig die Sachorientierung des Arzt-Patienten-Gesprächs. Anders als im Alltag kann bzw. soll der Patient hier nicht zugleich mit den Beschwerden auch sein Erleben thematisieren. Diese Differenz – ich gehe in Kap. B6.5 näher darauf ein – kann als Defizit empfunden werden und dazu führen, dass der Patient von der Arzt-Patienten-Interaktion enttäuscht ist.

(4) Bestimmte Maßnahmen der Behandlung oder Untersuchungen, die der Arzt vornimmt, können beim Patienten vor allem *Unsicherheit*, *Angst* (vor Schmerzen) oder *Scham* als prototypische Erlebensformen hervorrufen (zu Scham insbesondere bei älteren Menschen s. Kap. C13). Auch bei diesem Erleben wird erwartet, dass der Patient es zugunsten einer sachorientierten Behandlung beherrscht.

(8) Erleben und Emotionen des Arztes können sich in vielfältiger Weise auf das – manifestierte oder eben nicht manifestierte – Erleben des Patienten beziehen. Zum einen kann er mit ihm *mitfühlen*. Dies kann konfligieren mit der institutionellen Notwendigkeit, das Erleben des Patienten auszublenden und sich als Selbstschutz dagegen „abzuschotten". Zum anderen kann der Arzt Maßnahmen ergreifen, die erschweren oder verhindern, dass der Patient sein Erleben manifestiert (Prävention von Erlebensmanifestationen des Patienten). Insbesondere bei problematischen Untersuchungen kann er darüber hinaus ein negatives Erleben des Patienten antizipieren und es schon vorab bearbeiten. Er leistet dann *Gefühlsarbeit* (s. Kap. B6.2).

6.5 Musterdivergenz: Anteilnahme vs. Behandlung

Werden im *alltagsweltlichen Bereich* im Rahmen enger sozialer Beziehungen Beschwerden, Leiden oder Krankheiten thematisiert, so wird dadurch ein generelles kommunikatives Muster in Gang gesetzt, mit dem allgemein Thematisierungen eines deutlich negativen oder positiven Sachverhalts und/oder Erlebens prozessiert werden: das Anteilnahmemuster. Es hat die in der Abbildung B6.1 dargestellte Struktur:

POSITIONEN UND KOMPONENTEN DES ANTEILNAHMEMUSTERS

(1) Aktivitäten zur Vorbereitung/Platzierung von (2)
(2) Thematisierung eines deutlich negativen oder positiven Sachverhalts und/oder Erlebens
(3) Bekundung der Anteilnahme
    (3a) Bestätigung der Außergewöhnlichkeit
    (3b) Glaubensbekundung/Bekundung der Berechtigtheit
    (3c) Bekundung des Mitempfindens/Mitleidsbekundung
    (3d) Erkundung des Sachverhalts und Erlebens (Art, Intensität, Ursachen)
    (3e) Trösten
    (3f) Ratschläge
(4) Würdigung der Anteilnahme
(5) Aktivitäten der Rückführung oder Überleitung

Abb. B6.1 Positionen und Komponenten des Anteilnahmemusters

Das Muster umfasst fünf Positionen, wobei die Positionen (2) „Thematisierung eines deutlich negativen oder positiven Sachverhalts und/oder Erlebens" und (3) „Bekundung der Anteilnahme" zentral sind.

Die Thematisierung (Musterposition (2)) kann in verschiedenen Formen erfolgen. Zum einen kann das Erleben benennend oder beschreibend thematisiert werden, sei es physiologisches („Ich habe Schmerzen.") oder emotionales Erleben („Ich bin völlig verzweifelt."). Zum anderen können aber auch lediglich Sachverhalte genannt werden, bei denen dann aufgrund von Emotionsregeln [Fiehler 1990a, 77–87] klar ist, dass sie mit einem deutlich negativen oder positiven Erleben verbunden sind.

Im Rahmen der „Bekundung der Anteilnahme" (Musterposition (3)) möchte ich sechs verschiedene mögliche Aktivitäten unterscheiden. Zunächst eine Komponente der „Bestätigung der Außergewöhnlichkeit" (3a). Sie umfasst explizite Bewertungen („Das ist ja furchtbar/wunderbar/unglaublich.") oder kann implizit enthalten sein in Demonstrationen von Überraschung, Unfassbarkeit oder Unglauben („Was?", „Nein!!").

„Glaubensbekundungen" (3b) versichern dem anderen, dass man seinen Worten Glauben schenkt, sie nicht für übertrieben hält und die Thematisierung des Erlebens oder des Sachverhalts nicht als strategischen Zug deutet („Sie sehen auch wirklich schlecht aus."). Sie drücken auch aus, dass das Erleben angemessen ist bzw. seine Berechtigung hat („Das ist auch wirklich ein harter Schlag.")

Bei der nächsten Komponente, der „Bekundung des Mitempfindens bzw. Mitleidsbekundung" (3c) möchte ich die Empathiebekundung („Ich weiß, wie es jetzt in Ihnen aussehen muss.") von der Bekundung des eigenen Fühlens unterscheiden („Das freut mich aber sehr (für Sie).").

Einen anderen Stellenwert hat die Komponente (3d), die „Erkundung des Sachverhalts und Erlebens". Sachverhalt und Erleben können hinsichtlich ihrer Art, ihrer Intensität und ihrer Ursachen erkundet werden. Dabei spielen Rekonstruktionen der Entwicklung eine Rolle („Mir ist schon vor zwei Wochen aufgefallen, dass Sie schlecht aussahen und nervös waren.") Die Erkundung ist wichtig für eine angemessene Gestaltung der Anteilnahme. Sie erfolgt deswegen in der Regel sequenziell schon recht früh.

Die Komponenten (3e) und (3f) sind nur relevant, wenn etwas Negatives manifestiert worden ist. (3e) umfasst Aktivitäten des „Tröstens". Hierhin gehören u. a. Demonstrationen des „ImUnglückzudemanderenStehens", aber auch Berichte oder Erzählungen über entsprechendes eigenes Erleben. Von hier aus lässt sich – z. B. durch Lösungsdarstellungen – der Übergang schaffen zur letzten Komponente, den „Ratschlägen" (3f). Ratschläge erfolgen bei einer „regelgerechten" Bekundung der Anteilnahme sequenziell spät. Ratschläge, die zu früh erfolgen, werden häufig zurückgewiesen.

Die Benennung dieser sechs Komponenten der Bekundung der Anteilnahme besagt nicht, dass sie alle und in dieser Reihenfolge realisiert sein müssen. Es ist auch keine unmittelbare Entsprechung zu manifesten Äußerungen anzunehmen: Einzelne Äußerungen können für mehrere Komponenten funktional sein, und alle Komponenten können sich auf mehrere Äußerungen verteilen.

Die Bekundung der Anteilnahme zieht die Position (4) ‚Würdigung der Anteilnahme' nach sich. Sie kann beispielsweise durch Danksagung erfolgen oder durch die Bekundung, dass die Anteilnahme entlastend wirkt („Jetzt geht es mir schon viel besser.").

Letztlich sind (5) „Aktivitäten der Rückführung oder Überleitung" erforderlich. Hoffnungsbekundungen („Es wird schon wieder werden.") oder Äußerungen des SichAbfindens („Soll wohl so sein.") erfüllen beispielsweise diese Funktion.

Auch im *Arzt-Patienten-Gespräch* werden Beschwerden, Leiden und Krankheiten thematisiert, es folgt aber einem anderen kommunikativen Muster: dem Behandlungsschema (Abb. B6.2). Es hat folgende Struktur (s. Kap. B1):

POSITIONEN DES BEHANDLUNGSSCHEMAS

(1) Problemerkundung (Anamnese)
(2) Kategorisierung des Problems (Diagnose)
(3) Angebote zur Problemlösung (Therapie)

Abb. B 6.2 Positionen des Behandlungsschemas

Das Schema ist allgemein das der Problemlösung, wobei seine ärztliche Spezialisierung in Klammern angegeben ist. Um von einem kommunikativen Muster sprechen zu können, müssten die mit den einzelnen Positionen verbundenen Komponenten bzw. Aufgaben (wie beim Anteilnahmemuster) im Detail differenziert werden. Anders als beim alltagsweltlichen Anteilnahmemuster stehen sich beim Behandlungsschema ein Experte und ein Laie gegenüber, wobei dem Vertreter der Institution qua Berufsrolle eine besondere Kompetenz zugeschrieben wird.

Zwischen Anteilnahmemuster und Behandlungsschema bestehen neben diesen Differenzen aber auch bestimmte Entsprechungen. Die Anamnese hat ihre Parallele in (3d) „Erkundung des Sachverhalts und Erlebens". Auch eine Diagnose kann in (3d) enthalten sein. Die Therapie hat ihre Entsprechung in (3f), den Ratschlägen.

Trotz dieser Entsprechungen muss man sich aber den wesentlichen Unterschied vor Augen halten: Das Anteilnahmemuster zielt primär auf die interaktive Teilhabe an den geschilderten Beschwerden und die Bearbeitung von Erleben und Emotionen, während beim Behandlungsschema die erlebensmäßig-emotionale Dimension ausgeklammert ist und lediglich ein somatisches Problem sachbezogen behandelt wird.

Die Entsprechungen zwischen Anteilnahmemuster und Behandlungsschema eröffnen Möglichkeiten ihrer *Vermischung* und *Konfundierung*. Das Hauptproblem dabei dürfte sein, dass der Patient – bei aller Aufgeklärtheit – angesichts seiner häufig gravierenden Leiden doch Anteilnahme erwartet. Die alltagsweltliche Erfahrung, dass man bei der Manifestation von Leiden mit Anteilnahme – der Realisierung einer Instanz des Anteilnahmemusters – rechnen kann, wird auf den institutionellen Kontext und speziell auf die Person des Arztes übertragen. Hier aber ist Anteilnahme durch das Behandlungsschema ersetzt. Dies ist keine Nachlässigkeit, kein Mutwille von Ärzten, sondern eine notwendige Konsequenz der Entwicklung der Medizin zu einer gesellschaftlichen Institution. Arzt und Patient stehen sich eben nicht in einem alltagsweltlichen Zusammenhang als Personen mit einem umfassenden und individuellen Interesse aneinander gegenüber. Dass das Bedürfnis nach Anteilnahme in der ärztlichen Behandlung in der Regel nicht befriedigt werden kann, mag einer der wesentlichen Gründe für das oben erwähnte Empfinden von Defizienz sein, das sich bei so vielen Arztbesuchen einstellt.

6.6 Umgang mit Erleben und Emotionen

Im Folgenden möchte ich an authentischen Gesprächsausschnitten zum einen die Möglichkeiten des Umgangs mit Emotionen betrachten, wenn sie denn doch im Arzt-Patienten-Gespräch manifestiert werden (für weitere Analysen s. auch Fiehler [1990b], Lalouschek [1993], Löning [1993]). Zum anderen möchte ich auf Möglichkeiten der Antizipation und vorgreifenden Bearbeitung des Patientenerlebens durch den Arzt eingehen.

6.6.1 Prozessierung von Erleben und Emotionen

Gesprächsausschnitt 1
Erläuterungen der Transkriptionszeichen finden sich hier gesondert im Anhang dieses Beitrags.

A: Arzt; P: Patientin; Sprechstundengespräch aus einer internistischen Praxis; 0:35–0:57 min

```
 1 A:  wie lang si˘ nd sie denn schon heiser↓
 2 P:                                          ATMET also

 3 P:  (seit) jetzt ein paar ta:˘ gen mh * merk ich des↓ *

 4 A:                              |hö:ren tut man
 5 P:  also s=geht dann wieder mal |weg↑ * (und wird)

 6 A:  eigentlich| ni˘ ch viel↓ |ne↑|
 7 P:  be˘ sser↑ |               |ne: | s=is nur so

 8 P:  #ma˘ nchmal #vom gefühl↓ (her) * also m/ merk
 9 K:  #STIMME HÖHER#

10 P:  ich=s- ** >und dann gehts vielleicht besser↑ und-<

11 P:  ** wobei ich jetzt sage ich bekomm gleich a˘ ngst↓

12 A:                                           wovor haben
13 P:  wenn ich sowas >dann ha˘ b ne↑ wenn<

14 A:  sie denn angst↑
15 P:                  +>dass dann irgenwas da sei˘ n

16 A:       |was|schlimmes↑
17 P:  könn|te<|           mh ja:- * (aber) die eine

18 A:                 kleinen moment mal↓
19 P:  drü˘ se hier↓                       mmh-
```

Zu Beginn des Ausschnitts bewegt sich das Gespräch auf der somatischen Ebene. Der Arzt stellt Fragen zur Heiserkeit, über die die Patientin geklagt hat (Zeilen 1–10). Der Feststellung des Arztes, dass man eigentlich nicht viel hört (Z. 4 und 6), die als Infragestellung verstanden werden kann, setzt die Patientin entgegen, dass sie aber die Heiserkeit vom Gefühl her merkt. In Z. 11 geht die Patientin dann über zu einer Thematisierung ihres Erlebens, das mit der Heiserkeit verbunden ist: ich bekomm gleich angst wenn ich sowas dann hab ne (Z. 11 und 13). Dabei referiert sie auf die somatischen Beschwerden sehr unspezifisch mit sowas. Noch bevor die Patientin ihre Äußerung beendet hat, reagiert der Arzt mit einer Exploration des thematisierten Erlebens, indem er nach dem Bezugspunkt der Angst fragt: wovor haben sie denn angst (Z. 12 und 14). Die Antwort der Patientin ist wieder sehr unspezifisch: dass dann irgendwas da sein könnte (Z. 15 und 17). Auch hier greift der Arzt sehr schnell ein und bietet in Frageform eine Präzisierung an: was schlimmes (Z. 16). Dies wird von der Patientin bestätigt: mhm ja (Z. 17). Insgesamt gesehen geht der Arzt auf die Erlebensthematisierung der Patientin ein. Er greift sie auf und versucht die undeutliche Thematisierung der Patientin zu klären und zu präzisieren. Es ist zu vermuten, dass es für Patienten hilfreich ist, wenn ein Erleben, das für sie nicht hinreichend klar ist oder über das sie nicht deutlich sprechen können, in dieser Weise gemeinsam mit dem Arzt sprachlich geklärt wird.

Gesprächsausschnitt 2
Ä: Ärztin N.N.; P: Patientin; E: Ehemann der Patientin; Krankenhaus, Gynäkologische Abteilung; 0:00–1:28 min

```
 1 Ä: doktor N.N. * tach-
 2 P:                       guten tag↓
 3 E:                                      guten tag↓
 4 K&

 5 Ä: (...) nehmen sie * pla" tz hier bitte↑
 6 P?                                              danke
 7 K&  #GERÄUSCH EINER SCHLIESSENDEN TÜR          #

 8 Ä: *4,5*           RÄUSPERT SICH wir haben den befu" nd
 9 K& #STÜHLERÜCKEN#

10 Ä: jetzt bekommen↑ ** und           |leider   | ni" cht
11 P:                       >(wie siehts|denn aus)<|

12 Ä: gutartig↓ *2* >ne↑ * ausgefallen↓< **        +und
13 P:                                       >hm=hm↑<

14 Ä: des heißt dass sie * bru" stkrebs haben↓ *3,5*
15 P:                                              VERSTUMMT

16 Ä: trifft sie des jetz:t sehr überrasch::end↑   ja↓
17 P:
18 E:                                              ja↓

19 Ä: >ja mh=mh-< *8* des=is aber noch lang kein
20 Ä: todesurteil↓ * ne↑ ** d/ mm/ die medizin hat sich
```

```
21 Ä:  ja * in den letzten zwanzig jahren wirklich sehr *
22 Ä:  wei"terentwickelt ↑ ** und da kann man jetzt auch
23 Ä:  noch viel machen * ne ↑ *1,5* damit sie auch wieder
24 Ä:  gesu"nd werden ↓ *3,5* →aber← * notwe"ndig ↑ * ist
25 Ä:  auf jeden fa"ll ↑ * dass wir ne operation machen ↑ *
26 Ä:  und eben * den kranken befund * herau"snehmen ↓

27 Ä:  *5*                                  de/ also des=is
28 E:       nur den kranken befu"nd ↓ *1,5*

29 Ä:  nich sehr groß ↑ * (des=is) wieder äh *1,5* ←ja zwei
30 Ä:  komma eins ** zentimeter-→ also da könnte man noch
31 Ä:  so=ne brusterha"ltende * operation ma"chen ↑ *3*
```

Im Gesprächsausschnitt 2 geht es um die Mitteilung eines negativen Befunds. Nachdem die beteiligten Personen sich gesetzt haben, räuspert sich die Ärztin und sagt: wir haben den befund jetzt bekommen ↑ ** (Z. 8 und 10). Am Ende ihrer Äußerung hebt sie die Stimme und macht eine Pause, beides konventionelle Mittel der Spannungserzeugung. Unter Umständen ist es diese Verzögerung, die die Patientin zu der Nachfrage wie siehts denn aus (Z. 11) veranlasst. Daraufhin teilt die Ärztin mit, dass der Befund leider nicht gutartig sei. Es folgt eine Pause von zwei Sekunden, ohne dass die Patientin oder ihr Ehemann das Wort ergreifen. Dies führt die Ärztin zu einer zweifachen Expansion ihrer Äußerung, erst durch ne ↑ mit Stimmhebung, was man an dieser Stelle mit *haben sie verstanden* paraphrasieren kann und was eine Reaktion hervorlocken soll, und dann durch eine lexikalische Fortführung der Äußerung mit ausgefallen. Nach einer Pause reagiert die Patientin lediglich mit einem verdoppelten Bestätigungssignal. Daraufhin expliziert die Ärztin, was es heißt, dass der Befund nicht gutartig ausgefallen ist: und des heißt dass sie * brustkrebs haben (Z. 12 und 14). Wieder folgt eine lange Pause (3,5 Sekunden), ohne dass die Patientin oder ihr Ehemann reagieren. Die Ärztin interpretiert dies offensichtlich als emotionale Betroffenheit, denn nach dieser Pause fährt sie mit einer Erlebensthematisierung in Form einer Frage fort: trifft sie des jetzt sehr überraschend ↑ (Z. 14 und 16). Dabei thematisiert sie allerdings nicht die *Qualität* der Emotionen, sondern lediglich den Aspekt der Überraschung. Lediglich der Ehemann bestätigt dies. Nach einer weiteren, in diesem Zusammenhang sehr langen Pause (8 Sekunden) beginnt die Ärztin eine wohl tröstend gemeinte Äußerung, die aber in dieser Formulierung kaum entsprechend wirken kann: des=is aber noch lang kein todesurteil ↓ * ne ↑ ** (Z. 19). Im Folgenden geht die Ärztin nicht weiter auf das mit Händen zu greifende Erleben der Patientin – sie verstummt völlig – ein, sondern kehrt auf die somatische Ebene zurück und thematisiert die Notwendigkeit und die Möglichkeiten der Brustoperation (Z. 20 – 31).

Die Manifestation des Erlebens der Patientin erfolgt in diesem Beispiel durch Verstummen. Wie der Gesprächsausschnitt 3 aus einem Folgegespräch zeigt, war sich die Ärztin der emotionalen Betroffenheit der Patientin durchaus bewusst:

Gesprächsausschnitt 3
Ä: Ärztin N.N. (aus Gesprächsausschnitt 2); O: Leitender Oberarzt; Krankenhaus, Ärztebesprechung

```
 1 O:  wie sind sie # * mit ihr verblieben↑ *3* #
 2 K                #TÜRQUIETSCHEN                #

 3 O:  wie hat s/ **
 4 Ä:                hä/ sie war ä:h * s/ stark gescho"ckt↑

 5 O:  |ja↓|                     |hmhm-   |
 6 Ä:  *|und|hat kau"m was ge|sagt↑und| * der mann hat

 7 O:
 8 Ä:  ganz arg gekämpft ob →man nich irgendwas:← * anderes

 9 O:  |ja-     ja- |
10 Ä:  |machen kann↓|
```

Trotz dieser Einsicht in die Intensität der emotionalen Betroffenheit der Patientin (sie war ä:h * s/ stark geschockt↑ * und hat kaum was gesagt↑ (Z. 4 und 6)) macht die Ärztin in Gesprächsausschnitt 2 nur einen zaghaften und wenig geglückten Versuch, das Erleben der Patientin zu thematisieren, und rettet sich, als dies misslingt, auf die somatische Ebene und in die Besprechung des weiteren Verfahrens.

Gerade in solchen gravierenden Situationen scheint mir eine Thematisierung des Erlebens durch den Arzt unerlässlich. Da es sich um eine Standardsituation handelt, können hier kommunikative Möglichkeiten der Erlebensthematisierung im Detail vorab entwickelt und geschult werden.

6.6.2 Antizipation des Patientenerlebens – Gefühlsarbeit

Eine weitere Form des Umgangs mit Erleben und Emotionen besteht in der Prozessierung von Gefühlen, bevor sie aufgetreten sind: der Erlebensprävention durch den Arzt. Dabei wird versucht, ein antizipierbares Erleben des Patienten vorab kommunikativ zu beeinflussen bzw. zu regulieren. Erlebensprävention tritt in der Arzt-Patienten-Interaktion häufig in der Form von „Gefühlsarbeit" [Strauss et al. 1980] auf.

Gefühlsarbeit meint das Eingehen auf ein thematisiertes oder auf ein antizipiertes Erleben eines Klienten/Patienten „im Dienst des Hauptarbeitsverlaufs" [Strauss et al. 1980, 629].

„Gefühlsarbeit ist manchmal im weitesten Sinne des Wortes notwendig, um medizinische Verfahren durchführen zu können; [...] manchmal erleichtert Gefühlsarbeit einfach die Arbeit des Personals und führt dahin, dass der Patient seinen Anteil an der medizinischen Arbeit bereitwilliger leistet." [Strauss et al. 1980, 642].

„Mit Fehlleistungen im Bereich der Gefühlsarbeit hängt es zusammen, wenn bei den Patienten das Gefühl der Erniedrigung, der Beleidigung, der verletzten Privatsphäre, des physischen und geistigen Unbehagens aufkommt und auch das Gefühl der Verbitterung darüber, ‚wie ein Objekt' behandelt zu werden." [Strauss et al. 1980, 648].

Gefühlsarbeit muss primär nicht um der Person willen erfolgen, sondern sie wird funktional eingesetzt für die Realisierung der Zwecke der Institution.

Gesprächsausschnitt 4
A: Arzt; P: Patientin; Sprechstundengespräch aus einer urologischen Praxis; 6:58–7:15 min

```
 1 P:  ich hab den ganzen tag nie: probleme |en|
 2 A:                                       |mh|

 3 P:  en trop|fe| Wasser zu|(...) ich | * mu" ss
 4 A:         |ja|              |dann mach/|

 5 P:  gar net |unner| tag↓ ne↑
 6 A:          |>mja<|            →ja also← mache=mer

 7 P:
 8 A:  do:ch fo" lgendes↓ dann untersuch i/ wegen

 9 A:  dem wasserha" lten ** äh untersuch ich do" ch
10 A:  mal die blase↓ * des is nix schli" mmes- *
11 A:  brauchen keine a" ngst haben- * geht net
12 A:  schlimmer als der katheterurin- is nur en
13 A:  moment ** u" nangenehm wenn wenn d/ des

14 P:         |jetzt heut↑|
15 A:  en|doskop rein| mach=mer dann gleich↓ *

16 P:               |mh  |
17 A:  ja↑ * dann |wars/| wa" ren sie da: dann kann

18 P:         |ja:↓ |                       |ja:↓ |
19 A:  ich|do"ch| schon gewisse aussagen * |tre"f|fen↑
```

Im Verlauf des Gesprächs entschließt sich der Arzt, es nicht beim Gespräch mit der Patientin zu belassen, sondern gleich auch noch eine Blasenuntersuchung vorzunehmen

(Z. 6–10). Nach einer kurzen Pause schließt er an diese Ankündigung vier Äußerungseinheiten an, mit denen er mögliche Vorbehalte und Ängste der Patientin schon im Voraus bearbeitet. Zunächst stellt er fest: des is nix schlimmes (Z. 10), um dann mit einer expliziten Erlebensbenennung zu betonen, dass die Untersuchung kein Anlass zur Angst ist: brauchen keine angst haben (Z. 11). Mit der dritten Einheit verdeutlicht der Arzt der Patientin die Qualität der Untersuchung durch einen Vergleich mit einem Vorgang, den die Patientin offenbar kennt. Die letzte Einheit stuft weiter herab, indem das negative Erleben zeitlich begrenzt wird: is nur en moment (Z. 12–13) und die Qualität des Erlebens als unangenehm (Z. 13) angegeben wird. Der Arzt vervollständigt die Gefühlsarbeit, indem er als Gegenstück die positiven Folgen beschreibt, wenn die Patientin sich sofort auf die Untersuchung einlässt: kann ich doch schon gewisse aussagen treffen (Z. 17 und 19). Die Patientin erhält als Kompensation für die Unannehmlichkeiten möglicherweise gleich Klarheit, was ihr die Sorgen der Ungewissheit nehmen kann.

6.7 Konsequenzen

Einer der Gründe für die Konzeption des Arzt-Patienten-Kontakts als sachliches Problemlösungsgespräch ist, es so (zeit)ökonomisch wie möglich zu gestalten. Die Manifestation von Erleben und Emotionen des Patienten wird vor diesem Hintergrund als retardierendes, u. U. auch als den Arzt belastendes Moment verstanden.

Dieser Artikel plädiert dafür, die Manifestation und Bearbeitung von Erleben im Arzt-Patienten-Gespräch nicht nur als Zeit kostendes, dysfunktionales und belastendes Beiwerk zu verstehen, sondern gerade auch ihre positiven Aspekte zu sehen.

Werden vom Patienten Erleben und Emotionen thematisiert, so scheint es unumgänglich, darauf einzugehen. Dieses Eingehen kann verschiedene Funktionen haben: Es kann dazu dienen, das Erleben zu klären, es leichter tragbar zu machen, indem es ausgesprochen und darüber gesprochen wird, oder es kann dazu dienen, dem anderen das eigene Mitgefühl zu vermitteln. Dabei sollte aber zugleich verdeutlicht werden, dass dies zwangsläufig eine andere Form von Anteilnahme ist, als der Patient sie aus seiner Alltagswelt kennt und erwartet. Sie kann nicht im alltagsweltlichen Format erfolgen und findet ihre Grenzen in der Tatsache, dass es sich um eine institutionelle Beziehung handelt. Auch wenn dieses Eingehen zunächst Zeit kostet, schafft es doch Vertrauen und fördert die Bereitschaft zur Compliance.

Insbesondere in gravierenden Fällen ist es notwendig, auf das erwartbare Erleben des Patienten einzugehen, auch dann, wenn der Patient es nicht von sich aus thematisiert [Kruse 1997]. Gründe für ein Nichtthematisieren können sein, dass der Patient dazu nicht in der Lage ist, oder aber, dass das Erleben in der aktuellen Situation noch nicht deutlich ausgeprägt ist und sich erst später intensiviert. Auch darauf kann der Arzt den Patienten vorbereiten.

Wenn der Arzt den Eindruck hat, dass das Erleben und/oder die Manifestation den Umständen nicht entsprechen, könnte dies ein Anlass sein, den Patienten zur Reflexion seines Erlebens zu bewegen und zur Thematisierung des Erlebens zu ermuntern.

Die anderen oben genannten Prozessierungsstrategien sind mit deutlich höheren Kosten verbunden als das „Eingehen". „Hinterfragen" und „Infragestellen" verbieten sich in der Regel wegen ihres konfliktären Potenzials und der Belastung der Beziehung zum Patienten, die mit ihnen verbunden ist.

Das „Übergehen" bzw. „Ignorieren" von Erlebensthematisierungen des Patienten scheint kurzfristig einen sachorientierten Gesprächsverlauf zu gewährleisten. Allerdings zeigen Untersuchungen zu anderen Gesprächstypen (z. B. Reklamationsgesprächen, s. Fiehler et al. [2001]), dass manifestierte Emotionalität, wenn sie zugunsten der Lösung des Sachproblems nicht bearbeitet wird, sich im weiteren Gesprächsverlauf immer wieder Bahn bricht mit der Konsequenz, dass schon bearbeitete kommunikative Aufgaben erneut angesprochen werden und das Gespräch sich so in die Länge zieht. „Übergehen" und „Ignorieren" tragen langfristig außerdem dazu bei, dass die Arzt-Patienten-Interaktion als defizitär und unbefriedigend erlebt wird. Letztlich haben sie Rückwirkungen auf die Einschätzung und Wertschätzung des Arztes.

Abschließend seien die Ergebnisse in Form von *Gesprächsmaximen* formuliert:

- Auf Erleben, das im Arzt-Patienten-Gespräch manifestiert wird, sollte vom Arzt aus eingegangen werden.
- Dabei muss verdeutlicht werden, dass dieses Eingehen etwas anderes ist, als die Anteilnahme im Alltag.
- Erscheint ein manifestiertes Erleben unklar, sollte es im Gespräch geklärt werden.
- In gravierenden Fällen muss das Erleben ausführlich und intensiv bearbeitet werden. Wenn der Patient seine emotionale Betroffenheit nicht von sich aus thematisiert, muss der Arzt sie ansprechen.
- Hilfreich ist die Antizipation eines möglichen Erlebens des Patienten (bevor es manifestiert wird) und seine Bearbeitung im Vorwege.

Literatur

Fiehler, R.: Kommunikation und Emotion. Theoretische und empirische Untersuchungen zur Rolle von Emotionen in der verbalen Interaktion. De Gruyter, Berlin 1990a
Fiehler, R.: Erleben und Emotionalität als Problem der Arzt-Patienten-Interaktion. In: Medizinische und therapeutische Kommunikation. Diskursanalytische Untersuchungen., S. 41–65 u. 339–344. Ehlich, K., Koerfer, A., Redder, A., Weingarten, R. (Hrsg.). Westdeutscher Verlag, Opladen 1990b
Fiehler, R.: Emotionalität im Gespräch. In: Text- und Gesprächslinguistik. Ein internationales Handbuch zeitgenössischer Forschung. 2. Halbband: Gesprächslinguistik., S. 1425–1438 (= Handbücher zur Sprach- und Kommunikationswissenschaft 16.2). Brinker, K., Antos, G., Heinemann, W., Sager, S.F. (Hrsg.). De Gruyter, Berlin/New York 2001.
Fiehler, R., Kindt, W., Schnieders, G.: Kommunikationsprobleme in Reklamationsgesprächen. In: Angewandte Diskursforschung. Bd. 1., S. 120–154. Brünner, G., Fiehler, R., Kindt, W. (Hrsg.). Verlag für Gesprächsforschung, Radolfzell 2002 (= http://www.verlag-gespraechsforschung.de/diskursforschung/1-120-154.pdf)
Kruse, J.: Der Umgang mit psychosozialen Problemen bei onkologischen Patienten. Schriftenreihe des Tumorzentrums Magdeburg/Sachsen-Anhalt e.V., H.5, 1997
Koerfer, A., Köhle, K., Obliers, R.: Zur Evaluation von Arzt-Patienten-Kommunikation – Perspektiven einer angewandten Diskursethik in der Medizin. In: Medizinische Kommunikation., S. 53–94. Redder, A., Wiese, I. (Hrsg.). Westdeutscher Verlag, Opladen 1994
Lalouschek, J.: "Irgendwie hat man ja doch bißl Angst." Zur Bewältigung von Emotion im psychosozialen ärztlichen Gespräch. In: Arzt-Patienten-Kommunikation., S. 177–190. Löning, P., Rehbein, J. (Hrsg.). De Gruyter, Berlin 1993
Lalouschek, J.: Ärztliche Gesprächsausbildung. Eine diskursanalytische Studie zu Formen des ärztlichen Gesprächs. Westdeutscher Verlag, Opladen 1995
Löning, P.: Psychische Betreuung als kommunikatives Problem: Elizitierte Schilderung des Befindens und ‚ärztliches Zuhören' in der onkologischen Facharztpraxis. In: Arzt-Patienten-Kommunikation., S. 191–227. Löning, P., Rehbein, J. (Hrsg.). De Gruyter, Berlin 1993
Strauss, A., Fagerhaugh, S., Suczek, B., Wiener, C.: Gefühlsarbeit. Ein Beitrag zur Arbeits- und Berufspsychologie. Kölner Zeitschrift für Soziologie und Sozialpsychologie 3, 629–651 (1980)

Transkriptionskonventionen

ja |aber |	simultane Äußerungen stehen übereinander; Anfang und Ende
|nein nie|mals	werden auf den jeweiligen Textzeilen markiert
+	unmittelbarer Anschluss/Anklebung bei Sprecherwechsel
*	kurze Pause (bis max. ½ Sekunde)
**	etwas längere Pause (bis max. 1 Sekunde)
3,5	längere Pause mit Zeitangabe in Sekunden
=	Verschleifung (Elision) eines oder mehrerer Laute zwischen Wörtern
	(z. B. *sa=mer* für *sagen wir*)
/	Wortabbruch
(... ...)	unverständliche Sequenz (drei Punkte = Silbe)
(war)	vermuteter Wortlaut
↑	steigende Intonation (z. B. *kommst du mit* ↑)
↓	fallende Intonation (z. B. *jetzt stimmt es* ↓)
-	schwebende Intonation (z. B. *ich sehe hier-*)
"	auffällige Betonung (z. B. *aber ge"rn*)
:	auffällige Dehnung (z. B. *ich war so: fertig*)
←immer ich→	langsamer (relativ zum Kontext)
→immerhin←	schneller (relativ zum Kontext)
>vielleicht<	leiser (relativ zum Kontext)
<manchmal>	lauter (relativ zum Kontext)
LACHT	Wiedergabe nichtmorphemisierter Äußerung auf der Sprecherzeile in Großbuchstaben
#IRONISCH#	Kommentar zur Äußerung (auf der Kommentarzeile)
#QUIETSCHEN#	nicht-kommunikatives (akustisches) Ereignis in der Gesprächssituation (auf der Kommentarzeile)

7 Der Entscheidungsdialog zwischen Arzt und Patient – Modelle der Beziehungsgestaltung in der Medizin

Armin Koerfer, Rainer Obliers, Karl Köhle

Die aktuelle Forderung nach einer stärkeren Beteiligung des Patienten an der medizinischen Entscheidungsfindung lässt sich sowohl mit gesamtgesellschaftlichen Entwicklungstendenzen begründen, nach denen die *Patientenautonomie* analog zum „mündigen Bürger" zu stärken ist, als auch mit innermedizinischen Entwicklungstendenzen, nach denen eine stärkere *Mitarbeit* und *Mitverantwortung* des Patienten bei der Diagnose und Therapie als wesentliche Voraussetzung für den Behandlungserfolg anzusehen ist. Allerdings stellt sich die Frage nach Art und Umfang der Patientenbeteiligung, die in einer patientenorientierten Medizin nicht zuletzt in Abhängigkeit von individuellen Patientenbedürfnissen zu gestalten ist. Diese sind nicht a priori vorauszusetzen, sondern zuallererst in der Kommunikation mit dem Arzt zu ermitteln und gegebenenfalls in dialogischer Abstimmung weiterzuentwickeln.

7.1 Zwischen Paternalismus und Dienstleistung

Analog zum „mündigen Bürger" wird in der neueren gesundheitspolitischen Debatte der *„mündige Patient"* gefordert, der seinen Arzt als Experten konsultiert, um sich von ihm die nötigen Informationen für seine individuelle Patientenentscheidung zur weiteren gesundheitlichen Versorgung zu beschaffen. In einer extremen Variante der Beziehungsgestaltung wird der Arzt hier als *„Dienstleister"* aufgesucht, der auf eine entsprechende Nachfrage hin seine Angebote macht, die der Patient als *„Kunde"* annimmt oder ausschlägt. Mit diesem neuen Patientenverständnis scheint sich die traditionelle, paternalistische Arztrolle überlebt zu haben, nach der der Arzt in einer anderen extremen Beziehungsvariante stellvertretend für den Patienten (wie der Vater gegenüber dem Kind) zu dessen besten Wohl entscheidet, gemäß dem Motto: „doctor knows best". Allerdings kann die Praxis der Arzt-Patient-Beziehung nicht in diesen beiden Alternativen aufgehen, bei denen der Patient entweder nach dem *Paternalismusmodell* in der Rolle als „unmündiges Kind" oder nach dem *Businessmodell* als „König Kunde" gesehen wird, d. h. die Entscheidung entweder ganz beim Arzt oder allein beim Patienten liegt.

| Paternalistic | ←→ | Shared decision-making | ←→ | Informed choice |

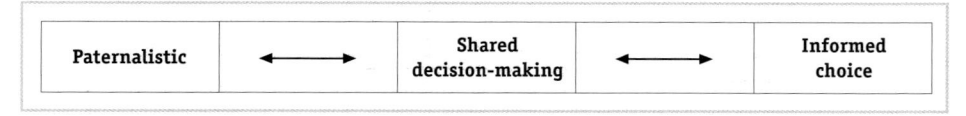

Abb. B 7.1 Spectrum of patient-clinician interaction (Elwyn et al. 1999)

Vielmehr ist die Beteiligung des Patienten an der Entscheidungsfindung möglichst weitgehend zu steigern, ohne dass der Arzt seiner Entscheidungskompetenz und Verantwortlichkeit beraubt wird. Im *Kooperationsmodell* der Arzt-Patient-Beziehung begegnen sich beide Interaktionsteilnehmer als *Partner*, die sich auch im Sinne einer *angewandten Diskursethik* [Habermas 1981, Apel und Kettner 1992, Kettner 1991, 1998, Koerfer et al. 1994] nach bestem Wissen und Gewissen *kommunikativ* um *Verständigung* bemühen und sich hierbei weitgehend als *gleichberechtigt* und *gleichverantwortlich* behandeln. Mit dem Kooperationsmodell ist zugleich die regulative Zielidee partizipativer Entscheidungsfindung vorgegeben, an denen sich die Entscheidungspraxis zwischen Arzt und Patient kritisch bemessen lässt, auch oder gerade wenn die Praxis hinter diesem partnerschaftlichen Kooperationsmodell der Entscheidungsfindung noch zurückbleibt.

Die verschiedenen Möglichkeiten der Patientenbeteiligung bei der Entscheidungsfindung sind im Rahmen einer Reihe von Beziehungsmodellen differenziert worden, die weiterhin als konkurrierende Entscheidungsmodelle diskutiert werden. Eine vorläufige Reduktion der Vielfalt der Modelle lässt sich durch eine graduierende Darstellung [nach Elwyn et al. 1999] erreichen, in der das Konzept der partizipativen Entscheidungsfindung („shared decision making") in einer Mittelposition zwischen zwei Extremen verortet wird, bei denen die Entscheidung eben nicht gemeinsam von beiden Partnern, sondern mehr oder weniger entweder *vom Arzt allein* („paternalistic") oder *vom Patienten allein* („informed choice") getroffen wird (Abb. B7.1).

Trotz aller weiteren terminologischen Differenzen, die quer durch die deutsch- und englischsprachige Literatur gehen [Köhle et al. 1982, Quill und Brody 1996, Feuerstein und Kuhlmann 1999, Elwyn 2001, Charavel et al. 2001, Ford et al. 2003] scheint hiermit in erster Annäherung eine sinnvolle Unterscheidung von Grundmodellen der medizinischen Entscheidungsfindung eingeführt, die sich bei näherer Betrachtung etwa als paternalistische oder non-paternalistische Beziehungsmodelle erweisen, die allerdings nach Art und Umfang der kommunikativen Patientenbeteiligung erst noch weiter auszudifferenzieren sind.

Obwohl in der gegenwärtigen Debatte um die Notwendigkeiten und Möglichkeiten einer stärkeren Patientenbeteiligung das Konzept des „shared decision making" eine zentrale Rolle spielt, kann dieser Ansatz auch nach Meinung prominenter Vertreter dieses Konzepts [Gwyn und Elwyn 1999, Gafni et al. 1998, Guadagnoli und Ward 1998, Charles et al. 1997, 1999, Elwyn 2001, Ford et al. 2003] keineswegs als hinreichend geklärt gelten, und zwar weder theoretisch noch vor allem hinsichtlich seiner Implementierung in der Praxis. Für die Praxis der Entscheidungsfindung sind weiterhin Varianten und Mischformen zu unterscheiden, will man reales ärztliches Gesprächsverhalten nicht nur als Devianz gegenüber „Idealtypen" der Grundmodelle, sondern als flexible Anpassungsleistungen gegenüber einem situativen Beteiligungsbedarf von Patienten erfassen können.

7.2. Entscheidungsmodelle als Beziehungsmodelle

Die differentia specifica einer gemeinsamen oder geteilten Entscheidungsfindung („shared decision making") gegenüber alternativen Entscheidungsformen, bei denen das Entscheidungsmonopol entweder beim Arzt oder beim Patienten liegt, ist nicht nur allgemein auf Modellebene zu postulieren, sondern auf der Kommunikationsebene genauer zu bestimmen und im empirischen Entscheidungsfall konkret zu identifizieren. Dabei sind drei Kommunikationsfunktionen zu differenzieren, an denen Arzt und Patient je nach Beziehungsmodell (Paternalismus, Dienstleistung, Kooperation) unterschiedlich beteiligt sein können [Köhle et al. 2002, Köhle 2003]. Je nach Wahl des Beziehungsmodells verlaufen Informationsvermittlung, Entscheidungsprozess und Verantwortungsübernahme recht unterschiedlich (Abb. B7.2).

Die Unterschiede sollen anhand einer vergleichenden Musteranalyse herausgearbeitet werden, die sich der Darstellung von Flussdiagrammen (Abb. B7.3a–c) bedient, mit deren Hilfe sich die für die grundlegenden Beziehungsmodelle typischen Gesprächsverläufe abbilden lassen. Weitere Varianten (Informations-, Präventions-, Kontrakt-, Agentenmodell usw.) sowie Mischformen können von diesen Grundmodellen ebenso abgeleitet werden wie Fälle der Entscheidungsfindung, die sich im Interaktionsverlauf einer Arzt-Patient-Beziehung durch einen Modellwechsel (etwa vom Paternalismus zur Kooperation) auszeichnen.

	Paternalismus	Kooperation (shared decision)	Dienstleistung (informed choice)
Information	Vermittlung als „Einbahnstraße"	Verbindung von Wissen und Verständnis	Angebot – Nachfrage
Entscheidung	Instruktion nach ärztlicher Vorwahl	Vorschläge, Bewertung und Aushandlung evidenzbasierter Alternativen	Werbung, Kontrakt
Verantwortung	Fremdkontrolle bis hin zur Abhängigkeit des Patienten vom Arzt	Gemeinsame Kontrolle in gegenseitigem Vertrauen bei beidseitiger Autonomie	Selbstkontrolle bis hin zur Autarkie des Patienten

Abb. B 7.2 Information, Entscheidung und Verantwortung für drei Beziehungsmodelle

7.2.1 Paternalismus und therapeutisches Privileg

Beim traditionellen, paternalistischen Modell, das noch ganz der hippokratischen Tugendethik verhaftet ist, zeichnet sich der Arzt durch funktionale und persönliche Eigenschaften wie Hilfsbereitschaft, Uneigennützigkeit, Autorität und Fachwissen usw. aus. Gerade aufgrund dieser besonderen Eigenschaften ist er berechtigt, zum Besten des Patienten zu entscheiden („doctor knows best"). Diese Entscheidung ist notfalls über den Kopf des Patienten hinweg zu treffen, der aufgrund seiner Erkrankung ohnehin schon schwer belastet sein mag und insofern der Schonung vor weiteren belastenden Informationen und Entscheidungen bedarf. Um hier nicht den Therapieerfolg zu gefährden, mag der paternalistische Arzt in schweren Krankheitsfällen das sog. *therapeutische Privileg* in Anspruch nehmen und dem schonungsbedürftigen Patienten die volle Wahrheit vorenthalten (vgl. zum Problem der offenen Kommunikation am Krankenbett Köhle et al. [1990]). In diesem Fall eines starken Paternalismus läßt sich die Kommunikation mit dem Patienten denkbar einfach gestalten (Abb. B7.3a), indem der Arzt sich nach Möglichkeit auf das monologische Modell einer „Einbahnstraßenkommunikation" [Langewitz 2002, Lee und Garwin 2003] verlegt, bei der prinzipiell kein Platz für Rückfragen oder gar Widerrede vorgesehen ist.

Deswegen können auch alle Positionen des Ablaufmusters (Abb. B7.3a) mehr oder weniger monologisch-linear durchlaufen werden. Informationen müssen vom Arzt nur insoweit gegeben (Position 1) und von Patienten rezipiert werden (Position 2), als dies zur Befolgung der Anordnungen/Verordnungen (Positionen 3, 4) notwendig erscheint, für die der Arzt die Alleinverantwortung übernimmt, was der Patient als Entlastung empfinden mag. Die Beziehung, die von einer starken Abhängigkeit des Patienten vom Arzt gekennzeichnet ist, kann sich im Sinne der hippokratischen Tugendethik durchaus persönlich und vertrauensvoll gestalten, so lange der Patient etwa wegen seiner möglichen Non-Compliance die Kontrolle des Arztes (Position 6), der die Konsequenz der Entscheidung zu verantworten hat, nicht fürchten muss und das Vertrauen nicht in gegenseitiges Misstrauen umschlägt.

7.2.2 Dienstleistung und Information

Als extremes Gegenmodell zum Paternalismus, das kaum für das Gesundheitssystem im Ganzen, sondern nur selektiv angewandt werden kann, ist das *Dienstleistungsmodell* anzusehen, bei dem sich Patient und Arzt wie Käufer und Verkäufer beim freien Warenaustausch begegnen. Eine Variante davon ist das *Präventionsmodell*, bei dem Arzt und Patient keine weitere Beziehung eingehen, sondern der Arzt-Besuch etwa denselben Status wie Joggen hat, mit derselben Funktion zur Selbsthilfe [Pellegrino und Thomasma 1988]. Um die ärgsten Konsequenzen einer wie auch immer bloß marktwirtschaftlichen

Entscheidungsmodelle als Beziehungsmodelle 141

Kooperation (shared decision)

Arzt:
1. Vorwissen erkunden
3. Information anbieten
6. Lösungen perspektivieren
10. Präferenz evaluieren und Entscheidung ratifizieren
11. Untersuchungs- bzw. Therapieplan konsensuell realisieren
12. Verhalten kontrollieren

Patient:
2. Vorwissen kundtun
5. Information nachfragen
8. Lösung x präferieren
13. Kontrolle akzeptieren

Phasen: Information – Entscheidung – Verantwortung

Dienstleistung (informed choice)

Arzt:
2. Information geben
5. Angebote machen
7. Entscheidung akzeptieren
10. Verhalten akzeptieren

Patient:
1. Information suchen
4. Angebote einholen
6. Entscheidung kundtun
8. Untersuchungs- bzw. Therapieplan realisieren
9. Selbstkontrolle versuchen

Phasen: Information – Entscheidung – Verantwortung

Paternalismus

Arzt:
1. Information mitteilen
3. Anordnung treffen
6. Verhalten kontrollieren

Patient:
2. Information rezipieren
4. Anordnung befolgen
5. Untersuchungs- bzw. Therapieplan realisieren
7. Kontrolle dulden

Phasen: Information – Entscheidung – Verantwortung

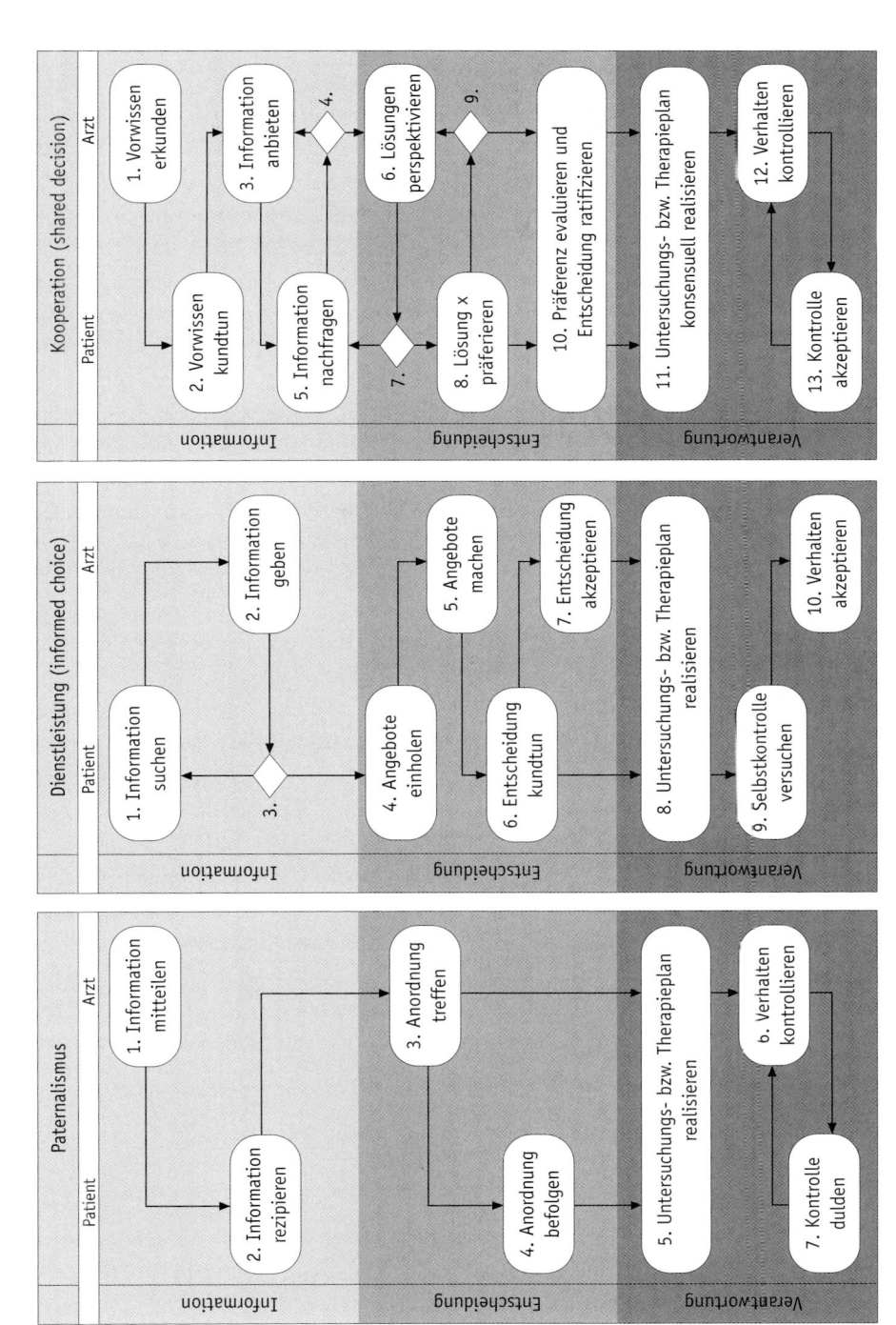

Abb. B7.3a–c Diskursverlauf in drei Beziehungsmodellen der Entscheidungsfindung

Austauschbeziehung abzufedern, werden im *Kontraktmodell* analog zum Wirtschaftsrecht Schutz- und Garantiebestimmungen in die Arzt-Patient-Beziehung einbezogen, die der Vermeidung von Übergriffen, Missbräuchen, Fehlbehandlungen usw. dienen.

In jedem Fall bleibt die Entscheidung beim Patienten, dessen Autonomie bis zur *Autarkie* übersteigert werden kann, indem er sich vom Arzt als Person völlig *unabhängig* macht. Die Beziehung bleibt anonym. Im Sinne einer *libertären* Ethik („laisser-faire"), die im Kontraktmodell lediglich durch eine legalistische Ethik begrenzt wird [Pellegrino 1989], begegnet der Arzt dem Patienten eher mit *Gleichgültigkeit* als mit einem persönlichen Engagement unter hoher Mitverantwortung. Die *Verantwortung* für seine *autonom* getroffene Entscheidung muss allein der Patient tragen, der den Arzt deswegen auch nicht weiter in die Pflicht nehmen kann.

Diese prinzipielle Unabhängigkeit besteht auch in der Variante des reinen *Informationsmodells*, bei dem der Patient den Arzt zum Zweck einer optimalen Information (als Dienstleistung) konsultiert [Charles et al. 1997, Gafni et al. 1998]. Die Informationen, die primär vom Arzt zum Patienten fließen (Abb. B7.3b: Position 2), der immer die Initiative der Informationssuche übernimmt (Position 1), können zwar auf diesen individuell abgestimmt werden, sodass auch umgekehrt der Patient den Arzt über sich hinreichend informiert, aber für dieses Modell gilt weiterhin: „information sharing does not necessarily lead to a sharing of treatment decision-making process" [Charles et al. 1997]. Die *Trennung von Informations- und Entscheidungsprozess* kann also erhalten bleiben, und der Informationsprozess (Abb. B7.3b: Positionen 1–2) kann nach Charles et al. [1997] im extremen Fall sogar durch *interaktive Medien* übernommen werden, was allerdings Gefahren einer verkürzten Patientenaufklärung birgt, weil das beste interaktive Medium das persönliche Gespräch mit dem Arzt nicht ersetzen, sondern nur ergänzen kann.

Darüber hinaus ist mit der libertären Ethik die Tendenz zur Gefälligkeitsmedizin verbunden, wenn der Arzt anbietet, was der Patient nachfragt. Hier werden möglicherweise Präferenzen des Patienten hypostasiert und die Patientenautonomie mit dem Verlust der Arztautonomie bezahlt [v. Uexküll 1993, Quill und Brody 1996]. Beim reinen Informationsmodell wird die Rolle des Arztes nach Frosch und Kaplan [1999] letztlich auf die eines bloßen *Informationsmaklers* („broker of information") reduziert, der seine ursprünglichen Versorgungsfunktionen verliert.

7.2.3 Kooperation und Aushandlung

Gegenüber der *autoritären Verordnungspraxis* im paternalistischen Modell und der *libertären Angebotspraxis* im Dienstleistungsmodell ist das vorherrschende Konzept im Kooperationsmodell oder Partnerschaftsmodell das der *Aushandlung* („negotiation"), wie es etwa von Strauss [1978] systematisch begründet und in der Medizin

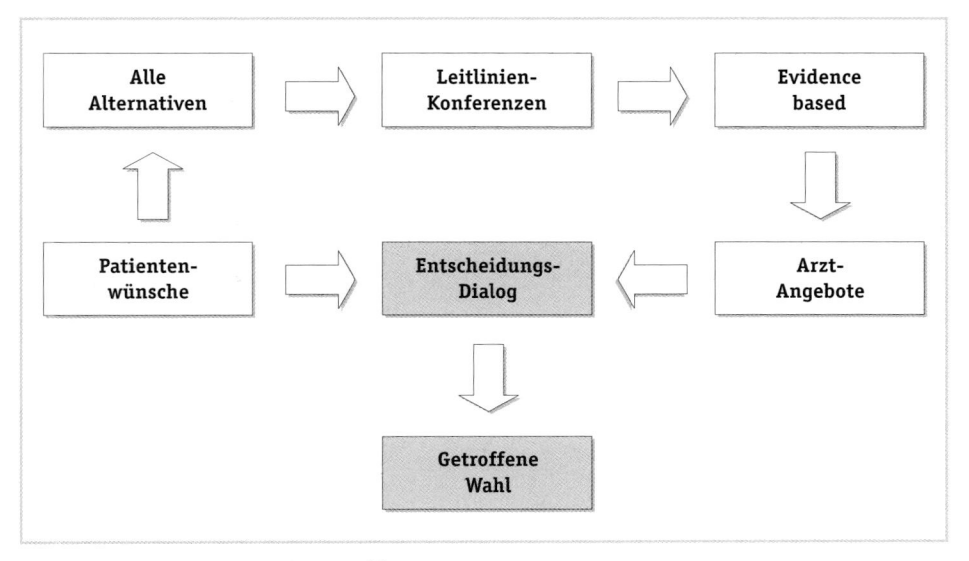

Abb. B 7.4 Evidenzbasierte Patientenwahl

vielfältig beansprucht wird [Stewart 1984, Fisher 1983, 1986, Roter und Hall 1992, Lazare 1995, Gwyn und Elwyn 1999, Elwyn 2001]. Die Möglichkeit und Notwendigkeit des Aushandelns unterstellt immer eine Ausgangsdifferenz, die nur durch beidseitiges diskursives Engagement zu überwinden ist. Danach werden die Handlungsalternativen wechselseitig auf der Basis einer evidenz-basierten Medizin und in Relation zu den Präferenzen des Patienten einer gemeinsamen Evaluation unterzogen, bevor eine Entscheidung von beiden Parteien akzeptiert werden kann (Abb. B7.3c: Positionen 10, 11). Auf diese Weise kann die gemeinsame Verantwortungsübernahme („Wir stehen beide aus guten Gründen zu unserer Vereinbarung") gerechtfertigt werden, die mit der gemeinsamen Entscheidung interaktionslogisch verknüpft ist.

Allerdings können in den Entscheidungsdialog zwischen Arzt und Patient nicht alle möglichen Alternativen im Sinne einer libertären Ethik eingehen, sondern nur Alternativen im Sinne einer evidenz-basierten Medizin (Abb. B7.4). Obwohl damit eine Reihe von möglichen Patientenwünschen von vornherein ausgeschlossen wird, kann der Patient entsprechend seiner individuellen Lebens- und Wertgeschichte dennoch Präferenzen entwickeln, die der „besten" Empfehlung des Arztes entgegenstehen mögen. Der Arzt wiederum kann den aus seiner Sicht „zweitbesten" Patientenwahlen gleichwohl zustimmen, so lange sie nur im Rahmen einer evidenz-basierten Medizin vertretbar sind (z. B. konservative Behandlungsmethode versus Operation). Der Konsens am Ende des Aushandlungsprozesses verlangt also keineswegs vollständige Übereinstimmung, sondern lediglich eine Entscheidung, die für beide Partner akzeptabel ist.

Beim Kooperationsmodell braucht der Arzt also mit seinem Professionswissen sowie seiner persönlichen Erfahrung und Meinung nicht hinter dem Berg zu halten. Vielmehr dient sein Engagement der *Förderung der Patientenautonomie* insofern, als sich die letztlich gültige Überzeugung des Patienten im Sinne einer Kompetenzsteigerung (empowerment) eben nur im dialogischen Informations- und Meinungsaustausch herausbilden und stabilisieren kann. Die Meinungsbildung verläuft über dialogische Rückkopplungsschleifen, die möglicherweise wiederholt an den dafür vorgesehenen Entscheidungsknoten (Abb. B7.3c: Positionen 4, 7, 9) möglich sind, wenn die Teilnehmer sich etwa in einem fortgeschrittenen Stadium befinden und für die weitere Entscheidung weitere Informationen einholen wollen, auf deren Grundlage sie erneut in einen Aushandlungsprozess mit zunächst *ergebnisoffenem* Ausgang *kooperieren*.

Genau diese Perspektive einer offenen *Kooperation* macht beide Akteure zu Partnern, deren Teilnahmeperspektive sich in der *reziproken* Einsicht verschränkt, dass der eine Partner ohne die Kooperation des anderen nicht erfolgreich ist [Veatch 1991]. Es handelt sich nach Quill und Brody [1996] nicht, wie etwa beim Informationsmodell, um ein Nullsummenspiel (win/lose), sondern beide Partner sind die Gewinner (win/win). Sie profitieren beide von der aktiven Mitarbeit des Patienten, der selbst zum *Koproduzenten* seiner eigenen Gesundung werden kann [Badura und Schellschmidt 1999]. Am Ende wissen beide Partner, was aus welchen Gründen zum Wohle des Patienten zu geschehen hat und was ihre jeweilige Beteiligungsrolle sein wird, um die mit der Entscheidung verfolgten Zielsetzungen zu erreichen.

7.3 Exemplarische Kasuistik

Die folgenden Beispiele können die Grundmodelle der Entscheidungsfindung und ihre Varianten lediglich illustrieren. Insbesondere Fälle zur Aushandlung im Kooperationsmodell hätten den hier zur Verfügung stehenden Raum schon wegen des Darstellungsumfangs erheblich überschritten. Von daher ist die Auswahl durch die relative Kürze der Beispiele bestimmt, deren Vorgeschichte bzw. Nachgeschichte so weit wie nötig als Kontextinformationen ergänzt werden.

7.3.1 Autoritärer Paternalismus

Für das erste Beispiel (B1) ist die Kontextinformation zu ergänzen, dass hier ein sehr alter Patient auf eine Operation hofft, die aber aus ärztlicher Sicht als zu riskant eingeschätzt wird [Siegrist 1982].

Beispiel 1[9]

```
01 A:  wissen Sie, es ist bei Ihnen am Herzen nicht so ganz *1* und
       die Narkosekollegen sagen natürlich mit Recht: „Wenn es
       nicht sein muss, warum denn?"
02 P:  <erschrocken> ja, meinen Sie gar nicht?
03 A:  und der Stuhlgang, der klappt, ja?
04 P:  ja, ja, ja.
```

Das Beispiel (B1) steht für eine extreme Variante von Paternalismus, bei der sich der Arzt der von Siegrist [1982] beschriebenen *asymmetrischen* Verbalhandlung des *Themenwechsels* bedient, mit der die möglichen Informationsbedürfnisse und weiteren Kommunikationsinteressen des Patienten im Keim erstickt werden. Der Arzt benutzt hier zur Entscheidungsbegründung die „Narkosekollegen" gleichsam als Zitierautoritäten (Wenn es nicht sein muss, warum denn?), die nicht weiter zu hinterfragen sind. Die Vergewisserung des erschrockenen Patienten wird mit dem radikalen Themenwechsel übergangen und die mit dem Frageinteresse verbundene Emotion stillgelegt. Der Arzt reagiert hier mit einer besonderen Form der Ignoranz, mit der er jede Fürsorglichkeit, wie sie ja auch nach der paternalistischen Tugendethik erwartet werden kann, vermissen lässt. Es handelt sich um eine reduktionistische Variante von Paternalismus, bei der der Arzt aus dem möglichen paternalistischen Rollenspektrum lediglich die Autorität und das Fachwissen Dritter herauskehrt.

7.3.2 Von der Dienstleistung zur Kooperation

Die folgenden Beispiele sind sämtlich dadurch gekennzeichnet, dass die Patienten gleich zu Beginn der Konsultation die *Erwartung* einer ärztlichen *Dienstleistung* formulieren, die sie aus Vorkenntnissen über ihre Erkrankung bzw. den behandelnden Arzt ableiten.

Beispiel 2

```
01 A:  ja Herr M *1* was liegt an?
02 P:  ja ich bin hierher gekommen, weil mein Kollege * Dieter S gesagt
       hat, dass Sie äh äh so besondere Untersuchungsmethoden haben *
       unter anderem machen Sie ambulant ne Endoskopie und äh *1*
       stellen fest, dass * wie heißt das * Bakterien und so *
03 A:  hm *
04 P:  `n Zeug im Magen sind *  [...]
```

---

9 Die Darstellung der Gesprächsausschnitte in diesem Beitrag ist im Wesentlichen selbsterklärend. Als besonderes Zeichen wird * für eine kurze Pause bzw. *1* für eine eine Sekunde lange Pause verwendet.

07 P: nicht, dass es was is, was denn *1* mein bisheriger Arzt nich gefunden hat *
08 A: hm * an was denken Sie denn * was da übersehen worden sei könnten

Beispiel 3
01 A: Herr F, was liegt an?
02 P: ich wollte eigentlich mal 'n Totalcheck bei Ihnen machen *
03 A: hm *
04 P: so komplett * 'n Freund von mir ist auch bei Ihnen *
05 A: hm *
06 P: der Herr K.
07 A: ja *
08 P: und der hat mir also empfohlen, dass das hier *1* gut gemacht wird und so * in der Form wollt ich das auch machen, mit Belastungs-EKG und äh *1* die *1* Lunge äh röntgen und so weiter *
09 A: ja * hm * und warum wollen Sie das? *
10 P: öff * <atmet aus> * ich bin jetzt 36 und möchte da also ein bisschen vorbeugen *
11 A: hm *
12 P: und hab also in letzter Zeit durch 'n bisschen Stress und dann auch so manchmal das Gefühl, dass so meine Substanz 'n bisschen abgebaut wird *
13 A: ja *
14 P: dass ich auch teilweise manchmal Herzschmerzen habe *
15 A: hm *

Beispiel 4
01 A: Herr S, was führt Sie zu uns?
02 P: Diabetes Typ I *
03 A: ja *
04 P: Basis-Bolus*
05 A: hm *
06 P: gewünschte Umstellung auf Pumpe *
07 A: ja, das heißt äh * es gibt Schwierigkeiten im Basis-Bolus-Konzept bei Ihnen? *
08 P: sagen wir mal so, ich möchte eine Vereinfachung, mehr Variabilität *
09 A: ja *
10 P: und größere Freiheit *
11 A: ja *
12 P: weil * das Verschwinden mit dem Pen * und so * ist also manchmal in meinem Beruf spezifisch auch nicht so günstig *
13 A: ja, ja *

In diesen Beispielen tragen die Patienten ein bestimmtes biomedizinisch orientiertes Begehren in einer Art und Weise vor, nach der sich das Arzt-Patient-Verhältnis auf eine reine Dienstleistung reduzieren ließe, wenn die Ärzte dem Patientenbegehren ohne weiteres nachkämen. Allerdings machen schon die ersten Interventionen deutlich, dass sich die Ärzte nicht auf die Rolle des bloßen Dienstleisters zu beschränken bereit sind. In Beispiel (B2) zielt die Intervention des Arztes (08: an was denken Sie denn) auf die *subjektive Krankheitstheorie* des Patienten, der diese Intervention dann als Erzähleinladung für seine bisherige Kranken- und Behandlungsgeschichte nutzen kann. In Beispiel (B3) entlockt der Arzt mit seiner Intervention (09: warum wollen Sie das?) dem Patienten ein ganzes Bündel von *Motiven* für den *Arztbesuch*, das von der noch vordergründigen „Vorbeugung" bis zum subjektiven Krankheitserleben („Stress", „Substanz abgebaut", „Herzschmerzen") reicht. In Beispiel (B4) antizipiert der in der Behandlung des Krankheitsbildes erfahrene Arzt die „Schwierigkeiten" (03) des Patienten und entlockt ihm mit dieser Intervention weitere Selbstexplorationen zu Beeinträchtigungen, die sich zunächst auf sein Berufsleben (12: nicht so günstig) und später auf sein Privatleben („seelische Geschichte") beziehen.

So wird das anfänglich an der *Dienstleistung* orientierte Beziehungsangebot der Patienten in diesen Fällen von den Ärzten im Verlauf des Gesprächs allmählich *transformiert* in ein Kooperationsmodell, wobei dieser Wechsel dann vor allem durch eine Umstellung von einem *interrogativen* auf einen *narrativen* Gesprächsstil gelingt, bei dem sowohl die bisherige Lebensgeschichte als auch zukünftige Lebensentwürfe eine Rolle spielen (Koerfer et al. [2000] und Kap. C8). Erst vor diesem bio-psychosozialen Hintergrund können die biomedizinischen Patientenbegehren in ihrer individuellen Bedeutung erfasst und jeweils in ein Gesamtkonzept der Behandlung integriert werden.

7.3.3 Bewährungsprobe geteilter Entscheidung

Im nachfolgenden Beispiel (B5) ist die Umstellung auf das Kooperationsmodell bereits gelungen, das nun einer erneuten *Bewährungsprobe* unterzogen wird. Es handelt sich um eine onkologische Sprechstunde, in der es aktuell darum geht, die bereits einvernehmlich getroffene Entscheidung zur Aussetzung der Chemotherapie erneut auf ihre Tragfähigkeit für die Patientin zu überprüfen.

```
Beispiel 5
  01 A: eins würd mich noch mal interessieren Frau K, weil ich
        gedacht habe, so das könnte jetzt in diesen schwierigen zwei
        Wochen für Sie vielleicht noch mal Grund sein zu überlegen *
        die Entscheidung * äh * keine Chemotherapie zu machen *
  02 P: ja * nein *
  03 A: die ist ja jetzt ein bisschen anders wo *
```

```
04 P: ich will keine Chemotherapie *
05 A: wo * auch die Beschwerden zunehmen * also ich *
06 P: das ist mir klar *
07 A: ich erinnere mich wohl an unsere Absprache * ich wollt es
      trotzdem nur noch mal einfach * ansprechen, ob das irgendwie
      für Sie jetzt noch mal ne andere Gewichtung *
08 P: nein *
09 A: gegeben hat *
10 P: nein *
11 A: also das *
12 P: für mich is es o.k. wenn es zu Ende geht * aber ich will nicht
      mit Chemotherapie voll sein * nur um um vielleicht ein paar
      Wochen länger zu leben * nee * also das kommt für mich nich in
      Frage *
13 A: gut * also wir hatten ja darüber gesprochen *
14 P: ja *
15 A: ich find das auch voll in Ordnung * und ich will Sie auch ganz
      ausdrücklich darin so unterstützen, ja * das ist, find ich,
      die angemessene Entscheidung * und da bleibt auch unsere
      Absprache bei, ja *
```

Der kurze Gesprächsausschnitt verweist auf eine bereits entwickelte gemeinsame Interaktionsgeschichte zwischen Arzt und Patientin, auf die sich nun beide als geteiltes Wissen in einer *gemeinsamen Wirklichkeit* [von Uexküll und Wesiack 2003] berufen können. Der Arzt thematisiert den ausgehandelten Konsens (07: ich erinnere mich wohl an unsere Absprache) und stellt ihn gleichwohl erneut zur Disposition (07: trotzdem [...] ansprechen). Dass sich die bereits getroffene Entscheidung möglicherweise als revisionsbedürftig herausstellen könnte (01: vielleicht noch mal Grund sein zu überlegen), begründet der Arzt einleitend mit den inzwischen eingetretenen bzw. erwartbaren Veränderungen (01: schwierigen zwei Wochen, 05: auch die Beschwerden zunehmen). Obwohl die Patientin bereits mit einem dialogischen Pre-Start (02: ja * nein) und dann mit einer explizit verbalen Stellungnahme (04: ich will keine Chemotherapie) ihre Haltung hinreichend kundgetan zu haben scheint, insistiert der Arzt in Richtung auf eine mögliche Entscheidungskorrektur mit weiteren Einwänden (07: andere Gewichtung), mit denen er die Patientin erneut in einen Entscheidungsdialog zieht, in dem sie die *Authentizität* ihrer Einstellung mit weiteren Argumenten nochmals unter Beweis stellt.

Nachdem die bereits in vorausgehenden Konsultationsrunden getroffene Entscheidung nunmehr erneut einer hinreichenden Gültigkeitsprüfung unterzogen zu sein scheint, drückt der Arzt nochmals die *Akzeptabilität* der Entscheidung aus (15: voll in Ordnung [...] angemessene Entscheidung) und sichert seine weitere *Unterstützung* zu (15: ausdrücklich darin so unterstützen), bevor er den *Bestand* der gemeinsamen Absprache nochmals bekräftigt (15: und da bleibt auch unsere Absprache bei) und den gleichsam in zweiter Auflage zur beidseitigen *Vergewisserung* geführten *Entscheidungsdialog* zu einem vorläufigen Ende bringt.

Offenbar ging es dem Arzt um die Überprüfung der *Nachhaltigkeit* einer getroffenen Entscheidung, die sich im zwischenzeitlichen *Kohärenzerleben* der Patientin unter einer gewählten Behandlungs- und Lebensperspektive hat bewähren müssen. Da die „erstbeste" Entscheidung nicht immer Bestand haben muss, ist der Entscheidungsdialog zwischen Arzt und Patient so lange wie möglich offen zu halten.

7.4 Dialogische Medizin und Passungsprobleme

Angesichts der *Pluralität* in einer demokratischen Gesellschaft ist ein Wertekonflikt zwischen Arzt und Patient zugleich als möglich und gerechtfertigt anzusehen, sodass im Sinne der Diskursethik „Strittiges" nicht nur zulässig, sondern als Chance zu weiteren Klärung zu nutzen ist, um die allgemeinen und individuellen Voraussetzungen und Folgen des Entscheidens für die Beteiligten transparent werden zu lassen. Das *dialogische Prinzip* ist eben auch in der Arzt-Patient-Beziehung zur Geltung zu bringen [Kempits 1996]. Im Arzt-Patient-Gespräch sollten diskursive Verfahren zum Zwecke der *Verständigung* konstitutiv eingebaut sein, deren Ausgang im Sinne *diskursiver Ergebnisoffenheit* prinzipiell ungewiss ist.

Zustimmung oder Ablehnung sollten nicht verdeckt-strategisch, sondern offen und verständigungsorientiert erfolgen. Konsens sollte möglichst lange gesucht werden, aber Dissens nicht verpönt sein und erst recht nicht sanktioniert werden. Jedenfalls darf der Patient den Ausgang des Gesprächs mit dem Arzt nicht fürchten müssen, etwa weil ihm die weitere ärztliche Zuwendung bei Ablehnung der vom Arzt erkennbar präferierten Behandlungsmaßnahme entzogen würde. Allerdings muss auch in der Arzt-Patient-Kommunikation mit Paradoxien gerechnet werden, die etwa daraus resultieren, dass Patienten die weitere Kommunikation mit dem Arzt verweigern und angebotene Beziehungsmodelle ausschlagen. Hier muss sich der Arzt an den Kommunikationsbedarf des Patienten flexibel und maßgeschneidert *anpassen* können.

7.4.1 Differenzierter und ambivalenter Partizipationsbedarf

Die aktuelle Diskussion um das ideale Entscheidungsmodell, das die *normativen Zielideen* für eine Verbesserung der vorherrschenden Praxis der Patientenaufklärung und Entscheidungsfindung kontrafaktisch vorgibt, ist eine Sache, die praktische Implementierung in Praxis und Klinik eine andere, weil dort die Modellwahl in Abhängigkeit von unterschiedlichen objektiven und subjektiven Bedingungen getroffen werden muss. Für die Praxis der Entscheidungsfindung wird deswegen gegenwärtig eine *flexible* Anwendung verschiedener Modelle gegenüber der universalen Anwendung eines bestimmten Modells favorisiert [Guadagnoli und Ward 1998, Elwyn at al. 1999, Charles et al. 1999, Charavel et al. 2001]. Die *Fixierung* auf ein bestimmtes Modell erweist sich als *unpraktikabel*, weil sie letztlich den Ansprüchen einer *patientenorientierten* Medizin gerade nicht gerecht wird. Danach kann auch die *Wahl* des Entscheidungsmodells nicht über die Köpfe *individueller* Patienten hinweg erfolgen, will sich ärztliches Handeln nicht in *Paradoxien* einer *oktroyierten* Partizipation verstricken.

Partizipationsmodelle, in denen die *Autonomie* des Patienten wie im Dienstleistungsmodell in Richtung auf *Autarkie* übersteigert wird, suggerieren häufig Freiheitsgrade bei der Entscheidungsfindung, die nach medizinischen oder ökonomischen oder ethischen Kriterien nicht vertretbar sind oder aber von den betroffenen Patienten subjektiv so nicht wahrgenommen werden können oder wollen. Unter kritischer Perspektive wird die *Selbstbestimmung* im Arzt-Patient-Verhältnis deswegen bereits als *Mythos* hinterfragt [Feuerstein und Kuhlmann 1999], dem auch beide Interaktionspartner als Selbsttäuschung unterliegen können.

Wie in der Forschung belegt, muss der Arzt bei der alltäglichen Entscheidungspraxis mit sehr differenzierten und ambivalenten Partizipationsbedürfnissen rechnen, etwa in Abhängigkeit von Bildung, Alter und Geschlecht sowie Art, Schwere und Verlauf der Erkrankung [Merdith et al. 1996, Guadagnoli und Ward 1998, Frosch und Kaplan 1999, Kuprat et al. 1999, McKinstry 2000, Kaufmann und Ernst 2000]. Für die Praxis der ärztlichen Sprechstunde oder Visite ist häufig genug von *schwachen, verletzlichen, kränkbaren, ängstlichen, Trost suchenden und hilfsbedürftigen Patienten* auszugehen, deren Autonomie möglicherweise stark eingeschränkt und erst mühsam wiederherzustellen ist. Insgesamt kann keineswegs ein homogener Bedarf von Patienten nach einer maximalen Beteiligung an der Entscheidungsfindung unterstellt werden, sodass der Arzt hier in jedem Fall die passende „Dosierung" im Gespräch mit dem Patienten erst individuell herausfinden und immer wieder neu mit ihm abstimmen muss.

7.4.2 Ärztliche Flexibilität und Modellwechsel

Der differenzierte und ambivalente Partizipationsbedarf des Patienten verlangt eine besondere *Flexibilität* des Arztes bei der Wahl des *angemessenen* Entscheidungsmodells. Dabei sollte sich der Arzt von den anfänglichen Beziehungsangeboten von Patienten zunächst durchaus leiten lassen, um die praxiswirksame *Nachhaltigkeit* in der weiteren kommunikativen Gestaltung der Arzt-Patient-Beziehung dann laufend zu prüfen. Die Möglichkeiten und Grenzen eines Modellwechsels mit dem Patienten sind erst in der

Interaktion kommunikativ auszutesten anstatt einer vorgängigen Fixierung auf beiden Seiten frühzeitig zu erliegen.

Dabei sollte der Arzt über eine professionelle Metakompetenz verfügen, mit der er sich auf die *aktuellen* Bedürfnisse des Patienten ebenso ad hoc einzustellen weiß, wie er die *potenziellen* Bedürfnisse erst zu wecken versteht. Der Bedarf des Patienten nach Beteiligung an der Entscheidungsfindung unterliegt eben nicht einem singulären Kalkül, sondern ist selbst Gegenstand eines *Aushandlungsprozesses* mit ungewissem Ausgang (s. o.). Patientenpräferenzen fallen nicht plötzlich vom Himmel, sondern werden analog zu Kleists Diktum „Über die allmähliche Verfertigung der Gedanken beim Reden" erst im Gespräch mit dem Arzt *nach und nach* entwickelt.

Keineswegs sollte sich der Arzt seinerseits etwa auf ein paternalistisches Modell umstandslos zurückziehen, nur weil der erstbeste erkennbare Patientenwille von einem einschlägigen Typ („You decide for me doctor") gewesen sein mag [Guadagnoli und Ward 1998]. Vielmehr ist gerade bei schwierigen und weit reichenden Entscheidungen mit spezifischen Ambivalenzen des Patienten zu rechnen, die das Zutrauen in seine eigene Entscheidungskompetenz selbst betreffen und die deswegen nicht frühzeitig in die eine oder andere Richtung entschieden, sondern offen gehalten werden sollten.

Die Kunst der ärztlichen Gesprächsführung im Entscheidungsdialog besteht gerade darin, den Partizipationsbedarf des Patienten mit einem für ihn tragfähigen Entscheidungsmodell zur *Passung* zu bringen. In derartigen Passungsprozessen wird der Arzt gegebenenfalls mehrfach nachjustieren müssen, und zwar innerhalb des gewählten Ausgangsmodells oder – wenn es nicht mehr passt – durch einen Modellwechsel. Dabei sind allerdings Restriktionen zu beachten, die aus der *Inkompatibilität* der Entscheidungsmodelle resultieren, sodass man nicht gleichsam mitten im „Sprachspiel" beliebig die „Spielregeln" ändern kann.

Wie in der vergleichenden Musteranalyse von Entscheidungsmodellen deutlich wurde, sind diese Modelle nicht beliebig gegeneinander austauschbar (vgl. Abb. B7.3a-c). Wenn die Interaktion zwischen Arzt und Patient im Stil des Paternalismus begonnen hat, kann nicht einfach zum Kooperationsmodell gewechselt werden. Vielmehr verlangt der Wechsel zugleich eine Rückkehr in eine frühere Phase. Weil eine „shared decision" durch eine „shared information" bedingt ist, ist mit dem Modellwechsel auch die Informationsphase erneut zu durchlaufen, um die Informationsdefizite aus dem anfänglich paternalistischen Modell zu kompensieren [Charles et al. 1999]. In diesem Sinne lässt sich der Wechsel vom *Informationsmodell* zum Kooperationsmodell noch relativ ökonomisch gestalten.

Ebenso problemlos scheint ein Wechsel vom Informationsmodell zum sog. *Agentenmodell* vollzogen werden zu können, das eine Zwitterstellung einnimmt, bei dem der Arzt nach geteilter Information die Alleinentscheidung trifft, für die er wie im Paternalismusmodell auch die Alleinverantwortung übernimmt. Der Arzt macht sich zum Agenten des Patienten, indem er nach einem optimalen Informationsaustausch für ihn als dessen autorisierter Stellvertreter entscheidet, gleichsam als ob er in seiner Position wäre [Gafni et al. 1998]. Dabei werden wiederum Varianten einer *Doppelagentenschaft* [Rochaix 1998] diskutiert, nach der der Arzt nicht nur als Agent des Patienten, sondern zugleich als Agent öffentlicher Interessen (nach Kriterien der Verteilungsgerechtigkeit, Sozialverträglichkeit, Professionsstandards) entscheidet. Hier ist allerdings mit den Gefahren eines sog. *Neopaternalismus* zu rechnen [Feuerstein und Kuhlmann 1999], bei dem sich die Interessen von dritter Seite hinterrücks gegen die individuellen Interessen des Patienten durchsetzen. Einer solchen Gefahr kann letzlich im Sinne der Diskursethik nur durch ein Transparenzgebot begegnet werden, das dem Patienten die (Begründungen für die) Begrenzungen seiner Interessen nicht verdeckt-strategisch vorenthält, sondern dialogisch offen legt.

7.4.3 Symmetrische Kommunikation und Kommunikationsverzicht

Gegen die Anwendung des dialogischen Prinzips in der Arzt-Patient-Beziehung wird oft die Asymmetrie der Beziehung angeführt, deren Unhintergehbarkeit mit der Differenz der Interaktionsrollen von Experten und Laien begründet wird. Die Kontroversen sind allerdings oft auf einen ungenügend geklärten Symmetriebegriff zurückzuführen. Die Partizipation des Patienten kann eben nicht an einem *naiven* Symmetriebegriff bemessen werden [Koerfer 1994, Koerfer et al. 1994]. Vielmehr ist gerade bei der Kommunikation zwischen dem Arzt als Experten und dem Patienten als Laien analytisch eine *funktionale* von einer *dysfunktionalen* Asymmetrie zu unterscheiden und in empirischen Kommunikationsanalysen zu identifizieren [Westphale und Köhle 1982].

Danach bedeutet Symmetrie keineswegs eine „Halbierung der Macht" im Sinne einer hälftigen Teilhabe an allen Äußerungen im Gespräch überhaupt sowie an besonderen Beteiligungsformen wie Hörerrückmeldungen, Fragen, Antworten, Mitteilungen, Erzählungen, Themeninitiativen etc. im Besonderen. Dass der eine Partner erzählt und der andere zuhört, ist eine *funktionale* Asymmetrie. Es wird nicht erwartet und ist auch nicht sinnvoll, dass beide Partner faktisch gleich viel zuhören und erzählen, fragen und antworten, mitteilen und schildern, behaupten und bestreiten, erklären und nachfragen etc. Vielmehr bedeutet *diskursive Symmetrie* auch in der ärztlichen Sprechstunde und Visite, dass für beide Partner approximativ eine *Chancengleichheit* besteht sowohl für die Relevanzsetzung von Kommunikationsthemen und -zwecken wie eben auch für die Wahl der dafür von beiden Teilnehmern als relevant erachteten Kommunikationsmittel.

Es handelt sich hierbei um *Zugangschancen* zu *dialogischer* Kommunikation, die *reziprok* auf der Wahrnehmung der eigenen Autonomie bei Gewährung der Autonomie des anderen beruhen, was zwar grundsätzlich die Manipulation des anderen ausschließen sollte, aber unterschiedliche Interessen- und Teilnahmeperspektiven ebenso wie den Dissens zulässt, jedoch nur nach ernsthaftem Verständigungsversuch. Die Ernsthaftigkeit des Versuchs muss jedoch bezweifelt werden, wenn in der empirischen Beobachtung bestimmte Kommunikationsmittel (wie Unterbrechen, Übergehen, Bagatellisieren, Abwiegeln, Gegenfragen, Vorwerfen, Maßregeln, Anweisen etc.) im Sinne eines *strategischen* Sprachgebrauchs [Habermas 1981, Apel 1990, Koerfer 1994] nicht die Ausnahme bleiben, sondern zum Regelfall werden und damit eine *funktionale* in eine *dysfunktionale* Asymmetrie verwandelt wird, wie im obigen Beispiel (B1) zum Paternalismus, in dem der Arzt mit einer asymmetrischen Verbalhandlung radikal das Thema wechselte und damit die Zugangschancen des Patienten zur weiteren Kommunikation verstellte.

Die Gewährleistung symmetrischer Zugangsschancen verpflichtet den Patienten jedoch nicht zur erschöpfenden Chancennutzung. Kommunikation ist hier kein Selbstzweck, und es besteht kein *Kommunikationszwang*. Hier muss zwischen einem erbetenen (solicited) und nicht erbetenen (unsolicited) Paternalismus unterschieden werden [Kempits 1996]. Der weitere explizite Verzicht auf vom Arzt zugestandene und wiederholt offerierte und eben nicht strategisch verstellte *Kommunikationschancen* der Entscheidungsbeteiligung mag seinerseits im Sinne der Diskursethik „gute Gründe" haben („Recht auf Nicht-Wissen"), sodass der *Kommunikationsverzicht* nicht als *irrational* zu denunzieren, sondern zu respektieren ist, will sich der Arzt trotz bester Absichten nicht dem Verdacht der Manipulation aussetzen.

So folgert denn auch Kettner [1998] für das Konzept einer unhinterfragten nonpaternalistischen Beratung: „Ein zum Zweck der Autonomieförderung strategisch durchgeführter Nicht-Paternalismus ist selber paternalistisch". Wenn sich der Arzt unter dem Aspekt der Gewährung von Autonomie bei der Entscheidungsfindung nicht in *Paradoxien* verwickeln will, kann er das von ihm präferierte Entscheidungsmodell nicht einfach dem Patienten *oktroyieren*, sondern muss die Alternativen *offen legen* und mit dem Patienten im Dialog *abstimmen*. Für diesen Dialog gilt auf der Meta-Ebene, auf der die Wahl des Entscheidungsmodells zu treffen ist, wie auf der Handlungsebene, auf der die medizinische Entscheidung gefällt werden muss, gleichermaßen: In einer *patientenorientierten* Medizin sollte der Patient nicht nur das erste, sondern immer auch *das letzte Wort haben*.

Was aber das letzte Wort des Patienten ist, muss mit ihm bis zu einem für beide Partner akzeptablen Sättigungsgrad in einem offenen Dialog geklärt werden, der sich durch ernsthafte Kommunikationsversuche der Annäherung an das Ideal einer gemeinsamen Entscheidungsfindung auszeichnet. Am Ende des Arzt-Patient-Dialogs steht daher weder der durch *Werbung* (nach dem Businessmodell) bloß *überredete*, noch der durch Anordnung (nach dem Paternalismusmodell) bloß *gehorsame*, sondern der durch ernsthafte (Versuche der) Entscheidungsbeteiligung hinreichend *überzeugte* Patient.

7.5 Empfehlungen für die Praxis

Die abschließenden Empfehlungen für die Praxis orientieren sich in Auszügen an einem Manual zur ärztlichen Gesprächsführung und Diagnosemitteilung [Köhle et al. 2002], das bei Interesse angefordert werden kann (Fax: 0221–478 6261, E-Mail: karl.koehle@medizin.uni-koeln.de.). Die Empfehlungen (Abb. B7.5) sind nicht schematisch, sondern situationsangemessen und kontextsensitiv anzuwenden, etwa in Abhängigkeit von der gemeinsamen Interaktionsgeschichte, dem Stand der Vorkenntnisse des Patienten, dem Schweregrad seiner Erkrankung sowie seiner aktuellen Befindlichkeit und Aufnahmefähigkeit (Zumutbarkeitsregel). Für den Entscheidungsdialog gelten ebenso die allgemeinen Empfehlungen zur ärztlichen Gesprächsführung (s. Kap. C8), insbesondere zum aktiven und empathischen Zuhören.

1 Gespräch vorbereiten	4 Wissen vermitteln
Information vorbereiten ▪ Befunde überprüfen ▪ Therapie und Prognose klären **Zeitpunkt wählen** ▪ Sind die Befunde ausreichend? ▪ Ist der Patient aufnahmefähig? ▪ Diagnose nicht am Telefon, nicht im Aufwachraum, nicht abends mitteilen!	**Patient abholen, wo er steht** ▪ An Patientenäußerungen anknüpfen **Informationen schrittweise anbieten** **Verständlichkeit anstreben** ▪ Kurze Sätze, einfache Sprache ▪ Fachtermini vermeiden bzw. erläutern **Verständnis sichern** ▪ Gelegenheit zu Fragen geben ▪ Prüfen, ob Informationen verstanden wurden
2 Vorwissen klären	**5 Emotionen klären**
Subjektives Verständnis erkunden ▪ „Was haben Sie selbst gedacht, als Sie sich krank fühlten?" ▪ „Was haben Sie bisher erfahren?"	**Ausbleiben von Emotionen klären** ▪ Fühlt sich Patient in Beziehung unsicher? ▪ Lässt ihn Scham oder Furcht verstummen? ▪ Verleugnet er?
3 Informationsbedürfnis erkunden	**6 Vorgehen abstimmen**
Patienten Gespräch mitsteuern lassen ▪ Erkundungsverhalten unterstützen ▪ Kooperation anbieten ▪ Belastungsgrenzen wahrnehmen **Ablehnen von Information akzeptieren** ▪ Aber: Unterstützung aufrechterhalten ▪ Information „bei Bedarf" anbieten	**Evidenz-basiertes Vorgehen planen** **Erwartungen klären** **Diagnostik/Therapie planen** ▪ Präferenz für Entscheidungsmodell beachten: Paternalismus – Dienstleistung – Kooperation ▪ Vorschläge und Risiken besprechen ▪ Reaktionen berücksichtigen ▪ Konsens anstreben

Abb. B7.5: Empfehlungen zur ärztlichen Gesprächsführung

Literatur

Apel, K.-O.: Ist Intentionalität fundamentaler als sprachliche Bedeutung? Transzendental-pragmatische Argumente gegen die Rückkehr zum semantischen Intentionalismus der Bewußtseinsphilosophie. In: Intentionalität und Verstehen, S. 13–54. Forum für Philosophie Bad Homburg (Hrsg.). Suhrkamp, Frankfurt/M. 1990
Apel, K.-O., Kettner, M. (Hrsg.): Zur Anwendung der Diskursethik in Politik, Recht und Wissenschaft. Suhrkamp, Frankfurt/M. 1992
Badura, B., Schellschmidt, H.: Bürgerorientierung im Gesundheitswesen. Herausforderung und Chance für das Arzt-Patient-Verhältnis. In: Neopaternalistische Medizin. Der Mythos der Selbstbestimmung im Arzt-Patient-Verhältnis (S. 153–162). Feuerstein, G., Kuhlmann, E. (Hrsg.). Huber, Bern 1999
Charavel, M., Bremond, A., Moumjid-Ferdjaoui, N., Mignotte, H., Carrere, M.O. : Shared decision-making in question. Psycho-Oncology 10, 93–102 (2001)
Charles, C., Gafni, A., Whelan T.: Shared decision-making in the medical encounter: What does it mean? (Or it takes at least two to tango). Soc. Science Med. 44 (5), 681–692 (1997)
Charles, C., Gafni, A., Whelan, T.: Decision-making in the physician-patient encounter: revisiting the shared treatment decision-making model. Soc. Science Med. 49, 651–661 (1999)
Elwyn. G.: Shared decision making. Patient involvement in clinical practice. Ponsen & Looijen. Wageninge 2001
Elwyn, G., Edwards, A., Kinnersley, P.: Shared decision-making in primary care: The neglected second half of the consultation. Br. J. Gen. Pract. 49, 477–482 (1999)
Feuerstein, G., Kuhlmann, E. (Hrsg.): Neopaternalistische Medizin. Der Mythos der Selbstbestimmung im Arzt-Patient-Verhältnis. Huber, Bern 1999
Fisher, S.: Doctor-talk/patient-talk: How treatment decisions are negotiated in doctor-patient communication. In: The social organisation of doctor-patient communication, pp. 135–157. Fisher, S., Todd, A.D. (eds.). The Center for Applied Linguistics, Washington, DC 1983
Fisher, S.: In the patient's best interest. Women and the politics of medical decisions. Rutgers University Press, New Brunswick 1986
Ford, S., Schofield, T., Hope, T.: What are the ingredients for a successful evidence-based patient choice consultation?: A qualitative study. Soc. Science Med. 56, 589–602 (2003)
Frosch, D.L., Kaplan, R.M.: Shared decision-making in clinical medicine: Past research and future directions. Amer. J. Prevent. Med. 17 (4), 285–294 (1999)
Gafni, A., Charles C., Wehlan T.: The physician-patient encounter: The physician as a perfect agent for the patient versus the informed treatment decision-making model. Soc. Science Med. 47 (3), 347–354 (1998)
Gwyn, R., Elwyn, G.: When is a shared decision not (quite) a shared decision? Negotiating preferences in a general practice encounter. Soc. Science Med. 49, 437–447 (1999)
Guadagnoli, E., Ward, P.: Patient participation in decision-making. Soc. Science Med. 47 3, 329–339 (1998)
Habermas, J.: Theorie des kommunikativen Handelns. Suhrkamp, Frankfurt/M. 1981
Kaufmann, M., Ernst, B.: Was Frauen mit Krebs erfahren, empfinden, wissen und vermissen. Dtsch. Ärztebl., 97 (47), A3191–3196 (2000)
Kempits, P.: Das dialogische Prinzip in der Arzt-Patient-Beziehung. Wissenschaftsverlag Rothe, Passau 1996
Kettner, M.: Diskursethik in der Medizin. Ärztebl. Baden-Würtemberg 10 (1), 3 (1991)
Kettner, M.: Beratung als Zwang. Die Beiträge im Kontext. In: Beratung als Zwang, S. 9–47. Kettner, M. (Hrsg.). Campus Verlag, Frankfurt/M. 1998
Koerfer, A.: Institutionelle Kommunikation. Zur Methodologie und Empirie der Handlungsanalyse. Westdeutscher Verlag, Opladen 1994
Koerfer, A., Köhle, K., Obliers, R.: Zur Evaluation von Arzt-Patient-Kommunikation – Perspektiven einer angewandten Diskursethik in der Medizin. In: Medizinische Kommunikation: Diskurspraxis, Diskursethik, Diskursanalyse, S. 52–95. Redder, A., Wiese, I. (Hrsg.). Westdeutscher Verlag, Opladen 1994

Koerfer, A., Köhle, K., Obliers, R.: Narrative in der Arzt-Patient-Kommunikation. Psychother. Sozialwiss. 2 (2), 87–116 (2000)

Köhle, K.: Kommunikation. In: Uexküll Psychosomatische Medizin, S. 43–63. Adler, R.H., Herrmann, J.M., Köhle, K., Langewitz, W., Schonecke, O.W.=, Uexküll, Th.v., Wesiack, W. (Hrsg.). Urban & Fischer, München – Jena 2003

Köhle, K., Kubanek, B., Simons, C.: Informed Consent – psychologische Gesichtspunkte. Internist 23, 209–217 (1982)

Köhle, K., Simons, C., Kubanek, B.: Umgang mit unheilbar Kranken. In: Uexküll Psychosomatische Medizin, S. 1199–1244. Adler, R.H., Herrmann, J.M., Köhle, K., Schonecke, O.W., Uexküll, Th.v., Wesiack, W. (Hrsg.). Urban & Schwarzenberg, München 1990

Köhle, K. et al.: Manual zur ärztlichen Gesprächsführung und Mitteilung schwerwiegender Diagnosen. (2. Aufl.) Köln 2002. (Kann bei Interesse angefordert werden, fax: 0221–478 6261, E-Mail: karl.koehle@medizin.uni-koeln.de)

Köhle, K., Obliers, R., Koerfer, A.: Diagnose-Mitteilung – Ein Leitfaden. In: Management des Mammakarzinoms (2. Aufl.) (S. 441– 451). Kreienberg, R., Volm, T., Möbius, V., Alt, D. (Hrsg.). Springer: Berlin, Heidelberg, New York 2002

Kuprat, E., Irish, J.T., Karsten, L.E., Freund, K.M., Burns, R.B., Moskouitz, M.A., McKinlay, J.B.: Patient assertiveness and physician decision-making among older breast cancer patients. Soc. Science Med. 49, 4 (1999)

Langewitz, W.: Arzt-Patient-Kommunikation, Mitteilen schlechter Nachrichten. In: Handlungsfelder in der Psychosozialen Medizin, S. 54–76. Brähler, E., Strauß, B. (Hrsg.). Hogrefe, Göttingen 2002

Lazare, A.: The interview as a clinical negotiation. In: The medical interview – clinical care, education and research, pp. 50–64. Lipkin J. M., Putnam, S.M., Lazare, A. (ed.). Springer Verlag, New York 1995

Lee, R.G., Garwin, T.: Moving from information transfer to information exchange in health and health care. Social Science & Medicine 56, 449–464 (2003)

McKinstry, B. Do patients wish to be involved decision making in the consultation? A cross sectional survey with video vignettes. Br. Med. J. 321, 867–871 (2000)

Merdith, C., Symonds, P., Webster, L., Lamont, D., Pyper, E., Gillis Ch.R., Fallowfield, L.: Information needs of cancer patients in West-Scotland: cross sectional survey of patients' view. Br. Med.. J 313, 724–726 (1996)

Pellegrino, E.D.: Der tugendhafte Arzt und die Ethik in der Medizin. In: Medizin und Ethik, S. 40–68. Sass, H.M. (Hrsg.). Reclam, Stuttgart 1989 (Orig.1985)

Pellegrino, E.D., Thomasma, D.C.: For the patient's good. The restoration of beneficence in health care. Oxford University Press, New York & Oxford 1988

Quill, T., Brody, H.: Physician recommendations and patient autonomy: Finding a balance between physician and patient choice. Ann. Intern. Med. 125, 763–769 (1996)

Rochaix, L.: The physician as perfect agent. A comment. Soc. Science Med. 47 (3); 355–356 (1998)

Roter, D.L., Hall, J.A.: Doctors talking with patients/patients talking with doctors. Improving communication in medical visits. Auburn House, Westport & London 1992

Siegrist, J.: Asymmetrische Kommunikation bei klinischen Visiten. In: Das Gespräch während der ärztlichen Visite. Empirische Untersuchungen, S. 16–22. Köhle, K., Raspe, H.-H. (Hrsg.). Urban & Schwarzenberg, München 1982

Strauss, A.: Negotiations. Varieties, Contexts, Processes, and Social Order. Jossey-Bass, San Francisco 1978

Stewart, M.A.: What is a successful doctor-patient interview? A study of interaction and outcomes. Soc. Science Med. 19 (2), 167–175 (1984)

Veatch, R. M.: The patient-physician relation: The patient as partner. Part 2. Indiana University Press, Bloomington 1991

v. Uexküll, Th.: Rückmeldung als Modell interpersonaler Beziehungen: Psychosomatische Medizin als Beziehungsmedizin. Fundamental Psychiatrica 7, 58–63 (1993)

v. Uexküll, Th., Wesiack, W. Integrierte Medizin als Gesamtkonzept der Heilkunde: ein bio-pscho-soziales Modell. S. 3–42. Adler, R., Herrmann, J.M., Köhle, K., Langewitz, W., Schonecke, O.

W., Uexküll, Th. V., Wesiack, W. (Hrsg.). Uexküll Psychosomatische Medizin. Modelle ärztlichen Denkens und Handelns (6. Aufl.). Urban & Fischer, München, Jena 2003

Westphale, C., Köhle, K.: Gesprächssituation und Informationsaustausch während der Visite auf einer internistisch-psychosomatischen Krankenstation. In: Das Gespräch während der ärztlichen Visite. Empirische Untersuchungen, S. 101–139. Köhle, K., Raspe, H.-H. (Hrsg.). Urban & Schwarzenberg, München 1982

C

SPEZIELLE ASPEKTE ÄRZTLICHER GESPRÄCHE IN DER FRAUENHEILKUNDE UND GEBURTSHILFE

1 Männer reden – Frauen reden, Gender-Aspekte der Gesprächsführung

Mechthild Neises

1.1 Einleitung

Im Verhältnis der Geschlechter ist in den vergangenen Jahrzehnten vieles in Bewegung geraten. Gender-Studiengänge wurden entwickelt und etabliert und zahlreiche Untersuchungen arbeiten die Entstehung und Wirkungsweise der Kategorie Gender in den verschiedensten Zusammenhängen heraus. Trotzdem hat sich in der realen Verteilungshierarchie zwischen Frauen und Männern nur wenig verändert. Dies zeigt die hartnäckige Persistenz in den wichtigsten Eckdaten geschlechtlicher Segregation, wie Lohndifferenz, Verteilung der Arbeit oder Zugang zu Ressourcen. Parallel vollzieht sich eine weitgehende Deregulierung geschlechtlicher Verhaltens- und Erscheinungsweisen. Die provokative These von Soilandt [2003] lautet: „Am Geschlechterverhältnis hat sich fast alles verändert – mit Ausnahme der Unterordnung der Frauen unter die Männer".

Machtverhältnisse sind nicht immer und nicht notwendig auf die Machtwirkung normativer Vorgaben zurückzuführen, doch nahezu ausschließlich als ein Problem solcher Vorgaben wird gegenwärtig in der Gender-Forschung das Geschlechterverhältnis diskutiert [Butler 2001]. Es stellt sich überhaupt die Frage, ob das dem Gender-Ansatz eigene Verständnis von Identitätskritik mit seiner Fokussierung auf die dem Bewusstsein zugänglichen Verhaltens- oder Erscheinungsweisen, auf Zuschreibungen und Bilder nicht einen Bereich ausblendet, den die Psychoanalyse das unbewusste Begehren nennt. Aus dieser Perspektive hat nämlich Macht über uns nicht so sehr das, was uns sichtbar einschränkt, sondern das, was unsere unsichtbaren Wünsche und Begehrlichkeiten zu formen vermag. Dieser Bereich wird nicht notwendig von Veränderungen auf der Ebene der Normativität tangiert, im Gegenteil vermag die Aufhebung bewusst erlebter Einschränkungen hier wenig zu bewirken. Auf der Ebene unserer Vorstellungen mag sich sehr viel verändern, ohne dass dies Einfluss hat auf unsere unbewussten Einbindungen und Verstrickungen. So kann sich an den offen zutage getragenen Identitäten und Verhaltensweisen alles mögliche wandeln, ohne dass davon „unsere heimlichen Präferenzen, jene privilegierten Orte, die nach unserem Dafürhalten einzig Anerkennung zu spenden vermögen", davon berührt werden [Soilandt 2003].

Tab. C1.1 Erläuterung der Begriffe

1. gender	Heißt in der deutschen Übersetzung Geschlecht, gemeint ist das soziale Geschlecht in Abgrenzung zu „Sex" – dem biologischen Geschlecht
2. gender mainstreaming	Besteht in der (Re-)Organisation, Verbesserung, Entwicklung und Evaluierung der Entscheidungsprozesse mit dem Ziel, dass die an politischer Gestaltung beteiligten AkteurInnen den Blickwinkel der Gleichstellung zwischen Frauen und Männern in allen Bereichen und auf allen Ebenen einnehmen [zit in: Meyer 2001]
3. gender equality	Meint mehr als gleiche Chancen, damit ist gemeint, dass beide Geschlechter im öffentlichen und privaten Bereich gleichermaßen sichtbar sind, gleichermaßen eigene Kompetenzen einbringen und handelnd das Leben gestalten können und sich im gleichen Umfang auch tatsächlich beteiligen [Hagemann-White 2001]

Die gegenwärtige Diskussion um gender mainstreaming könnte eine Möglichkeit bieten, die Geschlechterdemokratie als Aufgabe beider Geschlechter und aller Institutionen zu verstehen und so die zermürbende Einseitigkeit der Anstrengungen zu überwinden [Hagemann-White 2001]. Das Geschlechterverhältnis ist aber, wie es schon Simone de Beauvoir [1949] beobachtet hat, mit keiner anderen Form sozialer Ungleichheit wirklich vergleichbar. Frauen und Männer sind auf besondere Weise wechselseitig abhängig und die Schieflage folgt aus der Ausprägung dieser Abhängigkeit als Verhältnis der Unterordnung. Keine noch so erfolgreiche Umverteilung von Rechten und Ressourcen, so wichtig dies im Einzelnen auch sein mag, wird ein neues Geschlechterverhältnis hervorbringen. Da die Konkurrenz um knappe Ressourcen immer Gewinner und Verlierer kennt, erreichen wir keinen grundsätzlichen Wandel auch wenn einige Frauen mehr zu den Gewinnern gehören (Tab. C1.1).

1.2 Gender-Aspekte der Kommunikation

Im Sprach- und Kommunikationsverhalten lassen sich Unterschiede zwischen Männern und Frauen nachweisen. Trotz dieser eindeutigen Unterschiede gibt es jedoch kein geschlechtsspezifisches männliches oder weibliches Sprachverhalten in dem Sinne, dass beide Geschlechter sprachlich in jeder Situation und in jeder Rolle sich nur ihrem Geschlecht entsprechend verhalten müssten oder könnten. Das heißt, es gibt Situationen, in denen Männer ein „weibliches" und Frauen ein „männliches" Sprachverhalten zeigen [Fey 1995]. Insofern gibt es am ehesten ein geschlechtstypisches Sprachverhalten, weil es sich häufiger bei einem Geschlecht nachweisen lässt. Von Trömmel-Plötz [1982] wurde als geschlechtstypisch für Frauen ein unsicheres, defensives und kooperierendes Sprachverhalten beschrieben im Sinne einer „Frauensprache". Frauen benutzen mehr Formen

Männlich – „Berichtsprache"
Positive Selbstdarstellung, d. h. eigene Leistungen betonen, kritisieren, belehren, Ratschläge erteilen, Witze auf Kosten anderer machen
Weiblich – „Beziehungssprache"
Selbstabwertende Äußerungen, d. h. eigene berufliche und persönliche Leistungen werden abgewertet, einschränkende Formulierungen, sich entschuldigen oder bitten im Sinne eines devoten Verhaltens

Abb. C1.1 Geschlechtstypisches Sprachverhalten [nach Tannen 1991]

der Verniedlichung, andere oder keine Vulgärausdrücke und haben auch einen anderen Wortschatz als Männer. Insbesondere die Abschwächung von Aussagen findet sich nicht nur in der Wortwahl, sondern auch in der Einschränkung der Gültigkeit von Formulierungen, durch Infragestellen und Zustimmung-suchende Redewendungen, durch selbstabwertende Äußerungen und durch indirekte Behauptungen und Vermeidung des Wortes „ich". Als geschlechtstypisch für Männer wird dagegen eher ein sicheres, aggressives, wettbewerborientiertes und dominantes Sprach- und Kommunikationsverhalten beschrieben. Dieses geschlechtstypische Sprachverhalten lässt sich vor allem bei in Status- und Redeerfahrung vergleichbaren Männern und Frauen anhand bestimmter Aspekte belegen, hier besonders die Selbstdarstellung betreffend. Die amerikanische Linguistin Deborah Tannen [1991] bezeichnet dies in der Gegenüberstellung bei Männern als Berichtssprache und bei Frauen als Beziehungssprache (Abb. C1.1).

Die Unterschiede im Sprachverhalten lassen sich generell damit begründen, dass bei den Geschlechtern die Sozialisation verschieden abläuft. Vereinfacht lässt sich sagen, dass die Sozialisation gemäß stereotyper Vorstellungen abläuft, was ‚ein richtiger Mann' und was „eine richtige Frau" ist. Entsprechend gibt es ein geschlechtstypisch eingestuftes Sprachverhalten, dies spiegelt eine Erwartung von der Gesellschaft an Männer und Frauen wider, die möglicherweise das Sprachverhalten nachhaltiger prägen, als das Geschlecht. Das individuelle Sprachverhalten wird neben Sozialstatus und Redeerfahrung geprägt von interpersonellen und intrapersonellen Parametern. Zu den intrapersonellen Parametern gehört die Redeerfahrung, die Einschätzung der eigenen Redeeigenschaften, die Einschätzung der persönlichen Attraktivität, der Einfluss des von Autoritätspersonen vermittelten Verhaltens und Redenormen und schließlich das Gefühl der Über- oder Unterlegenheit. Für Frauen heißt das, dass sie oft nicht gewohnt sind, vor einer Gruppe zu reden, dass Frauen sich generell weit mehr unterschätzen als Männer, und dass häufig durch männliche Autoritätspersonen die Normen festgelegt werden. Zu den interpersonellen Parametern gehört, dass das Prinzip der Egalität für Männer und Frauen oft nicht angelegt wird. Zum Beispiel wirkt eine bescheidene Frau unsicher, während ein bescheidener Mann sympathisch wirkt.

1.2.1 Unterbrechung im Gespräch als geschlechtsspezifisches Verhalten

Die Unterbrechung im Gespräch ist ein häufig untersuchtes Phänomen, wobei die Einbettung in den Gesprächszusammenhang von besonderem Interesse ist. Meist werden Unterbrechungen als Regelverstoß gegen konventionelle Formen der Höflichkeit verstanden, aber auch als patriarchal-dominantes Machtgehabe. Wird mit der Unterbrechung allerdings die Geschwätzigkeit eines Gesprächsteilnehmers oder einer Gesprächsteilnehmerin unterbunden, kann man sich auch nach der Notwendigkeit dieses Elements des Sprecherwechsels fragen. In der feministischen Linguistik der 1980er-Jahre wurde das Phänomen der Unterbrechung eher quantitativ ermittelt und führte auch zu überfrachteten Bewertungen. Im politischen Diskurs führte dies zu einer stereotypen Unterscheidbarkeit von einem männlich-dominanten und kooperativ-weiblichen Gesprächsstil. Die Auswertung von öffentlichen Talkshows zeigte geschlechtsspezifische Unterschiede bei den Unterbrechungsarten [Becker 1995]. Männer unterbrachen mit der positiven Nachfrage, der Bestätigung, dem zustimmenden Statement, der zustimmenden rhetorischen Frage, der ironischen Frage, dem Bestreiten und der Aufforderung. Die einzige Unterbrechungsart, die ausschließlich von Frauen verwendet wurde, war der Einwand mit dem Ergebnis, dass sich positiv auf den Einwand bezogen wurde und das Thema sich im Sinne des Einwands veränderte. Der Einwand stellte sich als eine sehr sachliche Unterbrechungsart heraus. Diese ‚diplomatischen Unterbrechungen' hatten mehr Erfolg und führten zu weniger Konkurrenz unter den Gesprächsteilnehmern und -teilnehmerinnen.

1.2.2 Öffentliches Sprechen von Frauen und Männern

Das Sprechen über Mikrofon disponiert dazu, unnatürlich zu klingen. Als Hintergründe werden der Situationsstress und ein ausgeprägter Perfektionsdrang zur Erklärung herangezogen. Viel häufiger als die männlichen Sprecher liegen die weiblichen stimmlich über ihrer Indifferenzlage, d. h. sie sprechen mit überhauchter Stimme oder mit hartem Stimmeinsatz. So unterschiedlich diese Phänomene aus sprecherzieherischer Sicht auch sein mögen, spiegeln sie in individuellen Ausformungen einen Zustand, der charakterisiert ist durch Druck, Stress und Hektik. In besonders schwierigen Situationen sowie bei Anfängern ist generell die Atemfrequenz erhöht, dies teilen männliche und weibliche Moderatoren gleichermaßen. Nur haben Frauen dabei den Nachteil, dass ihre von Natur aus höheren Stimmen die Belastung schneller verraten. In einem öffentlichen Diskurs differieren männliche und weibliche Strategien in der Moderation erheblich. So bevorzugen Kolleginnen Harmoniestrategien, sie bestätigen, gleichen aus, versuchen den Konsens. Bei den männlichen Kollegen ist die Kampflust besser entwickelt. Oft besteht die Eröffnung eines Interviews schon aus einer Provokation. Erst wenn der Gesprächspartner zu sehr auf Konfrontationskurs geht, müssen auch sie ‚Ausgleichshandlungen' vornehmen. Bei der Frage, warum Frauen da, wo es um ausgleichendes Verhalten geht, bevorzugt werden, wird auf ein Tucholsky-Zitat zurückgegriffen: „Frauen sind die Holzwolle in der Glaskiste des Lebens" [Böhm 1995].

1.2.3 Der Ton macht die Musik

„In der Stimme wird immer und unvermeidlich Stimmung laut als Ausdruck situativer Befindlichkeit" [Geissner 1991]. Die Stimme ist neben Mimik und Gestik der wichtigste Ausdrucksträger des Menschen. Mit ihrer Hilfe findet der größte Teil der menschlichen Kommunikation statt. Über sie vermitteln sich in sprachlicher Form das Denken begleitet von bewussten, aber auch von unbewussten Gefühlsäußerungen, die sich im Klangspektrum niederschlagen. Physiologisch wie auch psychologisch betrachtet nimmt die Stimme eine Vermittlerposition zwischen innen und außen ein. Wir können z. B. kalt, knapp informierend sprechen, wir sind aber ebenso in der Lage, unser Mitgefühl warmherzig zu äußern. Freude und Traurigkeit, Ängstlichkeit und Mut hören wir an verschiedenen Klangfarben, Lautstärken und Sprachtempi. Wir können also hören, ob ein Mensch kraftlos depressiv oder kraftvoll selbstbewusst spricht [Rauschnabel 1995]. In der Klangfarbe wird darüber hinaus hörbar, wie die Sprecherin oder der Sprecher es mit der Partnerin oder dem Partner in der Situation meint. Auch dabei gilt, dass an die Geschlechtsrollen Wahrnehmungsstereotype gebunden sind. Nach wie vor gilt, dass instrumentelle Zielorientierung, Dominanz und Rationalität typischer für Männer als für Frauen sind und das umgekehrt Expressivität und Emotionalität typischer für Frauen sind [Slembek 1995].

1.2.4 Geschlecht als Identitätskategorie in der Kommunikation

Nach Kotthoff [1995] wird in die Konzeptionen von sozialem Geschlecht i.S. von „Doing Gender" unterschätzt, dass „Gender" selten direkt inszeniert wird. Als Beispiel einer direkten Inszenierung beschreibt sie eine Sequenz der Geschlechteretikette, wenn der Mann der Frau z. B. die Tür aufhält. Häufig ist „Doing Gender" verquickt mit der Inszenierung einer Identität, die geschlechtspräferentiell ist und so von Männlichkeit bzw. Weiblichkeit quasi unter der Hand mitproduziert wird. Schließlich bleibt zu beachten, dass die Person keinesfalls immer selbst Initiatorin ihrer kulturellen Geschlechtlichkeit ist, so z. B. wenn ein Mann auf der Straße einer Frau hinterherpfeift. Dabei ist die Aktivität des pfeifenden Mannes „Doing Gender", „Gender" ist dann „for her", wird doch die Frau in diesem Kontext nicht selbst aktiv, um ihr Frau-Sein hervorzuheben.

Unter Umständen ist es sogar ein Verhalten gegen ihre Interessen, beispielsweise bei Mädchen in der Adoleszenz, die selbst noch in der Phase der Erprobung ihrer Geschlechtlichkeit sind und u. U. Zuschreibungen erfahren, auf die sie mit Scham reagieren. „Gender" ist u. U. stärker eine soziale als eine personale Kategorie, wenn z. B. eine Expertin in einer Diskussionsrunde daran gehindert wird, ihr fachliches Wissen auszubreiten, dann wird für sie ein niedriger Status mit normativ weiblicher Unterlegenheit produziert. Oder wenn bei einer Bewerbung trotz Höchstqualifizierung einer Frau ein männlicher Mitbewerber die Stelle erhält. Das kulturelle Geschlecht in diesem Kontext ist eine Kategorie der Sozialordnung, ein Ordnungsfaktor von Interaktionen [Kotthoff 1995].

Dem kulturellen Geschlecht wohnen durchaus auch Verhaltensspielräume inne. Nicht in jedem Kontext werden die normativen Typisierungen gleichermaßen ausgetragen und zum anderen auch nicht von allen Mitgliedern einer Kultur im gleichen Ausmaß. Allerdings kann – wie die o. g. Beispiele zeigen – für Männer und Frauen ihre Umgebung eine normative Geschlechtlichkeit gegen ihre eigenen Handlungen und Präsentationsformen relevant setzen. Sie sind geschichtlich gewachsen und funktionieren handlungs- und wahrnehmungsstrukturierend.

1.3 Theorie und Geschlecht in der gynäkologischen Psychosomatik

Für die psychosomatische Frauenheilkunde [Stauber et al. 1999, Neises und Ditz 2000] wurde kein einheitliches Theoriemodell entwickelt. Statt dessen finden sich verschiedene Erklärungsmodelle, die auf die einzelnen Krankheitsbilder mehr oder weniger gut angewandt werden können. Diederichs [2001] führt in seinem Beitrag aus, dass die wichtigste Theorie für die Entstehung psychosomatischer Symptome und Erkrankungen in der Gynäkologie und Geburtshilfe auch unter dem historischen Blickwinkel die Psychoanalyse ist. Dabei liegt allerdings keine einfache kausale Verknüpfung von Beziehungskonflikten und Symptomentstehung vor, sondern es müssen disponierende Faktoren von biologischer oder organischer Seite hinzutreten, weshalb der Begriff „psychosomatisch" nicht mit „psychogen" gleichgesetzt werden kann. Vielmehr ist damit ein komplexes multifaktorielles und interdependentes Geschehen gemeint von biologischen, organischen, psychodynamischen und soziologischen Faktoren. Für das Krankheitsverständnis der gynäkologisch-geburtshilflichen Psychosomatik bietet es sich an, weitere Wissenschaftsdisziplinen mit einzubeziehen, dazu gehören sowohl die der Psychoanalyse benachbarte Bindungs- und Säuglingsforschung als auch die Psychoneuroendokrinologie und Psychoimmunologie.

Zur Theoriebildung in der psychosomatischen Frauenheilkunde merkt Kluitmann [1990] kritisch an, die Gynäkologie führe in der Psychosomatik ein Schattendasein. Die

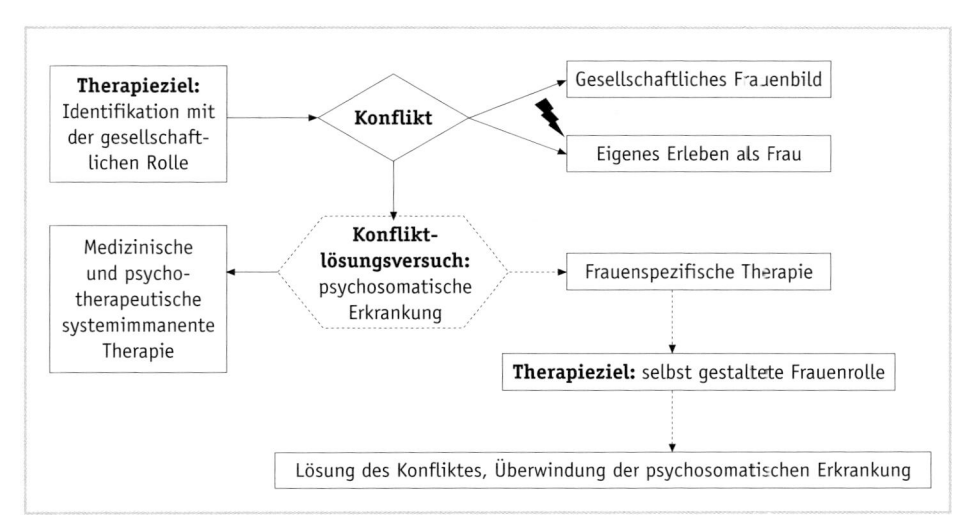

Abb. C1.2 Frauenspezifisches psychosomatisches Konfliktmodell [nach Kuhlmann, Pisters 2000]

Gründe dafür sieht sie in der allgemein theoretischen Vorstellung der Psychosomatik zur Krankheitsgenese, die Geschlechterdifferenzen nicht berücksichtigt. In einer historischen Analyse, die bis in die Zeit der Industrialisierung zurückgeht, zeigen Kuhlmann und Pisters [2000] auf, dass ein spezifisches Frauenbild (Abb. C1.2) vorherrscht, das Frauen auf den häuslichen und familiären Raum verweist und damit von gesellschaftlichen Entscheidungsprozessen fernhält. Die Medizin habe mit dazu beigetragen ein Frauenbild zu prägen, in dem diese als schwach, krank und leidend dargestellt werden. Womit unser gesellschaftliches Bild von Frauen kein Zufall sondern ein gewolltes Produkt ist, um Frauen im sozial erwünschten Bereich zu determinieren. Die gesellschaftliche Erziehung zur „Frau" kann dazu führen, dass sich die Frauen selbst eine restriktive und patriarchalisch bestimmte Frauenrolle aneignen, was zu Konflikten führen kann. Die Konfliktlösung und Bewältigung von Spannungen ist häufig mit Anpassung an bestehende Machtverhältnisse und gesellschaftlich akzeptierte Frauenrollen und folglich mit Diskriminierung, Entwertung und Begrenzung eigener Möglichkeiten verbunden.

Neben dieser „Diskriminationshypothese", also der sozialen Benachteiligung, wird die so genannte „Artefakthypothese" diskutiert die besagt, der Unterschied komme dadurch zustande, dass Frauen Stressereignissen fundamental anders begegnen als Männer, die in ähnlichen Situationen eher zum Alkohol greifen oder ein abweichendes Verhalten an den Tag legen [Zintl-Wiegand et al. 1997]. Kluitmann [1990] führt dazu aus, dass Stress geschlechtsneutral eingestuft wird, unterschwellig jedoch männliche Vorstellungen von Belastungen transportiert werden, was dazu führe, dass die Stressforschung in Zusammenhang mit gynäkologischen Erkrankungen, die ausschließlich

> **Jungen/Männer...**
> „Gesund bin ich, wenn ich das tun kann, was ich immer tue."
>
> ⎯⎯⎯⎯⎯⎯► Betonung der Funktionsfähigkeit

> **Mädchen/Frauen...**
> „Gesund bin ich, wenn ich mich wohl fühle."
>
> ⎯⎯⎯⎯⎯⎯► Betonung der subjektiven Befindlichkeit

Abb. C1.3 Geschlechtstypisches Sprachverhalten [nach Tannen 1991]

Frauen betreffen, kaum brauchbare Daten liefern kann. So ist es in der Stressforschung bisher wenig üblich, Belastungsreaktionen von Frauen zu deren Lebensbereichen in Beziehung zu setzen. Zunehmend wird deutlich, dass Frauen in anderer Weise als Männer Symptome erleben und mitteilen [Brähler und Felder 1999]). Gesundheit hat für Frauen und Männer auch in deren subjektiver Einschätzung eine unterschiedliche Bedeutung (Abb. C1.3). Während Männer mit diesem Begriff Leistungsfähigkeit, funktionieren und ein quasi Nicht-spüren des Körpers verknüpfen, betonen Frauen die subjektive, emotionale Ebene und soziales Wohlbefinden. Frauen zeigen gegenüber Männern eine unterschiedliche Verteilung von Erkrankungen, ein unterschiedliches Krankheitsverhalten und Messen der Krankheitsrolle unterschiedlicher Bedeutung zu [Schmid-Siegel und Gutierrez-Lobos 1996]. Frauen erreichen ein durchschnittlich um 6 Jahre höheres Lebensalter, sie leiden vor allem an Symptomen wie Kopfschmerzen, Migräne, Rückenschmerzen, Kreislaufstörungen, Wetterfühligkeit, unspezifische Ängste, Schlafstörungen und depressive Verstimmungen.. Diese Beschwerden wurden von Pross bereits 1975 unter dem Begriff „Frauensyndrom" zusammengefasst.

Unter anderem hat die Untersuchung von Kolip [1994] dazu geführt, dass deutlich wurde, dass Frauen und Mädchen Symptome früher wahrnehmen und eher artikulieren. Diese stärkere Körperwahrnehmung lässt sich durchaus mit den allmonatlich wiederkehrenden Veränderungen im zyklischen Geschehen erklären und auch mit den großen biologischen Umwälzungen wie Pubertät, Schwangerschaft, Geburt und Stillen sowie die Menopause dies mit sich bringen. Darüber hinaus eignen sich die weiblichen Geschlechts- und Reproduktionsorgane auch wegen ihrer weitgehenden Verborgenheit und der nicht willentlichen Beeinflussung in hohem Maße dazu, auf dem Weg der Somatisierung psychologische Konflikte der verschiedensten Art zum Ausdruck zu bringen. Darüber hinaus sind Störungen in der zwischenmenschlichen Beziehung vor dem Hintergrund der individuellen Lebensgeschichte und als gesellschaftlich mitbedingt zu verstehen [Rad und Zepf 1990].

In der gynäkologischen Psychosomatik wird die Gleichwertigkeit der biologischen, psychischen und sozialen Aspekte von Krankheit und Symptombildung und deren

Wechselbeziehung bei der Entstehung und Ausgestaltung von Symptom und Krankheit berücksichtigt. Für die Theoriebildung in der psychosomatischen Frauenheilkunde heißt dies, dass es einer Theorie bedarf, die körperliche, soziale und psychische Unterschiede zwischen Frauen und Männern berücksichtigt und in ihre Überlegungen mit einbezieht. Das heißt, auch mögliche frauenspezifische Überlastungen, wie sie sich in psychosomatisch-gynäkologischen Symptomen ausdrücken, müssen untersucht werden.

Die Gender-Forschung beginnt sich mit den unterschiedlichen Beziehungen zwischen Arzt/Ärztin und Patient/Patientin zu beschäftigen. Hier fällt auf, dass Frauen zwar häufiger therapeutische Hilfe suchen, sich aber oft unverstanden oder gar herablassend behandelt fühlen. Betrachtet man unter dem Aspekt der Qualitätsüberprüfung die Treffsicherheit, mit der ein Herzinfarkt erkannt wird, stellt sich heraus, dass Frauen auch tatsächlich schlechter behandelt werden, als Männer. In der Frauenforschung lässt sich aufzeigen, dass Frauen zunehmend versuchen, Gesundheit und Krankheit nicht als substantivierten abstrakten Begriff, sondern als Teil ihrer subjektiven Biografie zu beschreiben. Der lebensphasenbezogene Zugang berücksichtigt neben der individuellen Krankheitsgeschichte auch Lebenssituationen, Biografie und Lebensphase der Patientin [Schücking 1996]. Im Rahmen der Frauengesundheitsforschung und Versorgungspraxis bestehen unverändert drei wesentliche Aufgabenbereiche [Stumm 1998].

1. Krankheitsentstehung und Gesundungsprozesse unter Berücksichtigung der Wirkungen sozialer Ungleichheit, Erwerbsarbeit/Hausarbeit, des Lebenslaufs und der Biografie, Lebensqualitätsforschung
2. Subjektive Konzepte von Krankheit/Gesundheit in der Behandlung und Entstehung von Krankheit
3. Medizinische Versorgung, Diagnose und Therapiefragen bei frauenspezifischen Erkrankungen

1.4 Kommunikatives Verhalten von Ärztinnen und Ärzten

Generell werden bei Medizinern zwei hervorstechende Kommunikationsstile unterschieden, zum einen der zugewandte, affiliative und der kontrollierende. Der zugewandte Stil findet sich häufiger bei Frauen, er ist durch Freundlichkeit, Interesse, Empathie, Hilfsbereitschaft, nichtwertende Haltung und soziale Orientierung gekennzeichnet. Im Nonverbalen drückt sich dieser Stil in weniger distanziertem Verhalten aus, mit freundlichem Gesichtsausdruck und Blickkontakt und häufig vorwärts gelehnter Körperhaltung. Dabei neigen Ärztinnen mehr zu offenen Fragen, verwenden auch mehr

Zeit für die Befundmitteilung und bieten ihren Patienten mehr somatische als auch psychosoziale Informationen an. Generell verbringen sie mehr Zeit mit ihren Patienten. Die Kehrseite dieses Verhaltens schlägt sich oft darin nieder, dass Frauen bei gleicher inhaltlicher Tätigkeit einen geringeren Verdienst als männliche Kollegen haben. Daneben ist der kontrollierende Sprachstil von Ärzten gekennzeichnet durch ein dominantes kommunikatives Verhalten mit häufigeren Unterbrechungen und einer Vielzahl geschlossener Fragen, die dem Antworter nur die Möglichkeit zu einem Ja oder Nein offen lassen. Die Anweisungen in der Interaktion sind oft knapp, so z. B. „Machen Sie den Unterkörper frei! Heben Sie den Arm!" Und anderes mehr. Gleichzeitig wird längeres Sprechen der Patienten unterbunden. Insgesamt ist dabei herrisches anmaßendes Verhalten häufiger und freundliche Zustimmung und Lächeln seltener. Ärzte, die diesen Kommunikationsstil pflegen, verbringen weniger Zeit mit ihren Patienten und bemühen sich weniger um ein aktives Zuhören [Geissler 2002]. Bei jedem der Sprachstile lässt sich ein positives für die individuelle Arzt-Patient-Begegnung finden. So ist dann ein informativer zugewandter Sprachstil eher geeignet, Patienten mit großem Informationsbedürfnis gerecht zu werden und deren Compliance zu fördern. Ein kontrollierender Sprachstil mag für Patienten hilfreich sein, die sich in der Entscheidungsfindung ihrem Arzt überantworten. Betrachtet man die Zufriedenheit von Patienten, korreliert diese positiv mit dem zugewandten Sprachstil und negativ mit kontrollierendem Kommunikationsverhalten. Dabei zeigt sich allerdings auch, dass es weniger das Geschlecht des Arztes ist, sondern sein Kommunikationsstil, der die Rückwirkungen auf den Patienten bestimmt. Die Sprache ist das wichtigste Instrument des Arztes auch diese Fertigkeit will geschult sein. Geissler [2002] empfiehlt, dass am Anfang einer erfolgreichen Kommunikation die Fähigkeit steht, sich selbstkritisch zuhören zu können. Betrachtet man auf der anderen Seite was sich Patienten wünschen, so findet sich bei Dahmer und Dahmer [1999] eine interessante Zusammenstellung zum idealen Gesprächspartner aus Sicht von Patienten:

- hört interessiert zu, respektiert die Gefühle anderer, macht den Eindruck, auch für ungewöhnliche Probleme Verständnis zu haben,
- leitet das Gespräch auf die wirklichen Probleme und auf das hin, was seinen Klienten bedrückt,
- bringt ihn schon dadurch der Lösung seiner Probleme näher
- notfalls weiß er aber geschickt, seinen Rat so zu erteilen, dass es seinem Klienten leicht fällt, ihn zu befolgen,
- er vermittelt Vertrauen in seine Arbeit und seine Person; ist spontan und engagiert bei der Sache, ist gegenüber seinem Klienten offen und flexibel, macht aber durchaus den Eindruck, sich durchsetzen zu können,
- schließt sich in einer natürlichen und konstruktiven Weise auf,
- ist offenbar mit sich im Gleichgewicht und lebt selbst ohne nennenswerte Probleme.

In dieser Auflistung spielt das Geschlecht keine Rolle. Diese Auflistung unterstreicht, dass es mehr um Kompetenz als um das Geschlecht geht, so wie auch heute die Entscheidung für den Gynäkologen oder die Gynäkologin überwiegend vor dem Hintergrund ihrer Kompetenz gefällt wird und erst sekundär das Hingezogensein zu einem Mann oder zu einer Frau eine Rolle spielt. Vor dem Hintergrund der eigenen biografischen Erfahrungen verwundert es dann nicht, wie eine 21-jährige Studentin es formulierte, für eine so wichtige Angelegenheit wie ihre Psychotherapie käme nur ein Mann infrage, dies sei für sie die Voraussetzung, Vertrauen aufbauen zu können. Wichtig ist, diese Zugangswege vor dem Hintergrund der Biographie anzuerkennen und zu respektieren, wie auch sich selbst als Mann oder Frau mit unseren gegebenen und gewachsenen Unterschieden uns einzubringen, einzulassen und zu respektieren.

1.5 Zusammenfassende Empfehlung

Immer ist es hilfreich, sich Zeit zur Selbstreflexion zu geben und speziell unter diesem Aspekt, d. h. in der eigenen Rolle als Mann oder Frau, mit dem Bewusstsein, dass durch eine jahrhundertelange Prägung in unserer Zivilisation Frauen überwiegend bestimmte Eigenschaften und Männer wiederum andere Eigenschaften entwickelt haben. Wünschenswert wäre auch das Reflektieren des eigenen tieferen Wissens, eine Frau oder ein Mann zu sein und sich dabei auch zu verdeutlichen, wie viel an Erklärung, Unterscheidung und Attribuierung es braucht, um damit möglicherweise Unsicherheiten überdecken zu müssen.

Dieses Wissen ist für Gynäkologinnen und Gynäkologen besonders wichtig, da ihr ärztliches Tun sich immer mit den geschlechtsspezifischen Organen befasst. Oft geht es dabei um deren Beeinträchtigung in der Funktion oder deren operative Entfernung. Zum ärztlichen Tun gehört immer auch die stützende Haltung gegenüber einer Patientin, die solche Verluste oder Beeinträchtigungen verschmerzen muss, was die Patientin selbstverständlich selbst wiederum vor dem Hintergrund ihrer eigenen Selbstgewissheit „eine Frau zu sein" tut und bewältigt. Für beide Seiten ist es hilfreich, wachsam zu sein für die Signale:

- Wie trete ich als Mann oder Frau auf?
- Wie nehme ich das Gegenüber als Frau wahr?
- Wie beeinflusst diese Wahrnehmung unsere therapeutische Beziehung?

Literatur

Beauvoir, S. de: Das andere Geschlecht. Sitte und Sexus der Frau. Rowolt, Reinbek (1949 erstmals auf französisch, hier zitiert nach der neuen Übersetzung von 1996)

Becker, S.: Ansätze zu einer inhaltlichen Beschreibung von Unterbrechungen in öffentlichen Gesprächen. In: Frauen sprechen/Männer sprechen – Geschlechtsspezifisches Sprechverhalten, S. 10–21. Heilmann, Ch.M. (Hrsg.) Reinhardt, München 1995

Böhm, E.: Einfach normal, Spontansprache und Natürlichkeit in der Moderation, S. 29–39. Logo-Report, Frankfurt/M. 1995

Bordieu, P.: Was heißt Sprechen? Die Ökonomie des sprachlichen Tausches. Aus dem Französischen von Hella Beister. Hrsg. v. Georg Kremnitz, Braumüller, Wien 1990.

Brähler, E, Felder H.: Weiblichkeit, Männlichkeit und Gesundheit, Westdeutscher Verlag, Opladen 1999

Butler, J.: Psyche der Macht, Frankfurt, Suhrkamp Verlag, Frankfurt 2001

Dahmer H., Dahmer: Gesprächsführung. Thieme, Stuttgart 1999

Diederichs, P.: Psychoanalyse und Frauenheilkunde, Psychosozial Verlag, Gießen 2001
   Fey, G.: Selbstdarstellung von Frauen und Männern in Rhetorikseminaren. In: Frauensprechen/Männersprechen – Geschlechtsspezifisches Sprechverhalten, S. 28–36. Heilmann, Ch. M. (Hrsg.). Reinhardt, München 1995

Geissler, L.: Arzt und Patient – Begegnung im Gespräch. PMI Verlag, Frankfurt am Main 2002

Geissner, H.: Vom stimmlichen Ausdruck. Psychologisch-pädagogische Beiträge, Verlag Dr. Kovac, Hamburg 1991

Hagemann-White, C.: Von der Gleichstellung zur Geschlechtergerechtigkeit: Das paradoxe Unterfangen, sozialen Wandel durch strategisches Handeln in der Verwaltung herbeizuführen. BZgA Forum 4, 33–38 (2001)

Hertz, D.G., Molinski, H.: Psychosomatik der Frau. 3. Auflg. Springer, Berlin 1986

Kluitmann, A.: Kritische Anmerkungen zur herkömmlichen Psychosomatik in der Gynäkologie. In: Gynäkopsychologie, S. 29–36. Schulze, Ch. (Hrsg.), DGVT-Verlag, Tübingen 1990

Kolip, P.: Ein denkwürdiger Wandel – Zur gesundheitlichen Lage im Jugendalter, Zeitschr Frauenforsch. 4, 39–46 (1994)

Kotthoff, H.: Konversationelle Belehrungsvorträge als Geschlechterpolitik. In: Frauen sprechen/ Männer sprechen – Geschlechterspezifisches Sprechverhalten, S. 58–68. Heilmann, Ch. M. (Hrsg.), Reinhard, München 1995

Kuhlmann, M. Pisters A.: Was Frauen krankmacht. In: Psychosomatische Grundversorgung in der Frauenheilkunde, S. 11–17. Neises, M., Ditz, S. (Hrsg.). Thieme, Stuttgart 2000

Meyer, E.: Gender Mainstreaming – Eine neue geschlechterpolitische Strategie, BZgA Forum 4, 3–7 (2001)

Neises M., Ditz, S.: Psychosomatische Grundversorgung in der Frauenheilkunde, Thieme, Stuttgart 2000

Pross, H.: Die Wirklichkeit der Hausfrau, Rowohlt, Reinbeck, 1976

Rad, M., von Zepf, F. Psychoanalytische Konzepte psychosomatischer Symptom- und Strukturbildung. In: Psychosomatische Medizin, S. 75–92.. von Uexküll, Th. (Hrsg.). Urban und Schwarzenberg, 5. Aufl., München 1990

Rauschnabel, V.: Die Stimme im polaren Spannungsfeld von Yin und Yang. In: Frauensprechen/ Männersprechen – Geschlechtsspezifisches Sprechverhalten, S. 69–79. Heilmann, Ch.M. (Hrsg.), Reinhardt, München 1995

Schmid-Siegel, D., Gutierrez-Lobos, K.: Überlegungen zur psychischen Gesundheit von Frauen. In: Körpergeschlecht Geschichte, S. 244–254. Mixa, E., Malleier, E. Springer-Kremser, M. Birkhan I.(Hrsg.). Studienverlag, Innsbruck 1996

Schücking, B. A.: Weiße Flecken in der Landschaft: Frauenforschung in der Medizin. In: Körpergeschlecht, Geschichte, 229–243. Mixa, E., Malleier, E., Springer-Kremser, M., Birkhan I. (Hrsg.). Studienverlag, Innsbruck 1996

Sies, C.: Die Rolle des Geschlechts bei der gynäkologischen Konsultation. In: Psychosomatische Gynäkologie und Geburtshilfe. Beiträge der Jahrestagung 1999, 29–34. Bodden-Heidrich, R., Rechenberger, I., Bender, H.G.. Psychosozial Verlag, Gießen 2000

Slembek, E.: Frauenstimmen in den Medien. In: Frauensprechen/Männersprechen – Geschlechtsspezifisches Sprechverhalten, S. 107–119. Heilmann, Ch.M. (Hrsg.), Reinhardt, München 1995
Soilandt, T.: Dekonstruktion als Selbstzweck? Forum Wissenschaft 3, 37–40 (2003)
Stauber, M. Kentenich, H. Richter, D.: Psychosomatische Geburtshilfe und Gynäkologie, Springer, Berlin 1999
Stumm, B.: Was fehlt, was wird gefordert? Schlussfolgerungen für die Frauengesundheitsforschung, Versorgungspraxis und Gesundheitspolitik, In: Frauen und Gesundheit(en) in Wissenschaft, Praxis und Politik, S. 275–280. Arbeitskreis Frauen und Gesundheit im Norddeutschen Forschungsverbund Public Health (Hrsg.) Huber, Bern 1998
Tannen, D.: Du kannst mich einfach nicht verstehen. Ernst Kabel Verlag GmbH, Hamburg 1991
Trömmel-Plötz, S.: Frauensprache: Sprache der Veränderung, Fischerverlag, Frankfurt/M. 1982
Zintl-Wiegand, A. WisleitnerFennesz, U., Wisleitner, R.: Psychosomatik in der Gynäkologie, In: Angewandte Psychosomatik, S. 290–306. Deter, H.C.(Hrsg.). Thieme, Stuttgart 1997
Internet-Adressen: http://Frauensprache.com/litertur.htm
http://library.fes.de/library/fr-digbib.html/ Dr. Barbara Stiegler: Wie Gender in den Mainstream kommt.

2 Geschlechtsspezifische Unterschiede bei der Beschreibung von akutem Thoraxschmerz

Florian Menz, Johanna Lalouschek

2.1 Einleitung: Fehleranfällige Diagnosen bei Frauen

Schmerzen in der Brust sind eine sehr häufige Ursache für stationäre Aufnahmen in Krankenhäusern. Die Ursachen von akutem Brustschmerz sind vielfältig, sie können von einer harmlosen Muskelverspannung bis zur lebensbedrohlichen koronaren Herzkrankheit reichen [Fruergaard et al. 1996, Everts et al. 1996]. Die koronare Herzkrankheit wird durch Verengungen der Herzkranzgefäße verursacht, die, wenn sie nicht behandelt werden, zu einem Herzinfarkt führen können und damit lebensbedrohlich sind. Je früher und genauer eine Diagnose gestellt und eine entsprechende Behandlung eingeleitet werden kann, um so größer sind die Chancen auf Heilung und Vermeidung eines unter Umständen tödlichen Herzinfarktes. Zahlreiche kardiologische Untersuchungen legen nahe, dass bei Frauen eine gefährliche und zu behandelnde koronare Ursache häufiger unerkannt bleibt und anstatt dessen die Diagnose einer ungefährlichen, nicht-koronaren Ursache zu Unrecht gestellt wird [Holdright und Fox 1996, Ayanian und Epstein 1991, Steingart et al. 1991].

Trotz hoch entwickelter Technologie (EKG, Laboruntersuchungen, Röntgen der Brustorgane etc.) im Bereich der Diagnose von Koronarerkrankungen bleiben Unsicherheitsfaktoren erhalten, die eine Diagnose erschweren. Die Frage ist allerdings, warum offensichtlich mehr bei Frauen als bei Männern? Da bei der Diagnose nach wie vor die Anamnese eine wesentliche Rolle spielt, wurde in einer kardiologisch-linguistischen Studie die Hypothese verfolgt, ob die Art der Schmerzbeschreibung einen Einfluss auf die weitere medizinische Versorgung hat. Von linguistischer Seite gibt es bisher kaum Untersuchungen zu Schmerzbeschreibungen, was nicht zuletzt daran liegen mag, dass die Alltagssprache gerade zur Schmerzbeschreibung ein lediglich sehr eingeschränktes Repertoire an Möglichkeiten zur Verfügung stellt – etwa im Unterschied zu visuellen oder akustischen Phänomenen, wo der Wortschatz sehr ausgeprägt ist. Dieser Mangel zwingt Individuen, zu indirekten Formen wie metaphorischen oder bildlichen Beschreibungen zu greifen, z.B. „als ob ein Traktor über mich gefahren wäre", um drückende, beengende Schmerzen angemessen beschreiben zu können [Kütemeyer 2002, Baumgartinger et al. 2003].

Die unserer Untersuchung zugrunde liegenden Daten wurden so erhoben, dass die Patienten die Möglichkeit hatten, umfangreiche Schmerzbeschreibungen zu geben. Es wurden Interviews mit 101 Patienten geführt, und zwar jeweils innerhalb von 48 Stunden seit dem Zeitpunkt ihrer stationären Aufnahme. 24 dieser Interviews wurden einer diskursanalytischen Untersuchung unterzogen. Die Auswahlkriterien dafür waren die Variablen: *Geschlecht* (männlich/weiblich), *Diagnose* (koronar/nicht-koronar), *Alter* (bis 56 Jahre, 56 bis 69 Jahre, 70 Jahre und älter). Die Länge der Interviews bewegte sich zwischen ca. 15 und 50 Minuten.[1]

Die weiteren diagnostischen und therapeutischen Maßnahmen bei den eingeschlossenen Patienten wurden registriert, wobei vonseiten der behandelnden Ärzte danach getrachtet wurde, eine koronare Ursache möglichst eindeutig nachzuweisen oder auszuschließen. Die Ursache der Brustschmerzen wurde im Laufe des stationären Aufenthalts bzw. im Rahmen einer Nachuntersuchung ermittelt.

2.2 Ergebnisse

Deutliche geschlechtsspezifische Unterschiede in der Schmerzbeschreibung gegenüber der Interviewpartnerin haben sich in vier Bereichen herausgestellt, die im Folgenden beschrieben und mit einigen Gesprächsausschnitten illustriert werden sollen.

2.2.1 Unterschiede der Fokussierung: Hochstufung versus Rückstufung des Schmerzerlebens

Bei der Beschreibung der Schmerzen setzten Männer und Frauen unterschiedliche Fokussierungen. Bei den *Männern* dienten die Beschreibungen häufig der Selbstdarstellung als „Experten", also als gut informiert über Krankheitsthemen, Medikationen und therapeutische Maßnahmen, sowie der Selbstdarstellung als „Insider", also auf Du und Du mit dem Personal und erfahren mit den Abläufen in Krankenhäusern. Darüber hinaus strichen Männer das Besondere und Ernstzunehmende ihrer Erkrankung heraus. Diese aktive und intensive Auseinandersetzung mit der eigenen Krankheit wurde von uns mit dem Begriff **Hochstufung** kategorisiert.

---

1 Das Forschungsprojekt wurde von der Österreichischen Kardiologischen Gesellschaft und dem Felix-Mandl-Fonds der Stadt Wien finanziell gefördert. Zur genauen Beschreibung der Daten vgl. Menz et al. [2002], zur statistischen Analyse aller Daten vgl. Vodopiutz et al. [2002].

Gesprächsbeispiel Hochstufung[2]

> 027VPM (m, 75a, Schmerzursache koronar)
> P: dann hab ich eben meinen arzt gesprochen den
>   praktischen na aber nachdem des halbwegs abgeklungen is durch
>   starke antibiotika sag ich mir das kommt mir spanisch vor net wahr *
>   der kalte schweiß des kann doch nicht mitn * mit den bronchien zu tun
>   habm was was man da rundherum ah lie:st im laufe der vielen ja:hre
>   sagt ma einfach des is ein herzinfarkt * net wahr aber natürlich ein
>   herzinfarkt müsste aber dann dauernd ah da sein und nicht net wahr
>   sagen wir einma:l * fünf Minuten kommen und und wieder verge::hn
>   net na da haben wir ein ekg gemacht das hat nix gezeigt net wahr das
>   nächste mal hab ich * bin ich wieder zu ihm hab ich gesagt sie: jetz
>   es hört nicht auf hat er wieder ein ekg gemacht [...]

Frauen setzen den Fokus der Schmerzbeschreibungen vorwiegend im Zusammenhang mit den vielfältigen psychosozialen Belastungen: Relevante Einschränkungen im Alltag, der Beweglichkeit, der Leistungsfähigkeit, zunehmende Abhängigkeit von Hilfestellungen sowie Ängste und Beunruhigungen wegen des körperlichen Geschehens und zukünftigen Perspektiven und schließlich Sorge um die Familie und Angehörige werden thematisiert. Allerdings ist auffallend, dass die Relevanzsetzung auf das Schmerzerleben bei Frauen häufig der Abschwächung der Krankheit und der passiven Delegation an das Behandlungssystem ohne Klärungswunsch dient. Diese Darstellungsform haben wir unter dem Begriff der **Rückstufung** subsumiert. Sprachlich fallen hier die gehäufte Verwendung von Abschwächungspartikeln wie halt, irgendwie oder ein bisschen auf.

Gesprächsbeispiel Rückstufung

> 039BRW (w, 52a, Schmerzursache koronar)
> I: und wo genau war der schmerz   da
> P: da
>
> P: da es war nicht es war zum Aushalten aber es war halt
>   unangenehm irgendwie

> 058KAW (w, 62a, Schmerzursache koronar)
> P: wie wenn das so ** gedrückt wird so: hab ich das gefühl dass das so **
>   und das hab ich halt so * so zwischendurch halt wie gesagt wenn ich
>   mehr * a:rbeit mache so bissl [...] wenns so war dass es mich manchmal
>   mehr oder öfters ah so gedrückt hat dann bin ich halt zu der: ** ja
>   hausärztin gegangen und * beim letztn mal hat sie eben halt dann mich
>   zum internisten geschickt so: radfahren und solche sachen

---

2 Eine Darstellung der Transkriptionskonventionen findet sich im Anhang des Buches.

2.2.2 Selbstbeschreibung: Schmerz ertragend versus Schmerz bewältigend

Nicht nur durch die Hoch- bzw. Rückstufung der eigenen Krankheit bzw. des erlebten Schmerzes treten deutliche geschlechtsspezifische Unterschiede zu Tage, sondern auch in den Selbstbeschreibungen der Patienten in Bezug auf den *Umgang mit den Schmerzen*, interessanterweise unabhängig vom Alter der Patienten. *Frauen* stellen sich vorrangig als Schmerz ertragend dar. Sie nehmen Leiden hin, beachten frühe Schmerzen oft gar nicht und wären ohne Aufforderungen der Angehörigen oder die Unerträglichkeit der Schmerzen u. U. gar nicht zum Arzt gegangen.

Gesprächsbeispiel Schmerz ertragend

> 058KAW (w, 62a, Schmerzursache koronar)
> P: ja aber ich bin so: wie ich schon sagte ein: mensch der was halt **
>   wenn man ein bissi einen schmerz hat so denkt man naja es wird
>   schon wieder aufhörn und wenn es dann aufhört dann: ** vergess ich
>   das halt wieder nicht
>   [...]
>   manche laufn halt gleich zum arzt aber ich bin: ** lieber so: dass
>   ich nicht gleich geh net

Männer hingegen stellen sich vorrangig als gut informiert und, wenn sie über Schmerzen sprechen, als Schmerz bewältigend dar: Sie nehmen Schmerzen und Körperzustände ernst und wichtig und beobachten sie sehr genau.

Gesprächsbeispiel Schmerz bewältigend

> 085SKM (m, 46a, Schmerzursache koronar)
> I: also sie haben nicht gedacht, dass es das herz
>
> I: ist   ham Sies gewusst
> P: ich habs sofort gewusst
>
> P: ich habs gleich gewusst ** weil ich hab um ein uhr die
>   ersten schmerzen gspürt da bin ich aufgestandn und ich
>   hab in den letzten drei vier wochn gehabt * ein na ein
>   knattern dass wenn ich so wach geworden bin hab ich so
>   richtig gspürt wies wies wies arbeitet

Interessant ist dieses Ergebnis im Hinblick auf die Schmerzbeschreibung und Diagnosefindung, denn diese Strategie der Selbstwahrnehmung und -darstellung macht die Rekonstruktion der Schmerzentwicklung *bei Frauen* in der Anamnese mit den Ärzten sehr schwierig. Da sich hinter der Selbstbeschreibung als Schmerz ertragend eine gewisse Abwertung der Bedeutung der eigenen Schmerzen verbirgt, kann diese Selbstbeschreibungsstrategie auch dazu führen, dass die Darstellungen von Frauen als wenig relevant eingeschätzt werden.[3] Im Hinblick auf die Schmerzbeschreibung und Diagnosefindung macht diese Strategie der Selbstwahrnehmung und Selbstbeschreibung *bei Männern* die Beschreibung der Schmerzen und Schmerzverläufe deutlicher und die Rekonstruktion der Schmerzentwicklung einfacher. Da hinter der Selbstbeschreibung als informiert und Schmerz bewältigend ein hohes Maß an Selbstbeobachtung und eine Aufwertung der Bedeutung der Schmerzen zu stehen scheint, kann diese Selbstbeschreibungsstrategie bewirken, dass die Darstellungen von Männern durch die Ärzte als sehr relevant eingeschätzt werden.

In den analysierten Interviews zeigte sich folgende Verteilung: Von 13 Frauen und 11 Männern stellten sich 9 Frauen und 1 Mann als Schmerz ertragend dar, 5 Männer und keine Frau als Schmerz bewältigend (bei den restlichen Männern stand die Darstellung ihrer Informiertheit und nicht die Schmerzbeschreibung im Vordergrund.)

Tab. C2.1 Umgang mit Schmerzen

	Frauen	Männer
Schmerz ertragend	9	1
Schmerz bewältigend	0	5

Tab. C2.2: Selbstbeschreibung: Schmerz ertragend versus Schmerz bewältigend.

Code	Geschlecht	Alter	Umgang mit Schmerzen
074	w	33	ertragend
054	w	36	
039	w	52	ertragend
092	w	57	ertragend
057	w	58	ertragend
062	w	60	
058	w	62	ertragend
060	w	64	ertragend

---

3 Erste Befunde zur Einschätzung durch Ärzte, die allerdings noch validiert werden müssen, deuten in diese Richtung.

Tab. C2.2: Selbstbeschreibung: Schmerz ertragend versus Schmerz bewältigend.

Code	Geschlecht	Alter	Umgang mit Schmerzen
059	w	66	
071	w	70	ertragend
095	w	73	
029	w	76	ertragend
055	w	76	ertragend
056	m	41	
085	m	46	bewältigend
078	m	47	bewältigend
028	m	54	
077	m	59	bewältigend
094	m	61	ertragend
080	m	64	bewältigend
065	m	69	
091	m	72	
053	m	75	
027	m	75	bewältigend

Legende: Geschlecht: w: Weiblich, m: männlich; Alter in Jahren. Umgang mit Schmerzen: Wo keine eindeutige Zuordnung möglich war, wurde keine Kategorisierung vorgenommen.

2.2.3 Wunsch nach Ursachenklärung

Auch das Bedürfnis, die Krankheitsursachen zu klären, erscheint bei Männern und Frauen unterschiedlich motiviert. Bei beiden fungiert das Thema Abklärung der Beschwerden zwar als angst- und unsicherheitsreduzierendes Element. Dabei steht bei Männern jedoch die Ursachenklärung als allgemeine Relevanzsetzung im unmittelbaren *Vordergrund*, oft im Zusammenhang mit einer Selbstdarstellung als gut informiert; mögliche zugrunde liegende Ängste werden wenig thematisiert. Die Diagnose soll Sicherheit über die Einschätzbarkeit des weiteren Krankheits- und Behandlungsverlaufs geben, handlungsfähig machen und nicht zuletzt das Wissensdefizit korrigieren.

Bei Frauen steht die Ursachenklärung, so sie überhaupt thematisiert wird, im *Hintergrund*. Im Vordergrund steht für sie oft die Beunruhigung, dass sie überhaupt Beschwerden haben, die Sorge um die Familie oder die Angst vor einer „schlechten Diagnose" (also einer Herzerkrankung), nicht so sehr der Wunsch nach Klärung der eigentlichen Ursachen. Dies wird auch in Form von psychosozialen Belastungen und Beunruhigungen thematisiert. Die Klärung der Ärzte soll von der Beunruhigung und der Sorge entlasten.

2.2.4 Konkretheit und Diffusität der Schmerzdarstellung

In den Interviews fand sich eine große Bandbreite der Formen von Schmerzdarstellungen, die sich den Ausprägungen „sehr konkret", „konkret" und „diffus" zuordnen lassen können. Sie sind vor allem durch das Kriterium der symptomatischen Schmerzbeschreibung und der Darstellung des Schmerzerlebens unterscheidbar und wurden folgendermaßen definiert:

- *sehr konkrete Schmerzdarstellung*: langes, detailliertes Verweilen in der symptomatischen Schmerzbeschreibung,
- *konkrete Schmerzdarstellung*: kürzeres Verweilen in der symptomatischen Schmerzbeschreibung mit eventuell schnellem Übergang in das Erleben der Schmerzen bzw. der Krankheit (z. B. typisch als anekdotische Expansionen realisiert),
- *diffuse Schmerzdarstellung*: Mangel an symptomatischen Schmerzbeschreibungen bzw. explizite Markierung der Schmerzbeschreibung als schwer bzw. nicht möglich (z. B. durch Diffusitätsmarker wie ein bisschen oder irgendwie und entsprechende metakommunikative Markierungen wie das kann ich nicht beschreiben oder wie soll ich sagen).

Auch bei der Zuordnung von Konkretheit oder Diffusität der Schmerzbeschreibung lässt sich eine klare geschlechtsabhängige Verteilung finden (Tab. C.2.3). Mit einer Ausnahme sind es nur *Männer*, die **sehr konkrete Schmerzbeschreibungen** liefern, die also lange und detailliert in der symptomatischen Schmerzbeschreibung verweilen. Mit ebenso einer Ausnahme sind es nur *Frauen*, die **diffuse Schmerzbeschreibungen** liefern, die also nur geringe symptomatische Beschreibungen geben, dafür lange und detailliert im Erleben der – oft ebenfalls diffusen – Schmerzen verweilen.

Diese geschlechtsabhängige Verteilung sieht folgendermaßen aus:[4]

Tab. C2.3: Konkretheit und Diffusität der Schmerzdarstellung.

	Frauen	Männer
sehr konkret	1	7
konkret	4	2
diffus	8	1

---

4 Die Frau, die konkrete Schmerzbeschreibungen lieferte, ist sehr jung (33a) und möchte auf alle Fälle vermeiden, dass ihre Schmerzen als „psychogen" diagnostiziert werden, darum vermeidet sie nicht-symptomatische Beschreibungen. Der Mann, der diffuse Schmerzbeschreibungen lieferte, hat ein sehr langes, leidvolles und komplexes Krankheitserleben hinter sich und im Gespräch zum Teil die Kooperation durch diffuse und vage Antworten verweigert.

In den Interviews wurde auch erhoben, ob die Patienten zum ersten Mal jenen Brustschmerz hatten, der aufnahmerelevant war. Entgegen den Erwartungen hat die Erfahrung mit dem aufnahmerelevanten Brustschmerz keinerlei Einfluss auf die Konkretheit der Beschreibung. Ganz im Gegenteil: Bis auf eine Ausnahme haben alle Frauen, die ihre Schmerzen diffus im Sinne der Kategorisierung beschreiben, bereits Erfahrung mit derselben Krankheit gehabt, sodass hier keinerlei Zusammenhang vermutet werden kann.

Die sehr konkreten Schmerzbeschreibungen, die in erster Linie von *Männern* realisiert werden, zeichnen sich – wie schon erwähnt – durch eine ausführliche, primär symptomatisch orientierte Schmerzbeschreibung aus:

Gesprächsbeispiel sehr konkrete Schmerzbeschreibung

> 027VPM (m, 75a, Schmerzursache koronar)
> I: was hats mit den schmerzen auf sich * wie is das
> P: jaha * da setzt plötzlich ein * druck hier * im im brustbereich im oberen brustbereich ei:n ** der ein kleines bisschen so: zu atemno:t * führt und außerdem ahm kalten schweißausbruch verursacht und ein gewisses angstgefühl net * und das ah sagmer bewegt mich dann sofort also mich hinzulegn ja und * und nach tiefen ah atemzügen ja sagmer * hat des sagmer meinetwegen nach fünf sechs oder zehn minuten aufgehört es war alles wieder norma:l * net

Dieses Beispiel macht deutlich, warum die Einbeziehung der Symptombeschreibung in die Kategorisierung sinnvoll ist: Sie korrespondiert ganz explizit mit den Erwartungen der Ärzte bei der Anamnesebewertung, d. h. mit einer Präferenz für symptomatisch orientierte Schmerzdarstellungen.

Häufig geht die sehr konkrete Schmerzbeschreibung Hand in Hand mit einer Fokussierung auf die Klärung der Krankheitsursachen und einer Präferenz für eine Selbstbeschreibung als informiert. So scheint ein hohes Maß an Selbstbeobachtung und eine hohe Relevanzsetzung von körperlichen Zuständen bei Männern stärker zu sein als bei Frauen. Typisch für männliche Patienten ist deshalb z. B., dass sie den Beginn der Beschwerden ganz exakt angeben können:

Gesprächsbeispiel exakter Beschwerdenbeginn

> 094VLM (m, 61a, Schmerzursache koronar)
> I: wie war das mit dem schmerz
> P: begonnen * ei:gentlich völlig überraschend in der nacht von sonntag auf mo:ntag wie gesagt ** zeitpunkt zirka * ein uhr zwanzig früh: * mit plötzlich auftretenden kalten schweißausbrüchen ** kopfschmerzen erbrechen durchfall schwindelgefühl * und einen druck in der * brust der der richtig zum angstgefühl wurde

Diffuse Schmerzbeschreibungen, die in erster Linie von *Frauen* realisiert werden, enthalten nur geringe oder kurze symptomatische Beschreibungen, die sehr rasch in die ausführliche Beschreibung des Schmerzerlebens übergehen. Oft ist die Schmerzbeschreibung selbst schon diffus und das gesamte Schmerzerleben wird explizit als unbeschreibbar, unvergleichbar und/oder sonderbar charakterisiert [vgl. Gülich und Schöndienst 1999].

Gesprächsbeispiel diffuse Schmerzbeschreibung

```
071FMW (w, 70a, Schmerzursache koronar)
I: wie ist denn das äh sie haben gesagt sie haben schmerzen hier
P: ja das: äh hab ich ich wills ihnen sagen ** da: her da: und das zieht
   sich da rüber * das zieht sich so und tut weh dabei ** das kann man
   gar nicht so beschreiben dass das: * wie das eigentlich ist das
   kommt ** das hab ich auch wenn ich lieg oder geh ** und wenn ich: äh
   * ich hab ein: * wo ich wohn ** muss ich ein bissi ** bergauf gehen *
   äh ist nicht vie:l ** das äh * und da komm* muss ich oft * geh ich zum
   haus da krieg ich keine luft * da tut mir alles weh ** da schmeiss
   ich alles hin * und ich muss mich schon engl/ äh leg ich mich gleich
   ins bett oder ich muss mich niedersetzen und da muss ich * da bleib
   ich so eine * eine stunde liegen dann gehts * ist mir wieder besser
   * das kommt auf ein mal ** ich kanns nicht sagen wieso
```

Die Patientin lokalisiert den Schmerz (das zieht sich da rüber), geht aber dann sofort zur besonderen Schmerzqualität, zur Erlebensqualität und zur eigentlichen Unerklärbarkeit über. Auch weiterführende Fragen zur genaueren Schmerzqualität kann die Patientin nicht anders als mit einem allgemeinen „Schmerzeindruck" beschreiben:

```
P: es tut weh:
I:              wie tuts weh

P: wie soll ich ihnen das erklären ** das kann man gar nicht sa:gen
   wie das weh tut * das: * das: kommt ** tut so weh das: ** da * das:
   zieht sich so zusammen und tut weh: * aber ich kann ihnen das: gar
   nicht sagen ** wie: es weh tut * es tut halt weh
```

Patienten, die diffuse Schmerzbeschreibungen liefern, bedienen sich häufig so genannter *Diffusitätsmarker* wie Ausdrücken des Zweifels, der Unsicherheit, der Relativierung, um dem Problem der Unbeschreibbarkeit der Schmerzen Ausdruck zu verleihen, sodass die Schmerzbeschreibung selbst diffus erscheint. Häufig geht dies Hand in Hand mit einer Fokussierung auf die Darstellung der Erlebensqualitäten der Schmerzen und der Darstellung der psychosozialen Belastungen sowie mit einer Präferenz für eine Selbstbeschreibung als Schmerz ertragend oder negierend. Das geringere Maß an Selbstbeobachtung macht die Rekonstruktion der Schmerzentwicklung schwierig, was zum Eindruck der Diffusität beiträgt.

Typisch für weiblichen Patienten ist, dass ihnen die exakte Darstellung des Schmerzbeginns oder der Schmerzentwicklung wesentlich schwerer fällt.

Gesprächsbeispiel unklarer Beschwerdenbeginn

```
057FCW (w, 58a, Schmerzursache nicht-koronar)
I:  und wann hat das begonnen **
P:  no ich denke so donnerstag a:bend ja

I:  der krampf auch das kleine ** das schwache auch
P:  ah das schwache * na ungefähr acht tage so was

I:                                acht zehn tage **
P:  acht zehn tage * müsst man sagn

P:  das weiß ich wirklich nicht mehr weil ich hab des
    am anfang gar nicht ah: beachtet
```

Die Interviews deuten weiterhin auf geschlechtstypische Unterschiede im Umgang mit diffusen Schmerzerlebnissen hin, da auch Männer diffuse oder komische Schmerzen erleben. Dies motiviert diese aber eher dazu, die notwendige, somatische Erklärung der Ursachen zu thematisieren, während Frauen eher die Angst wegen der Unklarheit, Unbestimmbarkeit thematisieren und/oder die Relevanz der Erkrankung abschwächen.

2.3 Zusammenfassung

Die Beschreibung von Thoraxschmerzen ist ein zentrales diagnostisches Mittel, um gefährliche von harmlosen Ursachen zu unterscheiden und dementsprechende therapeutische (manchmal lebensrettende) Maßnahmen ergreifen zu können. Bei ihrer Beschreibung gibt es bedeutsame Unterschiede zwischen Männern und Frauen. Diese Unterschiede können dazu beitragen, dass koronare Ursachen bei weiblichen Patienten häufiger übersehen werden als bei männlichen, diese in der Folge weniger effizient behandelt werden und ihre Mortalitätsrate höher ist.

Ärzte benötigen und fordern eine symptomatische Schmerzbeschreibung, also die möglichst exakte Darstellung von Lokalisation, Intensität und Dauer bzw. Häufigkeit des Brustschmerzereignisses. Das sprachliche Handeln der Männer erfüllt diese Erwartungen in weit höherem Ausmaß als dasjenige der Frauen. Patienten, die von sich aus die Relevanzsetzung „Ursachenklärung" verfolgen und vorwiegend symptomatische Schmerzbeschreibungen produzieren, werden von der Ärzteseite als präziser, informativer und kooperativer wahrgenommen. Da der überwiegende Teil der Kardiologen nach wie vor männlichen Geschlechts ist und die Symptombeschreibung und klinische Differenzialdiagnose der koronaren Herzkrankheit vorwiegend an männlichen Patienten entwickelt wurde, ist dieser Bias möglicherweise systemimmanent. Dieser Befund ist *mutatis mutandis* auch für die Gynäkologie zutreffend und wichtig, da Gynäkologinnen häufig Paargespräche zu führen haben, wenn es um schwerwiegende Krankheiten (Karzinome etc.) geht, um Sexualität und Beziehung und natürlich immer bei den Themen Schwangerschaft, Kinderwunsch oder Kindsverlust.

Tab. C2.4: Do's and Dont's

Diese Verdeutlichung kann für die Anamneseerhebung nutzbar gemacht werden. Wie können unterschiedliche Gesprächszwecke in einem ärztlichen diagnostischen Gespräch miteinander vereinbart werden? Vor allem bei Frauen sollte berücksichtigt werden, dass sie präferiert die psychosoziale Erlebensqualität von Krankheit und Schmerz darstellen und sich nur kurz bei einer symptomatischen Darstellung aufhalten. Da sie die Relevanz ihrer Beschwerden tendenziell abschwächen, fällt ihnen die genaue Rekonstruktion der Schmerzentwicklung und die exakte Beschreibung der Schmerzqualität schwerer als Männern. Daher brauchen sie hier vermehrt interaktive Unterstützung.
Da besonders Frauen dazu neigen, ihre Schmerzen abzuschwächen und das Krankheitsgeschehen an die ÄrztInnen zu delegieren (Rückstufung), liegt es an den ÄrztInnen, diesen Patientinnen und deren Schmerzen durch entsprechende Hinweise eine *Aufwertung* zukommen zu lassen und sie dadurch wieder hochzustufen.

Literatur

Ayanian, J.Z, Epstein A.M.: Differences in the use of procedures between women and men hospitalized for coronary heart disease. N. Engl. J. Med. 325, 221–225 (1991)

Baumgartinger, B., Sator, M., Binder, E.C., Pobaschnig, G.: Metapherngebrauch in der Beschreibung von Brustschmerzen. Wiener Linguistische Gazette 70–71, 5–27 (2002)

Everts, B., Karlson, B.W., Währborg, P., Hedner, T., Herlitz, J.: Localization of pain in suspected acute myocardial infarction in relation to final diagnosis, age and site and type of infarction. Heart Lung 25, 430–437 (1996)

Fruergaard, P., Launbjerg, J., Hesse, B., Jorgensen, F., Petri, A., Eiken, P., Aggestrup, S., Elsborg, L. , Mellemgaard, K.: The diagnoses of patients admitted with acute chest pain but without myocardial infarction. Eur. Heart J. 17, 1028–1034 (1996)

Gülich, E., Schöndienst, M.: „Das ist unheimlich schwer zu beschreiben". Formulierungsmuster in Krankheitsbeschreibungen anfallskranker Patienten: differentialdiagnostische Aspekte. Psychotherapie und Sozialwissenschaft, Zschr. Qualit. Forsch. 1/3, 199–227 (1999)

Hochleitner, M.: Unterschiede zwischen Frauen und Männern in der kardiologischen Versorgung in Tirol. J. Kardiol. 6, 406–408 (1996)

Holdright, D.R, Fox, K.M.: Characterization and identification of women with angina pectoris. Eur. Heart J. 17, 510–517 (1996)

Kütemeyer, M.: Metaphorik in der Schmerzbeschreibung. In: Krankheit verstehen. Interdisziplinäre Beiträge zur Sprache in Krankheitsdarstellungen, S. 191–208. Brünner, G., Gülich, E. (Hrsg.). Aisthesis Verlag, Bielefeld 2002

Lalouschek, J.: Ärztliche Gesprächsausbildung. Eine diskursanalytische Untersuchung zu Formen des ärztlichen Gesprächs. Online-Verlag für Gesprächsforschung, Radolfzell (download unter www.verlag-gespraechsforschung.de), 2002

Menz F., Lalouschek, J., Stöllberger, C., Vodopiutz, J.: Geschlechtsspezifische Unterschiede bei der Beschreibung von akutem Brustschmerz: Ergebnisse einer medizinisch-linguistischen transdisziplinären Studie. Linguist. Ber. 191, 343–366 (2002)

Menz, F.: Der geheime Dialog. Medizinische Ausbildung und institutionalisierte Verschleierungen in der Arzt-Patient-Kommunikation. Eine diskursanalytische Studie. Peter Lang Verlag, Frankfurt am Main 1991

Steingart, R.M., Packer, M., Hamm, P., Coglianese, M.E., Gersh, B., Geltman, E.M., Sollano, J., Katz, S., Moyé, L., Basta, L.L., Lewis, S.J. et al.: For the survival and ventricular enlargement investigators. Sex differences in the management of coronary artery disease. N. Engl. J. Med. 325, 226–230 (1991)

Vodopiutz J., Poller S., Schneider B., Menz F., Lalouschek, J., Stöllberger C.: Chest pain in hospitalized patients: Cause-specific and gender-specific differences. J. Women's Health 11/8, 719–727 (2002)

3 Präventiv-medizinische Beratung im Rahmen der Schwangerenvorsorge

Brigitte Leeners

Ziel dieses Kapitels ist, eine Grundlage für die Gestaltung von Gesprächen zur Beratung von Schwangeren anzubieten. Die verbalen Interventionen basieren auf den aktuellen medizinischen Grundlagen der Schwangerenvorsorge, welche aufgrund des geplanten Umfangs dieses Kapitel nur auszugsweise dargestellt werden.

3.1 Schwangerschaftsnachweis

Neben der direkten Fragestellung, ob eine Schwangerschaft vorliegt, kann ein Schwangerschaftstest im Rahmen der Abklärung verschiedener Beschwerden (unklare Unterbauchschmerzen) oder vor therapeutischen Massnahmen, die bei einer Schwangerschaft kontraindiziert sind (Applikation eines IUD´s, orale Kontrazeption), erfolgen. Für die adäquate Übermittlung des Ergebnisses eines Schwangerschaftstest sollte bekannt sein, ob es sich um eine erwünschte, unerwünschte oder ambivalent erlebte Schwangerschaft handelt sowie, ob die Klientin damit rechnet, schwanger zu sein. Dabei reichen zwei Fragen aus, um ein sich ein Bild von der Bedeutung einer Schwangerschaft für die Klientin zu machen:

- Könnte es sein, dass sie schwanger sind?
- Wie wäre es für Sie, wenn Sie schwanger wären?

Auf jeden Fall muss die Durchführung eines Schwangerschaftstests vorher mitgeteilt werden.

Aufgrund des Themas des Kapitels beschränken sich die nachfolgenden Ausführungen auf eine erwünschte Schwangerschaft. Frauen, die sich aufgrund einer erwünschten Schwangerschaft vorstellen, haben häufig bereits einen Schwangerschaftstest durchgeführt. Wird ein positives Ergebnis bestätigt, so geht damit ein Wunsch der werdenden Mutter bzw. Eltern in Erfüllung und der Arzt darf die Freude über die Schwangerschaft teilen. Mit der Bestimmung des Schwangerschaftsalters wird die Perspektive eines Kindes noch greifbarer. Auch wenn der Nachweis einer Schwangerschaft in einer gynäkologischen Praxis/Klinik zu den Routinetätigkeiten gehört, darf nicht übersehen werden, dass die Bestätigung einer Wunschschwangerschaft für die werdenden Eltern ein sehr bewegendes Ereignis ist. Daher ist wichtig, diesem Moment einen entsprechenden Rahmen zu geben. Dazu gehört u. a. der/den werdenden Mutter/Eltern einen Moment Zeit zu lassen, ihre Freude zu genießen.

3.2 Ärztliches Rollenverständnis/ Ziel der präventiv-medizinischen Beratung

Die ärztliche Begleitung der Schwangerschaft sollte in der Rolle eines gleichwertigen Partners der Schwangeren erfolgen. Die medizinischen Kenntnisse des Arztes tragen im Idealfall dazu bei, dass die werdende Mutter die Schwangerschaft als natürliche und genussvolle Phase erlebt. Durch die ärztliche Begleitung soll die Sicherheit gegeben sein, dass eventuelle Komplikationen frühzeitig erkannt und eine entsprechende Therapie eingeleitet wird. Die Schwangere muss weiterhin davon ausgehen können, dass die Frauenärztin, sie auf sämtliche relevanten Aspekte im Zusammenhang mit der Schwangerschaft aufmerksam macht (z. B. Verzicht auf rohes Fleisch etc. bei negativem Toxoplasmosetiter). Aus der Perspektive der werdenden Eltern ist der Sicherheitsaspekt sehr wichtig, d. h. in jedem ärztlichen Gespräch sollte geprüft werden, ob alle Unsicherheitsfaktoren in Bezug auf die Schwangerschaft soweit wie möglich geklärt werden konnten. Dies ist natürlich nur dann möglich, wenn die Schwangere die regelmäßigen Vorsorgetermine einhält und eine ausreichend gute sprachliche Kommunikation möglich ist.

Ziel der präventiv-medizinischen Beratung ist, der werdenden Mutter einerseits Vertrauen in die Schwangerschaft zu vermitteln und sie andererseits in die Lage zu versetzen, wichtige Warnsignale für geburtshilfliche Komplikationen zu erkennen. Da der ärztliche Blick darauf ausgerichtet ist, Pathologie auszuschließen, ist bei einer Schwangerschaft besonders wichtig, sich zu vergegenwärtigen, dass es sich um einen natürlichen Prozess handelt, der in den meisten Fällen nicht von einer Pathologie begleitet wird.

3.3 Hintergrund der ärztlichen Begleitung

Neben den körperlichen Veränderungen (s. Kap. C3.6.4) müssen in der Schwangerschaft neue Rollenkonzepte als Mutter, Partnerin, Geliebte, berufstätige Frau, Tochter, etc. entwickelt werden [Leeners 2000]. Durch die Schwangerschaft ändert sich die Lebensperspektive sowohl in der aktuellen als auch in der Folgegeneration. Zu erwartende

Veränderungen erstrecken sich auf die Bereiche persönliche Freiheit, finanzielle Situation, Karriere, Verantwortung usw. Eigene angenehme und unangenehme Kindheitserfahrungen werden überdacht und durchlebt. Aus diesem Grund wird eine Schwangerschaft in der psychosomatischen Literatur als Reifungskrise bezeichnet [Ditz 2000]. Um die Umstellung optimal zu bewältigen, ist es hilfreich, eine klare Grundlage für die Auseinandersetzung mit der neuen Situation anzubieten. Daher sollten im ärztlichen Gespräch auch psychosoziale Aspekte der Schwangerschaft angesprochen werden. Diese Informationen sollten nicht komplett bei der Erstdiagnose vermittelt, sondern kontinuierlich integriert werden.

Schwangere zeichnen sich gegenüber Nichtschwangeren durch eine besondere Empfindlichkeit und die Neigung, Äußerungen und Verhalten anderer als gegen sich gerichtet zu erleben aus [Paarlberg et al. 1996], teilweise besteht eine Tendenz zu Introvertiertheit [Bailey and Hailey 1986/87]. Solche Veränderungen können von nahe stehenden Bezugspersonen häufig nicht nachvollzogen werden. Hier kann im ärztliche Gespräch geklärt werden, dass es sich um häufig auftretende normale und reversible Veränderungen handelt.

Eine Schwangerschaft ist eine einzigartige Phase in der weiblichen Biografie. Dies gilt unabhängig von der beruflichen Vorqualifikation, d. h. schwangere Krankenschwestern, Hebammen und Frauenärztinnen sollten mit der gleichen Aufmerksamkeit für das individuelle Erleben, wie jede andere werdende Mutter begleitet werden. Die Begleitung einer Schwangerschaft ist eine geburtshilfliche Routinetätigkeit. Schwangeren kann auch nach Jahren ärztlicher Tätigkeit mit adäquater Empathie begegnet werden, wenn man sich immer wieder vergegenwärtigt, wie außergewöhnlich die Situation für die Schwangere ist.

Schwangerschaften werden heute in verstärktem Mass bewusst gewählt und meist nur wenige Male erlebt (die statistische Kinderzahl liegt zwischen 1 und 2 Kindern in Deutschland). Daher sind sowohl die Erwartungen an die Zufriedenheit der Schwangeren als auch die Erwartungen an das Kind höher [Schenk 1997]. Schwangere und auch Mütter unterliegen heute einem gesteigerten Druck, möglichst viel Glück und Engagement für eine positive Entwicklung des Kindes zu präsentieren. Dieser Druck ist oftmals unbewusst, sodass ein ärztliches Gespräch, welches diese Zusammenhänge benennt, entlastend wirken kann.

Ein wesentlicher angstauslösender Faktor in der Schwangerschaft ist die Gesundheit des Kindes [Stauber and Hahlweg 1992]. Durch die heutigen medizinischen Möglich-

Tab. C3.1: Auswirkungen von Angst auf die Gesprächssituation

- Reduzierte Aufnahmefähigkeit für Informationen → mehrere Gespräche zur vollständigen Übermittlung des Sachverhaltes erforderlich
- Erhöhte Aufmerksamkeit für non-verbale Kommunikation
- Größeres Risiko der Fehlinterpretation von Gesprächsinhalten und non-verbalen Kommunikationsinhalten

Tab. C3.2: Auswirkungen von Angst auf das Erleben der Schwangerschaft

- Reduziertes Vertrauen in körperliche Voraussetzungen für eine Schwangerschaft
- Erhöhte Aufmerksamkeit für körperliche Veränderungen
- Erhöhte Neigung körperliche Veränderungen als negativ für die Schwangerschaft zu interpretieren

keiten (Ultraschall, Pränataldiagnostik) kann diese zu einem sehr frühen Zeitpunkt erfasst werden. Dies bedeutet neben den Möglichkeiten frühzeitiger Therapien andererseits auch die Notwendigkeit einer Auseinandersetzung mit aus den Untersuchungsergebnissen abzuleitenden Entscheidungen. Das Gefühl, eines Vertrauens auf eigene Körperfunktionen wird heute zu einem größeren Teil durch eine Kontrolle von außen ersetzt. Damit wird auch ein größerer Teil der Verantwortung für eine erfolgreiche Schwangerschaft an Ärzte abgegeben.

Neben der Sorge um die Gesundheit des Kindes ist eine Schwangerschaft von verschiedenen Ängsten in Bezug auf körperliche und psychosoziale Komplikationen geprägt. Angst wirkt sich sowohl auf Gespräche (Tab. C3.1) wie auch auf das weitere Erleben der Schwangerschaft (Tab. C3.2) aus. Darf die Schwangere davon ausgehen, dass diese Ängste mit in die Schwangerenvorsorge integriert werden, so stellt dies bereits eine große Entlastung dar. Dies gilt insbesondere für Erstgravidae, die noch keine eigenen Erfahrungen mit einer Schwangerschaft haben und nicht auf erfahrene Frauen zurückgreifen können. Auch kann eine intensivierte Begleitung während Phasen, bei denen in der Vorschwangerschaft eine Komplikation aufgetreten ist (Fehlgeburt, Totgeburt, hypertensive Schwangerschaftserkrankung, vorzeitige Wehen, Frühgeburt etc.), indiziert sein.

Ärztliche Gespräche in der Schwangerschaft erfolgen bei individuell unterschiedlicher Ausprägung einzelner Aspekte vor diesem Hintergrund. Nur im direkten Gespräch kann mit den einzelnen Eltern geklärt werden, welche Aspekte in der Begleitung ihrer Schwangerschaft eine besonders große Bedeutung haben.

3.4 Schwangerenvorsorgeuntersuchungen

In der Regel folgt auf Schwangerschaftstest und Terminbestimmung eine klinische Untersuchung. Hierzu sind verschiedene Vorbereitungen sinnvoll. Diese gelten grundsätzlich für jede gynäkologische Untersuchung und werden im Kapitel C.4.2.1 ausführlich dargestellt.

Ein beispielhaftes Informationsgespräch über organisatorische Aspekte der Schwangerenvorsorge ist nachfolgend dargestellt:

A: Soll ich Ihnen kurz erklären, wie die Schwangerenvorsorgeuntersuchungen geplant sind? *
P: Ja gerne.
A: Also, in den ersten vier Monaten würden wir alle vier Wochen, vom 5. Schwangerschaftsmonat (SSM) alle 3 Wochen dann alle 2 Wochen und im letzen Monat jede Woche kontrollieren, ob alles in Ordnung ist. Ich werde Sie jeweils fragen, wie es Ihnen geht und ob es seit dem letzten Besuch etwas Besonderes gibt. Wir werden jeweils ihr Körpergewicht, ihren Bauchumfang, ihren Blutdruck, den Urin und einen Blutwert messen. Außerdem werde ich untersuchen, wie groß die Gebärmutter ist. Falls Sie oder auch Ihr Mann/Partner irgendwelche Fragen haben, so können wir diese jeweils klären. *2*
P: Mmh. Darf mein Mann denn mitkommen? *
A: Ja, den können Sie gerne mitbringen, wenn Sie möchten.
P: Ja wissen Sie, vielleicht nicht jedes Mal, aber er würde bestimmt gerne bei den Ultraschalluntersuchungen dabei sein *3*
A: Ja, ist kein Problem. Wenn nichts Besonderes ist, würden wir zwischen der 9.-12., 19.-22. und 29.-32. Schwangerschaftswoche (SSW) jeweils einen Ultraschall machen. Die Termine legen wir immer einige Wochen vorher fest, sodass sich ihr Mann dann auch darauf einstellen kann. Wenn sie irgendetwas haben, was Sie beunruhigt, können Sie sich gerne außerhalb der Vorsorge oder Ultraschalltermine bei uns melden.*
P: Was meinen Sie denn mit „Besonderes".*
A: Mmh *2* sicherlich gehört dazu, wenn Sie z. B. Unterbauchschmerzen haben oder eine Blutung, aber es könnte auch ein allgemeines Unwohlsein, oder Ausfluss, der Ihnen komisch vorkommt oder alles, was für Sie in irgendeiner Form beunruhigend ist, sein. Mir ist einfach wichtig, dass Sie wissen, dass Sie bei irgendwelchen Schwierigkeiten, seien Sie körperlicher oder auch psychischer Art gerne zu uns kommen dürfen.

Dieses beispielhafte Gespräch kann je nach vorliegenden Risikokonstellationen entsprechend erweitert werden.

3.5 Integration besonderer Vorerlebnisse

Eine besondere Situation stellt sich bei geburtshilflichen Komplikationen wie z. B. rezidivierenden Aborten, Totgeburten, lebensbedrohlichen Komplikationen für Mutter und Kind (hypertensive Schwangerschaftserkrankung, vorzeitige Plazentalösung) oder Frühgeburtlichkeit in einer vorangegangenen Schwangerschaft dar. Hier sollte Ziel des Gesprächs sein, zum einen Vertrauen in die aktuelle Schwangerschaft und zum anderen einen sorgfältigen Umgang mit subjektiv wahrnehmbaren Risikosituationen (z. B. Blutungen, vorzeitige Wehentätigkeit, reduzierte Kindsbewegungen, Vaginalinfekt) zu vermitteln. Ein möglichst konstruktiver Umgang mit Risikokonstellationen wird durch eine sachliche Risikoeinschätzung in Kombination mit einem großzügigen Angebot, sich bei Auffälligkeiten vorzustellen, begünstigt.

Bei Risikokonstellation z. B. mütterlichen Vorerkrankungen wie Diabetes mellitus, anderen chronischen Grunderkrankungen, HIV-Positivität, Drogenabhängigkeit etc. sollte das ärztliche Gespräch auf die aus dieser Risikokonstellation resultierenden Veränderungen in Bezug auf die Schwangerenvorsorge und das Verhalten während der Schwangerschaft ausgedehnt werden. Dabei hat sich als günstig erwiesen, umfassend über die aus der Risikokonstellation resultierenden Gefahren zu informieren. Die Vorstellung vieler Ärzte, Schwangere durch eine umfassende Aufklärung unnötig zu belasten, deckt sich nicht mit der Einschätzung Betroffener. So wünschen sich z. B. Frauen mit hypertensiver Schwangerschaftserkrankung eine sorgfältige und ehrliche Aufklärung über Bedeutung, Verlauf und mögliche mütterliche und kindliche Folgeerscheinungen der Erkrankung [Leeners, bisher nicht veröffentlichte Daten]. Nur eine umfassende Aufklärung ermöglicht eine Auseinandersetzung mit der jeweiligen Risikokonstellation und die Vorbereitung auf eventuell später zu treffende Entscheidungen.

Während besondere Ereignisse in der geburtshilflichen Vorgeschichte in der Regel bekannt sind, gibt es mehrere Tabuthemen, die meist nur dann in die Schwangerenvorsorge integriert werden können, wenn Sie von der Ärztin/Hebamme aktiv angesprochen werden. In der Regel wird dieses von Betroffenen begrüßt. Zu den tabuisierten Themen zählen beispielsweise sexuelle Gewalterfahrungen (der Begriff sexueller Missbrauch sollte vermieden werden, da er einen korrekten Gebrauch von Frauen impliziert). Diese können sowohl das Risikoverhalten während einer Schwangerschaft wie auch den subjektiven und objektiven Verlauf von Schwangerschaft und Geburt beeinflussen. Um die Betreuung speziell auf die Bedürfnisse dieser Frauen abzustimmen und so z. B. die Wahrnehmung regelmäßiger Vorsorgetermine und eine adäquate Geburtsvorbereitung zu begünstigen, muss die Anamnese eine Frage nach sexuellen Gewalterfahrungen beinhalten. Dabei sollte bei negativer Antwort auch bei begründetem Verdacht jedoch nicht insistiert werden. [Leeners et al. 2003]

> A: Ja, jetzt habe ich ja schon einiges zu Ihrer Vorgeschichte gehört. Ich möchte gerne noch einen anderen Punkt ansprechen. Wir wissen heute, dass mindestens 20-30% aller Frauen Erfahrungen mit sexueller Gewalt machen mussten. Da dies häufig die gleichen Körperregionen betrifft, die auch mit einer Schwangerschaft und insbesondere mit einer Geburt zu tun haben, fragen wir seit einiger Zeit jede Frau, ob sie solche Erfahrungen gemacht hat. Sollte dies der Fall sein, so gibt es verschiedene Möglichkeiten die Schwangerschaftsbetreuung und die Geburt, entsprechend zu gestalten *1* Gibt es bei Ihnen Erfahrungen mit sexueller Gewalt?

Neben anamnestischen Gewalterfahrungen ist auch der Anteil der während der Schwangerschaft misshandelten Frauen erschreckend hoch. Gewalt ist z. B. häufiger als hypertensive Schwangerschaftserkrankungen oder Diabetes mellitus [Paluzzi 1996]. Eine Frage nach aktuellen Gewalterfahrungen muss stets in Abwesenheit von Begleitpersonen gestellt werden, da z. B. Partner häufig Verursacher dieser Gewalt sind. Wird die Frage nach aktueller Gewalt positiv beantwortet, so sollten vorbereitete Strukturen für den Schutz der Frau zur Verfügung stehen. Die Gefahr für die Frau ist bei Auflösung einer Gewaltsituation besonders hoch [Leeners et al. 2003].

Auch Essstörungen sind insbesondere im Zusammenhang mit einer Schwangerschaft ein Tabuthema. Aufgrund der körperlichen Veränderungen z. B. der physiologischen Gewichtszunahme stellt eine Schwangerschaft für Frauen mit Essstörung mitunter eine kaum zu tolerierende Belastung da. Gestörtes Essverhalten führt zu einer Vielzahl geburtshilflicher Komplikationen. Heute stehen Interventionen zur Reduktion eines gestörten Essverhaltens zur Verfügung. Diese können jedoch nur angeboten werden, wenn geklärt wurde, ob eine Essstörung vorliegt.

3.6 Verhalten während der Schwangerschaft

Obwohl die Motivation zu optimalem Gesundheitsverhalten in der Schwangerschaft überdurchschnittlich hoch ist, ist sie individuell sehr unterschiedlich. Grundsätzlich umfasst das Aufklärungsgespräch über adäquates Verhalten eine Fülle von Informationen. Diese können meist nicht im Rahmen eines einzigen Gespräches vermittelt werden. Daher sollten in einem ersten Gespräch ausgewählte Punkte angesprochen werden. Im Rahmen weiterer Vorsorgeuntersuchungen können diese Gespräche ergänzt werden. Eine Informationsbroschüre, bietet eine wertvolle Hilfestellung, welche der werdenden Mutter zudem jederzeit zur Verfügung stehen kann.

3.6.1 Ernährung

```
P: Ich würde noch gerne wissen, was ich in der Schwangerschaft essen
   soll. Meine Mutter sagt mir immer, dass ich für das Baby mitessen
   soll, aber ich habe gelesen, dass normale Portionen reichen. Sie
   wissen ja, ich habe sowieso Schwierigkeiten mit meinem Gewicht
   *1*
A: Ja, stimmt, Sie können normale Portionen essen. Das reicht für
   das Baby völlig aus. Wichtig ist, dass Sie viel Vitamine und
   Mineralstoffe zu sich nehmen. Eine Diät sollten Sie in der
   Schwangerschaft nicht machen.
```

> P: Ja *2* und was soll ich denn da genau essen?
> A: *1* Am sinnvollsten ist eine abwechslungsreiche Mischkost mit vielen pflanzlichen Lebensmitteln. Wenn Sie Heißhunger auf bestimmte Dinge haben, so können Sie dem ruhig nachgeben, sollten jedoch darauf achten, dass Sie sich nicht zu einseitig ernähren.

Moslemische Schwangere können ggf. darauf aufmerksam gemacht werden, dass das Fasten von Schwangeren nach dem Koran „Sünde" ist, da Fasten während der Schwangerschaft mit verschiedenen Schwangerschaftskomplikationen assoziiert ist.

3.6.2 Genussmittel

Generelle Verbote von Genussmitteln können sowohl zu Schuldgefühlen oder Ablehnungsreaktionen gegenüber dem Ungeborenen als auch zu einem punktuell eskalierenden Konsum des Genussmittels führen. Daher ist im Einzelfall sorgfältig zu prüfen, welche Einschränkungen realistisch sind. Bei extremem Konsum von Genussmitteln ist eine interdisziplinäre Betreuung gemeinsam mit einem/r Psychotherapeutin in Erwägung zu ziehen.

3.6.3 Medikamente

Grundsätzlich sollte Schwangeren empfohlen werden, vor der Einnahme eines Medikamentes in der Schwangerschaft stets mit einem Arzt Rücksprache zu halten. Gleiches gilt für aktive und passive Immunisierungen.

3.6.4 Körper und Körpererleben

Während der ersten 3 SSM kommt es zu keiner signifikanten Gewichtszunahme. Die während des 4.–6. SSM typische Gewichtszunahme von 200–250g pro Woche steigert sich in den letzten drei SSM auf bis zu 500g pro Woche. Damit beträgt die erwünschte Gewichtszunahme einer normalgewichtigen Frau während der Schwangerschaft zwischen 11 und 16 kg. Neben einer Zunahme des Bauchumfangs kommt es zu einer deutlichen Vergrößerung der Brust. Damit kommt es zu einer sichtbaren Veränderung der „Symbole" der Weiblichkeit, welche neben der Auseinandersetzung mit der zukünftigen Rolle als Mutter auch ein Beschäftigen mit der Identität als Frau auslösen kann. Generell können ausgeprägte körperliche Veränderungen sehr irritierend in Bezug auf das Selbstbild wirken.

Die mit der Schwangerschaft verknüpften körperlichen Veränderungen stehen dem aktuellen Schönheitsideal von Schlankheit entgegen. Attraktivität steht im Zusammenhang mit subjektivem Wohlbefinden. Daher kann es im Einzelfall wichtig sein, die Bedeutung der gängigen Schönheitsideale in Bezug auf das Erleben der eigenen Attraktivität aufzuarbeiten und so die Entwicklung eines neuen Selbstbewusstseins als Schwangere zu unterstützen. Dabei können die Bemühungen, um ein adäquates Gesundheitsverhalten auch für das subjektive Wohlbefinden der Schwangeren genutzt werden, d. h. eine Schwangerschaft kann eine Legitimation für gute Ernährung, sportliche Betätigung, Schutz vor Überlastung und ausgedehnte Körperpflege darstellen. Im Idealfall kann ein von den gängigen Normen für nicht Schwangere unabhängiges Schönheitskonzept entwickelt werden. So kann eine Schwangerschaft von einem erfüllten Gefühl von Weiblichkeit geprägt sein.

```
A: Und, wie gefallen Sie sich in der Schwangerschaft?
P: Das fragen sie noch? Ich nehme Kilo um Kilo zu, meine Taille sieht
   man auch schon nicht mehr *2*
A: Ja stimmt - in der Schwangerschaft entspricht man nicht gerade
   den Maßen eines Models. Aber wie ist denn das Gefühl, das da so ein
   Baby in Ihrem Bauch wächst, das Ihr Körper so etwas kann: Einen
   neuen Menschen heranreifen lassen?
P: *4* Ja stimmt schon, das Gefühl ist natürlich irgendwie unbe-
   greiflich und da bin ich auch stolz drauf. Und es macht auch * tja
   wie soll ich es sagen *, ja es macht Spaß, dass da jeder sieht, ui -
   die ist schwanger. *2* Aber es gibt doch auch Frauen die nehmen
   weniger zu und bei denen sieht man von hinten gar nicht das sie
   schwanger sind. Da finde ich dann auch eine Schwangere schön.
   Leider ist das bei mir nicht so.
```

Um unnötige Beunruhigungen zu vermeiden, sollte die Klientin auf normale Veränderungen während der Schwangerschaft z. B. vermehrten vaginalen Ausfluss aufmerksam gemacht werden.

3.6.5 Berufstätigkeit

Während einer komplikationslosen Gravidität stehen einer Berufstätigkeit der Schwangeren nichts entgegen. Hierbei sind jedoch die Mutterschaftsrichtlinien einzuhalten. Dies gilt insbesondere für den Umgang mit gesundheitsgefährdenden Stoffen, Arbeitszeiten, körperlichen Belastungen sowie die Mutterschutzfristen vor und nach der Entbindung. Da sich nicht alle Frauen konkreter Gefahren am Arbeitsplatz bewusst sind, kann es im Einzelfall indiziert sein, dies im gemeinsamen Gespräch zu klären.

Frauen, die gerne außerhalb der eigenen Familie arbeiten, machen sich häufig bereits während der Schwangerschaft Gedanken, wie sie ihre berufliche Tätigkeit nach der Entbindung gestalten wollen. Die Diskussion um die Qualitäten berufstätiger Mütter und die daraus resultierenden Schuldgefühle sind je nach sozialem Umfeld massiv, sodass betroffene Frauen bei diesem Thema von sachlichen wissenschaftlich gesicherten Informationen profitieren können.

3.6.6 Sport

Die sportliche Betätigung während der Schwangerschaft sollte unterstützt werden. Dabei haben sich leichte Gymnastik, Schwimmen, Wandern und Fahrradfahren als besonders günstige Sportarten erwiesen. Sportarten, welche mit Erschütterungen einhergehen (z. B. Reiten, Tennis) sowie Sportarten, die nicht unterbrochen werden können (Segeln, Bergsteigen) sind in der Schwangerschaft nicht geeignet. Leistungs- und Kraftsport sollten nicht neu begonnen werden, adäquates Trainingsverhalten muss u. a. in Abhängigkeit von der bisherigen Trainingssituation im Einzelfall festgelegt werden. Untersuchungen haben gezeigt, dass ein Fortsetzen einer sportlichen Aktivität günstig auf die Vermeidung von Schwangerschaftsstreifen wirkt.

3.6.7 Sexualität

Sexualität stellt sowohl in als auch außerhalb der Schwangerschaft einen wichtigen Aspekt für die langfristige Stabilität einer partnerschaftlichen Beziehung dar. Grundsätzlich ist während der Schwangerschaft jede von beiden Partnern gewünschte Form der sexuellen Aktivität ohne eine Erhöhung des Risikos für geburtshilfliche Komplikationen möglich. Individuell sind sexuelle Bedürfnisse sehr unterschiedlich d. h. sie variieren zwischen von beiden Partnern gewünschter sexueller Abstinenz bis zu einer Inspiration zu neuen sexuellen Aktivitäten/ Stellungen aufgrund der durch die Schwangerschaft bedingten körperlichen Veränderungen. Da Sexualität in der Schwangerschaft für viele werdende Eltern auch heute noch ein Tabuthema ist, sollte Sexualität von der Ärztin aktiv angesprochen werden. Wissenschaftlich gesicherte Empfehlungen zu idealem sexuellem Verhalten bei Risikokonstellationen können aufgrund des eingeschränkten Datenmaterials nicht formuliert werden. Der überwiegende Anteil sexueller Störungen auch außerhalb einer Schwangerschaft basiert auf Kommunikationsproblemen. Neben der Unterstützung in Bezug auf die konkrete Gestaltung sexueller Situationen zählt daher die Förderung einer partnerschaftlichen Kommunikation über sexuelle Bedürfnisse und Befürchtungen zu Auswirkungen sexueller Aktivitäten auf die Schwangerschaft zu den Aufgaben des Frauenarztes.

```
P: Und es gibt da noch ein Problem.
A: Ja?
P: Ja mit dem Sex *3*
A: Mmh *4*
P: Ja wissen Sie, seit ich schwanger bin schläft mein Mann überhaupt
   nicht mehr mit mir. Nicht, dass ich jetzt ständig mit ihm schlafen
   will, aber so ab und zu wäre das schon schön.
A: *3* Haben Sie mir Ihrem Mann schon mal darüber gesprochen?
```

P: Ne wissen Sie, Sex, dass ist ja schon ein schwieriges Thema.
A: * Ja stimmt, vielen Leuten fällt es nicht leicht darüber zu sprechen. Aber so wissen sie nicht, aus welchen Gründen ihr Mann nicht mehr mit Ihnen schläft, ob er vielleicht denkt, dass er Ihnen damit einen Gefallen tut. Wenn Sie ihm Ihre sexuellen Wünsche mitteilen, haben Sie eine größere Chance, dass sich zumindest Missverständnisse auflösen. In der Schwangerschaft kommt es besonders häufig zu Missverständnissen beim Thema Sexualität. Manche Paare befürchten in der Schwangerschaft durch Sex etwas kaputt zu machen. Daher wäre es wahrscheinlich günstig, wenn Sie Ihrem Mann sagen können, was Sie sich wünschen und dann hören, was er dazu meint. Wenn Sie möchten, dass wir uns gemeinsam über die Besonderheiten der Sexualität in der Schwangerschaft unterhalten, so kann ich Ihnen dies gerne anbieten.

3.6.8 Reisen

Die beste Reisezeit in der Schwangerschaft liegt zwischen der 20sten und 34sten SSW. Reiseziele sind individuell mit der Schwangeren zu klären. Dabei sind neben den Temperaturschwankungen, kulturspezifische Aspekte (Ernährung, Hygiene, Komfort, medizinische Versorgungsmöglichkeiten) zu bedenken. Da nur die subjektive Einstellung der Schwangeren Auskunft über die zu erwartenden Be- oder Entlastungen gibt, kann die Eignung des Reiseziels nur im individuellen Gespräch ermittelt werden. Generell sollten Höhenaufenthalte über 2500 m sowie das Tragen schwerer Lasten gemieden werden. Vorsicht gilt aufgrund von Infektionsgefahren und evtl. notwendigen Lebendimpfungen bei Tropenreisen. Vor Antritt der Reise sollte ggf. ein Behandlungsschein für das Ausland vorliegen sowie eine Reiserücktrittsversicherung, welche auch für Schwangerschaftserkrankungen gilt, abgeschlossen werden.

Als Transportmittel sind Flugzeug und Bahn besonders geeignet, längere Autofahrten sind ungünstig. Bei Autofahrten sollte auf jeden Fall ein Sicherheitsgurt angelegt werden, wobei der untere Gurt im Beckenbereich d. h. deutlich unterhalb des maximalen Bauchumfangs liegen sollte.

Das Risiko für ein Chloasma gravidarum kann durch Meiden einer intensiven Sonnenexposition sowie Verwenden von Sonnencremes mit hohem Lichtschutzfaktor gesenkt werden.

3.6.9 Schwangerschaftsbeschwerden

Generell sind die häufigsten Schwangerschaftsbeschwerden aus der populärwissenschaftlichen Presse bekannt. Zu diesen zählen in der Frühschwangerschaft z. B. Müdigkeit, Übelkeit, gelegentliches morgendliches Erbrechen und Kreislaufbeschwerden, später können außerdem Sodbrennen und gegen Ende der Schwangerschaft Atembeschwerden auftreten. Meist ist es – u. a. zur Vermeidung einer „self fullfilling prophecy" nicht sinnvoll, werdende Mütter auf die verschiedenen Schwangerschaftsbeschwerden aufmerksam zu machen. Umgekehrt ist es wichtig, häufig auftretende physiologische Erscheinungen von behandlungsbedürftigen pathologischen Formen wie einer Hyperemesis gravidarum oder einer Hypotonie abzugrenzen. Dies geschieht am Besten über die klassische Frage „Wie geht es Ihnen ?".

3.7 Integration des Partners in Gespräche

Entscheidende Facetten einer Schwangerschaft (Fähigkeit neues Leben hervorzubringen, ein Kind im eigenen Körper zu spüren, völlige Veränderung der eigenen Körpermerkmale) bleiben dem werdenden Vater verschlossen. Außerdem unterliegt die Schwangerschaft und das Schaffen optimaler Bedingungen für die Entwicklung des Kindes nur sehr bedingt seiner Kontrolle. Gleichzeitig sind die Ängste um die Gesundheit des Kindes, die bevorstehende Geburt etc. ähnlich wie bei der werdenden Mutter und zudem häufig durch Hilflosigkeit geprägt. Daher ist die gemeinsame Begleitung der werdenden Eltern bei entsprechendem Wunsch absolut gerechtfertigt. Erfahrungsgemäß sind geplante Ultraschalluntersuchungen besonders geeignet auch Männer an der Schwangerschaft zu beteiligen. Auch wenn werdende Väter nicht bei jedem Vorsorgetermin anwesend sind, sollte bei Themen, die beide Partner betreffen wie Sexualität oder Entscheidungen, die gemeinsam getroffen werden müssen (z. B. Pränataldiagnostik), die Möglichkeit zum gemeinsamen Gespräch gegeben sein.

3.8 Geburtsvorbereitung

Im zweiten Trimenon sollte das Thema Geburtsvorbereitung angesprochen werden. Hier ist günstig, der Schwangeren einen Überblick über die Vor- und Nachteile der vor Ort angebotenen Geburtsvorbereitungskurse präsentieren zu können. In einem ausführlichen Gespräch sollte geklärt werden, welche Vorstellungen die Schwangere von einer optimalen Geburt hat, inwiefern diese realistisch ist und wie möglichst viel von dieser Vorstellung in die Realität umgesetzt werden kann. Für eine adäquate Entscheidung sind die werdenden Eltern darauf angewiesen, dass sie vom Arzt möglichst wertfrei über die verschiedenen Entbindungsmöglichkeiten und die zugehörigen Angebote in der näheren Umgebung informiert werden. Wird eine vaginale Entbindung angestrebt, so ist die Schwangere über die Möglichkeiten der Vorbereitung des Dammes auf die Geburt aufzuklären.

3.9 Stillvorbereitung

Bereits während der Schwangerschaft ist es sinnvoll, die werdende Mutter über die Vorzüge des Stillens zu informieren und eventuelle subjektive Befürchtungen in einen realistischen Zusammenhang zu stellen. Dies kann ggf. in Kooperation mit einer Stillberaterin erfolgen. Gegen Ende der Schwangerschaft sollte die Schwangere auf die Möglichkeiten der Vorbereitung der Brustwarze auf das Stillen aufmerksam gemacht werden.

Literatur

Bailey, L. Hailey, B.: The psychological experience of pregnancy. Int J Psychiatry Med **16**, 26374, (1986/87)
Ditz, S.: Klimakterium. In: Psychosomatische Grundversorgung in der Frauenheilkunde. M. Neises and S. Ditz. Georg Thieme, Stuttgart, New York, 2000
Leeners, B.: Psychosomatik der normalen Schwangerschaft. In: Psychosomatische Grundversorgung in der Frauenheilkunde. M. Neises and S. Ditz. Georg Thieme Verlag. Stuttgart, New York, 2000
Leeners, B., Richter Appelt, H. et al.: Schwangerschaft, Entbindung, Stillzeit und Mutterschaft nach sexuellen Missbrauchserfahrungen im Kindesalter Auswirkungen und Ansätze zu einer verbesserten Betreuung betroffener Frauen. Dtsch. Ärztebl. **100**, A 71519. (2003)
Paarlberg, K. M., Vingerhoets, A. J. et al.: Psychosocial factors as predictors of maternal well beiing anf pregnancyrelated complaints. J Psychosom Obstet Gynecol **17**, 93102 (1996)
Paluzzi, P.: The role of the nursemidwife in domestic violence. 24.th conference of the international Society of Midwifes: Reproduction and infant health, Oslo 1996
Schenk, H.: Mütterlichkeit im Wandel der Zeit Der Mythos der guten Mutter. In: Psychosomatische Gynäkologie Geburtshilfe Beiträge der Jahrestagung 1997. D. Richter, W. Schuth and K. Müller. Gießen, Psychosozial Verlag, 1996
Stauber, M., Hahlweg B.C.: Psychosomatic problems in pregnancy. InternistBerl **33**, 504508 (1992)

4 Präventivmedizinische Beratung im Rahmen der Krebsfrüherkennung

Brigitte Leeners

Im Folgenden wird dargestellt, welche Inhalte in präventiv-medizinischen Beratungsgesprächen zur Krebsfrüherkennung vermittelt werden sollten und wie diese Gespräche gestaltet werden können. Des Weiteren bietet das Kapitel gynäkopsychosomatische Hintergründe im Erleben der Patientin, die Auswirkungen auf die Gespräche haben können. Dabei werden die medizinischen Hintergründe auf das beschränkt, was tatsächlich mit der Klientin besprochen werden sollte. Weiteres Fachwissen zur Krebsfrüherkennung bitte ich den gängigen Lehrbüchern zu entnehmen.

Nach einer Untersuchung von Geisler [1988, 2002] waren von 512 befragten Patienten 93% der Ansicht, dass ihr Arzt zu wenig Zeit für sie habe. 91% waren der Auffassung, der Arzt rede zu wenig mit ihnen und 89%, der Arzt höre nicht ausreichend zu bzw. ginge nicht immer auf Fragen und Argumente ein. 87% fanden, der Arzt verwende zu viele Fachausdrücke und erkläre die Diagnose nicht ausführlich genug. 86% fühlten sich durch verschiedene Signale des Arztes entmutigt, Fragen zu stellen.

Diese Ergebnisse zeigen, dass offenbar die Ziele ärztlicher Kommunikation in vielen Fällen nicht erfüllt werden. Dies mag einerseits an dem engen zeitlichen Rahmen in den meisten Kliniken und Praxen andererseits aber auch in einer fehlenden Schulung von Medizinern in der Gestaltung ärztlicher Gespräche liegen. Gespräche über Krebserkrankungen gelten u. a. aufgrund unterschiedlicher persönlicher Erfahrungen als besonders schwer. Die Erkrankung Krebs ist im Vergleich mit anderen Erkrankungen mit besonders negativen Assoziationen und Zuschreibungen besetzt [Rohlfs 1994]. Obwohl auch heute wesentlich mehr Frauen beispielsweise an Herz-Kreislauf-Erkrankungen versterben, wird die Diagnose einer Karzinomerkrankung mit einem Todesurteil gleichgesetzt. In der Allgemeinbevölkerung gilt Krebs weiterhin als unheilbar. Dies wird durch den oftmals nicht berechenbaren Verlauf der Erkrankung unterstützt. Auch der Ausdruck „Bösartigkeit" steigert die negativen Assoziationen. Dazu kommen Angst vor Operationen u. U. mit Verstümmelung, vor einem Verlust an Attraktivität (z. B. nach Ablatio mammae) und vor einer Behinderung [Rohlfs 1994]. Die für die Behandlung zur Verfügung stehenden Medikamente gelten als aggressiv und reich an unangenehmen Nebenwirkungen. Außerdem werden mit der Diagnose einer Karzinomerkrankung Folgen wie Vorurteile des sozialen Umfelds, Einsamkeit, Fehlen emotionaler Nähe und eventuell ein Arbeitsplatzverlust assoziiert.

Auch wenn nicht alle diese Aspekte bei der Planung einer Vorsorgeuntersuchung bewusst sind, bieten sie doch den Hintergrund auf dem präventiv-medizinische Beratungsgespräche stattfinden. Daher müssen diese Hintergründe berücksichtigt werden. Das heißt konkret:

- der Patientin die Möglichkeit geben ihre Befürchtungen zu äußern,
- Sachinformationen vermitteln, die es der Patientin ermöglichen, ihre Vorstellungen in einem realistischen Rahmen zu bewerten.

```
P: Ja, und also dann hat man meinen Onkel operiert *1* und dann ist da
   Luft dran gekommen, ja und zwei Monate später war er dann tot.
A: *3* wenn ich es richtig verstanden habe, haben Sie Angst davor,
   dass durch eine Operation eher alles schlimmer, als besser würde *
P: Ja, also man hört ja immer wieder, wenn da Luft dran kommt, dann
   ist alles vorbei.
A: Ja stimmt, ich habe auch schon gehört, dass man das sagt. Es stimmt
   natürlich, wenn man einen Befund operiert, der schon sehr weit
   fortgeschritten ist, dann kann es sein, dass man bei der Operation
   nicht das gesamte kranke Gewebe entfernen kann. Da ist dann mit
   oder ohne Operation die Prognose nicht gut. Und dann bekommt man
   den Eindruck die Operation habe eventuell nur geschadet. Krebs-
   erkrankungen sind jedoch ein Gebiet, wo extrem viel geforscht
   wird. Sie können sich ja vorstellen, wie berühmt jemand würde, der
   ein Mittel gegen Krebserkrankungen finden würde. Und so prüft man
   auch die besten Behandlungen. Bei diesen Forschungsprojekten hat
   man bisher gefunden, dass der Verlauf dieser Erkrankung durch eine
   Operation meistens verbessert wird. *2*
P: Sie denken also nicht, dass Krebszellen besser wachsen könnten,
   wenn Sie mit Luft in Berührung kommen? *
A: Nein, ich habe selbst nie so etwas gesehen und auch nie etwas
   gelesen, was darauf hindeutet.
```

4.1 Krebsprävention

4.1.1 Psychosoziale Faktoren in der Karzinogenese

Immer wieder werden psychosoziale Aspekte in der Entstehung und im Verlauf von Krebserkrankungen diskutiert. Bisher sind die Zusammenhänge aufgrund des sehr komplexen Zusammenspiels verschiedener Wirkfaktoren in der Genese einer Karzinomerkrankung unklar. Während das Fehlen einer typischen „Krebspersönlichkeit" als gesichert gilt [Schwarz 1994], ist bisher offen, ob z. B. bestimmte Lebensereignisse oder der Umgang mit Belastungen Entstehung und Verlauf der Erkrankungen begünstigen können. Folgende Probleme liegen bei der Untersuchung des Zusammenhanges zwischen Krebserkrankungen und psychosozialen Parametern vor: Erstens ist es schwierig, Art und Ausmaß seelischer Belastungen zu quantifizieren, so werden beispielsweise konkrete Situationen von manchen Frauen als anregend von anderen als belastend erlebt. Da zwischen der Entartung der ersten Zellen und der Erstdiagnose des Karzinoms häufig mehrere Jahre vergehen, ist der Zusammenhang zwischen auslösenden Ereignissen und Wirkung schwer zu explorieren. Dies wäre prinzipiell nur prospektiv möglich und müsste über einen langen Zeitraum sämtliche Be- und Entlastungsfaktoren auf somatischer und psychosomatischer Ebene erfassen. Außerdem müssten sämtliche weiteren bekannten Risikofaktoren erhoben werden. Da sich solche Daten nur an ausreichend großen Untersuchungskollektiven erheben lassen, wäre ein solche Untersuchung extrem aufwändig und kostenintensiv. Das aktuelle Wissen über psychoneuroimmunologische Prozesse in Zusammenhang mit der Karzinogenese ermöglicht bisher nur Ansätze zu einem hypothetischen Modell. Erklärungsmodelle, warum sich Krebs (d. h. keine andere Erkrankung) und genau diese Krebsart bildet, sind kritisch zu bewerten.

Dennoch deuten klinische Erfahrungsberichte und Ergebnisse verschiedener Studien darauf hin, dass psychische Faktoren z. B. im Hinblick auf den Umgang mit Belastungen den Verlauf einer Karzinomerkrankung mit beeinflussen können [Neises 1994].

In der Allgemeinbevölkerung werden psychosoziale Faktoren als wichtig bei Entstehung und Verlauf einer Karzinomerkrankung angesehen. Während dies auf der einen Seite die Hoffnung, Karzinomerkrankungen durch entsprechendes Verhalten mit beeinflussen zu können, eröffnet, führt es auf der anderen Seite zu großen Schuldgefühlen, wenn dieser Versuch fehlschlägt bzw. die Möglichkeit nicht wahrgenommen wurde. Das ärztliche Gespräch sollte an dieser Stelle Entlastung vermitteln, ohne die Hoffnung selbst etwas zu möglichst guter Gesundheit beitragen zu können, zu nehmen. Dies geschieht über eine sachliche Darstellung der wissenschaftlichen Hintergründe unter Betonung, dass die Forschung in diesem Bereich erst ganz am Anfang steht.

```
P: *2* also wenn ich so weitermache wie bisher, dann bekomme ich
   bestimmt irgendwann mal Krebs
A: *2* Warum meinen sie das?
P: Ja, * also man weiß doch dass man immer positiv denken soll *1* und
   ich mache mir doch immer so viele Gedanken, *2* irgendwann macht
   sich das doch bestimmt bemerkbar. *1* Ich versuch schon immer nur
   gute Sachen zu denken, aber Sie wissen ja wie das ist.
A: *3* Ja, ich kenne auch Bücher und teilweise liest man es ja auch in
   den Zeitungen, dass es im Hinblick auf eine Krebserkrankung
   wichtig sein soll „Positiv zu denken". Aber ich glaube man kann
```

nicht immer nur positiv denken. Außerdem gibt es zur Beteiligung von seelischen Faktoren in der Krebsentstehung sehr widersprüchliche Ergebnisse. Zum Beispiel gibt es keinen bestimmten Persönlichkeitstyp bei dem mehr Krebserkrankungen als bei einem anderen Persönlichkeitstyp diagnostiziert werden. Andere Untersuchungen zeigen, dass es schon Zusammenhänge zum Verlauf einer Krebserkrankung und seelischen Faktoren gibt. Aber die günstigen seelischen Faktoren sind individuell sehr unterschiedlich. Zum Beispiel kann es für eine Frau ganz wichtig sein, sich ganz intensiv mit der Erkrankung zu beschäftigen und für eine andere ist es richtig, überhaupt nicht daran zu denken. Daher kann man sicherlich nicht behaupten, dass Sie ein erhöhtes Risiko für eine Krebserkrankung haben, wenn sie nicht ständig positiv denken. *2* Unabhängig vom Risiko für eine Krebserkrankung können wir uns jedoch Gedanken machen, warum Sie so viel über belastende Dinge nachdenken müssen, wenn Sie möchten *3*.

4.1.2 Expositionsprophylaxe: Umgang mit Risikofaktoren

Obwohl die der Karzinogenese zugrunde liegenden pathophysiologischen Mechanismen bisher nur ansatzweise geklärt sind, sind heute verschiedene Risikofaktoren für Karzinomerkrankungen bekannt. Teil der ärztlichen Aufgabe ist es, Klientinnen über Risikofaktoren u. a. in Bezug auf Krebserkrankungen zu informieren, um diese prophylaktisch nutzen zu können. Zusätzlich sollten über das ärztliche Gespräch Risikofaktoren erfasst werden, die eine regelmäßige evtl. häufigere Kontrolle gefährdeter Organe sinnvoll werden lassen.

Zu den aktuell in der Genese gynäkologischer Karzinome diskutierten beeinflussbaren Risikofaktoren zählen Rauchen, Alkohol, Adipositas, Hypertonie sowie eine langjährige Einnahme von Hormonen. Bei Diabetes mellitus, familiärem Erkrankungsrisiko, HPV-Infektion, HIV-Infektion, Immunsuppression und Tamoxifeneinnahme sollte eine engmaschigere Kontrolle erfolgen. Da für die meisten Karzinome mit steigendem Alter ein erhöhtes Risiko besteht, sollte die unter älteren Frauen verbreitete Auffassung „nach der Menopause brauche ich keinen Frauenarzt mehr" frühzeitig korrigiert werden.

Darüber hinaus gibt es verschiedene Risikofaktoren, die weder beeinflussbar sind noch Einfluss auf die Gestaltung der Krebsfrüherkennungsuntersuchung haben. Wünscht die Patientin eine Einschätzung ihres persönlichen Risikos, so können diese Aspekte (z. B. erhöhtes Risiko für Mammakarzinom bei lang andauerndem Estrogeneinfluss, erhöhtes Risiko für Ovarialkarzinom bei erhöhter Ovulationsrate) mit ihr besprochen werden. Hier ist jedoch zu bedenken, dass nicht beeinflussbare Risikofaktoren vor allem Angst auslösen werden. Daher dienen sie eher dem Arzt zur Einschätzung des individuellen Erkrankungsrisikos und so als Basis für Überlegungen zur Frequenz der Krebsfrüherkennungsuntersuchungen. Dies heißt konkret, dass nicht alle wissenschaftlich gesicherten Risikofaktoren jeder Patientin mitgeteilt werden müssen, jedoch ein offenes Angebot besteht, Auskünfte über Risikofaktoren zu geben.

Neben den oben dargestellten klar definierten Risikofaktoren gilt eine ausgewogene Ernährung, regelmäßige sportliche Betätigung und ausreichend Schlaf als günstig im Sinne möglichst optimaler Bedingungen für eine langfristige Gesundheit. Um alle bekannten Risikofaktoren für Krebs (und andere Erkrankungen) auszuschließen, ist ein extrem reglementiertes Leben mit diversen Einschränkungen erforderlich. Hier ist die aktuelle Lebensqualität sorgfältig gegen den Nutzen der strengen Einhaltung sämtlicher Empfehlungen abzuwägen. Dabei sollten auch aus ärztlicher Sicht unkonventionelle Lösungen akzeptiert werden.

4.1.3 Exploration klinischer Hinweise auf ein Karzinom

Ziel des anamnestischen Gesprächs ist neben der Erfassung von Risikofaktoren, die sorgfältige Exploration eventueller Hinweiszeichen auf ein Karzinom im Brust- oder Genitalbereich. An dieser Stelle sollten z. B. Ausfluss inkl. Konsistenz, Farbe und Geruch dieses Ausflusses, Druckgefühle bzw. Schmerzen im Vaginal/Unterbauchbereich, eine Dysurie, Blutungsstörungen insbesondere Postmenopausenblutungen, neu aufgetretener Juckreiz im Vulvabereich und neu aufgetretene Veränderungen im Brustgewebe berücksichtigt werden.

4.2 Früherkennung

Früherkennung wird von Patientinnen häufig fälschlicherweise als Prävention wahrgenommen. Dies wird durch den Begriff „Vorsorgeuntersuchung" begünstigt. Wird die Bedeutung der Früherkennung erläutert, so können Missverständnisse vermieden werden.

Einstellungen gegenüber Untersuchungen zur Krebsfrüherkennung sind bei vielen Frauen ambivalent. Insgesamt geben 2/3 der Menschen an, mit regelmäßiger Krebsfrüherkennung ruhiger leben zu können [Verres 1991]. Aufgabe der Ärztin ist Klientinnen eine Grundlage für die Entscheidung über eine regelmäßige Durchführung von Krebsfrüherkennungsuntersuchungen anzubieten. Generell müssen Nutzen und Belastungen sorgfältig gegeneinander abgewogen werden. Unbestritten ist der Sinn, wenn es sich um echte Vorsorgeuntersuchungen wie z. B. beim Zervixkarzinom oder auch beim Darmkrebs handelt. Liegt aufgrund der familiären oder der persönlichen Anamnese ein erhöhtes Risiko vor, so besteht ebenfalls eine positive Indikation. Fraglich wird die

Indikation jedoch, wenn weder das eine noch das andere vorliegt, hier fehlen groß angelegte Studien, um den tatsächlichen Nutzen der Früherkennungsuntersuchungen aufzuzeigen. Dem Nutzen der Früherkennung steht auf der anderen Seite die Rate falsch positiver Befunde, die operativ abgeklärt werden, entgegen. Damit Patientinnen sich vor einem sachlichen Hintergrund mit Früherkennung auseinander setzen und eine eigene Entscheidung treffen können, müssen sie außerdem die Nebenwirkungen einzelner Untersuchungstechniken kennen.

Da über zytologische Abstriche des Gebärmutterhalses Vorstufen eines Karzinoms erkannt werden können, ist die Methode eine der wenigen tatsächlichen Krebs**vorsorge**untersuchungen. Generell sollte die Patientin wissen, dass diese Untersuchungen veränderte Zellen so rechtzeitig entdecken können, dass diese vor der Entstehung eines Karzinoms entfernt werden können. Ein zytologischer Abstrich sollte einmal jährlich, bei drei aufeinander folgenden unauffälligen Ergebnissen ggf. in 2-jährigen Abständen in Kombination mit einer Kolposkopie durchgeführt werden.

Die Prognose des Mammakarzinoms wird entscheidend vom Tumorstadium bei Diagnosestellung d. h. durch die Effektivität der Früherkennung beeinflusst. Auch heute wird ein großer Teil diagnostizierter Mammatumoren zuerst von den Frauen selbst getastet.

```
A: Untersuchen Sie Ihre Brüste auch selbst ?
P: *2* Nein bisher nicht, *1* wie müsste ich das denn machen?
A: Am einfachsten ist es, wenn Sie unter der Dusche mit etwas Seife
   auf der Haut, das Brustgewebe gegen die Rippen verschieben. Kurz
   nach der Regelblutung ist das Brustgewebe am Besten zu untersu-
   chen. *2*
P: Wie oft sollte ich das denn machen?
A: Allgemein wird einmal monatlich empfohlen, die Idee dahinter
   ist, dass Sie Ihre Brüste häufiger untersuchen und damit kleinere
   Veränderungen bemerken können, wohingegen wir uns damit auskennen-
   nen, welche Veränderungen man genauer untersuchen müsste. *2*
   Wenn Sie möchten, gebe ich Ihnen noch eine Broschüre mit, in der
   alles nochmals genau erklärt ist – auch auf was Sie achten
   sollten, wenn Sie die Brüste im Spiegel ansehen. *1*
P: Ja gern. *2* Danke.
```

Während die meisten Frauen eine regelmäßige Selbstuntersuchung der Brust grundsätzlich bejahen, löst diese Empfehlung bei anderen eher Angst aus. Dies gilt insbesondere für Frauen mit zystisch-mastopathischer Brust, die naturgemäß häufiger verdichtete Strukturen im Brustgewebe ertasten oder für Frauen mit positiver familiärer Anamnese. Hier ist im Einzelfall zu klären, ob tatsächlich eine Selbstuntersuchung erfolgen soll oder ob ggf. häufigere Kontrollen durch die Frauenärztin sinnvoller sind. Generell sollte die klinische Untersuchung der Brust durch den Frauenarzt einmal jährlich durchgeführt werden. Umstritten ist das Alter, ab dem eine Selbstuntersuchung der Brust durchgeführt werden soll. Während auf der einen Seite eine möglichst frühzeitige Erkennung einer Brustkrebserkrankung für alle Frauen wichtig ist, ist andererseits bei einem sehr frühen Beginn der regelmäßigen eigenen Untersuchung der Brust mit Ermüdungserscheinungen in Bezug auf die regelmäßige Durchführung zu rechnen.

Neben der klinischen Untersuchung stellt die Mammographie die zweite wichtige Methode in der Diagnostik des Mammakarzinoms dar. Viele Patientinnen befürchten, durch die mit der Mammographie verknüpfte Strahlenbelastung das Risiko für ein Mammakarzinom zu erhöhen. Hier ist eine sorgfältige Aufklärung über Nutzen und Risiko einer Mammographie und von den gegenwärtig wissenschaftlich gesicherten Ergebnissen abgeleiteten Empfehlungen indiziert: Heute werden speziell empfindliche Röntgenfilm-Folien und eine Weichstrahl-Rastertechnik eingesetzt, die die Strahlenbelastung gegenüber den Anfängen der Mammographie reduziert haben. Auf eine Mammographie während der Pubertät und in eingeschränktem Maße bei sehr jungen Frauen sollte wenn möglich verzichtet werden, da hierüber das Risiko für ein Mammakarzinom erhöht wird.

Da aus der populärwissenschaftlichen Presse bekannt ist, dass ca. jede 9. Frau an einem Mammakarzinom erkrankt, gehen viele Frauen mit einer Anspannung zur Mammographie, insbesondere wenn im Familien oder Bekanntenkreis Frauen an Brustkrebs erkrankt sind. Diese Anspannung sollte respektiert und als normal betont werden.

```
P:  Also, ich müsste mal wieder zur Mammographie gehen. *2* Sie wissen
    ja, ich habe dabei immer so ein komisches Gefühl. * Bei meiner Tante
    war das auch so. *1* Bei der Untersuchung hat der Arzt gesagt alles
    O.k. und bei der Mammographie hat man es dann gesehen.
A:  * Ja, das stimmt, es gibt Befunde, die tastet man nicht und die
    sieht man nur in der Mammographie. Häufig sind dies besonders
    kleine Befunde, die man durch die Mammographie dann frühzeitig
    sieht und so auch entfernen kann. Glücklicherweise haben wir
    solche Befunde relativ selten, aber ich kann Ihre Angst gut
    nachvollziehen, erst recht, wenn Sie es bei Ihrer Tante so
    miterlebt haben.
```

4.2.1 Vorbereitung einer klinischen Untersuchung

Die praktische Durchführung der Untersuchung erfolgt in einem sehr intimen Bereich und sollte daher sorgfältig vorbereitet sein. Dies gilt insbesondere für eine erste gynäkologische Untersuchung sowie für Frauen nach besonderen Vorerfahrungen z. B. sexuelle Gewalt.

Bei den klinischen Untersuchungen sollten Schamgrenzen der Patientin geklärt und respektiert werden, völlige Nacktheit ist zu vermeiden. Die Untersuchung ist in möglichst ungestörter Atmosphäre durchzuführen, auf Wunsch sollte eine Vertrauensperson anwesen sein.

Grundsätzlich sollte während der Untersuchung jeder Untersuchungsschritt angekündigt werden. Die Untersuchung darf nur mit Einverständnis der Patientin erfolgen und muss jederzeit abgebrochen werden können. Bei Frauen nach sexuellen Gewalterfahrungen ist darauf zu achten, dass markante Sätze aus der/den ursprünglichen Gewaltsituation/en (Ich mach doch gar nichts Schlimmes. Das tut doch gar nicht weh.) vermieden werden.

Prinzipiell sollte die Patientin ermutigt werden, bei Unklarheiten zu fragen oder auch Themen, die vom Arzt nicht direkt angeboten werden, anzusprechen. Auch kann es hilfreich sein, die Patientin in ihrer Kompetenz in Bezug auf ihren Körper zu stärken. (z. B. A: Nur Sie allein können spüren, wie sich etwas anfühlt. A: Ich weiß, was ich untersuchen muss, doch nur mit Ihren Angaben, zu dem was Sie fühlen, bekommen wir ein vollständiges Bild.) Dies betont, dass Arzt und Klientin das gleiche Ziel haben und fördert eine gleichwertige Beziehung, auch wenn die Kompetenz in unterschiedlichen Bereichen liegt. Es liegt auf der Hand, dass der Sinn solcher Kommentare abhängig ist von der Rolle, die die Klientin bewusst oder unbewusst für sich definiert. Während man eine Frau, die für sich klar entschieden hat, die ärztliche Kompetenz zu nutzen, um eine gute Basis für ihre eigenen Entscheidungen aufzubauen, wohl kaum ermutigen muss, sich selbst einen höheren Wert in der Arzt-Patientin-Beziehung beizumessen, kann dies bei einer Frau mit großem Autoritätsglauben und Abwertung der eigenen Rolle angemessen sein.

4.3 Umgang mit einer Verdachtsdiagnose

Der Verdacht auf eine Karzinomerkrankung sollte in jedem Fall benannt werden, da Patientinnen spüren, ob ein Arzt authentisch ist [Lerner 2000]. Deckt sich ihr Eindruck nicht mit der ausgesprochenen Information, so untergräbt dies einerseits die Glaubwürdigkeit des Arztes und fördert anderseits negative Fantasien über das Ausmaß der Bedrohung (Ich bin so schwer krank, dass meine Ärztin nicht wagt, mir die Wahrheit zu sagen). Bereits im Umgang mit einer Verdachtsdiagnose wird eine Arzt-Patientin-Beziehung geschaffen, die im Fall einer tatsächlichen Krebserkrankung Grundlage der weiteren Betreuung ist. Vor diesem Hintergrund ist es besonders wichtig, dass die Patientin davon ausgehen kann, dass ihre Ärztin glaubwürdig ist.

Das Äußern einer Verdachtsdiagnose wird bei der Patientin zahlreiche widersprüchliche Gefühle auslösen. Die Hoffnung bzw. Überzeugung, dass sich dieser Verdacht nicht bestätigt, steht der Angst vor einer positiven Diagnose gegenüber. In dieser Situation werden Vergleiche mit an Krebs erkrankten Bekannten, Verwandten, Persönlichkeiten des öffentlichen Lebens gezogen und das eigene Risikoverhalten kritisch überdacht. Schlaflosigkeit, Unruhe und ein verändertes Zeitgefühl zählen zur normalen

Reaktion auf eine Verdachtsdiagnose. Selbstverständlich ist die Reaktion auf eine Verdachtsdiagnose individuell sehr verschieden. Dabei spielt naturgemäß auch die Frage eine Rolle, ob es sich tendenziell eher um den sicheren Ausschluss eines wahrscheinlich nicht bösartigen Befundes oder um die Bestätigung eines mit an Sicherheit grenzender Wahrscheinlichkeit bösartigen Befundes handelt.

Für die Gestaltung des Gesprächs ist wichtig, in dieser Situation viele Informationen „zwischen den Zeilen" wahrgenommen werden und daraus ein Eindruck des Gesprächs oder sonstiger Kontakte entsteht, der oftmals nichts mit der interdierten Wirkung gemeinsam hat (z. B. Treffen auf dem Flur, bei dem der Arzt die Patientin nicht wahrnimmt = Er wagt es nicht mehr mir in die Augen zu sehen, meine Diagnose muss ganz schlimm sein).

Von den meisten Betroffenen wird es als erleichternd empfunden, wenn die mit der Verdachtsdiagnose aufkommende Angst oder eventuelle sonstiger Veränderungen benannt und als normale Reaktion in dieser Situation beschrieben wird. Dies begünstigt das Gefühl nicht als Einzige betroffen zu sein, fördert dass Bewusstsein, dass bereits viel ärztliche Erfahrung im Umgang mit dieser Situation besteht und erhöht so ein Gefühl der Sicherheit.

Eine sorgfältige Information über die weiterführende Diagnostik durch das Schaffen eines konkreten Plans bis zur klaren Diagnose kann zur Angstreduktion beitragen. Dabei sollte einerseits nichts (panikartig) überstürzt, auf der anderen Seite aber rasch Klarheit geschaffen werden.

Immer wieder wird von betroffenen Frauen kritisiert, dass die an sie gerichteten Informationen nicht in einer für sie verständlichen Sprache präsentiert werden, teilweise werden die anatomischen Grundkenntnisse überschätzt. Daher sollten Informationen ohne Verwendung von Fachausdrücken vermittelt werden und die Möglichkeit zu Rückfragen gegeben sein. Im Gegensatz zur Rolle des väterlichen Arztes noch vor einigen Jahrzehnten bevorzugen die meisten Frauen heute die Rolle als gleichwertiger Gesprächspartner, d. h. es geht nicht um „compliance" = wie gut akzeptiert die Patientin die ärztlichen Vorschläge, sondern um „informed consent" = Vermittlung der medizinisch relevanten Informationen, damit die Patientin eine für sich selbst adäquate Entscheidung fällen kann [Verres 1991]. Selbstverständlich muss u. a. in Abhängigkeit von den mentalen und teilweise auch sprachlichen Fähigkeiten im Einzelfall eine Synthese aus beiden Varianten erfolgen. Grundsätzlich sollte die Patientin entscheiden, wer an wichtigen Gesprächen teilnimmt und diese Gespräche sollten so geplant werden, dass die gewünschten Gesprächsteilnehmer teilnehmen können. Während des Gesprächs kommt der Vermittlung von Informationen und von Gefühlen (z. B. Hoffnung) eine gleichwertige Bedeutung zu. Ein angemessenes Vorgehen auch in Bezug auf den Grad der Sachinformation kann nur auf die individuelle Patientin festgelegt werden.

Wichtig ist ebenfalls spätestens zu diesem Zeitpunkt zu klären, welche Aufklärung die Patientin nach der Diagnosesicherung wünscht. Hier ist zu bedenken, dass sich ein vormals geäußerter Aufklärungswunsch nach Eintreten einer Karzinomerkrankung verändern kann [Verres 1991].

Voraussetzung für eine souveräne und authentische Begleitung von Frauen im Zusammenhang mit Karzinomerkrankungen ist neben dem medizinischen Wissen die eigene Auseinandersetzung mit Gesundheitsgefährdung, Erkrankungsrisiko für eine Krebserkrankung, Angst und Sterblichkeit. Hier bieten themenzentrierte Selbsterfahrungsgruppen, Balint-Gruppen und Supervision wertvolle Hilfestellungen.

4.4 Genetische Testung auf Mamma- und/oder Ovarialkarzinom

Die Beratung zur Durchführung einer genetischen Testung stellt für die Ärztin eine besondere Herausforderung dar, da es um die Mitteilung von Erkrankungsrisiken mit lebenslangen Konsequenzen an bisher gesunde Personen geht. Insbesondere bei einem positiven Befund kann eine genetische Testung sowohl für die Ratsuchende wie auch für Familienangehörige zu ausgeprägten Veränderungen der weiteren Lebensqualität führen. Daher ist eine sorgfältige Auseinandersetzung mit eventuellen psychosozialen Konsequenzen einer genetischen Testung **vor** der Durchführung erforderlich. Optimalerweise wird ein solches Gespräch mit einer psychotherapeutisch ausgebildete Fachperson, die auch mit den medizinischen Aspekten vertraut ist, geführt. Erfahrungsgemäß sind Risikoinformationen belastender, wenn sich die Ratsuchenden ihres Erkrankungsrisikos vor den Befundmitteilungen wenig bewusst waren [Croyle und Lerman 1995]. Grundsätzlich ist eine gemeinsame Betreuung durch Ärztinnen mit humangenetischer, gynäkologischer und psychosomatischer Kompetenz wünschenswert, in einigen Kliniken erfolgt dies in gemeinsamen Gesprächsterminen [Worringen et al. 2000]. Die medizinischen und psychosozialen Konsequenzen beider Entscheidungsmöglichkeiten sollten im gemeinsamen Gespräch unter Berücksichtigung ihrer individuellen Einstellungen und Bedürfnisse aufgezeigt werden. Dabei sollten auch Informationen über die Option auf Nichtwissen und Alternativen zur genetischen Testung: z. B. die Teilnahme an einem intensiven Früherkennungsprogramm, vermittelt werden [Beckmann et al. 1996].

Für eine sorgfältige Auseinandersetzung ist eine ausreichend lange Bedenkzeit erforderlich. Diese ist abhängig davon, wie intensiv sich die Ratsuchende bereits vor dem Beratungsgespräch mit dieser Thematik auseinander gesetzt hat, sollte jedoch auch bei ausführlicher Vorbereitung mindestens vier Wochen betragen. Schriftliche auch für Ratsuchende verständliche Zusammenfassungen der Beratungsgespräche haben sich als hilfreich erwiesen.

Folgende Argumente werden für eine Testung angeführt: 1. Eine Entlastung von Frauen aus Hochrisikofamilien. Diese ist jedoch fraglich, da bisher nur wenige Gene, die zum genetischen Risiko beitragen, identifiziert wurden und möglicherweise weitere Gene und Mutationen an einer Transmission des Risikos beteiligt sind. 2. Die Entlastung von Ungewissheit. Ob dies im Einzelfall eher eine Ent- oder eine Belastung ist, ist im gemeinsamen Gespräch zu klären. 3. Die Diagnose einer bekannten Mutation eröffnet der Klientin spezifische prophylaktische Maßnahmen. Diese sind aktuell jedoch sehr begrenzt. Die Überprüfung der Wirksamkeit einer prophylaktischen (Anti-)Hormoneinnahme an größeren Kollektiven steht noch aus und die zur Verfügung stehenden prophylaktischen chirurgischen Möglichkeiten (Ovarektomie, Ablatio mammae) stellen einen tiefen Eingriff in das Körperbild mit weit reichenden Folgen für die weibliche Selbstwahrnehmung dar. Da sich bei einem autosomal dominanten Erbgang mit einer hohen Penetranz bei bis zu 90% der Genträgerinnen tatsächlich ein Karzinom bildet, sind jedoch auch solche Maßnahmen mit der Klientin zu diskutieren. Dabei ist die Entscheidung zu einer genetischen Testung sowie für eventuelle prophylaktische Maßnahmen getrennt voneinander zu betrachten. Hier sind nach erfolgter Testung in der Regel erneute Gespräche zur Planung des weiteren Prozedere erforderlich, insbesondere da das Testergebnis die bisherigen Überlegungen modifizieren kann.

Das Ergebnis einer genetischen Testung kann Angst und Resignation auslösen und so zu einer reduzierten Lebensqualität führen. Welche Auswirkungen ein solches Lebensgefühl auf das Risiko einer Karzinomerkrankung hat, ist zum gegenwärtigen Zeitpunkt nicht zu beurteilen. Bisher bestehen keine therapeutischen Möglichkeiten die Mutation selbst zu verändern. Auch bei negativem Befund sind eventuelle weitere unbekannte Mutationen und Gene im Zusammenhang mit dem genetischen Risiko eines Mamma- bzw. Ovarialkarzinoms nicht auszuschließen. Außerdem liegt die Sensitivität der Diagnostik nicht bei 100%.

Zusammenfassend sollten bei den Gesprächen über Krebsprävention/Früherkennung folgende Aspekte berücksichtigt werden:

- Klientin und Arzt als gleichwertige Gesprächspartner,
- Betreuung entsprechend der individuellen Überlegungen und Bedürfnisse der Klientin, diese müssen im gemeinsamen Gespräch geklärt werden,
- Authentizität der Ärztin,
- Möglichkeit zum Äußern von Befürchtungen und zur Vermittlung medizinischer Informationen.

Ziel der medizinischen Begleitung ist, der Klientin ausreichend Informationen zu vermitteln, um die für Sie selbst richtige Entscheidung zu treffen. Dabei muss die individuelle Fähigkeit (mental, sprachlich, aktuelle Belastungssituation etc.) und der Wunsch auf eigene Entscheidungen berücksichtigt werden.

Literatur

Beckmann, M. W., Kuschel, B. et al.: Aspekte der prädiktiven Medizin in der gynäkologischen Onkologie. Psychosomatische Gynäkologie und Geburtshilfe Beiträge der Jahrestagung 1999. R. Bodden-Heidrich, I. Rechenberger and H. G, Bender. Gießen, Psychosozial Verlag, 1996

Croyle, R., Lerman C.: Risk communication in genetic testing for cancer susceptibility, J Natl Cancer Inst Monogr 25; 5966 (1999)

Geisler, L.: Arzt und Patient im Gespräch. Dt. Aerzteblatt 50 3568–3574 (1988)

Geisler, L.: Arzt und Patient Begegnung im Gespräch. Wirklichkeit und Wege. Pmi Verlag AG 4. erweiterte Aufl., 2002

Lerner, M.: Krebs-Wege zur Heilung. München Zürich, Piper 2000

Neises, M.: Krankheitsverlauf von Patientinnen mit Mammatumoren immunologische, endokrinologische und psychometrische Parameter. Medizinische Fakultät Mannheim der Ruprechts-Karl-Universität Heidelberg. Mannheim, Ruprechts-Karl-Universität Heidelberg, 188 (1994)

Rohlfs, S.: Frauen und Krebs vom Umgang mit einer Krankheit. Fischer, Frankfurt/M., 1994

Schwarz, R.: Die Krebspersönlichkeit Mythos und klinische Realität. Schattauer Stuttgart, New York 1994

Strack, P., Fischer, R. et al.: Die gynäkologische Krebsfrüherkennungsuntersuchung Erfassung von psychosozialen Faktoren bei Teilnehmerinnen. Mythos Geburt und weitere Beiträge der Jahrestagung Psychosomatische Gynäkologie und Geburtshilfe 1995. H. Kentenich, M. Rauchfuß and J. Bitzer. Gießen, Psychosozial Verlag, 1996

Verres, R.: Die Kunst zu leben Krebsrisiko und Psyche. Piper, München, Zürich 1991

Worringen, U., Backe, J. et al.: Simultane interdisziplinäre Beratung bei hereditärem Mamma- und Ovarialkarzinom. Psychosomatische Gynäkologie und Geburtshilfe Beiträge der Jahrestagung 1999. R. Bodden-Heidrich, I. Rechenberger and H. G. Bender, Psychosozial Verlag, Gießen 2000

5 Traumaspezifische Gesprächsführung

Margarete Isermann und Christa Diegelmann

5.1 Einleitung

Legt man ein bio-psycho-soziales Vulnerabilitätsmodell zugrunde, so sind psychische und körperliche Erkrankungen oftmals verknüpft mit akuten oder früheren traumatischen Stresserfahrungen. Im Bereich der Frauenheilkunde bergen die verschiedenen Lebenszyklen spezifische Traumapotenziale wie sexuelle Misshandlungen in der Kindheit, spätere Gewalterfahrungen, peri- und postnatale Stress-Situationen oder Krebserkrankungen.

Wissenschaftliche Erkenntnisse, insbesondere aus der neurobiologischen Forschung, haben in den letzen Jahren zu einem neuen Verständnis der psychischen Folgen traumatischer Lebensereignisse geführt. Die Psychotraumatologie hat ein neues Stressfolgen-Paradigma und daraus folgend neue Diagnosen wie PTBS (Posttraumatische Belastungsstörung; treffender erscheint der englische Begriff PTSD: post traumatic stress disorder) hervorgebracht, die Eingang in die diagnostischen Klassifikationssysteme ICD 10 und DSM IV fanden. Auch viele andere psychische Reaktionen und Störungen wurden im Licht dieser Erkenntnisse neu interpretiert. Das hat in relativ kurzer Zeit in der Psychotherapie zu einer Fülle neuer Ansätze und Methoden (beispielsweise EMDR, vgl. Shapiro [1998], Parnell [2003]) geführt. Auch innerhalb der etablierten psychotherapeutischen Schulen wurden traumaspezifische Modifikationen vorgenommen, was häufig sogar Grundprinzipien dieser Therapien infrage stellte [Fischer et al. 2003, Ehlers 1999]. Es hat den Anschein, dass psychotraumatologische Erkenntnisse insgesamt einen Paradigmenwechsel in der Psychotherapie eingeleitet haben.

Diese neuen Erkenntnisse und Ansätze sind bisher aber in körpermedizinischen Disziplinen wenig bekannt geworden. Das ist um so bedauerlicher, als Haus- und Fachärzte den Großteil traumatisierter Patientinnen meist zuerst und häufig ausschließlich sehen. Posttraumatische Stress-Symptome spielen aber für die Interaktion und das ärztliche Gespräch mit der Patientin eine erhebliche Rolle. Wenn sie nicht erkannt werden – und sie sind oft nur schwer erkennbar – kann dies nicht nur zu einer Traumatisierung oder Retraumatisierung der Patientin, sondern auch zu erheblichen Störungen im Krankheitsverlauf wie beispielsweise einer anhaltenden Beeinträchtigung des stressempfindlichen Immunsystems führen.

5.2 Die Besonderheiten traumaspezifischer Informationsverarbeitung

5.2.1 Trauma und posttraumatische Reaktionen

In der Öffentlichkeit hat in den letzen Jahren das Bewusstsein über Folgen traumatischer Lebensereignisse zugenommen. Parallel dazu hat aber auch eine zunehmende „Verwässerung" des Trauma-Begriffs stattgefunden, der im Interesse derjenigen Menschen entgegengewirkt werden sollte, die tatsächlich traumatisiert sind und an spezifischen und sehr quälenden Symptomen leiden. Der Trauma-Begriff ist nach DSM IV nur auf solche Ereignisse anwendbar, die den tatsächlichen oder drohenden Tod oder die ernsthafte Verletzung oder die Gefahr der körperlichen Unversehrtheit der eigenen oder einer anderen Person beinhalten. Seit 1994 schließt dies auch ausdrücklich eine lebensbedrohliche Erkrankung der eigenen Person oder des eigenen Kindes ein.

Die psychischen Folgen eines derartigen Traumas können sehr unterschiedlich sein. Wichtig ist hierbei, diese Traumafolgen in einer „nicht-pathologisierenden" Weise zu verstehen. Ein einziges traumatisches Erlebnis kann ausreichen, um bei einer psychisch vollkommen gesunden Frau langjährig anhaltende psychische Symptome von Krankheitswert hervorzurufen. Auch andere Störungsbilder oder Symptome, wie z. B. depressive Reaktionen, Depressionen, Angst- oder Borderline-Störungen, oft mit der Folge von Substanzabusus, können die Folge realer Traumaerfahrungen sein. Nicht zu vergessen ist, dass ein Großteil der traumatisierten Menschen das Trauma ohne eine ernsthafte psychische Störung übersteht. Dazu tragen neben individuellen und sozialen Bedingungen ganz entscheidend auch Situationsfaktoren der traumatischen Situation bei. Dazu gehören etwa das Alter zur Zeit der Traumatisierung, die Dauer und Häufigkeit der traumatischen Situation aber auch z. B. das Verhalten von Ärztinnen und medizinischem Personal, beispielsweise bei der Mitteilung einer Brustkrebs-Diagnose, bei der Erstversorgung eines Unfallopfers oder einer vergewaltigten Frau.

5.2.2 Die Posttraumatische Belastungsstörung

Die PTBS-Diagnose ist noch relativ „jung", deshalb sind die Symptome außerhalb von psychiatrischen und psychotherapeutischen Disziplinen oft nur ungenau bekannt. Da diese Symptome aber ganz spezifische Auswirkungen auf die Kommunikation mit den Betroffenen haben, sollen sie hier eingehend dargestellt werden. Die Hauptsymptome sind Intrusionen, Vermeidung und Hyperarousal.

a) **Intrusionen** beinhalten das ungewollte Wiedererleben von Aspekten der traumatischen Situation, auch als Flashback oder Albtraum. Kennzeichnend ist dabei die „Gegenwärtigkeit" des Erlebens. Die Patientin hat nicht das Gefühl, sich an ein vergangenes, belastendes Ereignis zu erinnern, sondern sie erlebt es so, als ob es ihr in diesem Moment geschieht, mit denselben intensiven Bildern, Emotionen und Körpergefühlen, denen sie sich hilflos ausgeliefert fühlt. Die Intrusionen können jederzeit durch bewusste oder unbewusste innere oder äußere Stimuli ausgelöst werden. Beispielsweise kann eine Patientin, die die Chemotherapie als traumatisch erlebt hat, jedes Mal Panik und Übelkeit erleben, wenn sie einen Raum betritt, der in derselben Farbe gestrichen ist wie derjenige, in dem sie die Infusionen erhielt. Bei lebensbedrohlich erkrankten Menschen kommen Intrusionen häufig auch als immer wiederkehrende Gedanken oder Bilder vor, die mit zukünftiger und nicht der vergangenen Bedrohung zusammenhängen [Maerker und Ehlert 2001].
b) Das zweite Hauptsymptom ist die **Vermeidung** von traumaassoziierten Reizen. Dies können beispielsweise Orte, Situationen, Gedanken oder Gefühle sein, die oft auch nur mittelbar mit der traumatischen Situation assoziiert sind. Dies kann bis zum völligen sozialen Rückzug oder bis zur völligen Gefühlsvermeidung, der emotionalen Taubheit (Numbing) führen. Auch die Aufnahme von medizinischen Informationen, die für die Behandlung wichtig sind, kann vermieden werden. Das Vermeidungsverhalten ist als ein Bewältigungsversuch anzusehen, um nicht von den traumaassoziierten Reizen überflutet zu werden. Das Vermeidungsverhalten ist aber auch insofern gefährlich, weil es oft zu einer Nichtnutzung medizinischer Hilfsangebote führt.
c) **Hyperarousal** ist eine anhaltende physiologische Übererregung. Die Folgen sind beispielsweise erhöhte Schreckhaftigkeit, innere Unruhe, erhebliche Konzentrations-, Gedächtnis- und/oder Schlafstörungen. Brustkrebs-Patientinnen befürchten beispielsweise nicht selten, Hirnmetastasen zu haben, wenn sie wichtige Dinge vergessen oder sich nicht mehr auf das Lesen der Tageszeitung konzentrieren können. Bei Hyperarousal können zudem medizinische Parameter wie Blutdruck und Herzfrequenz erhöht und die Schmerzschwelle gesenkt sein.

Nicht alle Menschen, die ein Trauma erleben, entwickeln eine Posttraumatische Belastungsstörung. Epidemiologische Studien ergaben beispielsweise eine Prävalenz von ca. 50 % nach Vergewaltigung, ca. 25 % nach anderen Gewaltverbrechen, ca. 20 % bei Kriegs-, 15 % bei Verkehrsunfallopfern und ca. 15 % bei schweren Organerkrankungen wie Herzinfarkt oder Malignomen [AWMF 2002]. Einzelne Studien kommen jedoch zu wesentlich höheren Werten, beispielsweise bei Brustkrebs [Alter et al. 1996, Isermann et al. 2000, Mundy et al. 2000]. Für Frauen ist das Risiko, nach einem Trauma eine PTBS zu entwickeln fast doppelt so hoch wie bei Männern. Bedenkt man zudem, dass viele Patientinnen zwar nicht das Vollbild einer PTBS zeigen, aber erheblich unter Einzelsymptomen der Stressverarbeitungsstörung leiden, so wird klar, dass diese Symptome in fast allen körpermedizinischen Bereichen und insbesondere in der Frauenheilkunde eine erhebliche Bedeutung haben.

5.2.3 Neurobiologische Grundlagen

„Ein psychisches Trauma beginnt als ein mentales Ereignis, führt jedoch später zu großen physiologischen Veränderungen insbesondere bei Individuen, die eine Posttraumatische Belastungsstörung (PTB) entwickeln" [Shalev 2001]. Das Verständnis der neurobiologischen Grundlagen der traumatischen Stressreaktionen erleichtert die Wahrnehmung der spezifischen Beeinträchtigungen der betroffenen Patientinnen. Die nachfolgend sehr pauschal beschriebenen Prozesse sind teilweise dank der neuen bildgebenden Verfahren erst relativ kurz und erst in Bruchstücken erforscht. Es werden ständig neue Erkenntnisse bezüglich des Zusammenspiels der beteiligten Hirnstrukturen und der neurobiologischen Prozesse gewonnen (als Übersicht vgl. z. B. van der Kolck et al. [2000] oder Shalev [2001]).

In Situationen, die mit extremem psychischem Stress verbunden sind, kommt es häufig zu Blockaden der normalen Informationsverarbeitung im Gehirn. Daran sind insbesondere Strukturen des limbischen Systems beteiligt. Hier spielt die Überstimulierung der Amygdala (auch Angstzentrum oder „Feuermelder" des Gehirns genannt) und die dadurch bedingte Blockade der Weiterverarbeitung der Information im Hippocampus und in den daran anschließenden höheren kortikalen Strukturen eine wichtige Rolle. Der Hippocampus ist zuständig für die Kategorisierung und zeitlich-räumliche Einordnung der Information. Um diese Funktion adäquat ausüben zu können, benötigt er ein mittleres Maß an Stimulierung. Bei extremer Stimulierung wird er „abgeschaltet". Die Integration der Information, die Verbindung zu früheren Erfahrungen und Lösungen sowie die sprachliche Vermittlung des Erlebten wird verhindert bzw. beeinträchtigt. Stattdessen wird die traumatische Erfahrung in Form von sensorischen Fragmenten (Bilder, Gerüche, Gefühle, Geräusche, Körperempfindungen) auf der „primitiven" Ebene der Amygdala gespeichert, wo sie jederzeit durch innere oder äußere Reize aktiviert (getriggert) werden kann. Dadurch durchleben die Betroffenen immer wieder isolierte Aspekte der traumatischen Situation in Form von **Intrusionen**, verbunden mit Angst und Panik.

PET-Studien haben gezeigt, dass bei traumatischem Stress die rechtsseitige Amygdala überaktiviert war bei gleichzeitiger Unterdrückung des linkhemisphärischen Broca-Areals (Sprachzentrums), was den „sprachlosen Terror" erklärt, den die Betroffenen oft empfinden. Diese Symptome sind sehr löschungsresistent. Sie können Jahrzehnte unverändert andauern und sind auch psychotherapeutisch, insbesondere mit „sprechender" Psychotherapie nur schwer beeinflussbar. Um die ständige Triggerung zu verhindern, müssen die Betroffenen alle mit dem Trauma verbundenen Reize, Informationen und Situationen **vermeiden**. Durch die Dysregulation des Stress-Systems befinden sich die Betroffenen in einem Zustand ständiger „Alarmbereitschaft" (**Hyperarousal**). Das Gehirn ist auf bedrohliche Informationen „geeicht", andere wichtige aber nichtbedrohliche Informationen entgehen dagegen häufig der Aufmerksamkeit, was zu Problemen im Alltag und im Beruf führen kann. Zu den neurohormonellen Hintergründen, insbesondere der Dysregulation der verschiedenen Stress-Systeme, vgl. z. B. Yehuda [2001], van der Kolk [2000], Sachsse [2003].

5.3 Konsequenzen für die ärztliche Gesprächsführung

Daraus ergeben sich bereits Hinweise auf eine angemessene ärztliche Gesprächsführung bei traumatisierten oder von einem Trauma bedrohten Patientinnen. Die nachfolgenden Empfehlungen sind nicht nur für Patientinnen mit drohenden oder bereits bestehenden posttraumatischen Stress-Symptomen hilfreich, sondern auch für die Kommunikation mit allen Patientinnen in belastenden oder Krisensituationen.

5.3.1 Stressabbau und Vermeidung von Überflutung

Bei traumatisierten Patientinnen ist es besonders wichtig, die äußeren Umstände des Gesprächs so zu gestalten, dass eine möglichst stressfreie, Vertrauen und Geborgenheit vermittelnde Atmosphäre entsteht. Traumatisierte oder mit einem Trauma konfrontierte Menschen achten in einer als bedrohlich wahrgenommenen Situation mehr auf nonverbale Signale und haben oft Schwierigkeiten in der Einordnung verbaler Informationen.

Verbale und non-verbale Signale, die eine vertrauensvolle Beziehung zwischen Ärztin und Patientin spürbar machen und das unmittelbare Ansprechen individueller Ressourcen der Patientin sind sinnvoll. Zunächst kommt es darauf an, angesichts möglicher Blockaden der Informationsverarbeitung eine Überflutung der Patientin – sowohl emotional als auch kognitiv – zu vermeiden. Dies ist besonders bei bereits bestehendem Hyperarousal oder einem daraus resultierenden Vermeidungsverhalten wichtig. Die Informationen sollten möglichst in nicht beängstigender Weise, eventuell schrittweise und in einer klaren und einfachen Sprache gegeben werden (Beispiele s. Kap. C6). Dies gilt auch für die ansonsten sehr differenzierte und gut informierte Patientin, wenn ihr Informationsverarbeitungssystem infolge der Traumatisierung blockiert oder beeinträchtigt ist und deshalb in einer beängstigenden Situation auf einer eher „amygdala-dominierten" emotionalen, nichtsprachlichen und „primitiven" Ebene arbeitet.

Die Exploration birgt bei traumatisierten Patientinnen oft ein Retraumatisierungspotenzial. Entgegen der landläufigen Annahme ist bei Traumatisierten das „darüber reden" nicht immer hilfreich, sondern es bedeutet oft eine Triggerung. Hier können Distanzierungstechniken und das bewusste Ansprechen der Triggerungs-Gefahr hilfreich sein.

22-JÄHRIGE PATIENTIN NACH VERGEWALTIGUNG:
P: also * ich geh abends nach haus un als ich in unsern waldweg einbiege **

DIE PATIENTIN VERSTUMMT, STARRT VOR SICH HIN
Ä: sie müssen mir das nich in allen einzelheiten erzählen * das is oft nicht gut weil dadurch immer wieder die belastenden gefühle aktiviert werden * das kann sehr quälend sein

Falls aus bestimmten Gründen doch eine genaue Schilderung erforderlich ist:

Ä: vielleicht könn sie mal versuchen mir das so zu schildern wie wenn sie es auf ner leinwand oder nem fernsehschirm beobachten

P: hm * jaa

Ä: schildern sie mir das was sie sehen vielleicht auch in der dritten person * also die frau geht abends die straße lang *

P: hm * sie biegt also in den waldweg ein und als sie so hundert meter gegangen is * * da sieht sie rechts hinter einem baum einen schatten *

P: ich dachte <u>zuerst</u>
Ä: jaa   <u>die frau</u> dachte zuerst **

Auch das Einbringen äußerer Ressourcen wie einer vertrauten Person kann hilfreich sein.

53-JÄHRIGE MAMMAKARZINOMPATIENTIN
Ä: * was hat sich denn seit unserm letzten gespräch positives bei ihnen getan

P: ach * nix besonderes

Ä: ach ** sie wollten doch mit ihrem mann in der chemotherapiepause ans meer fahrn

P: ach ja stimmt * das war richtig schön * ich konnte am strand spazieren gehen und sogar schon wieder mit meinem mann kleine radtouren machen

Dadurch werden kognitive Schemata, speziell von Kompetenz oder Stärke aktiviert, die dem traumaspezifischen Gefühl von Hilflosigkeit, Ausgeliefertsein und Irritation entgegenstehen. Die Form einer Frage zwingt die Patientin dazu, aktiv derartige Schemata aufzurufen, was diese für die Integration des belastenden Materials leichter verfügbar macht. Diese Gesprächsphase dient zudem der Einschätzung der aktuellen psychischen Stabilität der Patientin und der „Dosierung" der belastenden Information. Um überhaupt Informationen in einer extrem angstbesetzten Situation adäquat aufnehmen zu können und eine Traumatisierung zu vermeiden, muss das Stress-System zunächst „heruntergefahren" und die Information dosiert und in einer wenig Angst machenden Weise vermittelt werden.

> 42-JÄHRIGE PATIENTIN MIT DARMKREBS
> P: wenns doch krebs is dann muss ich doch schnell operiert werdn *
>   damit hab ich doch überhaupt nich gerechnet
> Ä: ja das stimmt und sie müssen operiert werdn aber sie müssen jetzt
>   gar nichts übereilen * wir planen alles in ruhe * wir werden
>   übermorgen erst einmal [...]

Oft ist es auch hilfreich, Befunde anhand von Bildmaterial zu erklären. Dies entspricht einer Distanzierungstechnik in der Traumatherapie.

> Ä: sehn sie hier auf der aufnahme ihrer brust dieser kleine punkt ist
>   der tumor * sie sehn er hat sich durch die chemotherapie vor der
>   operation schon deutlich verkleinert

Durch Externalisierung und Objektivierung kann das belastende Material „Ich-ferner" wahrgenommen werden. Wichtig ist dabei, die Bilder in einer nicht ängstigenden, leicht verstehbaren Weise zu erklären und der Patientin dadurch auch ein „objektives" Kontrollgefühl für den weiteren Behandlungsverlauf und dessen Besprechung zu geben.

Vermeidungsverhalten, etwa das Nicht-Wahrhaben-Wollen lebensbedrohlicher Diagnosen oder das Verdrängen sexueller Übergriffe, muss bei traumatisierten Patientinnen ggf. respektiert bzw. aktiv unterstützt werden.

> P: ich weiß gar nich was genau passiert is * da war plötzlich dieser
>   mann *
> Ä: jetzt is erst mal wichtig dass sie hier in sicherheit sind * wir
>   kümmern uns erst mal um ihre wunde und dann sehen wir in ruhe weiter

Ein Aufdecken oder Konfrontieren ist in diesen Fällen häufig traumatisierend bzw. retraumatisierend. Anders als in „normaler" Psychotherapie wird in der Psychotraumatherapie und auch in der Psychoonkologie Vermeidungsverhalten der Patientin akzeptiert, als wichtiger Indikator anerkannt und teilweise aktiv unterstützt.

5.3.2 Benennen und „normalisieren" von PTBS-Symptomen

Es ist wichtig, traumatisierte Patientinnen gezielt nach PTBS-Symptomen zu fragen und diese Symptome zu „normalisieren". Viele Betroffene verschweigen oft schamhaft Intrusionen aus Angst, für „verrückt" gehalten zu werden. Intrusionen oder auch die typischen posttraumatischen Konzentrations- und Gedächtnisstörungen werden beispielsweise von Krebskranken selbst häufig als Zeichen für Hirnmetastasen fehlgedeutet. Allein das Benennen dieser Symptome und die Information, dass sie häufig vorkommen, bedeutet für die Patientin eine enorme Entlastung. Vergessen werden sollte dabei auch nicht, dass Konzentrations- und Gedächtnisstörung auch Folge der medizinischen Behandlung (Chemotherapie) sein könnten.

> 58-JÄHRIGE PATIENTIN MIT BRUSTKREBSREZIDIV, 1 JAHR NACH ERSTERKRANKUNG
> P: frau doktor ich hab das gefühl dass irgendwas mit meinem gehirn nich stimmt
>
> Ä: und woran merken sie das
>
> P: ich kann mich gar nich mehr konzentriern * ich vergess ständig was * neulich hab ich sogar diesel statt benzin getankt * * also so was ist mir doch noch nie passiert
>
> Ä: also * um ihr gehirn müssen sie sich bestimmt keine sorgen machen * was sie da erleben ist typisch für eine ganz normale stressreaktion * die häufig auftritt wenn menschen so belastet sind wie sie im moment * konzentrationsstörungen treten da sehr oft auf
>
> P: wie kommt denn das
>
> Ä: wenn wir uns bedroht fühlen reagiert unser körper und unser gehirn anders als in alltäglichen situationen * das alarmsystem ist dann aktiviert und das gehirn richtet die aufmerksamkeit auf bedrohliche dinge und kann sich nur schwer auf so alltägliche dinge konzentrieren * dadurch kann es im täglichen leben zu konzen-trations und gedächtnisstörungen oder auch zu schreckhaftigkeit und innerer unruhe kommen
>
> P: ach * ham andre das auch * un ich hab schon gedacht ich hab jetzt schon metastasen im kopf

Auch Analogien können sehr hilfreich bei der Erklärung der erlebten Symptome sein.

> 28-JÄHRIGE PATIENTIN NACH VERGEWALTIGUNG
> P: ich kann mich ganich dran erinnern was bei dem überfall passiert is * * manchmal sehe ich plötzlich so einzelne bilder * oder ich

> hör ein geräusch * dann hab ich schreckliche angst und ich hab das gefühl meine kehle wird zugedrückt ** dabei war ich doch nich bewusstlos * vielleicht is irgendetwas mit meinem gehirn passiert * ich hab angst dass ich verrückt werde
>
> Ä: das glaub ich nich * sehn sie * sie kennen sich doch gut mit computern aus * also wenn sie da normalerweise was speichern dann tun se das doch ganz bewusst in einen ordner dem sie einen namen geben * da könn se es dann leicht wiederfinden *
>
> P: ja klar
>
> Ä: bei extrem starkem stress misslingt dies geordnete speichern aber oft * das ist wie bei einem computerabsturz
>
> P: aha
>
> Ä: einzelne elemente der situation wie bilder geräusche gerüche oder körpergefühle können dann ganz isoliert irgendwo zufällig abgespeichert sein und sie kriegen die ganze situation nich mehr zusammen
>
> P: ja genau
>
> Ä: es kann dann aber passieren dass sie zufällig einzelne elemente anklicken und dadurch die ganze angst und panik wieder aktivieren die damit verbunden is ohne zu wissen was genau los is [...]

5.3.3 Stabilität und Kontrollgefühl der Patientin erhöhen

Stress ist grundsätzlich nicht negativ. Erfolgreich bewältigter Stress führt zu neuen Erfahrungen. Negativ ist dagegen unkontrollierbarer Stress [Hüther 1999]. Charakteristisch für traumatisierte Menschen ist der Verlust das Grundgefühls von Kontrolle und Sicherheit. Nichts ist mehr wie vorher. Das Selbstwertgefühl, das Vertrauen in die Integrität der eigenen Person, in die Welt und ihre Vorhersagbarkeit sind häufig bis in die Grundfesten erschüttert.

Hier ist es besonders wichtig, im Gespräch diejenigen Aspekte zu betonen bzw. zu stärken, die der Patientin das Gefühl von Sicherheit und Kontrolle vermitteln. Hierbei spielt die Information, insbesondere die verständliche und geduldige Information über geplante diagnostische und therapeutische Schritte eine wichtige Rolle.

Auch frühere positive Erfahrungen der Krankheitsbewältigung oder der Bewältigung schwieriger Lebenssituationen können bei der Patientin aktiviert werden.

Oft bedingen Erkrankungen oder Traumatisierungen reale finanzielle, partnerschaftliche oder soziale Probleme, die die Angst der Patientin zusätzlich erhöhen und ihre Ressourcen angreifen.

Durch die Erkrankung, den Unfall oder einen Überfall geraten viele Patientinnen oft erstmals in ihrem Leben in die für sie fremde und in ihren Abläufen und Strukturen undurchschaubare Welt eines Krankenhauses. Für sie ist das Gefühl von Durchschaubarkeit, Orientierung und Sicherheit existenziell wichtig. Neben einer individuellen „Einführung" in diese fremde Welt gibt die Verfügbarkeit klar definierter vertrauenswürdiger Bezugspersonen, etwa aus dem ärztlichen und pflegerischen Bereich, Sicherheit. Bei traumatisierten Patientinnen besteht zudem die Gefahr der Konfrontation mit möglichen Triggern und als bedrohlich erlebten Situationen, beispielsweise durch die Konfrontation mit Menschen, Situationen und auch Behandlungsmaßnahmen, die an das Trauma erinnern. Die reale und subjektiv erlebte äußere Sicherheit ist Grundvoraussetzung für eine adäquate Behandlung traumatisierter Patientinnen. Im stationären Alltag führen die spezifischen Symptome wie erhöhte Schreckhaftigkeit, Irritierbarkeit, Konzentrations- und Gedächtnisstörungen, Vermeidungs- und Rückzugsverhalten oft zu Missverständnissen und auch ärgerlichen Reaktionen der BehandlerInnen und des Pflegepersonals, wenn diese Symptome nicht als solche erkannt und berücksichtigt werden.

P: es tut mir leid herr doktor * ich hab schon wieder vergessen was sie mir gestern über die biopsie gesacht ham * und die tabletten die mir schwester helga gestern gegeben hat hab ich auch vergessen * tja sie war dann sehr böse mit mir * ich weiß auch nich warum ich so durchenander bin

A: aber das is doch ganz normal * sie sind doch von einem tag auf den anderen aus ihrem alltag herausgerissen worden und hier ins krankenhaus gekommen *

P: ja * das stimmt

A: das is als wenn sie unvorbereitet in ein fremdes land mit einer fremden sprache reisen, wo sie sich erst auch ganz verloren fühlen * da müssen Sie auch erst lernen sich zu orientieren

P: genauso fühl ich mich

A: und durch den stress vergisst man dann auch mal leicht was oder kann sich nicht gut konzentrieren

P: aber was soll ich denn machen

A: sie sollten sich etwas Zeit lassen und erst mal zur ruhe kommen * das mit der biopsie erkläre ich ihnen gleich noch mal in ruhe* fragen se ruhig wenn se was nich verstanden haben

Oft ist die reale Kontrolle der Patientin über die Situation nicht gegeben. In diesem Fall sind Techniken der emotionalen und kognitiven Kontrolle hilfreich. Patientinnen, die sich gedanklich immer im Kreis drehen oder dieselben quälenden Bilder oder Albträume unablässig wiedererleben, können durch bewusste Manipulationen mehr Kontrolle über ihr Erleben gewinnen.

P: ich kann überhaupt nich mehr abschalten * * ich denk ständig an den überfall * seh immer die bilder

A: sie sollten sich mal was gutes tun mehr schöne dinge machen

Solche Interventionen sind oft gut gemeint, aber nicht hilfreich, da Intrusionen nur schwer beeinflussbar sind. Es ist wichtig, der Patientin klar zu machen, dass Stressreduzierung Arbeit ist, die nur mit bestimmten Techniken erfolgreich ist. Empfehlenswert sind Aufklärung über die Symptomatik, bewusstes Umschalten der Aufmerksamkeit auf gegenwärtige Tätigkeiten, die die Aufmerksamkeit binden.

A: wenn ich ihnen vorschlage nich dauernd an den überfall zu denken dann geht das garnich * wenn ich ihnen jetzt sage denken sie jetzt nich an einen rosa elefanten dann sehen sie garantiert einen rosa elefanten

P: LACHT stimmt

A: sehnse * unser gehirn kann nicht nein denken es kommt darauf an die gedanken aktiv zu stoppen

P: wie kann ich das denn machen

A: das is richtige arbeit aber sehr wichtig um aus dem teufelskreis rauszukommen zum beispiel isses gut sich vorzustellen wie beim fernseher ein anderes programm einzuschalten oder ne videokassette zu wechseln * stellen sie sich vor sie drücken die stopptaste und legen eine andere kassette ein mit nem angenehmen film den sie sich dann ganz genau vorstellen * das können reale erinnerungen an eine urlaubsreise sein aber auch phantasiebilder * könne sie sich das vorstelln

P: doch * ja ich glaube schon

A: achten sie dabei genau darauf was sie sehen * hören * riechen und fühlen ** das heißt sie sollen erstamal ganz bewusst lernen umzuschalten um dadurch den stress zu reduzieren

Gedankenkontrolltechniken und Imaginationsübungen sind sehr wirksam zur Stressreduzierung. Aber auch körperliche Tätigkeiten, wie z. B. Walking, Radfahren oder

Schwimmen, Kochen, Gartenarbeit sowie alltägliche Tätigkeiten, die die Aufmerksamkeit binden, sind empfehlenswerte Techniken zum Management von unkontrollierbarem Stress [Reddemann 2001].

Natürlich sollte einer Patientin, die eine deutliche posttraumatische Stress-Symptomatik zeigt, eine Psychotherapie empfohlen werden. Dabei kommt es darauf an, dass dies in einer nicht-stigmatisierenden Weise erfolgt.

```
P:  ich wird einfach nich damit fertig * * was soll ich bloß machen

Ä:  haben sie schon mal daran gedacht sich professionelle unterstüt-
    zung durch nen Psychotherapeuten oder ne Therapeutin zu holen

P:  nee * also * ich hab doch keine Klatsche dass ich so was brauch

Ä:  also * das is doch heut was ganz normales * sehn sie mal * auch
    feuerwehrmänner nach traumatischen erlebnissen oder bankange-
    stellte nach überfällen bekommen automatisch psychotherapeuti-
    sche unterstützung * das hilft mit schwierigen erlebnissen
    besser fertig zu werden damit man sich nich so lange damit quälen
    muss
```

Wichtig ist dabei, dass die Psychotherapeutin über eine spezielle traumatherapeutische Ausbildung verfügt. Die einzelnen Ausbildungsinstitute verfügen über entsprechende Listen und Fachgesellschaften wie EMDRIA (EMDR International Association) veröffentlichen eine Mitgliederliste im Internet (www.emdria.de).

Ein systematisches Screening für psychische Reaktionen und posttraumatische Stress-Symptome in der medizinischen Routineversorgung ist empfehlenswert [Schmitt 2000, Maercker und Ehlert 2001]. Es würde dazu beitragen, die individuelle Problematik leichter zu erkennen, um im Gespräch gezielter darauf eingehen zu können. Für Brustkrebs existiert bereits ein derartiges Instrument, der BC-PASS (Breast Cancer – Psychosocial Assessment Screening Scale, vgl. Isermann et al. [2000]).

Literatur

Alter, C.L., Pelcovitz, D., Axelrod, A., Goldenberg, B., Harris, H., Meyers, B., Grobois, B., Mandel, F., Septimus, A., Kaplan, S.:Identification of PTSD in cancer survivors. Psychosomatics 37, 137–143 (1996)

AWMF (Arbeitsgemeinschaft der Wissenschaftlichen Medizinischen Fachgesellschaften) online: Leitlinien Psychotherapeutische Medizin und Psychosomatik. Posttraumatische Belastungsstörung ICD 10: F 43.1. www.uni-düsseldorf.de/AWMF/psytm010.htm (2002)

Ehlers, A.: Posttraumatische Belastungsstörung. Hogrefe, Göttingen 1999

Fischer, G., Reddemann, L., Barwinski-Fäh, R., Bering, R.: Traumaadaptierte tiefenpsychologisch fundierte und analytische Psychotherapie, Definition und Leitlinien. Psychotherapeut, 48, 199–209 (2003)

Hüther, G.: Biologie der Angst – Wie aus Streß Gefühle werden. Vandenhoeck & Ruprecht, Göttingen 1999

Isermann, M., Diegelmann, C., Kaiser, W., Priebe, S.: The breast cancer psychosocial assessment screening scale (BC-PASS).A brief instrument for assessing psychological distress and quality of life in breast cancer patients. Poster presented at the 2nd European Breast Cancer Conference, Brussels 2000

Isermann, M., Diegelmann, C., Kaiser, W., Priebe, S.: Post traumatic stress symptoms in breast cancer patients. Poster presented at the 1st World Congress on Women´s Mental Health, Berlin 2000

van der Kolk, B.A., McFarlane, A.C., Weisaeth, L. (Hrsg.): Traumatic Stress: Grundlagen und Behandlungsansätze. Theorie, Praxis und Forschung zu posttraumatischem Streß sowie Traumatherapie. Junfermann, Paderborn 2000

van der Kolk, B.A.: Der Körper vergisst nicht. Ansätze einer Psychophysiologie der posttraumatischen Belastungsstörung. In: Traumatic Stress: Grundlagen und Behandlungsansätze. Theorie, Praxis und Forschung zu posttraumatischem Streß sowie Traumatherapie. van der Kolk, B.A., McFarlane, A.C., Weisaeth, L. (Hrsg.). Junfermann, Paderborn 2000

Maercker, A., Ehlert, U.: Psychotraumatologie – eine neue Theorie- und Praxisperspektive für verschiedene medizinische Disziplinen. In: Psychotraumatologie. Jahrbuch der Medizinischen Psychologie. Maercker, A., Ehlert, U. (Hrsg.). Hogrefe, Göttingen 2001

Mundy, E.A., Blanchard, E.B., Cirenza, E., Gargiulo, J., Maloy, B., Blanchard, C.G.: Posttraumatic stress disorder in breast cancer patients following autologous bone marrow transplantation or conventional cancer treatments. Behav. Res. Ther. 38 (10), 1015–1027 (2000)

Parnell, L.: EMDR – Therapie mit Erwachsenen. Kindheitstrauma überwinden. Pfeiffer bei Klett-Cotta, Stuttgart 2003

Reddemann, L.: Imagination als heilsame Kraft. Zur Behandlung von Traumafolgen mit ressourcenorientierten Verfahren. Pfeiffer/Klett-Cotta, Stuttgart 2001

Sachsse, U.: Man kann bei der Wahl seiner Eltern gar nicht vorsichtig genug sein – Zur biopsychosozialen Entwicklung der Bewältigungssysteme für Distress beim Homo sapiens. Prax. Kinderpsychol. Kinderpsychiatr. 52, 578–594 (2003)

Schmitt, J.: Posttraumatische Belastungsstörung bei Krebserkrankungen – Diagnostik und Epidemiologie. Z. psychosom. Med. 46, 35–56 (2000)

Shalev, A.Y.: Traumatischer Stress, Körperreaktionen und psychische Störungen. In: Maercker, A., Ehrlert, U. (Hrsg.): Psychotraumatologie. Jahrbuch der Medizinischen Psychologie, S. 27–43. Hogrefe, Göttingen 2001.

Shapiro, F.: EMDR – Grundlagen und Praxis: Handbuch zur Behandlung traumatisierter Menschen. Junfermann, Paderborn 1998

Yehuda, R.: Biology of posttraumatic stress disorder. J. Clin. Psychiatry 62 (Suppl. 17), 41–46 (2001)

6 Die Mitteilung der Diagnose Brustkrebs

Susanne Ditz

6.1 Einleitung

Krebserkrankungen nehmen nach Berechnungen der WHO bis zum Jahre 2020 wahrscheinlich um 50% weltweit zu. Brustkrebs ist die häufigste Krebserkrankung der Frau in Deutschland. Bis zu 10% aller Frauen erkranken irgendwann in ihrem Leben daran [Kruse et al. 2003].

Die Diagnose Krebs, unabhängig von der Prognose, wird sowohl von den Betroffenen als auch von der Umwelt meist unmittelbar mit Vorstellungen von schrecklichen Schmerzen, Leiden und Tod in Zusammenhang gebracht. Der eigentliche psychische Schock, den die Krankheit „Krebs", typischerweise bei den Betroffenen auslöst, ist bei Patientinnen mit Mammakarzinom in der Regel besonders ausgeprägt. Brustkrebs zu haben, trifft die Patientin an der verwundbarsten Stelle ihrer weiblich identifizierten Persönlichkeit. Die Brust als Symbol der Weiblichkeit schlechthin, d. h. der sexuellen Anziehungskraft und Genussfähigkeit, des Spendens von Wärme, Geborgenheit, mütterlicher Nahrung, Zuwendung und auch „Macht", durchformt das körpergebundene Selbstwertgefühl der Frau. Die Brust zu amputieren bewirkt zwangsläufig, die Frau in ihrer Persönlichkeit zu verletzen, ihr Selbstverständnis und ihre psychosoziale Rollensicherheit nachhaltig zu erschüttern. Für viele Frauen ist der Verlust einer oder beider Brüste ein schwerwiegender Eingriff in ihr körperliches Selbsterleben [Hahn 1989].

Im Alltagsleben wird der Gedanke an das eigene Sterben verdrängt. Die an Krebs Erkrankte ist mit dem Thema des Sterbens konfrontiert und kann es nicht mehr so wie eine Gesunde ausblenden. Eine Auseinandersetzung mit der Krankheit ist schon deswegen unausweichlich, da eilige, einschneidende Therapiemaßnahmen geboten sind.

Mit dem Entschluss sich behandeln zu lassen, begibt sie sich in die Abhängigkeit des Medizinbetriebs. Das Einverständnis zur Behandlung erfolgt aus einer Art „blindem" Vertrauen in die ärztliche Aussage. Diese Vernunftentscheidung wird in großer Angst getroffen, aus rationaler Einsicht in die objektive Notwendigkeit, häufig ohne subjektives Krankheitsempfinden [Neises und Ditz 1997].

6.2 Schaffung einer gemeinsamen Wirklichkeit

Drei wesentliche Faktoren bestimmen den Erfolg der Arzt-Patientin-Kommunikation: Aufbau einer tragfähigen Beziehung, geglückte Verständigung über die zu kommunizierenden Inhalte und die über die eigentliche Verständigung hinausgehenden Ziele der Beteiligten, die kommunikativ realisiert werden sollen. Auf allen drei Ebenen kann die Kommunikation scheitern, wenn es nicht gelingt, eine gemeinsame Wirklichkeit zu schaffen. Patientin und Arzt haben unterschiedliche Perspektiven. Die Patientin fühlt sich von ihrer Erkrankung existenziell bedroht und erlebt „ihren Arzt" als wichtigen Helfer, auf den sie angewiesen ist. Sie geht von ihrem „Alltagsverständnis" aus und möchte von ihrem Arzt ernst genommen werden. Patienten wünschen sich in erster Linie, dass der Arzt mit ihnen spricht, ihnen zuhört und Interesse zeigt [Klemperer 2003]. Den Arzt zeichnet sein spezialisiertes Fachwissen und seine Fachsprachlichkeit aus. Ein naturwissenschaftliches Verständnis des menschlichen Körpers und eine kausale Denkweise bestimmen sein Handeln. Tastbefund, sonographischer, mammographischer und histologischer Befund machen für ihn den Brustkrebs seiner Patientin aus. Er konzentriert sich auf die Identifizierung der adäquaten Therapie und auf das Entscheiden für die optimale Behandlung. Helfen im Krankheitsfall ist seine Profession; die einzelne Patientin ist eine von vielen während eines Arbeitstages. Die Überbrückung dieser Diskrepanz von Arzt und Patientin ist eine wesentliche Aufgabe, vor die beide in der Konsultation gestellt sind. Gelingt es dem Arzt, eine positive Beziehung zur Patientin aufzubauen, so wird diese eher bereit sein, sich auf seinen Behandlungsvorschlag einzulassen [Roberts et al. 1994].

6.3 Der Stellenwert kommunikativer Fähigkeit

In unserer vorwiegend naturwissenschaftlich ausgerichteten Medizin unterliegen technische Fähigkeiten in der ärztlichen Weiterbildung seit langem einer strengen Qualitätskontrolle. Die Tastuntersuchung der Brust, die Beurteilung von Mammographien und Ultraschalluntersuchungen, die histologische Beurteilung einer suspekten Gewebeprobe etc. werden mit großem personellen Supervisionsaufwand vermittelt, genauestens dokumentiert und überprüft. Zeitmangel oder das äußerst fragwürdige Argument der Kostendämpfung führt demgegenüber zu drastischen Einschränkungen der Gesprächszeiten mit den Patientinnen. Dadurch droht im derzeitigen Gesundheitssystem der Dialog zwischen Arzt und Patientin immer mehr in den Hintergrund zu geraten. Ohne eine vertrauensvolle und tragfähige Beziehung zwischen Arzt und Patientin ist eine effiziente Umsetzung der technischen Errungenschaften in der Medizin aber unmöglich. Effektive Gesprächstechniken sind erlernbar.

Kommunikationsmethoden wie etwa „aktives Zuhören" und effektiv Informieren können die Compliance deutlich steigern. Zudem lassen sich mit Freundlichkeit und einem das Vertrauen in die Behandlung fördernden Umgang mit der Patientin bessere Heilungserfolge erzielen, als mit einer eher formalen Konsultation [Kerr et al. 2003].

Ein gutes Gespräch muss nicht länger dauern. Der Effekt einer verbesserten Kommunikation liegt letztlich in einer effizienteren Behandlung des Patienten. Die Fachkompetenz des Arztes kann nicht durch „gute Kommunikation" ersetzt werden, diese sollte aber stärker ins Blickfeld geraten. Die Sozialkompetenz des Arztes ist ebenso wie sein medizinisches Wissen und seine Erfahrung unverzichtbarer Bestandteil seiner Kompetenz als Arzt [Meerwein 1998].

6.4 Diagnosephase

In der Phase des ersten Arztbesuches bis zur definitiven Diagnose steigen die Stresshormone deutlich an mit einem Höhepunkt kurz vor der Übermittlung der Diagnose [Neises 1998]. In der Diagnosephase hat die Patientin von Unsicherheit und Angst geleitete Orientierungsarbeit in verschiedener Hinsicht zu leisten:

- räumlich – in einer fremden Einrichtung mit eigenen Regeln,
- sozial – mit verschiedenen Kommunikationspartnern,
- kognitiv – bezogen auf eine ihr zum Teil unverständliche medizinische Fachsprache und Behandlungslogik,
- emotional – hinsichtlich der Auswirkungen der Erkrankung und deren Behandlung für sich selbst und das persönliche Bezugssystem [Herrmann et al. 2001].

Die Mitteilung eines abzuklärenden Befundes stürzt die Frauen in widersprüchliche Gefühle. Die Phase der Ungewissheit und Unsicherheit nach einer Verdachtsdiagnose ist geprägt von Erwartungsangst. Es entsteht eine Mischung aus dem Wunsch gesagt zu bekommen „Sie haben keinen Krebs" und der Angst „ich habe Krebs". Das Warten auf die Untersuchungsergebnisse wird oft zum Wechselbad zwischen Panik und Hoffnung. Auch wenn die Diagnose noch nicht eindeutig feststeht, haben viele Patientinnen schon eine Vorahnung, dass sie an Krebs erkrankt sein könnten. U.a. können sie aus Hinweisen im Verhalten ihres Umfeldes, insbesondere des medizinischen Fachpersonals, sofern dieses eine Verdachtsdiagnose hegt, Rückschlüsse auf die Dignität ihres Befundes ziehen. Von Krebs sollte aber erst dann gesprochen werden, wenn der Verdacht durch eindeutige Befunde bestätigt ist. Sind eindeutige Befunde nicht vorhanden, ist immer von „Verdacht" oder „es ist möglich, dass es Krebs ist" zu sprechen. Manche Patientinnen sprechen ihre Befürchtungen direkt an.

> A: jetzt wolln wir mal sehn was sie mitgebracht ham

Der Arzt untersucht die Brust der Patientin und stellt fest, dass auf Druck Blut aus der Mamille austritt.

> A: also ** da kommt * blut raus is besser wenn wirs
>
> A: wegnehmen
> P: is* is   es bösartig
>
> A: weiß ich nich** man muss es wegnehmen dann weiß
>   man was sache is* wenn=s sich herausstellen sollte
>   * dass es bösartig is wird sich auch hilfe finden

Der Sinn und die Notwendigkeit von weiteren Untersuchungen, in dieser Situation eine Probeentnahme (man muss es wegnehmen), sollte der Patientin verständlich erklärt werden, insbesondere deren zusätzlichen Aussagewert für die Diagnose.
Die Befürchtung der Patientin, es könne bösartig sein, ist sicher nicht unberechtigt, wobei der Arzt sich zu Beginn der Diagnosephase richtigerweise nicht festlegen lässt, gleichzeitig aber beruhigend auf die Patientin einwirkt, indem er Hilfe in Aussicht stellt, falls es nicht gutartig ist.

Untersuchungsergebnisse von beispielsweise bildgebenden Verfahren oder Biopsien sollten nicht einzeln übermittelt werden, da die Aussagekraft einzelner Befunde eingeschränkt ist. Am Ende der Diagnosephase steht das zusammenfassende therapeutische Aufklärungsgespräch, auf das die Patientin verwiesen werden sollte. Erst wenn alle Untersuchungsergebnisse vorliegen, kann in der Regel die Bedeutung der einzelnen Befunde zusammen mit einem spezifischen Behandlungsangebot vermittelt werden. Der Aufklärungsprozess setzt ein, wenn die Verdachtsdiagnose sich bestätigt hat.

6.5 Kommunikative Aspekte beim Überbringen der Diagnose Krebs

6.5.1 Gespräch vorbereiten

6.5.1.1 Wer klärt auf?

Idealerweise erfolgt die Diagnoseübermittlung und eine zusammenfassende Aufklärung durch eine Ärztin, die auch für die therapeutischen Konsequenzen kompetent ist, die eine gute Beziehung zu der Patientin hat und sie langfristig weiterbetreut. In der modernen, arbeitsteiligen Medizin ist dies häufig nicht realisierbar. Die Überbringerin schlechter Nachrichten sollte sich bezüglich der zu übermittelnden faktischen Information sorgfältig vorbereiten und sich überlegen, ob sie selber es bevorzugen würde, wenn z. B. eine dritte Person (anderer Arzt, Krankenschwester, Angehörige, Fachkollege) mit dabei ist. Die Überbringung der Diagnose ist sowohl für die Patientin als auch für die Ärztin immer ein emotional belastendes Ereignis.

6.5.1.2 Rahmenbedingungen

Das Herstellen von angemessenen Rahmenbedingungen, die Vertraulichkeit ermöglichen, ist eine wesentliche Voraussetzung für eine erfolgreiche Diagnoseübermittlung. Der Freiraum in einem Gespräch kann besser genutzt werden, wenn die thematischen, zeitlichen und organisatorischen Grenzen zu Beginn des Gesprächs angesprochen werden, z. B. „Wir haben besprochen, dass ich Sie informiere, wenn alle Befunde beisammen sind. Wir haben dafür jetzt insgesamt 15 Minuten Zeit. Wenn dann noch Fragen offen sind, werden wir diese zu einem späteren Zeitpunkt besprechen. Es kann sein, dass der Piepser geht; ich muss ihn dann kurz beantworten."

Mit dem Ausziehen des Kittels kann auch visuell die Botschaft vermittelt werden, dass die Ärztin sich Zeit nimmt.

Es ist wichtig, genug Zeit mitzubringen, um Erklärungen zur Diagnose und deren Behandlung abgeben zu können, auf die emotionale Situation der Patientin einzugehen und die notwendige Unterstützung zu geben. Andererseits besteht überhaupt keine Notwendigkeit alle Einzelheiten im Rahmen eines ersten Gespräches mitzuteilen. Im Gegenteil, es hat sich bewährt, die Einzelheiten der Diagnose und die weitere Therapie in mehreren Gesprächen, Schritt für Schritt, mitzuteilen.

Schlechte Nachrichten überbringt man am besten in geschützter Atmosphäre, in der die Patientin ungestört die Möglichkeit hat, ihre Gefühle zu äußern. Auf keinen Fall sollte die Diagnose Krebs telefonisch übermittelt werden oder im Vorbeigehen oder wenn andere Personen zufällig das Gespräch mit anhören können wie etwa im Mehrbettzimmer.

Räumliche Gegebenheiten sind mitbestimmend für die Qualität des Gesprächs. Ideal ist ein Besprechungsraum mit wohnlichem Inventar der auch aufgesucht werden sollte, wenn er etwas abseits liegt. Während eines Gespräches sollte an die Tür ein Schild mit der Aufschrift „Bitte nicht stören" angebracht werden. Zwei bequeme Stühle im Winkel von etwa 120–150 Grad zueinander, mit einem kleinen Tisch in der Mitte, als Ablage für die Befunde haben sich in der Praxis bewährt. So ist ein Blickkontakt mit der Patientin einerseits gut herstellbar, andererseits gibt diese Anordnung der Patientin eher als beim frontalen Sitzen einen Rückzugsraum, um sich zur Verarbeitung des Mitgeteilten auf sich selbst zu besinnen. Gegenübersitzen mit einem Schreibtisch zwischen den Gesprächspartnern hat einen eher einschüchternden Charakter und eignet sich daher nicht für diese Art von Gespräch. Die weite persönliche Distanz (90 bis 150 cm) signalisiert offene Gesprächsbereitschaft und hat sich für Gespräche im Sitzen, aber auch am Krankenbett, am besten bewährt. Ist die Patientin bettlägerig, so stellt sich der Arzt einen Stuhl neben ihr Bett. Eine Berührung oder ein Blick in die Augen der Patientin können non-verbal Wärme, Sympathie und Ermutigung ausdrücken.

Das Überbringen schlechter Nachrichten ist eine professionell anspruchsvolle Tätigkeit, die von den Institutionen genauso respektiert werden sollte, wie andere technisch schwierige Tätigkeiten. Es herrscht Einigkeit darüber, dass Störungen von Ärzten bei der Durchführung von Operationen fern gehalten werden müssen. Störungen bei der Vermittlung der Diagnose Brustkrebs gehören vielerorts leider zum klinischen Alltag. Dazu ein alltägliches Beispiel:[5]

```
Ä:  aber jetzt is es gefunden und jetzt sollten wir
    alles tundass sies wieder loskriegen

P:  mh also sie würden auf jeden fall zu einer operation raten

Ä:  auf jeden fall * TÜR GEHT AUF auf jeden fall *

P:  hat man schon angst
OA:                ham  se tschuldigung ham se

OA: den op plan endlich fertig
Ä:                      nee nee TÜR GEHT ZU

Ä:  äh wo warn wir jetzt ** ja* ich kann gut verstehen
    dass sie angst haben und deswegen is es wichtig
    dass vorher alles gut vorbereitet wird
```

Hektik, Lärm und Unterbrechungen verhindern ein zusammenhängendes Gespräch und echte Zuwendung. Die Ärztin kann sich nur dann wirklich auf die Patientin einlassen, wenn sie nicht nur körperlich, sondern auch mit ihren Gedanken, Sinnen und Gefühlen präsent ist.

6.5.2 Vorwissen klären

Bei der Wissensvermittlungsvermittlung ist sowohl das Vorwissen als auch das Verständnisniveau zu berücksichtigen.

Schlechte Nachrichten treffen selten auf ein Gegenüber, das absolut keine Vorstellungen, Erklärungskonzepte, Hoffnungen und Erwartungen hat. Patientinnen rekonstruieren „was Sache ist", indem sie Begegnungssituationen mit dem medizinischen Fachpersonal auf sich wirken lassen und individuell, mit Angehörigen oder Mitpatientinnen, d. h. mit medizinischen Laien, vor dem Hintergrund ihrer Lebenssituation und ihres

---

5 Die Sigle OA bezieht sich auf Leitender Oberarzt.

jeweiligen Laienverständnisses reflektierten. Bevor die Diagnose Mammakarzinom gestellt werden kann, hat es die Patientin bei der Durchführung der einzelnen Untersuchungen mit verschiedenem medizinischen Personal zu tun gehabt (Gynäkologinnen, Radiologinnen, Arzthelferinnen, medizinisch-radiologische Assistentinnen u. a.). Idealerweise sollten der Patientin keine Zwischenergebnisse mitgeteilt werden, sondern auf das zusammenfassende Gespräch am Ende der Diagnostik verwiesen werden. Trotzdem kommt es immer wieder vor, dass von einem oder mehreren Beteiligten teilaufgeklärt wird.

Frau H. ist 29 Jahre alt, aus Polen stammend, verheiratet, kinderlos, Krankenschwester. Die histologische Verifizierung der Verdachtsdiagnose hatte ein invasiv duktales Karzinom der rechten Mamma ergeben. Nach Information der Ärztin, die das zusammenfassende Gespräch am Ende der Diagnostik durchführen soll, war Frau A. bereits telefonisch mitgeteilt worden, das histologische Ergebnis der Stanzbiopsie sei bösartig. Das folgende Beispiel veranschaulicht, wie die Ärztin sich vergewissert, was die Patientin bisher verstanden hat und wie sie das Verstandene interpretiert.

```
Ä:  sie ham ja * schon mit verschiedenen * ärzten auch
    gesprochen * mich sehn sie ja zum ersten * mal was
    wurde ihnen denn bisher über ihre erkrankung gesagt

H:  letze woche mittwoch wurde mir mitgeteilt dass **
    dass alles o k is dass der tumor gutartig is

Ä:  mh
H:    dass ich verkalkungen in der brust in den

H:  milchgängen hab * müssen rausgenommen werden

Ä:  ja
H:  und dann war ich noch freitag noch bei der

H:  kernspintomographie und gestern abend hat mich
    die frau doktor maier angerufen dass ich heute
    zur besprechung kommen soll
```

Mit ihrer offenen Eingangsfrage übergibt die Ärztin die Gesprächsführung an die Patientin. Aufgabe dieses Gesprächsteils ist es, der Patientin Raum zu geben, darzulegen, was sie medizinisch gesehen erfasst hat, aber auch über interpretierende Konzepte. So kann sich die Ärztin ein Bild über das subjektive Verständnis der Patientin bezüglich ihrer Erkrankung machen. Das Beispiel zeigt, wie groß die Diskrepanz sein kann zwischen dem, was bei der Patientin angekommen ist (subjektives Verständnis) und dem medizinischen Erkenntnisstand (Rationalität).

Die Ärztin nimmt die Verleugnung der Patientin wahr, ohne sie damit zu konfrontieren. Sie könnte sich berufen fühlen, bei dem Stichwort heute zur besprechung kommen soll, zu diesem Zeitpunkt des Gesprächs die Patientin über die Malignität der Erkrankung zu informieren, was erneut verfrüht gewesen wäre. Verfrüht deshalb, weil sie die Patientin nicht kennt und nicht weiß, wie offen diese über ihre Diagnose aufgeklärt werden möchte. Um diese Wissenslücke zu schließen, erkundet sie zunächst das Informationsbedürfnis ihrer Patientin. Diese Frage dient außerdem dazu, die Belastungsgrenzen der Patientin einzuschätzen.

Ä: mh ja wir informieren unsere patienten offen über
   das was is wie stehen sie denn dazu * wie viel
   wollen sie denn wissen ** wie genau möchten sies

Ä: denn wissen
P: ich bin   krankenschwester ich wills genau wissen

P: welche chance hab ich denn * muss ich chemo haben *
   ich weiß ja nicht welche art von gutartigem tumor

P: hab ich denn
Ä: mh

P: ob ich chemo brauche in zukunft ob die brust wirklich

P: total weg muss oder nur   behalte ich da die brustwarze
Ä: mh

P: ** ich bin 29 jahre alt und möchte noch leben

Die Patientin beharrt einerseits darauf, dass es gutartig sei, anderseits setzt sie sich ab ihrer Antwort ich bin krankenschwester ich wills genau wissen mit den Therapieoptionen bei malignen Erkrankungen der Brust auseinander und beginnt mit dieser Auseinandersetzung der Ärztin gegenüber ihre verleugnende Haltung aufzugeben.

Abwarten ist eine wesentliche Technik, die die Ärztin anwendet, um die Patientin zu ermuntern ihre eigene Version zu erzählen. Wenn Warten die Patientin ermuntern soll, in ihrer eigenen Version fortzufahren, muss die Ärztin ihr die ungeteilte Aufmerksamkeit signalisieren. Dies geschieht in dem Beispiel durch zustimmende Lautäußerungen (empathische Rückmeldesignale), kann aber auch non-verbal durch Nicken signalisiert werde. Eine schlichte Pause, in der die Ärztin in ihrer Akte blättert, erfüllt diese Funktion nicht.

Eine weitere Technik, deren sich die Ärztin bedient, ist das Spiegeln: Bei dieser Technik gibt sie eine Rückmeldung zum Thema, um das es gerade geht. Dies demonstriert die nächste Gesprächssequenz:

Ä: mh sie sagen mir gerade dass sie glauben dass es
   gutartig is wie kommen sie darauf

P: sie hat mir nur so gesagt es is eine art von
   gutartigem tumor vielleicht hab ich es auch falsch

P: verstanden das kann auch sein   also jetzt diese
Ä: mh   mh

P: ganze gedanke im kopf ** ich muss sagen da versteht
   man manchmal auch am telefon auch falsch

Hier erfüllt das Spiegeln seine gewünschte Funktion. Die Patientin fährt in ihrer eigenen Geschichte fort. Sie gibt den verleugnenden Umgang mit der Diagnose Krebs weiter auf und räumt nun selber ein, den Inhalt des Telefonats nicht richtig wahrgenommen zu haben

6.5.3 Informationsbedürfnis erkunden

Heute besteht kein Zweifel mehr darüber, dass den Betroffenen die Diagnose Krebs mitgeteilt werden sollte. Die Wahrheit zu sagen, ist der erste Schritt in der Behandlung von Krebs und ist ein fester Bestandteil der modernen Onkologie. Halbes oder gar Unwissen der Patientin über ihre Diagnose steht der Offenheit zwischen beiden Partnern im Wege und zwingt zur Unehrlichkeit. Wahrhaftigkeit in der Aufklärung ist ein therapeutischer Akt, der sich an den existenziellen Bedürfnissen und Wünschen der Patientin orientiert. Dies unterscheidet Aufklärung von reiner Information über die vermeintlich objektive Sachlage [Themel 2002]. Die Einwilligung in eine vorgeschlagene Therapie und deren Durchführung setzt die Mitarbeit der Patientin voraus. Aktive Mitarbeit setzt voraus, dass die Patientin verstanden hat, „was Sache ist".

Die unklare oder gar unterlassene Aufklärung über eine lebensbedrohliche Erkrankung behindert deren Behandlung oder macht sie sogar unmöglich [Buckman und Baile 1998]. Die Patientin hat ein Recht auf Information. Wenn die Patientin die Diagnose nicht wissen will, was fast nie vorkommt, empfiehlt es sich, ihr zu signalisieren, dass ihre Entscheidung respektiert wird, bei gleichzeitiger Bereitschaft zu einem späteren Zeitpunkt, wenn die Patientin es wünscht, das Gespräch erneut aufzunehmen. Primäre Verantwortlichkeit besteht gegenüber der individuellen Patientin. Obwohl die Wünsche und Bedürfnisse der Patientin immer Vorrang haben, ist es trotzdem sehr wichtig, die Familie über den Zustand der Patientin so bald als möglich aufzuklären.

6.5.4 Wissen vermitteln

Sobald die Diagnose sicher ist, sollte diese mit der Patientin besprochen werden. Die Erfüllung dieser Informationsaufgabe ist nicht leicht. Zu viel Information, die nicht verarbeitet werden kann, zu wenig Information, die nicht verstanden wird, oder selektives Zuhören (d. h. die Patientin nimmt lediglich auf, was sie erwartet oder was ihr gelegen kommt) können sie behindern. Die Fakten sollten klar und so einfach wie möglich dargelegt werden.

```
Ä:  und von der größe her * ich hab den befund hier
Ä:  vorliegen * ist gerade vor kurzem gekommen
L:                                                    mhm
Ä:  da ist es eben sodass das 1,1 mal 1,4 zentimeter
    sind also unter 2 zentimeter * da gibts bei uns die
    möglichkeit [...]
```

Bei der 34-jährigen Frau L. wurde eine ultraschallgesteuerte Stanzbiopsie eines mammographisch und sonographisch suspekten Areals der linken Brust durchgeführt. Die histologische Aufarbeitung ergab ein invasives lobuläres Mammakarzinom mit einem Durchmesser von 1,1 cm x 1,4 cm. Wenn faktische Informationen vermittelt werden müssen, so bedarf es gleichzeitig der Erklärung, wie diese Information zu verstehen ist. Mit der Zahlenangabe allein kann die Patientin wenig anfangen. Wichtig wäre an dieser Stelle ihr mitzuteilen, wie die Größe des Tumors einzuschätzen ist, beispielsweise mit folgender Formulierung: „das bedeutet, dass der Knoten als klein einzustufen ist." Dies würde der Patientin helfen, die Information auch einordnen zu können. Die Ärztin geht gleich dazu über zu vermitteln, was dies für therapeutische Konsequenzen hat.

Patientenorientiertes Reden heißt, in einer Sprache zu sprechen, die der Sprechweise der Patientin nahe kommt. Verständigung wird als interaktives Produkt zweier Kommunikationspartner aufgefasst und wird gemeinsam hergestellt.

```
Ä:  mir ham jetzt des ergebnis bekomme von der

Ä:  feingeweblische unersuchung un *
P:                                    mh

Ä:  es isch leider net gutartisch
P:                        net gutartisch

Ä:  ne** leider sage
P:          un    uf der onere seit * au rechte au

Ä:  nur uf der oine seit
P:                  nur uf der oine seit
```

Ärztin und Patientin sichern sich Verstehen durch wechselseitiges Wiederholen des Mitgeteilten. Die wiederholende Bestätigung verdeutlicht, dass dieser Teil der Diagnosevermittlung zu einem wesentlichen Bestandteil des gemeinsamen Wissensbestandes wurde. In diesem Dialogausschnitt spricht die Ärztin im Dialekt ihrer Patientin. Die einfache Sprache wirkt echt, erzeugt Vertrauen, verbessert die Verständigung, erbringt mehr Verständlichkeit und verringert das Machtgefälle zwischen Ärztin und Patientin.

In Bezug auf Gesundheit und Krankheit verfügen Patientinnen über nicht professionelles Alltagswissen. Medizinische Fachsprache ist für die meisten Patientinnen unverständlich und daher in dieser Situation fehl am Platz. Wo Fachausdrücke unvermeidbar sind, müssen sie erklärt werden. Häufig werden Basiskenntnisse der Patienten oder deren Angehörigen über Krankheitsbilder und deren Diagnostik und Behandlung vorausgesetzt, ohne dass tatsächlich der individuelle Wissensstand überprüft wird. Die Orientierung am tatsächlichen Wissensstand ist Voraussetzung für das Gelingen der Übermittlung von Information und für die Therapie d. h. die kognitive Strukturierung des zu vermittelnden Sachverhaltes muss dem Sachwissen der Patienten angepasst sein. Dazu ein Beispiel:

Der 80-jährige Herr M. begleitet seine 76-jährige Ehefrau zum zusammenfassenden Aufklärungsgespräch nach der Diagnosephase. Bei der Palpation der rechten Mamma hatte sich eine im Durchmesser etwa 4 cm große Vorwölbung und Einziehung im oberen äußeren Quadranten gefunden, unscharf begrenzt und schlecht verschieblich. Die durchgeführte Stanzbiopsie des suspekten Bereichs ergab ein histologisch gesichertes invasiv lobuläres Mammakarzinom von maximal 3,8 cm Durchmesser. In einem 15-minütigen Gespräch klärte der behandelnde Arzt, nachdem er zu Anfang die Diagnose mitgeteilt hatte, das Ehepaar über die verschiedenen Therapieoptionen auf. Der Ehemann brachte sich in das Gespräch nicht ein und wurde vom Arzt auch nicht einbezogen. Am Ende des Aufklärungsgesprächs stellte er folgende Frage:

> M: was bedeutet des ganze* strahlentherapie chemotherapie können sie des bissle erklärn

Die Vermutung liegt nahe, dass dem Ehemann der medizinische Sachverhalt nicht verständlich vermittelt wurde. Gerade bei unbekannten Gesprächspartnern ist von Anfang an nicht klar, welcher Grad von Fachlichkeit angemessen ist. Effektiv kommunizieren heißt, sich zu Beginn des Aufklärungsgesprächs ein Bild zu verschaffen über den Wissensstand seiner Gesprächspartner, um die Aufklärung auf das Verständnisniveau seiner Gesprächspartner auszurichten. Dies wurde hier offensichtlich versäumt und hätte durch Einbeziehung des Ehemannes in das Gespräch und eine fortgesetzte Überprüfung des Informationsvorganges vermieden werden können.

Auch durch Verwendung von Metaphern, Gleichnissen und Vergleichen kann die Verständlichkeit verbessert und der Verstehensgrad erhöht werden.

> A: es trifft sie wie aus heiterem himmel

Für viele Frauen ist die Diagnose Brustkrebs ein ganz unerwarteten traumatischen Ereignis. Ohne sich krank zu fühlen, erfährt etwa eine Patientin im Rahmen einer Früherkennungsuntersuchung, dass sie eine lebensbedrohlichen Krankheit hat [Neises und Ditz 1997]. Mit dieser Wettermetapher kann die Unerwartetheit der Diagnose Brustkrebs aufgegriffen werden: dass man nicht auf sie gefasst ist, dass es für sie – anders als bei einem Gewitter – keine Vorzeichen und Warnsignale gibt.

Mit Sachinformation ist sparsam umzugehen. Meist sind die Patientinnen wie im Schock und können nur sehr wenig aufnehmen. Psychische Belastung (Angst) und deren Verarbeitung beeinträchtigen die Wahrnehmung und die Erinnerung [Ditz 2000]. Die Verstehenssicherung zwischen Ärztin und Patient, die zusätzlich vertrauensbildend wirkt, ist bei diesem Gesprächstyp daher von besonderer Wichtigkeit.

Wird Kommunizieren als eine Aktivität angesehen mit dem Ziel, Gemeinsamkeit herzustellen, ist eine gelungene Kommunikation dann anzunehmen, wenn die Wahrnehmungs- und Interpretationsvorgänge bei Ärztin und Patientin ähnlich ablaufen.

Die meisten Patientinnen scheuen sich nachzufragen, wenn sie die Ausführungen nicht verstanden haben. Es hat sich daher bewährt, jeweils nach einigen Sätzen zu prüfen, was die Patientin tatsächlich verstanden hat und damit auch ihre subjektive Realität kennen zu lernen.

```
Ä: haben sie verstanden was sie haben
P:                                     dass es operiert

Ä:            und warum es operiert werden muss
P: werden muss

P: weil=s krebs is
```

Besonders gut eignen sich Fragen wie: „Können Sie mir folgen?" oder „Verstehen Sie, was ich meine?", „Können Sie wiederholen, was sie von dem, was ich gesagt habe verstanden haben?" oder schlichtes Abwarten.

Die Patientin muss genügend Zeit erhalten, schlechte Nachrichten auf sich einwirken zu lassen, dies kann Minuten dauern, in denen ein Schweigen nicht beängstigend, sondern nützlich ist. Sie sollte immer wieder Raum haben, ihre aktuelle Interpretation der mitgeteilten Fakten zu äußern. Erst, wenn die Patientin wirklich verstanden hat, was gesagt wurde, ist es sinnvoll fortzufahren. Ziel ist, der Patientin genau die Information zu vermitteln, die sie im Augenblick braucht, um die für sie anstehenden Entscheidungen zu treffen. Wenn die histologische Untersuchung ein Karzinom verifiziert hat, sollte dies der Patientin mitgeteilt werden:

```
Ä: meine aufgabe ist es ihnen mitzuteilen    was
P:                                           mhm

Ä: bei der stanze rausgekommen ist und ich muss ihnen

Ä: leider sagen    dass das nicht gutartig is **
P:                 mhm

Ä: der pathologe hat bei der feingeweblichen untersuchung
   krebszellen gefunden das heißt dass sie krebs haben
```

Die Rückmeldesignale der Patientin drücken an dieser Stelle ihre hohen Anspannungsgrad bzw. ihre überhöhte Aufmerksamkeit aus. Auf der Metaebene wird „Krebs" von der Ärztin synonym für die Möglichkeit von Sterben müssen und Tod verwendet. Mit dem Wort Krebs assoziiert sie eine lebensbedrohliche Erkrankung und versucht dies der Patientinnen zu vermitteln, ohne die Todesdrohung direkt auszusprechen.

Der Begriff „Krebs" sollte nicht vermieden werden, wo er angemessen ist, wobei immer die individuelle Situation berücksichtigt werden muss. Der Forderung nach Wahrhaftigkeit bei der Aufklärung wird man auch gerecht, wenn man mehr das vitale Problem als die pathoanatomische Diagnose fokussiert.

Manche Ärzte vertreten die Ansicht, eine Diagnose sollte kurz und korrekt mitgeteilt werden, weitere Interventionen würden sich erübrigen. Dazu ein Beispiel: Frau K. ist 27 Jahre alt, allein erziehende Mutter zweier Töchter. Beim Duschen hatte sie plötzlich einen Knoten in ihrer Brust getastet. Sie entschloss sich, den Befund umgehend abklären zu lassen, wobei sie davon ausging, dass es in ihrem Alter nichts Bösartiges sein könne. Nach Abschluss der Diagnosephase erfährt Frau K. unvorbereitet, kurz und bündig von ihrem Arzt, dass sie einen bösartigen Tumor hat.

```
Ä:   guten tag nehmen sie platz sie wissen wahrscheinlich
K:                                guten tag

Ä:   um was es geht    des is bösartig die brust muss ab *
K:                        nee

Ä:   ich sag ihnen jetzt mal wies weitergeht [...]
```

Der Arzt sah es offensichtlich nicht als seine Aufgabe an, mit dem Schock in irgendeiner Weise umgehen zu müssen. Der Mangel an Empathie bei der Mitteilung der Diagnose Krebs wurde von Frau K. als weitere Traumatisierung erlebt und führte dazu, dass sie den Arzt wechselte.

Patientinnen, die die Diagnose ohne Rücksicht auf ihre Gefühle mitgeteilt bekommen, werden diesen Arzt immer in schlechter Erinnerung behalten mit entsprechenden Auswirkungen auf die Arzt-Patientin-Beziehung und die weitere Betreuung [Lind et al. 1989]. Eine dominante eigene Vorstellungswelt und emotionale Neutralität verhindern eine empathische Annäherung. Gründe dafür sind nicht selten eigene Ängste, Schuldgefühle oder ein schwaches Selbstwertgefühl. Der Arzt sollte sich in die Situation der Patientin einfühlen und ihr signalisieren, dass er ihre Gefühle wahrnimmt. Weint die Patientin und der Arzt geht darauf nicht ein, so wird er wahrscheinlich als uneinfühlsam und kalt erlebt. Es empfiehlt sich die Emotionen zu benennen und mit ihrer Ursache zu verknüpfen. Beispiel: „Damit haben Sie sicher nicht gerechnet", „Ich kann verstehen, dass sie jetzt sehr traurig sind."

Am Beispiel eines weiteren Dialogausschnittes aus dem Gespräch mit Frau H. wird beispielhaft eine verstehende, empathische Herangehensweise dargestellt.

```
Ä:   [...] ich hab ja den befund vorliegen    und äh **
H:                          ja                 mh

Ä:   der histologische befund also da gehen wir * nich

Ä:   davon aus dass es gutartig is
H:                              ja

SCHWEIGEN 1
Ä:   des is ja denke ich n ganz großer schock für sie mh

H:   ja* ich muss sagen** ja*
SCHWEIGEN 2, H FÄNGT AN ZU WEINEN
Ä:   kann gut nachfühlen dass sie jetzt traurig sind
     und weinen müssen
```

Frau H. spürt, dass dies der entscheidende Moment ist, der ihr Leben verändern wird und fällt der Ärztin bei der Erwähnung des Begriffs Befund ins Wort mit ja. Dies ist als als Ausdruck einer erhöhten Aufmerksamkeit der Patientin anzusehen. Die Synchronizität zeigt aber auch das Aufeinander-Abgestimmt-Sein von Patientin und Ärztin in der Organisation ihres gemeinsamen Dialogs. Mit dem folgenden mh signalisiert sie der Ärztin verstärkt, dass sie aufmerksam ist.
Der Ärztin fällt es offensichtlich schwer die Patientin mit dem malignen Befund zu konfrontieren. Ihre Sprechweise ist eher zögerlich, was sich sprachlich einerseits niederschlägt im Einfügen des äh und der anschließenden Pause (2 Sekunden) vor dem Aussprechen des histologischen Befundes und andererseits mit dem Füllwort also (und äh ** der histologische befurd also da [...])
Die Verzögerungen im Sprachfluss sind Ausdruck des inneren Widerstandes der Ärztin, die Patientin mit der Diagnose zu konfrontieren. Mit dem Wort ja signalisiert die Patientin, dass die Botschaft bei ihr angekommen ist. Danach entsteht eine erste Gesprächspause Die Ärztin wartet ab, um so der Patientin die Gelegenheit zu geben, sowohl die Benennung der Emotion als auch die von ihr wahrgenommene Intensität zu korrigieren.
Das mit brüchiger Stimme geflüsterte ja und das darauf folgende Schweigen nimmt die Ärztin als Hinweis für einen Schock auf, ergreift das Wort und benennt die vermuteten intensiven Emotionen der Patientin direkt. Die Ärztin spürt hierbei bei sich „was im Raum" ist. Sie spricht es aus (des is ja denke ich n ganz großer schock für sie mh) und wartet nun auf ein Rückmeldesignal der Patientin. Frau H. fühlt sich offensichtlich von der Ärztin in ihrem Leid verstanden und meldet diese Meta-Interpretation positiv rück (ja * ich muss sagen ** ja). Mit ihrem empathischen Schweigen nach diesem Rückmeldesignal der Patientin gibt die Ärztin Freiraum für die gedankliche Verarbeitung. Frau H. beginnt zu weinen. Erneut greift die Ärztin die non-verbalen Äußerungen der Patientin hinsichtlich ihrer verzweifelten Gefühlslage auf und bedeutet ihr, dass sie in dem Weinen die Trauer sieht, von der die Patientin erfüllt ist (kann gut nachfühlen dass sie jetzt traurig sind und weinen müssen). Damit signalisiert sie der Patientin, dass sie mit ihr bereit ist „in die Trauer hineinzugehen".

Nicht selten haben Patientinnen großen Respekt vor Ärzten und fürchten sie sogar. Deshalb können manche Patientinnen, wenn ihnen die Diagnose Krebs übermittelt wird, ihre Gefühle nicht zeigen. Die emotionale Öffnung kann gefördert werden beispielsweise durch direktes Ansprechen: „Nehme ich richtig wahr, dass...?" Oder die Emotionen mit offenen Fragen klären: „Kann es sein, dass...?"

```
Ä:   nehme ich richtig wahr dass das jetzt ein großer

Ä:   schock * für sie ist
P:                weniger ich hab eigentlich damit

P:   gerechnet
Ä:              mhm
```

Die Ärztin benennt in dem Dialogausschnitt den Gefühlszustand, den sie aus den bisherigen Äußerungen der Patientin wahrnimmt (vermutete Emotion), also was sie durch aktives Zuhören gehört und verstanden hat, bzw. glaubt verstanden zu haben. Damit fördert sie das Gefühl des Verstandenwerdens. Der wesentliche Effekt liegt aber darin, dass das Spiegeln der Patientin hilft, mehr Klarheit über die eigenen Gefühle, Einstellungen, Haltungen und Ziele zu gewinnen. In dem Dialogausschnitt fällt die Patientin ihr sofort korrigierend ins Wort (weniger). Mit der Diagnose Brustkrebs hat die Patientin offensichtlich gerechnet und war innerlich darauf vorbereitet, wie sie der Ärztin korrigierend mitteilt. Die intensiven Emotionen hatte die Ärztin richtig wahrgenommen, jedoch bezieht sich der Schock nicht auf die Diagnose, sondern auf die Wahrscheinlichkeit, dass eine Chemotherapie indiziert sein könnte, wie der nächste Gesprächsausschnitt zeigt. Die Patientin scheint sich von der Ärztin verstanden zu fühlen, was sich darin zeigt, dass sie nun ihre Emotionen offen benennt.

```
P: nur chemotherapie ist ein großer schock
Ä:                                        mh

P: das wollte ich nicht dann lieber ganz weg als so

P: was oder ja   da hätt ich weniger probleme mit
Ä:           mh

Ä: sie sagen chemotherapie is der große schock * mir
   is noch nich klar was wissen sie denn über chemotherapien
```

6.5.5 Emotionale Bewältigung

Zu erfahren, an Krebs erkrankt zu sein, verlangt von der Patientin eine große emotionale Anpassungsleistung, um die neue unbekannte und bedrohliche Situation in das Leben zu integrieren. Nicht selten setzt sich die Betroffene bereits im Anschluss an die Diagnosemitteilung mit möglichen Ursachen im Sinne von subjektiven Krankheitstheorien in Bezug auf die Entstehung ihrer Erkrankung auseinander.

Diese subjektiven Erklärungsversuche können als situative Anpassungsleistungen aufgefasst werden und müssen im Kontext der Bewältigung von Bedrohungserleben und Angst betrachtet werden. Sie dienen dazu, Ereignisse auf zugrunde liegende Ursachen zurückzuführen, um damit scheinbar zufällige Schicksalsschläge in die Ordnung einer sinnvollen und verstehbaren Welt zu integrieren.

```
P: is es bösartig              ich habs gedacht
Ä:              es is bösartig

P: dass es bösartig is * des hab ich von meiner mutter
   geerbt * die is ja voller krebs

Ä: wissen tut mans nicht ob es in ihrer familie liegt

P: der mensch is so der will=s gern wissen wohers
   kommt * krebs an der brust hat niemand gehabt ich hab
   so große verwandschaft aber sonst niemand mit brustkrebs
```

Wenn auch das Detailwissen über Ursachen, Diagnostik und Therapie des Mammakarzinoms ständig zunimmt, ist ein umfassendes Modell der Genese vorerst, wenn überhaupt, kaum zu erwarten. Patienten bilden sich ihre eigenen Theorien über die Entstehung ihrer Krankheit: „Warum gerade ich?" und nicht wenige versuchen, eine Ursache in ihrem persönlichen Lebenslauf zu finden. Die Themen von Kausalität, Verantwortung und Schuld hängen hier eng miteinander zusammen [Schwarz 2001].

```
P:  [...] ich hab mit der brust nie irgendwelche
    probleme gehabt ich hab da* ich hab mir irgendwann
    ** ich weiß nicht mehr wann sehr wehgetan an der

P:  brust      ich weiß nur dass die brust sehr lange
Ä:         mhm

P:  danach wehgetan hat
Ä:                   denken sie dass das damit was

P:         weiß ich nicht aber im hinterkopf hab
Ä:  zu tun hat

P:  ich das schon    nach ein paar tagen war alles weg
Ä:               mhm

P:  aber trotzdem vielleicht
Ä:                         also über die ursachen von

Ä:  krebs * weiß man noch viel zu wenig ** ob das zutrifft
    ist sehr unsicher * ich kann aber gut verstehen
    dass sie sich solche gedanken machen
```

Die Ärztin exploriert die subjektiven Vorstellungen der Patientin und versteht sie als Ausdruck ihres Bedürfnisses, das Ereignis im nachhinein zu verstehen. Sie verzichtet auf eine wissenschaftliche Argumentation und signalisiert ihr, dass sie ihren Wunsch für sich eine Ursache zu finden versteht und ernst nimmt. Der empathische Umgang mit der Erlebniswelt der Patientin ist in dieser Phase der Aufklärung entscheidend für die Entwicklung einer tragfähigen Arzt-Patientin-Beziehung und nicht der alleinige Austausch von Fakten.

Ursachenzuschreibung im Sinne einer subjektiven Kausalität sind also als Ordnungs- bzw. Sinnstiftungsversuche zu verstehen im Zusammenhang der Auseinandersetzung mit der Krankheit. Sie sind primär als Anpassungsleistung anzusehen, Kontrolle über das eigene Leben zu bekommen, wenngleich angemerkt werden muss, dass die erzielte Kontrolle häufig lediglich eine kognitive, keine reale ist. Aber auch kognitive Kontrolle, die subjektive Überzeugung etwas bewirken zu können, kann sich auf das Befinden und Verhalten auswirken [Bolger et al. 1996].

Persönliche Erklärungsansätze können auf eine eventuell belastende Situation einer Patientin hinweisen und als Einstieg für ein Gespräch über ihre Erkrankung dienen.

Die 55-jährige Frau C. ist eine sportliche, deutlich jünger wirkende Gymnastiklehrerin, die Teilzeit in einer Rehabilitationsklinik arbeitet. Sie ist seit fast 30 Jahren mit einem um 5 Jahre älteren Wirtschaftsingenieur verheiratet, der vorzeitig in den Ruhestand ging. Die Ehe blieb kinderlos, da u. a. bereits kurz nach der Eheschließung kein Geschlechtsverkehr mehr vollzogen wurde. Bei der Diagnosestellung eines invasiv duktalen Karzinoms der rechten Mamma äußert sich Frau C. folgendermaßen: „Ich glaube, dass ich die Krankheit bekommen habe, weil ich in den letzten Jahren nicht im seelischen Gleichgewicht war. Ich hab viel Sport getrieben, mich gut ernährt, Alkohol nur genussmäßig getrunken. Das kann also nicht der Grund sein. Es ist so, dass wir uns auseinander gelebt haben. Das Sexuelle hat nie gestimmt. Ich habe es so hingenommen, habe es verdrängt. Dass wir keine Kinder bekommen haben, vermisse ich sehr. Ich habe die Probleme gesehen mit meinem Mann, aber immer verdrängt und deswegen bin ich krank geworden."

Frau C.'s Krankheitsursachentheorie ist insofern problematisch, da sie mit Selbstvorwürfen, Schuldgefühlen, oder der Trauer über ein vermeintlich verfehltes Leben einhergeht. Sie wirft sich vor, selbst etwas zur Entstehung beigetragen zu haben bzw. die Krankheit durch ein anderes Verhalten verhindert haben zu können. Selbstanklage und Selbstverschuldung weisen immer auf einen depressiven Verarbeitungsmodus. Geht eine Patientin, so wie Frau C. von der seelischen Selbstverursachung ihrer bösartigen Erkrankung aus, so ist dieser Überzeugung genaue Aufmerksamkeit zu schenken, aber nicht etwa deswegen, weil wir dies ebenfalls annehmen, sondern weil sie möglicherweise Unterstützung bei der Krankheitsverarbeitung bedarf. Die Krankheitsvorstellungen der Patientinnen können also ein Indikator sein dafür, ob eine Patientin psychosoziale Unterstützung benötigt und ob man ihr diese auch nahe bringen kann, ohne ihre bisherigen Bewältigungsstrategien und Abwehrstrukturen zu durchbrechen.

6.5.6 Der Gesprächsabschluss

Primäres Ziel dieses Gesprächstyps ist sowohl die Vermittlung der Diagnose als auch die Herstellung eines Konsens zwischen Ärztin und Patientin hinsichtlich des weiteren Vorgehens, d. h. über die Einigung auf eine gemeinsame Problemsicht zu einer gemeinsam getragenen Problemlösung zu gelangen. Der Gesprächsabschluss hat demzufolge eine ganz essenzielle Bedeutung. Es werden drei Phasen unterschieden:

- Zusammenfassung
- Prozedere
- Terminvereinbarung und Verabschiedung

Am Ende des Gesprächs fasst der Arzt in verkürzter Form die Inhalte des Gesprächs zusammen: „Ich versuche mal eben zusammenzufassen, was wir besprochen haben." Damit soll für beide Gesprächspartner deutlich werden, was im Gespräch erreicht wurde. Nicht weniger wichtig ist es aber auch, festzustellen, was nicht erreicht wurde. „Gibt es Fragen, die Sie noch besprechen möchten?", damit bietet der Arzt die Klärung noch offener Fragen an.

Das Zusammenfassen zum Schluss hat eine wichtige Kontrollfunktion: Es zeigt, ob die Kommunikation der Interaktionspartner zur Schaffung einer gemeinsamen Realität geführt hat. Das Erlebnis, im Gespräch eine Einigung auf eine gemeinsame Problemsicht und einen Konsens für das weitere Vorgehen (konstruktiver Plan) erzielt zu haben, ist die beste Motivation für die Durchführung der geplanten Behandlung. Hier liegt der Schlüssel für Frustration und Zufriedenheit [Geisler 2003].

Vor der Verabschiedung sollte ein Termin für eine Nachbesprechung mit der Patientin und ihrer Familie oder wichtigen Bezugspersonen vereinbart werden. Idealer Weise sollte der für das weitere Vorgehen verantwortliche Arzt in der Zwischenzeit erreichbar sein oder einen anderen Arzt benennen, falls die Patientin Fragen hat. Die Patientenzufriedenheit wird in starkem Maße von der Qualität der Arzt-Patienten-Kommunikation beeinflusst.

Literatur

Bolger, N., Foster, M., Vinokur, A.D., Ng, R.: Close relationships and adjustment to a life crises: The case of breast cancer. J. Personality Social Psychol. 70(2), 283–294 (1996)

Buckman, R., Baile, W.) How to break bad news to patients with cancer: A practical protocol for clinicians. Clin. Oncol. , 203–208 (1998)

Ditz, S.: Der Umgang mit der Wahrheit in der gynäkologischen Onkologie. In: Psychosomatische Grundversorgung in der Frauenheilkunde, 137–141. Neises, M., Ditz S.(Hrsg.). Thieme: Stuttgart, New York 2000

Geisler, L.: Wie kommunizieren Sie mit ihren Patientinnen? Frauenarzt 44, 685–689 (2003)

Hahn, M.: Psychosoziale Aspekte und Rehabilitation in der gynäkologisch-onkologischen Nachsorge. Gynäkologe 22, 63–68 (1989)

Herrmann, A., Zaumseil, M., Hohenberger, P.: Der kommunikative Umgang mit dem Thema „Zukunft" bei Krebspatienten. Onkologe 7, 167–177 (2001)

Kerr, J., Engel, J. Schlesinger-Raab, A., Sauer, H., Hölzel, D.: Communication, quality of life and age: results of a 5-year prospective study in breast cancer patients. Annals of Oncology 14, 421–427 (2003)

Klemperer, D.: Arzt-Patient-Beziehung: Entscheidung über Therapie muss gemeinsam getroffen werden. Dtsch. Ärztebl. 12 (100), A753–755 (2003)

Kruse, J., Grinschgl, A., Wöller, W., Söllner, W., Keller, M.: Psychosoziale Interventionen bei Patientinnen mit Brustkrebs. Psychotherapeut 48, 93–99 (2003)

Lind, S.E., Good, M.D., Seidel, S., Csordas, T., Good, B.J.: Telling the diagnosis of cancer. J. Clin. Oncol.. 7, 583–789 (1989)

Meerwein, F.: Die Arzt-Patienten-Beziehung des Krebskranken. In: Einführung in die Psychoonkologie S. 63–142. Meerwein, F., Bräutigam, W. (Hrsg). Huber, Bern 1998

Neises, M.: Krankheitsverlauf von Patientinnen mit Mammatumoren. Shaker, Aachen 1998

Neises, M., Ditz, S.: Psychologische Aspekte der Früherkennung: Angst und Verleugnung nach der Diagnosestellung. Forum DKG. (12), 637–643 (1997)

Roberts, C.S., Cox, C.E., Reintgen, D.S., Baile, W.F., Gibertini, M.: Influence of physician communication on newly diagnosed breast patients. Psychologic adjustment and decision-making. Cancer (Suppl. Juli 1) 74 (1), (1994)

Schwarz, R.: Psyche und Krebsentstehung. Onkologe 7, 124–132 (2001)

Themel, H.K.: Aufklärungsprozess in der Phase des Diagnose- und Krankheitsweges. In: Manual Psychoonkologie, S. 23–27. Tumorzentrum München (Hrsg.). Zuckschwerdt, München 2002

7 Das präoperative Gespräch – Patientenorientierung und gemeinsame Entscheidungsfindung

Sybille Jung

7.1 Einleitung

Präoperative Aufklärungsgespräche sind obligatorischer Bestandteil der Operationsvorbereitung. Aufklären bedeutet mit Bezug auf das Handbuch für Arztrecht [vgl. Laufs 1999] grundsätzlich: jemandes Unwissenheit oder ungenügende Kenntnis über etwas beseitigen; jemanden informieren und genau unterrichten, damit sie bzw. er sich in Zukunft angemessen verhalten kann (vgl. auch Lexikon Medizin, Ethik, Recht [Eser et al. 1992]). Im Rahmen präoperativer Aufklärung geht es aber nicht nur um eine möglichst verständliche und präzise Vermittlung der Informationen, denn der Grad der emotionalen Betroffenheit der Patienten ist aufgrund des bevorstehenden Eingriffs sehr hoch. Die Grundproblematik und Problemstellung besteht hier vorwiegend in der Wahrung der Balance zwischen Informationsgabe und der Bearbeitung von Emotionen[6]. Die präoperative Aufklärung ist eine ärztlich-therapeutische Aufgabe, eine juristische Vorgabe, zugleich ein ethisches Problem, ist institutionell verankert und soll auch den Forderungen einer öffentlich-rechtlichen Einrichtung (hier: Heilauftrag) gerecht werden. In diesem Sinne sind die Ziele dieser Gespräche sehr komplex und vielschichtig und nie getrennt voneinander zu erreichen. Im vorliegenden Aufsatz wird das präoperative Gespräch als Typus definiert. Nach der Beschreibung der Ziele bzw. Vorgaben, die den Gesprächstyp begleiten, sollen mithilfe eines Handlungsschemas seine zentralen Aufgaben dargestellt werden. Zum Abschluss werden zum Einsatz für die klinische Praxis Postulate patientenorientierter Gesprächsführung formuliert.

---

6 Auf die Schwierigkeit bei der interaktiven Prozessierung von Emotionalität in der Arzt-Patienten-Kommunikation allgemein weist auch Fiehler [2001] hin und problematisiert in seinem Beitrag die häufig enge Haltung der Ärzte, die von ihren Patienten aus somatisch orientierter schulmedizinischer Perspektive erwarten, dass Erleben und Emotionen in der Behandlungssituation eher nebensächlich bearbeitet werden sollen. Sie sollen vorrangig hingegen die anamnestischen, diagnostischen und therapeutischen Maßnahmen des Arztes sachlich-kooperativ unterstützen.

7.2 Das präoperative Aufklärungsgespräch

Gespräch ist immer als Gemeinschaftshandlung zu verstehen, an der mindestens zwei Individuen beteiligt sind, die nach bestimmten Regeln und Konventionen und unter speziellen Ziel-/Zwecksetzungen, interagieren. Die am Gespräch Beteiligten kommunizieren je nach Situation und Gesprächspartnerin bzw. Gesprächspartner unterschiedlich miteinander.

Das präoperative Gespräch ist eingebettet in eine Vielzahl anderer Gesprächstypen. Vor dem präoperativen Aufklärungsgespräch in der Institution Krankenhaus finden häufig schon Beratungsgespräche durch die in die Klinik überweisenden Haus- bzw. Fachärzte statt. Diese beziehen sich inhaltlich meistens auf bereits vorliegende Befunde und die Überweisung in eine Fachklinik, mit dem Zweck einer weiteren, differenzierteren Diagnosestellung oder eines operativen Eingriffes zu therapeutischen Zwecken (z. B. wenn der Krebsverdacht bereits bestätigt wurde). In der Klinik findet dann in der Regel ein der Anamnese dienendes Aufnahmegespräch und je nach Diagnosestellung ein weiteres „klassisches" Aufklärungsgespräch statt, das die Patienten bei infauster Erkrankung über ihre Erkrankung, ihre Chancen, Risiken und Behandlungsalternativen (Therapien) informieren soll. Zusätzlich steht vor einem operativen Eingriff immer auch ein Gespräch mit einem Anästhesisten. Zudem können die Patienten die Ärzte während ihres Aufenthaltes im Krankenhaus jederzeit um ein anlassbezogenes Gespräch ersuchen.

Präoperative Aufklärungsgespräche finden zu speziell vereinbarten Zeitpunkten statt, müssen allerdings aus rechtlichen Gründen rechtzeitig (am Vortag) vor jedem geplanten Eingriff geführt werden. Aufklärungsgespräche lassen sich differenzieren in:

- die *Diagnoseaufklärung* ('klassisches' Aufklärungsgespräch), bei der die Patienten nach der Erhebung von Befunden grundsätzlich über die Ergebnisse und die damit verbundenen Folgen aufgeklärt werden,
- die *therapeutische Aufklärung* ('Sicherungsaufklärung'), die anlassbezogen stattfindet, da sie der Beratung und Aufklärung im gesundheitlichen Interesse des Patienten dient. Die Patienten erhalten wichtige Informationen zur Prävention und Heilung von Erkrankungen, z. B. Hinweise zu gesundheitsfördernder Lebensweise, Medikamenteneinnahme etc. Diagnoseaufklärung und therapeutische Aufklärung sind im klinischen Alltag häufig in einem Gespräch integriert,
- die *Eingriffs- oder Risikoaufklärung* („präoperative" Aufklärung) als dritter möglicher Typ der Aufklärung, die vor einem Eingriff bzw. einer Operation mit jedem Patienten stattfinden muss, enthält – aus rechtlichen Gründen – die Anteile: Austausch über die Diagnose bzw. den Befund (Situationsanalyse), Informationen zum Verlauf (Art, Umfang und Durchführung des Eingriffs), den Risiken des Eingriffs (z. B. Embolie, Thrombose, Bluttransfusionen) sowie zum postoperativen Verlauf

(z. B. sich anschließende Therapien), den Folgen des Eingriffs und Alternativen zur Operationsmethode ihren Neben- und Folgewirkungen.

Um die Sachinhalte zu verdeutlichen, werden vielerorts *Aufklärungsbögen* verwendet. Sie enthalten die wichtigsten Informationen zum Operationsverlauf und zu den Risiken sowie zu den therapeutischen Möglichkeiten, ergänzt durch Abbildungen. In diese werden außerdem alle zusätzlichen Informationen (z. B. seltenere Risiken; Sonderfälle) eingetragen und die Patienten leisten auf diesen Bögen ihre Unterschrift. Ein Anliegen des präoperativen Gespräches ist es also auch, eine wirksame Zustimmung zum geplanten Eingriff zu erhalten. Da die Eingriffsaufklärung juristischen Vorgaben genügen muss, ist auch aus ärztlicher Sicht neben der Lösung der Fachsprachenproblematik die im rechtlichen Sinne selbstverantwortlich getroffene Entscheidung der Patienten relevant. Diese selbstbestimmte Zustimmung bietet auch einen Schutz gegen durch eventuelle Komplikationen entstehende Schadensersatzansprüche.

Als wesentliches Ziel für das präoperative Gespräch gilt hierbei idealtypisch einen Konsens zwischen Ärzten und Patienten herbeizuführen. Dabei sollen in entspannter Atmosphäre im partnerschaftlichen Miteinander Inhalte transparent gemacht, Emotionen bearbeitet (hier vorwiegend Angst bewältigt bzw. gemindert) und die individuelle Willensfreiheit der Patienten geschützt werden. Es gilt eine Balance zu finden, zwischen den beiden Sichtweisen ‚salus aegroti suprema lex' (Das Wohl des Kranken ist oberstes Gebot – dahinter steht das therapeutische Ziel, das in der Regel als Schwerpunktsetzung der Mediziner anzusehen ist) und ‚voluntas aegroti suprema lex' (Der Wille des Kranken ist das oberste Gebot – dahinter steht das Selbstbestimmungsrecht der Patienten, das vom Recht schwerpunktmäßig thematisiert wird). Ärzte sollten den Aufklärungsinhalt und -umfang situationsspezifisch anpassen sowie den Patienten mit der entsprechenden kommunikativen Sensibilität begegnen, d. h. sie als gleichberechtigte Partner im Dialog ansehen und respektieren (dazu ergänzend Klemperer [2003]). Allgemein dient das medizinische Aufklärungsgespräch vor Eingriffen oder postoperativen therapeutischen Maßnahmen der Informationsvermittlung der wichtigsten Sachverhalte, die die Operation bzw. die Therapie betreffen. Daneben gibt es – und dies sicher verstärkt bei Patienten mit infauster Diagnose – eine zweite Ebene, die zu berücksichtigen ist: die sozialemotionale Ebene. Hier wirken sich Transparenz und Offenheit des Arztes gegenüber dem Patienten sowie ein einfühlendes Verständnis im Sinne eines Eingehens auf emotionale Erlebnisinhalte und auf die Situation des Patienten günstig auf seine Kooperationsbereitschaft und -fähigkeit im therapeutischen Prozess aus. Im Sinne der Umsetzung des therapeutischen Zieles gibt es bei „gelungener Kommunikation" – bezogen auf Verständlichkeit und Vertrauen – vor allem im postoperativen Bereich weniger Probleme mit „Non-Compliance" aufgrund unmotivierter, verunsicherter Patienten. Werden die Informationen von den Patienten nicht verstanden und entsteht keine Vertrauensbasis, sind die Chancen für zufrieden stellende therapeutische Erfolge beeinträchtigt.

Im persönlichen Gespräch (face to face) zwischen Ärzten und Patienten haben beide die Chance, Verständlichkeit auf der Sachebene und Verstehen auf der Beziehungsebene durch Nachfragen zu sichern. Indem mittels verständlichem Wissenstransfer durch die Ärzte Hemmschwellen (z. B. Misstrauen gegenüber der Institution Krankenhaus, dem ärztlichen Personal, den therapeutischen Maßnahmen, Abwehrhaltung aufgrund von Verunsicherung, Angstbarrieren) bei den Patienten abgebaut werden bzw. erst gar nicht im Gespräch aufkommen, kann im gemeinsamen Gesprächsprozess ein vertrauensvolles, den Therapie- und Heilungsprozess förderndes Verhältnis entstehen und die Interessen beider Seiten gewahrt werden.

7.2.1 Vorgaben/handlungsleitende Ziele des präoperativen Gesprächs

Präoperative Aufklärungsgespräche finden in der Regel im institutionellen Kontext Krankenhaus statt. Somit ist anzunehmen, dass sie einem bestimmten Zweck und vergleichbarer Zielsetzung dienen sollen.

Die Ärzte haben aus rechtlichen Gründen die Pflicht zu informieren und unter der Berücksichtigung therapeutischer bzw. psychologischer Aspekte, die sich aus dem ärztlichen Berufsethos und den Bedürfnissen der Patienten ergeben, die Aufgabe emotional zu stabilisieren. Aufseiten der Patienten besteht der Wunsch und das Recht darauf, Informationen zu erhalten, um das Recht auf Selbstbestimmung wahrnehmen zu können und die bereits bestehenden und aufkommenden Ängste vor dem Eingriff selbst, der Situation in der Institution Krankenhaus sowie bezogen auf den postoperativen Bereich (Therapie/Prognose) zu bewältigen. Hinzu kommt ihr Bedürfnis von den Ärzten Hilfestellungen zu bekommen, um ihre Emotionen zu bearbeiten und sie diesbezüglich zu stabilisieren. Ärzte und Patienten müssen ihre Ziele und ihre Schwerpunktsetzungen kooperativ verhandeln und gemeinsam verantworten, d. h. die Kommunikationsaufgabe präoperatives Gespräch auch gemeinsam bearbeiten. Zu den bereits genannten lässt sich hier ein *übergreifendes Ziel* benennen, das sowohl für die Ärzte als auch für die Patienten wichtig ist – die „Compliance".

7.2.1.1 Kooperatives Arbeitsbündnis („Compliance")

Der Begriff „Compliance" wird hier aus einer erweiterten Sicht, nämlich mit Bezug auf Arzt und Patient definiert. „Compliance" soll hier im Sinne einer Kooperation durch partnerschaftliche Arzt-Patient-Beziehung also als ein kooperatives partnerschaftliches Arbeitsbündnis zwischen Ärzten und Patienten verstanden werden – als „therapeutische Allianz". Compliance ist dabei ganz wesentlich das Resultat einer erfolgreichen Kommunikation des „sich Verstanden habens". Das Erzielen einer guten Compliance ist eine Kernaufgabe des ärztlichen Gespräches und somit auch der präoperativen Aufklärung.

Dabei ist die Informationsgabe aufgrund des juristischen Ziels als obligatorisch einzustufen, die Emotionsbearbeitung als fakultativ, d. h. wenn die Patienten dies (direkt oder indirekt) fordern. Ob bei den Patienten dieses Bedürfnis besteht, sollte von den Ärzten immer abgesichert werden. Es ist also immer ein interaktiver, gemeinsam zu verantwortender Prozess, der in der konkreten Aufklärungssituation zwischen beiden Gesprächspartnern stattfindet. Die Verstehenssicherung zwischen den Gesprächspartnern, die zusätzlich vertrauensbildend wirkt, und eine patientenorientierte Gesprächsführung sind bei diesem Gesprächstypus besonders wichtig. Dies auch in Anbetracht dessen, dass die Patienten im Anschluss an das Aufklärungsgespräch schriftlich ihr Einverständnis zum Eingriff erklären müssen. Diese Zustimmung nach Aufklärung wird in der Fachliteratur als „Informed Consent" – das Einverständnis nach Aufklärung – bezeichnet.

Den Ärzten kann also nicht die alleinige Verantwortung für die Genesung bzw. Heilung und Therapie übertragen werden. Begreift man die Patienten als mündige Partner, so kann eine akzeptable Arzt-Patient-Beziehung nur auf einer partnerschaftlichen Zusammenarbeit basieren, bei der die Rechte und Pflichten beider Parteien beachtet und gegebenenfalls thematisiert werden müssen. Wichtig ist dabei zu erwähnen, dass dieses Grundverständnis der Arzt-Patient-Beziehung auf der Einsicht und Überzeugung beruht, dass die Beteiligten nicht in allen Bereichen auf der gleichen Stufe stehen und durchaus unterschiedliche Rechte und Pflichten haben und wahrnehmen können bzw. müssen. Das Ziel des therapeutischen (= kooperativen) Arbeitsbündnisses sollte dabei die Erhaltung des körperlichen, psychischen und sozialen Wohlbefindens der Patienten sein. In realen Gesprächssituationen mit Orientierung auf die Patienten zu kommunizieren, erfordert eine ausgeprägte kommunikative Kompetenz, da die Ärzte im Hinblick auf das Ziel der Compliance in Zusammenarbeit mit den Patienten eine sehr komplexe Gesprächsarbeit zu leisten haben. Sie müssen Verstehen in Bezug auf die Sache (Sachebene) im Sinne von Verständlichkeit der Informationen und Inhalte und im Hinblick eines „sich Verstehens" und „Aufeinandereingehen" im Hinblick auf die Bearbeitung persönlicher, oft stark emotional geprägter Krankheitsbewältigung (Beziehungsebene) sichern. Ärzte setzen dabei ihren Schwerpunkt meistens auf die Sachebene, während die Patienten, als existenziell Bedrohte, eher die Beziehungsebene im Vordergrund sehen [Mann 1984]. Das Zustandekommen von Compliance braucht „Verstehen" auf beiden Ebenen und die Kooperationsbereitschaft beider Gesprächspartner (vgl. Kapitel C7.2.3).

7.2.2 Aufgabenstruktur: Handlungsschema „präoperatives Gespräch"

Um der Komplexität und den flexiblen Interaktionsstrukturen authentischer Gespräche[7] gerecht zu werden, bieten sich Handlungsschemaanalysen als Beschreibungsinstrumente an. Das Handlungsschema bietet eine spezielle, realitätsnahe, aber auch allgemeine Beschreibung präoperativer Aufklärungsgespräche und verdeutlicht die interne Handlungslogik aufgabenbezogener Interaktionen. Sowohl allgemeine als auch spezifische Phänomene von Interaktionstypen werden prozesssensitiv beschrieben, ohne dabei eine chronologisch-lineare Handlungsabfolge zu postulieren (s. Kap. B1, vgl Spiegel [2001]). Die Gespräche bestehen aus den Gesprächsteilen Anfang, Kernphase und Beendigung. Die Handlungen/Aufgaben des Handlungsschemas werden nicht immer in wiederkehrender chronologischer Abfolge vollzogen, sondern es kommt in natürlichen Gesprä-

Allgemeine Aufgaben/Handlungstypen: Präoperatives Aufklärungsgespräch – Handlungsschema

Kontaktherstellung – Anfang
Kernphase
- *Situationsanalyse*
- *Ängste, Befürchtungen formulieren/paraphrasieren bzw. erfragen*
  (Operationsängste, Befundängste/Prognoseängste, Therapieängste)
- *Fragen und Nachfragen*
  (zur Operationsmethode, zu Therapieformen, zu Ängsten/Befürchtungen, zur Aufenthaltsdauer, nach weiterem Klärungsbedarf)
- *Erzählen*
- *Reaktion auf Emotionalität*
- *Beziehungspflege*
- *OP-Methode erklären und begründen*
- *OP-Verlauf beschreiben/erläutern*
  (mit Ablauf, Zeitpunkt, Risiken, Komplikationen, postoperativen Folgen, therapeutischen Maßnahmen)
- *Verstehenssicherung*
- *Einverständniserklärung geben/unterschreiben*
Kontaktlösung – Beendigung

Abb. C7.1: Präoperatives Gespräch – Handlungsschema

---

[7] Der vorliegende Aufsatz basiert auf Material einer Untersuchung zum präoperativen Aufklärungsgespräch. Im Rahmen der Untersuchung wurden 14 präoperative Aufklärungsgespräche analysiert, die von Ärztinnen und Ärzten der chirurgischen Gynäkologie einer städtischen Klinik vor einem operativen Eingriff geführt wurden. Die Gespräche wurden mit Frauen geführt, bei denen eine Krebsdiagnose bereits erfolgt war und der Eingriff als weitere therapeutische Maßnahme einzustufen ist sowie mit Patientinnen, bei denen das Vorhandensein einer solchen Erkrankung abzuklären war, d. h. der bevorstehende Eingriff zur Abklärung der vermuteten Krebserkrankung diente. Das „Patientengut" wurde für die vorliegende Arbeit so eingegrenzt, um möglichst die Gespräche zu analysieren, die sich nach allgemeiner Aussage des Ärzteteams der Station am problematischsten erweisen. Die Themen der Gespräche behandeln Brustkrebsoperation, Hysterektomie, Ausschabung sowie Konisation bei Verdacht auf Gebärmutterhalskrebs.

chen häufig zu Schleifenbildungen, d. h. Teilziele können wieder aufgenommen und weiter verfolgt oder in anderen Gesprächsteilen behandelt werden. Die allgemeinen Aufgaben präoperativer Aufklärungsgespräche sollen kurz aufgelistet und in Auszügen näher ausdifferenziert werden (ein detailliertes Handlungsschema findet sich bei Jung [2005]).

Als übergeordnete, umfassende Aufgabenstellung ist die Möglichkeit beider Gesprächspartner, Informationen zu geben und einzuholen und die Emotionsbearbeitung[8] einzustufen. Die Aufgaben und sprachlichen Handlungen kommen in unterschiedlichster Reihenfolge und Anordnung vor und sind teils fakultativ, teils obligatorisch einzuordnen. Sie sind zudem teilweise spezifisch für die Gesprächsbeteiligten, teilweise können sie von beiden übernommen bzw. vollzogen werden. Mit Erzählen wird z. B. vor allem von Patienten Privatheit im Gespräch hergestellt oder auch ein Problem dargestellt. Durch Erzählungen lassen sich von beiden Gesprächsteilnehmenden Sachverhalte illustrierend darstellen.

Wie kooperatives Handeln konkret sprachlich umgesetzt wird, kann anhand von Beispielen aus dem Material[9] verdeutlicht werden.

7.2.2.1 Ängste/Befürchtungen paraphrasieren bzw. ausdrücken

Angst stellt für die Patienten eine zentrale Komponente im präoperativen Aufklärungsgespräch dar und kann mithilfe der Ärztinnen bzw. Ärzte auf verschiedene Art und Weise im Gespräch bearbeitet bzw. bewältigt werden (vgl. Kap. B6).

Die Phase vor dem operativen Eingriff ist für jede Patientin bzw. jeden Patienten unterschiedlich und individuell angstbelastet.

Aus den Gesprächen des Korpus der vorliegenden Forschungsarbeit haben sich folgende Angstquellen als häufig auftretend erwiesen:

Befundangst (Themen: Unheilbarkeit, Tod und Sterben)
```
A:   viele frauen fast alle frauen die da so sitzen
     vor mir** sagen dass sie angst vor der operation
     haben (EINATMEN) erstensmal natürlich weil sie
     nich wissen

A:   ** was dabei rauskommt
P:      wass isch habb gesacht wenn isch
```

---

8 Hier ist der Hinweis wichtig, dass Emotionen in linguistischen Analysen nicht als innerpsychische Elemente/Erscheinungen behandelt werden können, sondern nur in der Weise, wie sie im Gespräch zum Ausdruck kommen, d. h. verbalisiert und somit kommunikativ relevant werden.

9 Richtlinien zur Transkription finden sich im Anhang des Buches. Sie gelten für alle Gesprächsausschnitte.

```
A:  vor dem ergebnis angst haben
P:  also
```

Die Patientin wird zur Abklärung ihrer Krebserkrankung operiert und formuliert mehrmals sehr deutlich wie groß ihre Ängste vor einem ‚positiven Befund' bezüglich des Tumors sind. Es handelt sich hier nicht um die üblichen Operationsängste, sondern ganz deutlich um die Thematisierung einer Befund- bzw. Ergebnisangst. Im Laufe des Gespräches wird dies vom Arzt auch klar erkannt und mit der Patientin aktiv bearbeitet.

Therapieangst (Themen: Bestrahlung und Chemotherapie)
```
Ä:  wie die nachbehandlung aussehen soll
P:                                       awwer isch möchte

Ä:                       mh              mh
P:  jo auch kenn schemo un kein bestrahlung
```

Die Patientin erwähnt schon ganz zu Anfang des Gespräches ihre Vorbehalte und Ängste in Bezug auf die postoperativen therapeutischen Maßnahmen. Im weiteren Gespräch erwähnt sie auch starke Belastungen bei dem Gedanken, man könnte ihr die ganze Brust abnehmen. Die Therapieängste durchziehen das ganze Gespräch und werden von der Patientin immer wieder thematisiert.

Prognoseangst (Themen: Unheilbarkeit, Tod und Sterben)
```
A:              unn wenn iss dann is es früh* unn
P:  unn wenn iss wass iss dann

A:  dann isses hat es eine gute prognose*
P:       unn wass iss unn wass iss dann      unn wie

P:  gehts dann weida**
```

Die Patientin formuliert im Gespräch ganz deutlich ihre weiter gehenden Ängste nach dem infausten Befund und der Sicherheit einer Krebserkrankung. Der Arzt erkennt die „Prognoseangst" und reagiert adäquat.

Diese drei Angsttypen machen deutlich, dass bei den Patientinnen sehr unterschiedliche Ausgangs- und Zielpunkte emotionaler Bedrohung vorliegen [vgl. auch Geisler 2002]. Hier ist es wichtig zu erkennen, welche Angst die Patientinnen belastet und diese im Sinne einer Patientenorientierung thematisch angemessen zu bearbeiten, um die Patientinnen emotional zu stabilisieren, da das Wissen um die Risiken im inter- und postoperativen Stadium den Grad der Angst erheblich beeinflusst.

7.2.2.2 Reaktion auf Emotionalität

```
P:  bin total ähäh** (EINATMEN) fertich unn unn
    han angst furchtbar angst habb isch jetzt davor
```

```
A:  (EINATMEN) ich glaub dass iss ganz normal wenn man
    vor so ner operation angst hat*

A:  also ich selber m=mh (ZÖGERN) bin operiert worden
P:  mhm (ZUSTIMMEND)

A:  hab angst gehabt und
```

Hier reagiert der Arzt auf die emotionale Äußerung der Patientin mit einer entlastenden Bewertung und stellt durch die Erwähnung eigener Erfahrungen persönliche Nähe her.

```
P:  ich sags grad wies is was soll isch hinnerum gehn

Ä:  hm

P:  ich sag wie ich's denk*

Ä:  sie fühle sich als versuchskaninche           nee
P:                   is jo mei körper         ei nee

P:  isch menn wenns so so wär (nen)
Ä:                              gutt nee das macha ma

Ä:  awwer net
```

Die Ärztin spricht die Problematik bzgl. der deutlich formulierten Befürchtungen der Patientin offen an und klärt mit ihr den Sachverhalt. In der Folge stabilisiert sich die emotionale Haltung (Ärger/Furcht) der Patientin zunehmend in eine positive Richtung.

```
P:  unn isch net zu spät komm bin
Ä:  hm                          hm

P:  die vorwürf die macht ma sisch ja doch 1

Ä:  fange se damit net an

P:  ja ja gut ja
Ä:            also es is klar dass das hochkommt awer

P:  isch kanns net uffhalle          ne rischtisch
Ä:  es es bringt            se net weiter ne es

P:  eh *1* ma müssen jetzt mit der situation so wie
    se is *1* arbeite
```

Die Ärztin entdramatisiert durch ihre klare Sachorientierung die aufkommenden Gefühle der Patientin und sichert sie gleichzeitig durch die Verdeutlichung der gemeinsamen Verantwortung für das weitere Vorgehen ab. Sie beruhigt sie damit und stabilisiert sie. Sachorientierung kann auch mit Bezug auf Statistiken und neutrale Daten hergestellt werden oder auch durch den Verweis auf Dritte, z. B. die Erfahrungen anderer Patientinnen in gleicher Ausgangssituation.

Die Beispiele machen deutlich, dass es auf ärztlicher Seite unterschiedliche Möglichkeiten gibt, auf Emotionen der Patientinnen zu reagieren. Wichtig ist ihre Befürchtungen und Ängste ernst zu nehmen und mit ihnen zu bearbeiten. Ziel sollte hier immer die emotionale Stabilisierung der Patientinnen sein. Auch hier gilt wieder der Grundsatz individuelle und situationsadäquate Wege zu beschreiten und jedem Typ von Patientin angemessen entgegenzukommen.

Reaktionen auf Emotionalität – Möglichkeiten (Auswahl)

- Erwähnung eigener Erfahrungen
- Offenes Ansprechen der Befürchtungen und Ängste (auf den Punkt bringen)
- Sachorientierung herstellen

Abb. C7.2: Reaktionen auf Emotionalität

7.2.3 Patientenorientierte Kommunikation im präoperativen Gespräch

Der aus der Gesprächspsychotherapie stammende Ansatz der klientenzentrierten Gesprächsführung hat als Grundannahme die Selbstverantwortlichkeit des Patienten formuliert. Dieser Grundgedanke lässt sich gut auf die Arzt-Patienten-Kommunikation unter der Ethik eines mündigen, mitentscheidenden Patienten übertragen. Patientenorientierte Kommunikation ist nur möglich auf der Basis einer personenzentrierten Grundhaltung mit ganzheitlicher Perspektive, die Ärzte gegenüber ihren Patienten bei Eintritt, während und nach dem Gespräch einnehmen.

Sie dient zudem der Überwindung von Schwierigkeiten, um bei institutioneller Kommunikation – unter der Vorgabe asymmetrischer Rahmenbedingungen – im Gespräch selbst Symmetrie anzustreben. Diese Bedingungen begründen sich auf den Unterschieden, die als konstitutive Merkmale das Verhältnis zwischen Ärzten und Patienten prägen: *krank* vs. *gesund*; *professionelle* vs. *existenzielle Betroffenheit*, *Experten-* vs. *Laienperspektive*, *fremd-* bzw. *eigenbestimmte Verfügbarkeit* und aufgrund der institutionellen Strukturen *Macht* bzw. *Ohnmacht* (vgl. Jung [2005] und Kapitel C7.3.1).

Präoperative Aufklärungsgespräche profitieren aufgrund ihrer Zielsetzung und Ausrichtung von den im Rahmen dieses Ansatzes formulierten Grundlagen und Postulaten (verstehensfördernde Postulate: vgl. Rogers [1951, 1973]; vgl. Speierer [1985]).

Kongruenz (Echtheit/Authentizität) – mit sich im Einklang sein, und authentisch auftreten
Wertschätzung (Sorge/Zuwendung/Annahme) – entgegenkommendes, positives Verhalten des Arztes
Empathisches Verstehen – Einfühlendes nicht-wertendes Verstehen
Aktives Zuhören – zentriertes, dem Sprecher zugewandtes Zuhören

Abb. C7.3: Postulate für das präoperative Gespräch

Hier ist besonders auf die beiden letztgenannten Postulate, die „soziale Empathie" und das „aktive Zuhören" hinzuweisen, da diese verstehensfördernde Verhaltensmuster sind, die sich nicht nur auf sprachlicher Ebene nachweisen lassen, sondern auch speziell für die Beziehungsgestaltung eine wichtige Rolle spielen.

Aufgrund der institutionellen Rahmenbedingungen stellt das präoperative Gespräch für die Ärzte in der Regel ein alltägliches Routinegespräch – im professionellen Kontext – dar, für die Patienten ein Gespräch in einer belastenden Ausnahmesituation verbunden mit „existenzieller Bedrohung". Patientenorientierte Gesprächsführung braucht ein wechselseitiges einander Zuhören und Mitteilen.

Als wesentliche Postulate für die Gesprächsführung gelten

- eine *sachlich angemessene Information in verständlicher Sprache* durch die Ärzte,
- *soziale Empathie* bei den Ärzten sowie
- *aktives Zuhören* bei beiden Gesprächspartnern und
- *ein rollenspezifisches und situationsangemessenes Miteinandersprechen,*
- *persönliche Transparenz und Offenheit beider Parteien.*

7.2.3.1 Patientenorientierung und auxiliäre Gesprächsführung

Mit einer auxiliären (= helfend ausgerichteten) Gesprächsführung werden diese Grundannahmen umgesetzt, indem die Ärzte nicht nur Sachinformationen zur Verfügung stellen, sondern versuchen, auch das Bezugssystem des Patienten zu erfassen, wie er sein Problem erlebt, was er dabei fühlt, denkt, wünscht, wie sich das Problem auf sein Leben auswirkt. Die Grundhaltung der Ärzte ist hierbei patientenorientiert und nicht auf die Sichtweise des Arztes, also des Experten, zentriert. Durch *Resonanz*, d. h. gemeinsame Reflexion, wird die eigene Problemlösung durch den Patienten angestrebt. „Aktives Zuhören" spielt eine wesentliche Rolle.

Im präoperativen Aufklärungsgespräch wird man zudem immer eine Balance finden müssen zwischen Patientenorientierung und Beraterzentrierung, da die Patienten sich bei ihrer Entscheidung in der Regel Rat und Unterstützung durch die fachkundigen Ärzte wünschen und teilweise direkt einfordern.

Die folgende schematische Darstellung soll das Grundprinzip der auxiliären Gesprächsführung verdeutlichen [vgl. Dahmer und Dahmer 2003].

Auxiliäre Gesprächsführung	
Patientenorientierte Gesprächsführung	**Beraterorientierte Gesprächsführung**
Hilft dem Klienten sich selbst zu helfen	*hilft dem Klienten mit Vorschlägen*
Aktives Zuhören Resonanz	Beratung und Lenkung

Abb. C7.4: Schematische Darstellung der auxiliären Gesprächsführung

Wichtig ist auch hier eine gemeinsam entwickelte und getragene Entscheidung auf Basis einer partnerschaftlichen Grundhaltung. In patientenorientierten empathisch geführten Gesprächen sollte zudem ein dem Gegenüber raumgebender Partnerbezug [Sandig 1983] zum Einsatz kommen.

Wichtig ist dabei, die Bedürfnisse der individuellen Patiententypen zu erkennen und ernst zu nehmen, d. h. nicht nur auf Emotionen einzugehen, sondern die Emotionsbearbeitung patientenspezifisch – sach- und/oder emotionsbetont – zu bearbeiten und die Informationsgabe auf den Patienten hin zu gestalten (vgl. Bewältigungsstile bei Jung [2005]).

7.2.3.2 Zusammenfassung: Patientenorientierung

Postulate – Empfehlungen

- Patienteninitiativen erleichtern
- Kommunikative Kooperation *und* kommunikative Kooperativität
- Patienten als Experten in eigener Sache anerkennen durch Respekt und Interesse für Patienteninitiativen
- Dialog statt Interview bzw. Monolog

Abb. C7.5: Postulate zur Patientenorientierung

Die konkrete Umsetzung dieser Empfehlungen ist möglich durch bestimmte Elemente der Gesprächsgestaltung. Ausgehend davon, dass die am Gespräch Beteiligten auf Basis bestimmter Konventionen bzw. Regeln ihre Beiträge wechselseitig aufeinander beziehen, abstimmen und koordinieren, findet eine Art kommunikative Kooperation statt. Dazu gehören Regeln zur Verteilung des Rederechts, auch konventionelle Abläufe und Gesprächsmuster, die die Gesprächsorganisation als Ganzes betreffen. Daneben existiert eine zweite wichtige Ebene, die der kommunikativen Kooperativität, die konkrete Verhaltensweisen im Gespräch beinhaltet, z. B. „aktives Zuhören", gemeinsames Beenden von Äußerungen [Fiehler 1999].

Dabei ist es wesentlich, die eigene Position zu verdeutlichen durch explizite Ankündigungen/Thematisierungen.

7.3 Schlussbemerkungen und Ausblick

Die Hauptproblematik in präoperativen Aufklärungsgesprächen – hier speziell bei Patientinnen mit Krebsdiagnose – liegt nicht so sehr im Nichtverstehen der medizinischen Inhalte, sondern vielmehr in der interaktiven Generierung eines kooperativen Bündnisses zwischen Ärzten und Patienten, das zwar auch ein Vermitteln und Verstehen der wesentlichen Sachinformationen voraussetzt, aber vor allem auch in der adäquaten,

Elemente der Gesprächsgestaltung

- Dem Gegenüber *raumgebender Partnerbezug*
- *Gespräch strukturieren* durch vorgreifende Verdeutlichungen, Zusammenfassungen, advanced organizer, offene Fragen etc.
- *Wertschätzung:* keine abwertenden Äußerungen; Konfrontation nicht verletzend vornehmen
- *Aktives Zuhören:* ermutigende Signale: Aufmerksamkeit signalisierende Verstärkung, Rückmeldung, kein Unterbrechen
- *Offene Fragen* und Bitten bevorzugen; häufige Aktivitäten der Verständnissicherung (Nachfragen etc.)
- Geschlossene Fragen sparsam und gezielt einsetzen
- *Aufgreifen von Erwartungen, Gefühlen und Bedürfnissen* durch den Partner berücksichtigende Paraphrasierungen
- *Empathie:* Verständnis und Einfühlung zeigen: die Berücksichtigung bzw. Übernahme der Perspektive des anderen;
- *auf die Äußerungen des anderen eingehen* und sie thematisch fortführen bzw. vertiefen (präzisieren, Schlüsse daraus ziehen), Suggestion vermeiden
- *Sachgerechte, verständliche und situationsangemessene* und *personenadäquate Informationsgabe* und *Emotionsbearbeitung*

Abb. C7.6: Elemente der Gesprächsgestaltung

patientenorientierten Emotionsbearbeitung besteht. Und dies als Ergebnis kooperativer, gemeinsamer Arbeit im Gespräch unter Berücksichtigung der Interessenslagen beider beteiligter Parteien – Ärzte und Patienten – und ihrer Konzepte.

Neben der Fachkompetenz brauchen Mediziner dabei eine interaktionale kommunikative Kompetenz [Oksaar 1995], d. h. die Fähigkeit in Gesprächssituationen verbale und non-verbale (Gestik, Mimik) kommunikative Handlungen im Sinne eines zwischenmenschlichen Verständigungsprozesses interaktiv zu vollziehen. Diese persönliche kommunikative Kompetenz, ergänzt durch die Kenntnis juristischer Vorgaben sowie die Sensibilisierung für die Probleme und Bedürfnisse der Patienten, optimieren die Arzt-Patienten-Kommunikation in Aufklärungsgesprächen. Das Wissen über Experten-Laien-Kommunikation und den damit verbundenen Asymmetrien in der Arzt-Patienten-Beziehung ergänzt das Kontextwissen zusätzlich und wirkt sich positiv auf die interaktive Kommunikationssituation aus.

Die Ärzte in ihrer professionellen Rolle profitieren zudem im Rahmen präoperativer Aufklärung mit den Patienten von einer Grundeinstellung der Patientenorientierung. Einfühlende patientenorientierte Aufklärung bedeutet das gemeinsame Suchen nach Lösungen, die vor allem im Sinne der Patienten getroffen werden sollten. Die Ärzte helfen bei der Entscheidung für die beste Lösung, zeigen Wege auf, geben wichtige Informationen, beantworten Fragen und sorgen für die emotionale Stabilisierung der Patienten. Mit diesem Vorgehen werden die Patienten mit ihrem Recht auf Selbstbestimmung ernst genommen und gestärkt und auch die Ärzte können ihre Aufklärungspflicht im Sinne der eigenen und der Interessen der Patienten mit partnerschaftlicher Orientierung und Verantwortlichkeit erfüllen. So kann eine vertrauensvolle Beziehung im Sinne eines kooperativen Arbeitsbündnisses (Compliance) entstehen, die beide Seiten schützt und sichert.

Literatur

Dahmer, H., Dahmer, J.: Gesprächsführung. Eine praktische Anleitung, 5. unveränderte Auflage. Thieme, Stuttgart, New York 2003

Eser, A., Lutterotti von M., Sporken, P. (Hrsg.): Lexikon Medizin, Ethik, Recht. Herder, Freiburg i. Breisgau, Basel, Wien 1992

Fiehler, R.: Was tut man, wenn man „Kooperativ" ist? Eine gesprächsanalytische Explikation der Konzepte, „Kooperation" und „Kooperativität". In: A. Mönnich, E.W Jaskolski (Hrsg.): Kooperation in der Kommunikation, S. 552–581. Festschrift für Elmar Bartsch (Sprache und Sprechen Bd. 35). Ernst Reinhard Verlag, München/Basel 1999

Fiehler, R.: Emotionalität im Gespräch. In: Text- und Gesprächslinguistik. Ein internationales Handbuch zeitgenössischer Forschung, S. 1425–1438. Brinker, K., Antos, G., Heinemann, W., Sager, S. F. (Hrsg.). De Gruyter, Berlin, New York 2001

Geisler, L.: Arzt und Patient – Begegnung im Gespräch. Wirklichkeit und Wege. 4. erweiterte Auflage, pmi Verlag AG, Frankfurt/Main 2002

Jung, S.: Das präoperative Aufklärungsgespräch. Arzt-Patienten-Kommunikation: eine interdisziplinäre Betrachtung aus linguistischer Sicht. Unveröff. Dissertation, 2003

Klemperer, D.: Arzt-Patient-Beziehung: Entscheidung über Therapie muss gemeinsam getroffen werden. Dtsch. Ärztebl. 12 (100), A 753–755 (2003)

Laufs, A.: Die ärztliche Aufklärungspflicht. In: Handbuch des Arztrechts. 2. neubearbeitete Auflage, Kapitel 11, S. 455–498. A. Laufs, Uhlenbruck, W. (Hrsg.). Beck, München 1999

Mann, F.: Aufklärung in der Medizin. Theorie – Empirische Ergebnisse – Praktische Anleitung. Schattauer, Stuttgart 1984

Oksaar, E.: Arzt-Patient-Begegnung. Alles Verhalten ist Kommunikation. Dtsch. Ärztebl. 92 (45), C 1887–1989 (1995)

Rogers, C.R.: Client-centered therapy: Its current practice, implications and theory. Houghton Mifflin, Boston 1951

Rogers, C.R.: Die klient-bezogene Gesprächstherapie. Kindler, München 1973

Sandig, B.: Zwei Gruppen von Gesprächsstilen. Ichzentrierter versus duzentrierter Partnerbezug. In: Stilistik II: Gesprächsstile, S. 149–197. B. Sandig (Hrsg.) Olms, Hildesheim, Zürich, New York 1983

Speierer, G-W.: Das patientenorientierte Gespräch – Baustein einer personenzentrierten Medizin. Causa Verlag, München 1985

Spiegel, C., Spranz-Fogasy, T.: Aufbau und Abfolge von Gesprächsphasen. In: Text- und Gesprächslinguistik. Ein internationales Handbuch zeitgenössischer Forschung, S. 1241–1251. Brinker, K., Antos, G., Heinemann, W., Sager, S. F. (Hrsg.). De Gruyter, Berlin, New York 2001

8 Das Visitengespräch – Chancen einer dialogischen Medizin

Armin Koerfer, Rainer Obliers, Karl Köhle

Die Forschung zur Visitenkommunikation hat die Störungen und Defizite im ärztlichen Gespräch hinlänglich beschrieben und die Verbesserungsmöglichkeiten im kommunikativen Umgang mit Patienten im Detail aufgezeigt. Dennoch scheint sich die Gesprächspraxis im Stationsalltag nicht wesentlich geändert zu haben. Deswegen sollten in der Aus-, Fort-, und Weiterbildung verstärkt Ansätze einer *dialogischen* Medizin vermittelt werden, die dem Patienten größere Beteiligungschancen eröffnen, sich als *Subjekt* mit einer *individuellen Krankengeschichte* in das Gespräch mit dem Arzt einzubringen.

8.1 Lebenswelt und Medizin

Wer als Patient ins Krankenhaus kommt, bedarf einer besonderen kommunikativen Zuwendung. Zunächst muss das Gespräch des Arztes mit seinem Patienten zur Bewältigung der subjektiv oft als bedrohlich erlebten spezifischen Erkrankungssituation beitragen, die nicht zuletzt auch durch den notwendig gewordenen Wechsel von der vertrauten *Lebenswelt* des Alltags in eine fremde *Institution* bestimmt ist [Mishler 1984]. In dieser unvertrauten, krisenhaften Situation scheinen sich die Selbstverständlichkeiten und Gewissheiten des alltäglichen Lebens in Unverständnis und Ungewissheit zu verkehren. Wo aber unsere Selbstgewissheiten zu zerbrechen und unsere bewährten Kommunikationsroutinen zu versagen drohen, werden spezifische kommunikative Leistungen erforderlich, mit denen der Verlust von Sinn- und Handlungsmöglichkeiten überwunden und die *Kohärenz* unseres *Selbsterlebens* wiederhergestellt werden kann.

Hier ist vom Arzt eine besonders supportive Kommunikationsfunktion zur Stärkung der Anpassungsleistung gefragt, die das gestörte Selbstwertgefühl des Patienten betrifft, dessen Selbsterleben wesentlich von Ohnmachts-, Hilflosigkeits- und Abhängigkeitsgefühlen geprägt ist. Die kommunikative Zuwendung zum Patienten kann hier kompensatorisch wirken und eine drohende Desintegration des Patienten, die im ungünstigen Fall zu den bekannten Hospitalisationsschäden führt, verhindern oder zumindest abmildern.

In dieser „Verhütung von Schlimmerem" können sich die Anforderungen an die Gesprächskompetenz des Arztes jedoch keineswegs erschöpfen. Vielmehr ist der intendierte Versorgungserfolg selbst unmittelbar von einer *effektiven* Kommunikation mit dem Patienten abhängig, die eine Vielzahl von *Funktionen* zu erfüllen hat: Das Gespräch mit dem Patienten erstreckt sich auf die Vergewisserung der *Gründe*, *Motive* und *Erwartungen* bei der Einweisung und stationären Aufnahme über die ausführliche *Anamneseerhebung* und die gründliche *Aufklärung* sowie die gemeinsame *Entscheidungsfindung* (vgl. Kap. B7), von *therapeutischen Maßnahmen* bis hin zur *Weiterbehandlung* nach der *Entlassung* des Patienten.

Für all diese Funktionen ist das Visitengespräch wesentlich, an das der Patient oft sehr große *Erwartungen* knüpft, die leicht *enttäuscht* werden können, wie der Schriftsteller Thomas Bernhard dies in seiner autobiografischen Erzählung „Der Atem" aus der eigenen Erlebnisperspektive als Patient pointiert formuliert hat: „Die Visite, der Höhepunkt an jedem Tag, war gleichzeitig immer die größte Enttäuschung gewesen (...) Ich hatte ununterbrochen den Wunsch gehabt, mit meinen Ärzten zu sprechen, aber ausnahmslos haben sie niemals mit mir gesprochen".

In der empirischen Forschung ist die Visite als „verhinderter" oder „scheiternder" Dialog [Bliesener 1982, Fehlenberg et al. 1996, 2003] charakterisiert worden, und zwar nicht nur aus der Perspektive des Zusammenpralls von Lebenswelt und Medizin, den es lediglich zugunsten des Patienten zu mildern gelte, sondern wegen der Notwendigkeit der Erhebung „lebensweltlicher" Daten aus der Perspektive eines *bio-psycho-sozialen* Versorgungsansatzes.

8.2 Kommunikationsdefizite und -störungen

Die Defizite und Störungen in der ärztlichen Kommunikation mit dem Patienten sind in der Visitengesprächsforschung bereits früh beschrieben worden [Köhle und Raspe 1982] (Übersicht bei Fehlenberg [1983]). Gegenüber den aufgezeigten Verbesserungsmöglichkeiten [Putnam et al. 1988, Langewitz et al. 1998] scheint sich nach den Ergebnissen der neueren Forschung [Ott 1996, Häuser und Schwebius 1999, Weber et al. 2001, Langewitz et al. 2002] die vorherrschende Gesprächspraxis auf den Krankenstationen nicht wesentlich gebessert zu haben.

8.2.1 Quantitative Visitenforschung

Dies zeigt bereits der Vergleich von Daten zur Visitendauer als ein relativ einfaches Maß für (den Mangel an) kommunikative(r) Zuwendung zum Patienten. War die Visitendauer auf traditionellen Stationen in frühen Untersuchungen noch mit 3,5 Minuten angegeben worden (Westphale und Köhle [1982], Abb. C8.1a), so berichten Häuser und Schwebius [1999] von knapp zwei Minuten pro Patient auf allgemeininternistischen Stationen.

Bei derartigen Mini-Visiten wird der Patient noch weniger zu Wort kommen können, als dies für die ohnehin schon kurzen Visiten von 3,5 Minuten nachgewiesen wurde, in denen sich der Patient mit ca. 30 % Gesprächsanteil begnügen muss (Abb. 8.1b). Dieser Gesprächsanteil besteht wiederum zu 80 % aus Antworten auf Fragen des Arztes, der wiederum 82 % der Fragen stellt, d. h. die Beteiligungsrolle des Arztes ist wesentlich *initiativ*, die des Patienten wesentlich *reaktiv*. Diese Tendenz zur *Passivierung* wird durch die Erfahrung des Patienten verstärkt, dass seine ohnehin schon bescheidenen Initiativen zur Informationsgewinnung häufig ausweichend beantwortet werden, nämlich im Falle günstiger Prognose zu 36 % und gar zu 92 % im Falle ungünstiger Prognose (Abb. C8.1e). Entsprechend ist der Patient verstärkt auf indirekte Informationsvermittlung angewiesen, wie sie für die traditionelle Visite durch eine Verständigung des Krankenhauspersonals untereinander charakteristisch ist (Abb. C8.1c-d), d. h. durch die typische Kommunikation über den Kopf des Patienten hinweg, von der dieser paradoxerweise „profitieren" kann bzw. muss.

Neuere Untersuchungen in Schweizer Hospitälern kommen zu ähnlich kritischen Ergebnissen. In einer Patientenbefragung [Langewitz et al. 2002] werden die Themen-

Traditionelle Krankenstation	Modellkrankenstation Ulm	
3,5 min. insgesamt	6,7 min. am Bett	3,0 min. außerhalb

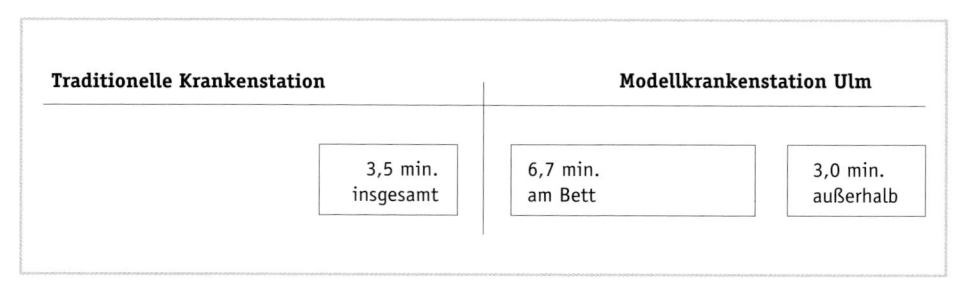

Abb. C8.1a Visitendauer

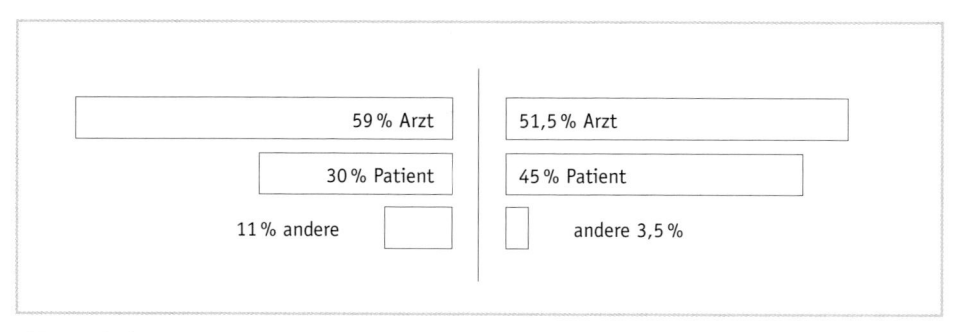

59 % Arzt	51,5 % Arzt
30 % Patient	45 % Patient
11 % andere	andere 3,5 %

Abb. C8.1b Verteilung der Redeaktivität

Kommunikationsdefizite und -störungen

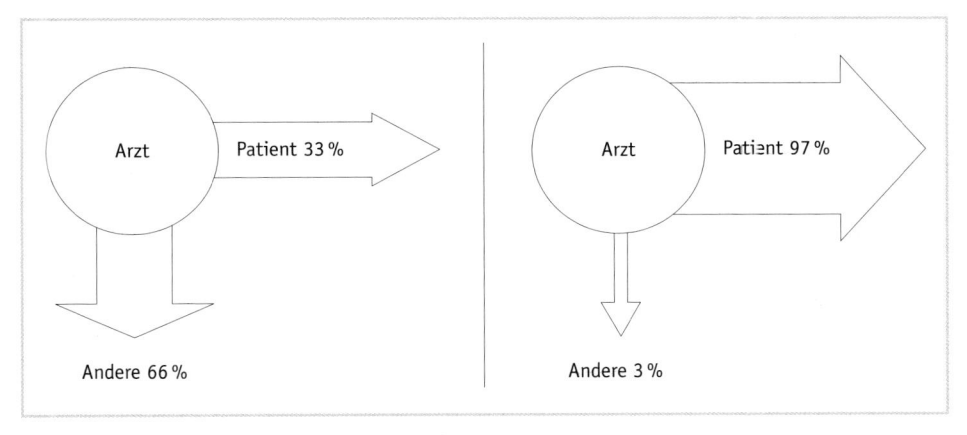

```
Arzt  →  Patient 33 %          Arzt  →  Patient 97 %
 ↓                              ↓
Andere 66 %                    Andere 3 %
```

Abb. C8.1c Gesprächsrichtung des visiteführenden Arztes

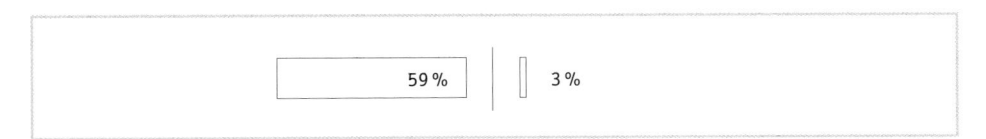

```
                59 %       3 %
```

Abb. C8.1d Anteil indirekter Informationsvermittlung

```
            36 %        16 % bei günstiger Prognose
            92 %        15 % bei ungünstiger Prognose
```

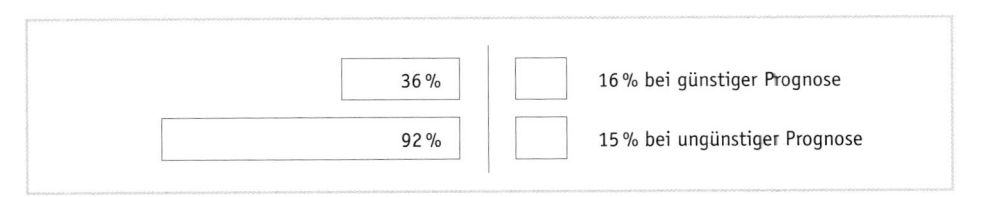

Abb. C8.1e Anteil Ausweichender Antworten des Arztes auf krankheitsbezogene Fragen von Patienten mit günstiger und ungünstiger Prognose (Abb. 1a–e nach Westphale und Köhle [1982] und Fehlenberg et al. [2003]

bereiche „Aufklärung, Information und Kommunikation" als besonders mangelhaft bewertet. So beklagt etwa die Hälfte der Patienten, keine Informationen über die Nebenwirkungen von Medikamenten erhalten zu haben, ein Viertel beanstandet, dass die Medikamente nicht erklärt wurden, und ein Fünftel der Patienten beklagt explizit die Kommunikation über ihren Kopf hinweg.

Weber et al. [2001] fanden die Gesprächsbeteiligung der Patienten ebenfalls bei nur 29 %. Bei den Themenanteilen dominieren berufsspezifisches Handeln (62,4 %) und fachlicher Austausch (32,9 %) gegenüber der „Gefühlsarbeit" (4,5 %). Insbesondere gegenüber Gefühlsäußerungen findet sich ein vergleichsweise hoher Anteil von nicht-professionellen Interventionen (20,3 %), so etwa von kommunikativen Strategien des Abblockens und Ausweichens.

8.2.2 Qualitative Visitenanalysen

Derartige Kommunikationsstrategien, mit denen der Eintritt in einen *offenen Dialog* mit dem Patienten verhindert wird, sind besonders Gegenstand qualitativer, gesprächsanalytischer Untersuchungen geworden [Bliesener 1980, 1982, Nothdurft 1982, Siegrist 1982, Quasthoff-Hartmann 1982, Bliesener und Köhle 1986, Ott 1996]. So analysiert Nothdurft [1982] die *Undurchlässigkeit* der Krankenhaus-Visiten vor allem unter Dimensionen und Merkmalen, unter denen in der Visite gegen elementare Regeln der Alltagskommunikation verstoßen wird.

Die *Unbeobachtbarkeit* der Visite ergibt sich oft daraus, dass die Team-Kommunikation am Patienten vorbei geführt wird, entweder wegen zu geringer Lautstärke oder unklaren Personenbezuges. Die *Undurchschaubarkeit* ist vor allem der Fachterminologie, dem Fachjargon und der komplexen oder abkürzenden Redeweise des Krankenhauspersonals geschuldet. Schließlich leiden die Patienten unter der *Unabsehbarkeit* eines möglichen Einstiegs in die Kommunikation, in der sie die für sie dialogrelevanten Übernahmestellen vermissen oder verpassen. Hierfür steht vor allem das folgende Beispiel (B1), das über die Unabsehbarkeit hinaus zugleich die Unbeobachtbarkeit und Undurchschaubarkeit der Visitenkommunikation für den Patienten belegt.

```
Beispiel 1[10]
01 MA: Sie kam ja wegen Verdachts auf ischämische Herzmuskelreak-
       tion
02 A1: Mit absoluter Arrhythmie* Wenn sie sich bewegt und ein
       bisschen aufsteht, ja dann brauchen wir nicht so viel
       <unverständlich>
03 MA: <redet parallel zu A1> Das letzte EKG ist am 11* gemacht
       worden, wenn die Fürsorgerin positiv
04 A1: Was positiv?
05 MA: <leise> die Dinge beurteilt, dass sie also irgendwo unter-
       kommt, dann
06 A1: Nein, wir können sie nicht entlassen* Sie hat noch diese
       Riesenwunden am Kniegelenk*
```

Wird mit diesen Typen von Kommunikationsstrategien verhindert, dass die Patienten überhaupt ins Gespräch kommen, so werden ihnen nach Siegrist [1982] mit der Verwendung sog. *asymmetrischer* Verbalhandlungen des Arztes die möglicherweise ge-

---

10 Die Darstellung der Gesprächsausschnitte in diesem Beitrag ist im Wesentlichen selbsterklärend. Als besonderes Zeichen wird * für eine kurze Pause bzw. *1* für eine eine Sekunde lange Pause verwendet.

glückten Gesprächsinitiativen wieder entrissen, entschärft oder verwandelt. Siegrist unterscheidet vier Typen asymmetrischer Verbalhandlungen: (1) Nichtbeachten, (2) Adressaten- oder Themenwechsel, (3) Beziehungskommentar und (4) Mitteilung funktionaler Unsicherheit. Die beiden folgenden Beispiele (B2) aus Siegrist (1982) und (B3) aus Raspe [1983] stehen für den Adressaten- bzw. Themenwechsel. Für Beispiel (B3) ist die Kontextinformation zu ergänzen, dass es sich hier um einen Patienten mit Leukämie wenige Tage vor seinem Tode handelt, bei dem eine Retinablutung zu schweren Sehstörungen geführt hat.

```
Beispiel 2
01 P:  Ist das Blut gut?
02 A:  Wie bitte?
03 P:  Das Blut?
04 A:  <zur Schwester> Ja wir kommen nicht drumherum,
       Montag den Magen zu röntgen*

Beispiel 3
01 P:  Ich seh doch nicht *
02 A:  Hm?
03 P:  Ich seh', ich seh' doch nichts mehr!
04 A:  Hm *3* und wie geht's sonst mit dem Atmen?
```

In der weiteren gesprächsanalytischen Forschung ist der Beobachtungsfokus immer schärfer eingestellt und eine Reihe weiterer Kommunikationsstrategien zur Verhinderung des Dialogs mit dem Patienten beschrieben worden, die sich teilweise über mehrere Gesprächssequenzen erstrecken und sprachlich oft sehr subtil realisiert werden [Bliesener 1980, 1982, Quasthoff-Hartmann 1982, Bliesener und Köhle 1986]. So unterscheidet Bliesener [1982] insgesamt 12 Abweisungsstrategien gegenüber Patienteninitiativen (z. B. *Abriegeln*, *Stilllegen*, *Überfahren*, *Hinhalten*, *Abbiegen* usw.). Insofern diese Abweisungsstrategien nicht immer im ersten Anlauf erfolgreich sind, entstehen Interaktionsschleifen mit Gegenstrategien der Patienten (z. B. *Boykottieren* durch minimale Reaktionen), die nicht mehr der Durchsetzung der ursprünglichen Initiativen dienen, sondern etwa nur noch dem Ausgleich persönlicher Kränkungen. Solche Interaktionsschleifen mit Abweisungs- und Reaktionsstrategien können natürlich zu größeren Reibungsverlusten in der Kommunikation zwischen Arzt und Patient führen, deren gemeinsame Erfolgsbilanz hinter den Möglichkeiten eines von vornherein offen geführten Dialogs erheblich zurückbleibt.

8.3 Internistisch-psychosomatische Modellstation

Eine solche Umstellung auf einen offenen Dialog mit dem Patienten wurde seit Anfang der 1970er-Jahre auf einer Modellstation im Zentrum für Innere Medizin an der Universitätsklinik Ulm durchgeführt [Köhle et al. 1977, Westphale und Köhle 1982, Fehlenberg et al. 2003, Köhle und Siol 2003]. Dieser Modellversuch umfasste sowohl behandlungskonzeptionelle als auch organisatorisch-strukturelle Veränderungen sowie einen veränderten kommunikativen Umgang mit dem Patienten.

8.3.1 Patientenzentrierte Visitenführung

Der innovative Ansatz auf der Ulmer Station war einem integrativen psychosomatischen Verständnis- und Behandlungskonzept verpflichtet. Dieser patientenzentrierte Ansatz hat sowohl personengebundene als auch institutionell-organisatorische Voraussetzungen: Die beteiligten Ärzte befanden sich gleichzeitig in internistischer und psychoanalytischer Weiterbildung, es wurden Supervisionsmöglichkeiten und einjährige Weiterbildungsbildungskurse auch für das Pflegepersonal angeboten [Köhle et al. 1977].

8.3.2 Die Visite als Dialog

Um die bio-psycho-soziale Sichtweise auf den Kranken als Subjekt in der praktischen Stationsarbeit verankern zu können, mussten auch die Organisationsstrukturen sowie Kommunikationsformen und -inhalte verändert werden. Aus der beschriebenen Forschungslage sowie eigenen problematischen Erfahrungen in der traditionellen Stationsarbeit wurde eine Reihe von Konsequenzen gezogen, für die eine Auffassung der „Visite als Dialog" konstitutiv ist. Zusammengefasst [nach Köhle et al. 1977, Fehlenberg et al. 1996, 2003, Köhle und Siol 2003] lassen sich im Wesentlichen folgende Zielsetzungen für das neue, integrative Visitenkonzept differenzieren:

- Dem Patienten soll in der Visite mehr *Gesprächsraum* eröffnet werden. Um den oft störenden Austausch von Informationen zwischen den Teammitgliedern während der Visite zu minimieren, werden die notwendigen Besprechungen aus der Visite ausgelagert und in eigene Vor- und Nachbesprechungen verlegt.
- Die Visite soll überwiegend *Wechselgespräch* zwischen dem visiteführenden Arzt und dem Patienten sein. Während der Arzt das Gespräch möglichst in Augenhöhe (Stuhl am Bett) mit dem Patienten führt, sind die übrigen Teammitglieder in größerem Abstand nur beobachtend beteiligt.

- Für kommunikative Beteiligungsformen (Fragen, Antworten, Behauptungen, Einwände usw.) sowie Themeninitiativen soll weitgehende *Chancengleichheit* bestehen. Hier sind *dysfunktionale* Asymmetrien zugunsten einer annähernd *symmetrischen* Kommunikation abzubauen [Westphale und Köhle 1982] (Kap. B7).
- Die Visite soll in den gesamten Behandlungsplan integriert als *therapeutische* Visite geführt werden. Hier können im Sinne der von Balint und Norell [1975] entwickelten „Sprechstundentherapie" auch psychotherapeutische Interventionen genutzt werden. Je nach Indikation werden mehr *emotional unterstützende* oder mehr *konfrontierende* Interventionsformen gewählt.

In einer umfangreichen Begleitforschung ist die Visitenkommunikation auf der Ulmer Modellstation hinreichend evaluiert worden, um verallgemeinernde Schlüsse ziehen zu können [Raspe und Köhle 1982, Bliesener und Köhle 1986, Fehlenberg et al. 1996, 2003, Köhle und Siol 2003]. Hier soll im Wesentlichen auf die vergleichenden Untersuchungsergebnisse zu den bereits dargestellten Gesprächsparametern verwiesen werden (Abb. C8.1a-e).

8.3.3 Evaluation

Gegenüber der traditionellen Stationsvisite konnten auf der Ulmer Modellstation zu allen Gesprächsparametern erhebliche *Verbesserungen* verzeichnet werden. So ist etwa das auch in der Patientenbefragung oft beklagte Phänomen der „Kommunikation über den Kopf des Patienten hinweg" fast vollständig ausgeräumt worden, indem der visiteführende Arzt seine Gesprächsaufmerksamkeit fast ganz (97%) auf den Patienten richtete (Abb. 1c). Der Anteil indirekter Information sank von 59% auf 3% und der Anteil ausweichender Antworten von 36% auf 16% im Falle günstiger Prognose und von 92% auf 15% im Falle ungünstiger Prognose (Abb. C8.1d-e). Der Patient wurde aber nicht nur in seiner *Hörerrolle* direkter adressiert und bei der Informationssuche häufiger mit angemessenen Antworten bedacht, sondern er konnte auch seine *Sprecherrolle* aktiver wahrnehmen: Er kam absolut und relativ mehr zu Wort, indem die Visitendauer sich von 3,5 auf 6,7 min. erhöhte und sich der Gesprächsanteil von 30% auf 45% steigerte (Abb. C8.1a-b).

Verweisen bereits diese quantitativen Befunde auf eine Verbesserung der *Dialogchancen* in der Visite, so konnte in anderen Untersuchungen bestätigt werden, dass die Patienten die Verbesserung im *Gesprächserleben subjektiv* auch wahrnehmen. Diese Verbesserung erstreckte sich ebenso auf die weiteren Zielsetzungen des integrativen Visitenkonzepts, die die *emotiven* und *therapeutischen* Gesprächseigenschaften betrafen [Fehlenberg et al. 1982, 1996, 2003, Fehlenberg 1987]. Obwohl es in diesen quantitativen Untersuchungen vor allem um den Nachweis einer Gesamtverbesserung der Ulmer

Visitenpraxis ging, verwiesen die Befunde auf erhebliche Variationen hinsichtlich des Gesprächsverhaltens einzelner Ärzte (ebd.). Diese Unterschiede wurden auch in qualitativen Untersuchungen deutlich [Bliesener und Köhle 1986], in denen die individuellen Ansätze und Schwierigkeiten der Ärzte bei der Umsetzung des neuen Visitenkonzepts gesprächsanalytisch aufgezeigt wurden.

Eine Konsequenz, die nach dem heutigen Stand der Forschung aus den Befunden der vergleichenden Untersuchungen zur traditionellen Visite und dem Ulmer Stationskonzept zu ziehen ist, besteht darin, dass die eröffneten Dialogchancen stärker für *narrative* Kommunikationsformen zur erlebnisnahen Selbstexploration des Patienten zu nutzen sind, was vom Arzt nicht nur mehr geduldet als vielmehr durch aktives Zuhören gefördert werden sollte.

8.4 Erzählen in der Visite

8.4.1 Narrative Medizin

Die besondere Bedeutung von Narrativen als elementare *Verständigungsform* ist sowohl in der empirisch fundierten Therapiegesprächsforschung [Labov und Fanshel 1977, Luborsky 1988, Boothe 1994] als auch in der Forschung zur medizinischen Kommunikation im engeren Sinne erkannt worden [Smith und Hoppe 1991, Brody 1994, Engel 1997, Koerfer et al. 2000]. Inzwischen wird hier in Analogie zur „evidence based medicine" paradigmatisch für eine *„narrative based medicine"* plädiert [Greenhalgh und Hurwitz 1998]. Gemeinsam ist diesen Ansätzen einer narrativen Medizin die Einsicht in die Alltagsnähe dieser Kommunikationsform, die mehr und andere Arten von Informationen liefern kann als dies durch die bloße Beantwortung eines professionell-terminologisch bestimmten Fragen-Katalogs des Arztes möglich ist. Diese spezifische *Erkenntnisfunktion* des *Erzählens* gegenüber dem begrifflichen Unterscheiden ist von Ritschel [1991] in der folgenden Weise betont und hierarchisiert worden: „Freilich bietet der Modus des Erzählens keinen Ersatz für saubere *Begriffe* und klare Unterscheidungen. Das Erzählen ist aber als eine Form des Sprechens (und Hörens) erkannt worden, die noch sozusagen ‚unterhalb' der Begriffe, an der Basis, hart an der Wirklichkeit seine Funktion hat. Es ist, wenn man so will, der Wirklichkeit näher als der Begriff." Insgesamt liefert der narrative Ansatz einen ausgezeichneten Zugang zu individuellen Informationen, insbesondere solchen mit *emotionalen* Einstellungen (wie Ängsten, Hoffnungen, Befürchtungen), die vom Patienten nicht ohne weiteres *auf den Begriff* gebracht und auch vom Arzt nicht ohne weiteres durch begriffliches Fragen erschlossen werden können, sondern spezifisch an die sprachliche und interaktive Form des *Erzählens* gebunden sind.

Die Differenz zwischen einem *interrogativen* und einem *narrativen* Interviewstil ist von Engel [1997] auf folgenden Nenner gebracht worden: „Interrogation generates defensiveness, narration encourages intimacy". Entsprechend sollte der Arzt anstelle von Fragebatterien verstärkt über *aktives Zuhören* in der Funktion von *Erzähleinladungen* versuchen, etwas über die *Lebens- und Wertgeschichte* des Patienten zu erfahren, die auch über Angst- und Wunscherzählungen („Meine Angst vor dem nächsten Anfall", „Mein Leben ohne Schmerzen", „Meine Berufspläne nach der Krankenhausentlassung") zu erschließen ist. Auf diese Weise entwickeln Arzt und Patient eine gemeinsame Interaktionsgeschichte mit *narrativen* Bindungen, über die persönliche, lebensgeschichtlich relevante Informationen transportiert werden, deren geteilte Kenntnis (shared knowledge) zuallererst eine gemeinsame Entscheidungsfindung (shared decision making) erlaubt (s. Kap. B7), über die Arzt und Patient ihre *gemeinsame Wirklichkeit* [von Uexküll und Wesiack 2003] für die Dauer ihrer Beziehung gemeinsam *verantworten* können.

8.4.2 Gemeinsame Konstruktion von Krankengeschichten

Die Herstellung einer gemeinsamen Wirklichkeit bleibt jedoch ein interaktiver Prozess auf Probe und ist insofern nicht abschließbar gegen neue Entwicklungen. Dies hängt nicht zuletzt mit der Zirkularität von Lebensgeschichten und Lebensentwürfen zusammen, deren Irritation durch kritische Lebensereignisse die Vergangenheit und Zukunft in neuem Licht erscheinen lässt, was zu neuen Lebensentwürfen und neuen Geschichten führen kann, die wiederum Material für neue Erzählungen werden usw. Geschichten werden aus vielen Anlässen und zu vielen Zwecken (der Unterhaltung, Entlastung, Selbstdarstellung, Wertung, Information usw.) erzählt. Patientenerzählungen unterscheiden sich nach Form, Funktion und Inhalten nicht prinzipiell von Alltagserzählungen [Koerfer et al. 2000, Gülich, Hausendorf 2001, Quasthoff 2001, Lucius-Hoene und Deppermann 2002]. Dennoch unterliegen Erzählungen in der Dialogsituation mit dem Arzt besonderen Bedingungen, die mit der Erkrankung unmittelbar zu tun haben, deretwegen der Patient als Erzähler die *empathische* Resonanz eines professionellen *Zuhörers* sucht, von dem er sich *Hilfe* verspricht.

Nach Brody [1994] ist davon auszugehen, dass Patientengeschichten in der Regel nicht in singulären Akten einmaligen Erzählens rekonstruiert werden können, sondern dass es der *gemeinsamen Konstruktion* zwischen Patient und Arzt bedarf („joint construction of narrative"). Mit dieser gemeinsamen Konstruktion wird möglicherweise eine für den Patienten lebensgeschichtlich relevante Neuorientierung („new story") eingeleitet, mit der der Heilungsprozess überhaupt erst befördert werden kann. Patienten bringen mit ihrer Hilfsbedürftigkeit ihre Geschichte in der Interaktion mit dem Arzt eben zweckbestimmt ein, so etwa nach Brody [1994] mit dem Appell: „My story is broken; can you help me fix it?". Insofern werden Patientengeschichten nicht nur retrospektiv, sondern auch prospektiv erzählt, sie dienen nicht nur der *Selbstauslegung* qua erinnerter Erfahrung, sondern neuen *Selbst- und Lebensentwürfen* qua vorgestelltem Erleben. In der Einzelfallstudie einer Oberarztvisite soll die gemeinsame Konstruktion eines Lebensnarrativs im Dialog mit dem Patienten nachgezeichnet werden.

8.4.3 „Ich bin nur gesund, wenn ich kann schaffe"

Um die *gemeinsamen Kontruktionsleistungen* von Arzt und Patient an diesem Lebensnarrativ zu erkennen, soll die Interaktionsgeschichte der beiden, die in die normale wöchentliche Oberarzt-Visite integriert war und dabei nicht mehr als den üblichen Rahmen der berühmten „Fünf Minuten pro Patient" [Balint und Norell 1970] beansprucht, in ihrer sequenziellen und phasenspezifischen Entwicklung betrachtet werden. Die fragliche Oberarztvisite kann hier jedoch ebenso nur verkürzt wiedergegeben werden wie die Vorgeschichte einer vorausgehenden Visite, auf die sich beide Interaktionspartner beziehen. Wir bedienen uns eines abkürzenden Darstellungs- und Analyseverfahrens, dessen methodische Schritte hier jeweils nur in Zwischenbilanzen resümiert werden können. In einem quasi-experimentellen Verfahren der Gesprächsmanipulation, bei der sich mithilfe der Methode der Weglass-, Ergänzungs- und Umstellungsprobe die sinnkonstitutiven Sprachelemente von Kommunikation ermitteln lassen, werden in einer vergleichenden Analyse die möglichen Alternativen einem Sinnkohärenztest unterzogen.

Das hier auf dialogische Kommunikation angewandte Verfahren ähnelt der Konstituentenstrukturanalyse, wie sie in der Linguistik für die Analyse von Sätzen gebräuchlich ist; es wurde auch schon von Rogers [1985] verwendet, der über die Weglassprobe von Therapeuteninterventionen die Non-Direktivität von Therapiegesprächen zu erschließen suchte, in denen die verbleibenden Patientenäußerungen auf ihre Sinnkohärenz überprüft wurden [Koerfer et al. 1996]. Wir wenden diese Methode im Folgenden auf einer sowohl makro- als auch mikroanalytischen Betrachtungsebene an, um für die besonderen Dialogstrukturen der Visitenkommunikation zu sensibilisieren.

8.4.3.1 Eröffnung und Untersuchung

Der Patient wurde wegen einer Lungenembolie und einer Beinvenenthrombose stationär aufgenommen. Zuletzt hatte er über eine depressive Verstimmung geklagt und auch Suizidideen geäußert. Nach der Begrüßung und der Klärung des Allgemeinbefindens (es geht schon) und der aktuellen Schmerzfreiheit (ich hab keine Schmerzen jetzt nix mehr) nimmt der Arzt mit jeweils einleitenden Worten zwei körperliche Untersuchungen vor, indem er zunächst die Lunge abhört und dann das linke Bein untersucht, das gegenüber der Voruntersuchung jetzt keine Beschwerden mehr macht (es tut gar nimmer weh). Im Anschluss an diese körperliche Untersuchung des Beines werden dann im Sinne der Vervollständigung der Anamnese weitere Details exploriert, hier zunächst mit einer direkten Informationsfrage (Tragen Sie Gummistrümpfe?) zu Vorbehandlungen bzw. Maßnahmen, die das Bein (Venen) betreffen.

```
29 A:  <klappt Bettdecke wieder zurück> tragen Sie Gummistrümpfe? *
30 P:  ja schon seit * das mit dem Herz war * trag ich ständig * also
       jeden Tag *
31 A:  seit wann? *
32 P:  wie ich mit dem Herz hier war * in 71ziger *
33 A:  ja *
34 P:  und dann hat man angeordnet * dass ich Gummistrümpfe tragen
       soll * in der Zeit *
35 P:  hm *
36 P:  trage ich das * ständig *
37 A:  hm *
38 P:  also auch sonntags und immer * net * also am Tag * bei der Nacht
       nicht * bei der Nacht hab ich sie aus *
39 A:  und wenn Sie arbeiten auch? *
40 P:  wenn ich arbeite auch * ja
```

Mit der Beantwortung der Detailfragen des Arztes kann der Patient zugleich die Rationalität der damaligen Anordnung, die immerhin im eigenen Hause (sic) erfolgte (wie ich mit dem Herz hier war * in 71ziger), ebenso wie seines eigenen Krankheitsverhaltens (*compliance*) einbringen, das vom Arzt noch einmal vergewissernd (und wenn Sie arbeiten auch?) überprüft wird.

8.4.3.2 Transformation zur bio-psycho-sozialen Anamnese: vom Schmerz zum Narrativ

Mit dieser Vergewisserung eines rationalen Krankheitsverhaltens des Patienten könnte die Visite ebensogut *beendet* werden (Weglass- bzw. Ersetzungsprobe). Der Arzt könnte dieses Visitenende etwa mit dem Appell an den Patienten einleiten (im Sinne von *opening up closing*), er möge das bisher gezeigte vernünftige Verhalten fortsetzen (‚Nur weiter so …'), und ansonsten ein positives Resümee ziehen, indem er die beiderseits konstatierte Besserung als vorläufigen Abschluss eines guten Behandlungsverlaufs herausstellen und sich bis auf weiteres verabschieden würde.

So sehr ein solcher Gesprächsabschluss aufgrund der bisherigen Befundlage objektiv gerechtfertigt wäre, so wenig würde er dem *subjektiven* Anliegen des Patienten genügen können, dessen Klärungsbedarf sich weniger auf sein aktuelles körperliches Befinden hier und jetzt im Krankenhaus, sondern vielmehr auf *sein Leben danach* richtet. Dieses Patientenanliegen kommt überhaupt erst durch eine andere *Art der Gesprächsfortsetzung* zum Tragen, mit der der Arzt die bloße Besserung des körperlichen Befindens thematisch übersteigt. Dies tut der Arzt in mehreren Gesprächsschritten, in denen er behutsam und sukzessive eine *Transformation* von der rein biomedizinischen zur *biopsycho-sozialen Anamnese* vollzieht. Die Transformation gelingt jeweils ohne erkennbaren Bruch, indem der Arzt den Themenangeboten des Patienten folgt, die er zugleich erweitert. Es handelt sich um eine *kontinuierliche Themenprogression*, in der alte Themen (given) mit neuen Themen (new) verknüpft werden. Die Themen fallen nicht vom Himmel, sondern werden *interaktiv* in dem Sinn entfaltet, dass *ein Wort das andere gibt*. Dabei fungieren beide Gesprächspartner wechselseitig als Stichwortgeber, die sich das Material für die dialogische Konstruktion des Lebensnarrativs zuspielen, allerdings mit der schon in den Untersuchungssequenzen beobachtbaren Asymmetrie, dass der Patient wohl in der *passiven* Beteiligungsrolle verbliebe, wenn er vom Arzt nicht zur weiteren Themenentfaltung ermuntert würde.

"Was arbeiten Sie?"
Der Wechsel von der biomedizinischen zur biopsychosozialen Anamnese vollzieht sich in einem ersten Schritt durch eine einfache ärztliche Intervention, nämlich die Detailexploration zum Berufsleben des Patienten (41: was arbeiten Sie?). Wurde die Arbeit zuletzt nur unter dem biomedizinischen Aspekt zum Thema gemacht, inwieweit der Patient eine Verordnung (Stützstrümpfe) auch während der Arbeit befolgen könne (Zeile 39), so wird der Beruf jetzt nach *Inhalt* und *individueller Bedeutung* für den Patienten thematisiert.

```
41 A: was arbeiten Sie? *
42 P: ich hab halt ein Baugeschäft *
43 A: ein Baugeschäft? *
44 P: ja * mit die Kinder *
```

Auch hier muss der Patient erst „aus der Reserve gelockt" und durch die beiden nachfolgenden Interventionen (43/45) des Arztes zur weiteren Themenausführung jeweils ermuntert werden: Zunächst benutzt der Arzt eine einfache Technik des *aktiven Zuhörens*, nämlich die Wortwiederholung mit Frageintonation (ein Baugeschäft?), durch die im Sinne einer *Relevanzhochstufung* [Koerfer et al. 2000] das *Zuhörinteresse* besonders *markiert* wird, auf das der Patient mit einer Informationsergänzung (44:

ja * mit die Kinder) responsiv (ja) *reagiert*, die ohne die Intervention des Arztes (Weglassprobe) nicht oder zumindest nicht so zustande gekommen wäre.

Ohne hier einem Kommunikationsdeterminismus das Wort zu reden,[11] soll doch die Bedeutung dieser scheinbar „trivialen" Intervention für den weiteren Verlauf des Gesprächs hervorgehoben werden. Die Weglassprobe macht deutlich, dass das Gespräch möglicherweise in eine andere Richtung gelaufen wäre, wenn die Beteiligung der Kinder am Familienbetrieb nicht mehr erwähnt worden wäre, sodass die (alternativen) Arbeits- und Lebensperspektiven des Patienten zumindest an dieser Gesprächsstelle, die sich durch das besonders markierte Arztinteresse (ein Baugeschäft?) auszeichnet, nicht wie nachfolgend zum Thema hätten werden können.

„Das machen Sie nicht mehr allein?"

Die weitere Intervention (45: das machen Sie nicht mehr allein) ist komplexer, und zwar nach Form, Funktion und Wirkung. Offenbar trifft der Arzt hier mit seiner Intervention einen „Lebensnerv" des Patienten, der hier vehement und am Stück redend reagiert, ohne dass es einer weiteren Gesprächsermunterung bedürfte.

```
45 A:   das machen Sie nicht mehr allein * das macht Ihr Sohn schon *
        oder was-
46 P:   ja * die machen das schon * schon * das kann sicher auch sein *
        aber bis jetzt war der Vater halt immer der Vorangehende, ne *
        weil der Vater so so ein * wie soll ich denn sagen * so verrückt
        ist, ne * ohne Arbeit geht's nicht, ne *
```

Zentral in dieser zweiten Intervention ist das *thematische Schlüsselsymbol* „allein machen", mit dem das für den Patienten psychodynamisch bedeutsame Problem der *Autonomie* passgenau abgerufen wird, und zwar im bedrohlichen Kontext einer *Zeitperspektive* (nicht mehr) und *Realalternative* (das macht Ihr Sohn schon), in dem der Patient sich *kognitiv* und *emotiv* mit einem drohenden *Autonomieverlust* konfrontiert sieht. Die für den weiteren Gesprächsverlauf charakteristische affirmativ-adversative Reaktionsstruktur (ja [...] aber) [Koerfer 1979] verweist auf den *Ambivalenzkonflikt* des Patienten, der sich verbal zwischen Zustimmung (ja * die machen das schon) und Zurückweisung einer möglichen Präsupposition (aber bis jetzt war halt immer noch der Vater der Vorangehende) bewegt. Sowohl mit der Zeitperspektive (bis jetzt) als auch mit der spezifischen *Metapher* (der Vorangehende) wird vom Patienten, der sich hier selbst in der dritten Person einer sozialen Rolle anredet

---

11 In der Konversationsanalyse wird von „konditionellen Relevanzen" gesprochen, um die Bedingungsverhältnisse etwa bei Äußerungspaaren („adjacency pairs) verschiedener Sprecher im Dialog zu erfassen [Schegloff 1968].

(der Vater), zugleich die im Gespräch offenbar als notwendig erlebte *Imagearbeit* geleistet, mit der er in der Selbstdarstellung das „Gesicht zu wahren" sucht, vor sich selbst, seiner sozialen Umgebung und nicht zuletzt vor dem Arzt in der aktuellen Gesprächssituation.

„Dann soll man nicht verrückt spielen"
Der Ambivalenzkonflikt des Patienten manifestiert sich in einem weiteren Zugeständnis in der Selbstdarstellung, indem er wiederum in der dritten Person und zugleich zögerlich in der Formulierung (hesitation phenomena) Zweifel an der Rationalität seines eigenen Verhaltens einräumt (46: weil der Vater so so ein * wie soll ich denn sagen * so verrückt ist, ne * ohne Arbeit geht's nicht, ne). Gegenüber diesem letzten Patientenangebot, in dem sich der Patient in Sachen Arbeit als „Verrückter" darstellt, eröffnen sich für den Arzt nunmehr alternative (explorative, interpretative, konfrontative, edukative usw.) *Interventionsmöglichkeiten*, über deren *Passung* allerdings nicht ohne weitere Klärung der realen sozialen Lebensverhältnisse des Patienten entschieden werden kann, sollen ihm nicht einfach die den Interventionen inhärenten Lebensmodelle abstrakt übergestülpt werden.

Von daher übernimmt die Informationsfrage des Arztes (47: wie alt sind Sie jetzt) hier eine andere Funktion als die bloße Klärung des *biologischen* Lebensalters, nämlich eine *Sondierungsfunktion*, die in der Klärung des *sozialen* Rentenalters besteht, womit eine alltagsweltlich bedeutsame Voraussetzung für eine weitere Interventionsstrategie abgeklärt wird. Denn für den Fall, dass der Patient das Rentenalter erreicht oder überschritten hat, ergäben sich alternative Fortsetzungen, in denen etwa mit idiomatischen Wendungen der „Eintritt in den wohlverdienten Ruhestand" zum Thema gemacht werden könnte. Insofern die Sondierungsfrage des Arztes jedoch zu anderen „objektiven" Daten führt, ergeben sich andere thematische Fortsetzungsalternativen, die der Arzt mit der Exploration der *subjektiven Vorstellungen* des 61-jährigen Patienten ins Spiel bringt, indem er ihn mit der entsprechenden *Normativität gesellschaftlicher Erwartungen konfrontiert* (49: na ja * dann arbeitet man ja noch), die er ihm gleichsam zur subjektiven Gültigkeitsprüfung vorlegt.

```
47 A:  wie alt sind Sie jetzt *
48 P:  61 *
49 A:  61 * na ja * dann arbeitet man ja noch *
50 P:  na das is ja kla:r dass man noch arbeitet * man soll ja
       arbeiten, ne * aber wenn wenn jemand sagt ein Arzt gesagt
       hat, wenn jemand anschafft, dann soll er auch auf sich selbst
       was gebe * dann soll man nich verrückt spiele und trotzdem
       schaffe gehe * (␣ät ich schon)
51 A:  wie alt sind denn Ihre Söhne, Ihre Kinder? *
52 P:  ja der eine is 37/38 * und der andere 43ziger *
```

Wiederum reagiert der Patient mit der *Ambivalenz* einer verbalen Doppel-Struktur, deren affirmativer Teil eine markierte Zustimmung ist (das ist ja kla:r dass man noch arbeitet) und deren adversativer Teil (aber wenn wenn jemand sagt [...] dann soll man nicht verrückt spielen) in der Wiedergabe eines Gegenarguments einer Zitierautoriät (eines vorbehandelnden Arztes) besteht. Bevor der Oberarzt diesen Ambivalenzkonflikt (*wer nicht verrückt spielen soll,* spielt *offenbar verrückt*) aufnimmt und zur weiteren Bearbeitung an den Patienten zurückgibt, werden von ihm wiederum die nötigen Wissensvoraussetzungen zur Vorbereitung weiterer Interventionen geklärt, die den Status und die Funktion der Kinder betreffen, das heißt, es werden Erkundungen über reale Lebensverhältnisse eingezogen, die überhaupt erst realistische Schlussfolgerungen (Ablösemöglichkeiten und Entlastung durch Kinder – vgl. unten) zur Bearbeitung des Ambivalenzkonfliktes erlauben.

„Ich war schon mit 16 selbstständig"
Die bloße Thematisierung der Selbstständigkeit der Kinder durch den Arzt „provozieren" den Nachweis einer im Vergleich zu den Kindern noch größeren und vor allem früheren Selbstständigkeit des Patienten (= Autonomie). Der kritische Vergleich (ich früher – die heute) wird kontrastiv so geführt, dass es indirekt zu einer *Abwertung* der Kinder kommt, die erst im fortgeschrittenen Erwachsenenalter (54: heute schon groß) Selbstständigkeit mit seiner (Vaters) Hilfe und Vorarbeit erlangen konnten, und einer *Aufwertung* des Selbst, das alles schon früher und ohne fremde Hilfe (= Autarkie) gemeistert hat.

```
53 A:  dann sind die ja schon ganz selbstständig oder *
54 P:  jaah * also i:ch war schon * ich hab schon selbständig sein mit
       mit 16 Jahre * wie ich aus der Lehre bin komme, ne * und die sind
       ja heute schon groß *
```

Es sei dahingestellt, inwieweit hier ein *Generationenkonflikt* durchschlägt, wie er oft aus der Sicht der Kriegsgeneration formuliert wurde nach dem Motto: „Wir mussten alles mit unserer Hände Arbeit selbst aufbauen, während Euch alles in den Schoß fiel" – auch vielleicht Element eines *latenten Lebensnarrativs* dieses Patienten. Dazu passt auch das Vokabular aus der vorausgehenden Visite, in der ein für den Patienten typischer Jargon („abrackern" und „plagen") benutzt wird.

„Es geht auch ohne mich"
Die in den vorausgegangenen Sequenzen bereits zum Ausdruck gekommene Ambivalenz des Patienten schlägt in der folgenden Passage vollends durch, wenn der Arzt relativ offen und konfrontativ die Möglichkeit der beruflichen Entlastung des Patienten durch

seine Kinder (schon ganz ohne Sie) während der aktuellen Erkrankung (jetzt, wenn Sie krank sind) anspricht.

```
55 A: führen die das Geschäft schon ganz ohne Sie jetzt, wenn Sie
      krank sind *
56 P: ja ich merk schon, dass es auch geht ohne mich *
57 A: ja *
58 P: ich merk schon, dass es auch geht ohne mich*
```

An der *markierten* Reaktion (Wiederholung mit identischer Formulierung nach ärztlichem Hörersignal) lässt sich die *Relevanz* der Äußerung für den Patienten ablesen, der gleichsam mit diesem Zugeständnis einer Ablösung durch seine Kinder einen Autonomieverlust einräumen muss, wobei man zu „hören" meint, dass dieses Zugeständnis nur „schweren Herzens" gemacht wird.

„Dann bin ich abends glücklich"
Dies wird offenbar auch vom Arzt so gehört oder geschlossen, weswegen er an dieser Stelle die *Emotionen* des Patienten zu klären sucht – auch im Sinne einer *Selbstverständigung* des Patienten, der ja seinen Ambivalenzkonflikt (Autonomie vs. Hilfsbedürftigkeit = Abhängigkeit) lösen muss. Ohne einen suggestiven Erwartungsdruck aufzubauen, stellt der Arzt hier mit seiner Intervention eine echte *Alternative zur Wahl* („gern oder nicht so gern"), die der Patient frei entscheiden kann.

```
59 A: sehen Sie das gern oder net so gern *
60 P: i:ch? *
61 A: ja *
62 P: also offen gestanden * ich bin nur gesund * wenn ich kann
      schaffe * viel, viel, viel schaffe <ballt Fäuste> *
63 A: ja *
64 P: dann bin ich abends glücklich *
```

Auffällig ist zunächst die erstaunte Rückfrage des Patienten (60: betont: i:ch mit Frageintonation). Der Patient ist (oder spielt) hier überrascht (vielleicht um Zeit für seine Antwort zu finden). Nach einer besonderen Markierung, mit der der Patient seine Aufrichtigkeit als Person und den Wahrheitsgehalts seiner nachfolgenden Aussage *beteuert* (62: also offen gestanden), formuliert er dann sein eigentliches *Lebensmotto* (ich bin nur gesund * wenn ich kann schaffe * viel, viel, viel schaffe). Während die Gültigkeit dieses Lebensmottos für den bisherigen Lebenslauf außer Zweifel stand, wie der Patient durch ein konsistentes Lebensnarrativ glaubhaft zu versichern sucht, ist seine „Geschichte" in der jüngsten Zeit im Sinne von Brody [1994] jedoch so

„gebrochen", dass der Patient zur Stabilisierung seines Selbst einer spezifischen ärztlichen Hilfe bedarf: „My story is broken, can you help me fix it?". Dieser Hilfeappell übersteigt zweifellos die traditionelle biomedizinische Hilfegewährung in Richtung auf ein bio-pyscho-soziales Angebot des Helfens, bei dem *cure* und *care* verbunden sind.

8.4.3.3 Biopsychosoziale Themenprogression

Mit einer bio-psycho-sozialen, narrativ-basierten Medizin ist der Anspruch verbunden, die Krankengeschichte des Patienten im Zusammenwirken aller drei Komponenten des Modells zu rekonstruieren: „According to the biopsychosocial model, every patient has a story that demonstrates the interaction among the biological, psychological, and social components of his or her life" [Smith und Hoppe 1991]. Wird die Rekonstruktion der Patientengeschichte (*story*) in diesem Sinn ernsthaft verfolgt, dann muss sich diese ärztliche Gesprächshaltung im konkreten Gesprächsverlauf unter zwei Aspekten manifestieren: zum einen in der *Themenprogression* des Gesprächs, in dem biotische, psychische und soziale Themenkomplexe integriert werden, und zum anderen in spezifischen *Diskursformen*, die dem Erzählen (*story telling*) zumindest verwandt sind.

Unter beiden Aspekten lassen sich für das vorliegende Gespräch auf Mikro- und Makro-Ebenen jeweils kongruente Strukturen der Interaktions- und Themenentwicklung nach dem bio-psycho-sozialen Modell aufzeigen. Zunächst lässt sich die bio-psycho-soziale Themenprogression in einer makrostrukturellen Darstellung erkennen (Abb. C8.2), die nach der Methode der Weglassprobe durch eine Reduktion auf wenige für das Gespräch zentrale Inhaltswörter gewonnen wurde, die als *thematische Schlüsselsymbole* für biotische, psychische und soziale Themenkomplexe fungieren. Hier zeigt sich über den Gesamtverlauf des Gesprächs eine Bewegung von biotischen Themenkomplexen (*Schmerzen, Atmen, Stützstrümpfe*) über soziale Themenkomplexe (*Beruf, Alter, Kinder*) hin zu psychischen Themenkomplexen (*allein machen, verrückt spielen, groß sein, vorangehen, selbständig sein, gern sehen*), die zudem in spezifischen Kombinationen interaktiv verknüpft werden.

Bezeichnend für dieses Gespräch ist der große thematische Bogen, der auf engem Gesprächsraum vom *Schmerz* über die *Arbeit* zum *Glücklichsein* gespannt wird (Abb. C8.2). Wie an diesem Themenbogen deutlich wird, ist Gesundheit nicht nur nach der Definition der WHO [vgl. Anschütz 1988], sondern auch in diesem realen Fall mehr als die bloße Abwesenheit von körperlichen Beschwerden, vielmehr umfasst sie das *Wohlbefinden* des Patienten insgesamt. Dies manifestiert sich auch in der *subjektiven Theorie* des Patienten, der sich seiner persönlichen Bedingungen des Wohlbefindens (dann bin ich abends glücklich) wie auch seiner Risiken (verrückt spiele) ja durchaus bewusst ist, was er allerdings nicht ohne weiteres *zur Sprache bringen* kann. Diese kommunikative Öffnung gelingt schließlich nur dadurch, dass der Arzt den Patienten

	Biotisch	Psychisch	Sozial
09A		Wie geht's Ihnen denn?	
12P	Keine Schmerzen mehr		
12P		Bin schon zufrieden	
13A	Wie geht's Ihrem Atem?		
14P	Gut gut		
15A	[Untersuchung von Lunge und Bein]		
29A	Tragen Sie Gummistrümpfe?		
31P	Seit ich mit dem Herz hier war.		
39A	Wenn Sie arbeiten auch?		
40P	Wenn ich arbeite auch.		
41A			Was arbeiten Sie?
42P			Ich hab ein Baugeschäft, mit den Kindern
43A		Das machen Sie nicht mehr allein?	
44P		Ja, das machen die Kinder schon, aber bisher war ich der Vorangehende, weil der Vater so verrückt ist, ohne Arbeit geht's nicht	
47A			Wie alt sind Sie jetzt?
48P			61.
49A		Dann arbeitet man ja noch.	
50P		Na klar arbeitet man, aber man soll nicht verrückt spielen	
51A			Wie alt sind Ihre Kinder?
52P			38 und 43.
53A		Dann sind die ja schon ganz selbstständig, oder.	
54P		Ja also ich war schon mit 16 selbstständig	
55A		Führen die Kinder das Geschäft ohne Sie, wenn Sie krank sind?	
56P		Es geht auch ohne mich	
59A		Sehen Sie das gern?	
62P		Offen gestanden, ich bin nur gesund, wenn ich kann viel schaffen, dann bin ich glücklich.	

Abb. C8.2 Bio-psycho-soziale Themenprogression

mit seinen Interventionen *in ein Gespräch zu ziehen* vermag, in dem wiederum die Patientengeschichte in einer erlebnisnahen, *narrativen* Verständigungsform *zur Sprache kommen* kann.

8.4.3.4 Erzählen als Dialog

Im Allgemeinen wird das Erzählen als eine Großform der Kommunikation angesehen, die zwar in eine Dialogsituation eingebettet ist und interaktiv entwickelt wird, selbst aber wesentlich einem *primären* Sprecher zugeschrieben wird, auch wenn dieser als Erzähler auf einen mehr oder weniger *aktiven Hörer* angewiesen ist [Rehbein 1980, Koerfer et al. 2000, Quasthoff 2001]. Von daher erscheint eine Auffassung von *Erzählen als Dialog* zunächst als Paradoxie. Diese Paradoxie lässt sich jedenfalls für die Arzt-Patient-Kommunikation auflösen, wenn man das kommunikative Handeln des Arztes als *professionelle Konstruktionsbeteiligung* an Patientengeschichten im obigen Sinne von Brody versteht („joint construction of narrative"). Der Patient bleibt der Erzähler seiner Geschichte, die ohne den Arzt als Ko-Konstrukteur nicht zustande gekommen wäre. Die Erzählung führt möglicherweise gerade deswegen zu einer lebensgeschichtlich relevanten Neuorientierung („new story"), weil sie unter der Konstruktionsbeteiligung des Arztes erzählt wird.

Im vorliegenden Fall lassen sich die gemeinsamen Konstruktionsleistungen von Arzt und Patient erkennen, indem man entsprechend der eingangs beschriebenen Methode der Textstrukturerkennung die Sprecherrollen zunächst gegeneinander isoliert betrachtet, dann die Arztbeiträge in die Patientenbeiträge integriert und das Ergebnis einem Sinnkohärenztest unterzieht. An Beispielen illustriert heißt dies im Einzelnen: Die Frageaktivität (47) des Arztes (wie alt sind Sie jetzt) wird eliminiert und ihr propositionaler Gehalt wird in die Antwortaktivität (48) des Patienten integriert, sodass man ihn wie „im ganzen Satz" antworten lässt: Ich bin jetzt 61 Jahre alt, statt nur: 61. Ebenso wird die Frageaktivität (53) des Arztes (dann sind die ja schon ganz selbstständig) eliminiert und ihr propositionaler Gehalt in die affirmative Antwort (54) des Patienten (jaah) integriert. Im Sinnkohärenztest kann das affirmative jaah (nach Ersetzung durch Arzt-Proposition und Weglassprobe) wiederum als entbehrlich behandelt werden usw. Zuletzt werden mit kleineren Kommunikationseinheiten (Partikeln, Konjunktionen wie: *und, und dann, also, aber* usw.) die dialogischen Bezüge bei der Integration der Arzt- und Patientenäußerungen entsprechend sinnlogisch transformiert und diese Integration einer Ergänzungsprobe unterzogen. Kurzum: In einem Sinnstiftungsverfahren werden die (propositionalen Gehalte der) Arztbeiträge den Patientenbeiträgen produktiv zugerechnet und wird das ganze Konstrukt auf seine Sinnkohärenz als *Erzählung* (Abb. C8.3, nur rechte Spalte) getestet, in die die Arzt-Interventionen schließlich restlos aufgehen, ohne die die Erzählung jedoch nicht zustande gekommen wäre.

A–P	Arzt		Patient
41–42	was arbeiten Sie?		ich hab halt ein Baugeschäft *
43–44	ein Baugeschäft?	⇒	mit die Kinder *
45–46	das machen Sie nicht mehr allein * das macht Ihr Sohn schon * oder was	⇒	die machen das schon *allein* * das kann sicher auch sein * aber bis jetzt war der Vater immer der Vorangehende, ne * weil der Vater so ein * wie soll ich denn sagen * so verrückt ist, ne * ohne Arbeit geht's nicht, ne *
47–48	wie alt sind Sie jetzt? *	⇒	*also ich bin jetzt* 61 *Jahre alt* *
49–40	61 * na ja * dann arbeitet man ja noch *	⇒	*und* das ist ja klar dass man *dann* noch arbeitet * man soll ja arbeiten, ne * aber wenn wenn jemand sagt * ein Arzt gesagt hat, wenn jemand anschafft, dann soll er auch auf sich selbst was gebe * dann soll man nich verrückt spiele und trotzdem schaffe gehe *
51–52	wie alt sind denn Ihre Söhne, Ihre Kinder? *	⇒	*also* der eine *Sohn* is jetzt 38 * und der andere 43 *
53–54	dann sind die ja schon ganz selbstständig oder? *	⇒	*die Kinder sind also schon ganz selbstständig* * also ich war schon * ich hab schon selbstständig sein mit mit 16 Jahre * wie ich aus der Lehre bin komme, ne * und die sind ja heute schon groß *
55–56	führen die das Geschäft schon ganz ohne Sie jetzt, wenn Sie krank sind? *	⇒	*also die Kinder führen das Geschäft schon ganz ohne mich, wenn ich krank bin* * ich merk *also* schon, dass es auch geht ohne mich *
59–62	sehen Sie das gern oder net so gern? *	⇒	*und wenn man mich fragen würde, ob ich das gerne sehe oder nicht so gern, also offen* gestanden * ich bin nur gesund * wenn ich kann schaffe * viel, viel, viel schaffe <ballt die Fäuste> *
63–64	ja *	⇒	dann bin ich abends glücklich*

Abb. C8.3 Erzählen als Dialog

8.4.3.5 Lebensentwurf, Lebensverlauf und Lebensbewertung

Werden *Lebensbewertungen* als Zwischenbilanz oder als Gesamtbilanz gezogen, geschieht dies zumeist im Abgleich von *Lebensentwürfen* und realen *Lebensverläufen*, die sich gegenüber den ursprünglichen Erwartungen, Wünschen und Hoffnungen als mehr oder weniger kongruent erweisen können [Obliers 2002; Obliers und Vogel 1992]. In die *subjektive* Bewertung von Lebensereignissen oder Lebensverläufen gehen zugleich *normative* Bewertungsstandards ein, die bei allen individuellen, subgruppen- oder schichtspezifischen Ausprägungen als *kulturelle* Standards internalisiert sind. Erzähler können sich selbst (Selbst-Narrative) oder andere (Fremd-Narrative) zum Protagonisten der Erzählung machen. Die Protagonisten können in der Erzählung als Helden, Abenteurer, Komödianten, Glückspilze, Opfer, Versager, Schuldige usw. dargestellt werden. Folgt man der Typologie von Gergen [1998] zur Evaluationsfunktion von Erzählungen, dann lassen sich etwa *progressive* von *regressiven*, *tragische* von *komödienartigen* Erzählungen unterscheiden.

Diese Erzählungen können wiederum anhand von kritischen Lebensereignissen auf der Zeitachse und nach Aufs (plus) und Abs (minus) ausdifferenziert werden, sodass sich die Lebenskurven von Patienten anhand ihrer Erzählungen als spezifische Evaluationskurven darstellen lassen [Koerfer et al. 2000]. Im Falle unseres Patienten handelt es sich um ein progressiv-regessives Lebensnarrativ, das drei biografisch bedeutsame Zäsuren durch kritische Lebensereignisse enthält (Abb. C8.4), die der Patient unterschiedlich zu bewältigen verstand und die sich deswegen mit unterschiedlich negativen Ausschlägen in der Evaluationskurve niederschlagen.

Nimmt man alle Erzähldaten aus dieser und einer vorausgehenden, ähnlich strukturierten Visite zusammen, dann beginnt der Patient progressiv als Held, der sich trotz widriger Umstände („ohne Vater groß geworden") früh seine Existenz selbst aufbaut („mit 16 selbstständig", „geheiratet", „Haus gebaut"), kurz in die regressive Phase einer Opferrolle als Heimatvertriebener („fortgejagt worden") gerät, aus der er sich wieder progressiv als Held mit einer neuen Existenzgründung zur Unabhängigkeit („selbstständig") emporzuarbeiten („schaffen") versteht, bis er durch zweimalige Erkrankungen („Herz" 1971, „Atmen" 1973) erneut eine regressive Entwicklung mit ungewissem Ausgang zu nehmen droht, in der er zumindest jetzt schon in der eigenen Selbstwahrnehmung die Rolle des „vorangehenden" Helden verloren hat und nicht mehr der Herr über die Bedingungen seines „Glücklichseins" ist.

Gerade die letzte Selbstevalution des Patienten (wenn ich kann schaffe […] dann bin ich abends glücklich) rechtfertigt über den vom Patienten selbst nahe gelegten Umkehrschluss die Annahme einer *subjektiven Bewertungsskala* mit den Polen „Glücklich" (plus) – „Unglücklich" (minus), zwischen denen alle Momentaufnahmen des Lebens (vor allem in Abhängigkeit von der Arbeitsproduktivität) vom Patienten bewertet werden. Neben diesem leitenden, *salutogenetischen* Bewertungskonzept kommen weitere *evaluative Leitkonzepte* der *Autonomie, Hierarchie, Mobilität, Produktivität* und *Normativität* zum Tragen, mit denen teils konfligierende Akzente der Bewertung des bedrohlichen Lebensereignisses der Erkrankung gesetzt werden (Abb. C8.5), in denen der Ambivalenzkonflikt des Patienten zum Ausdruck kommt, wie dies abschließend noch einmal zusammengefasst werden soll.

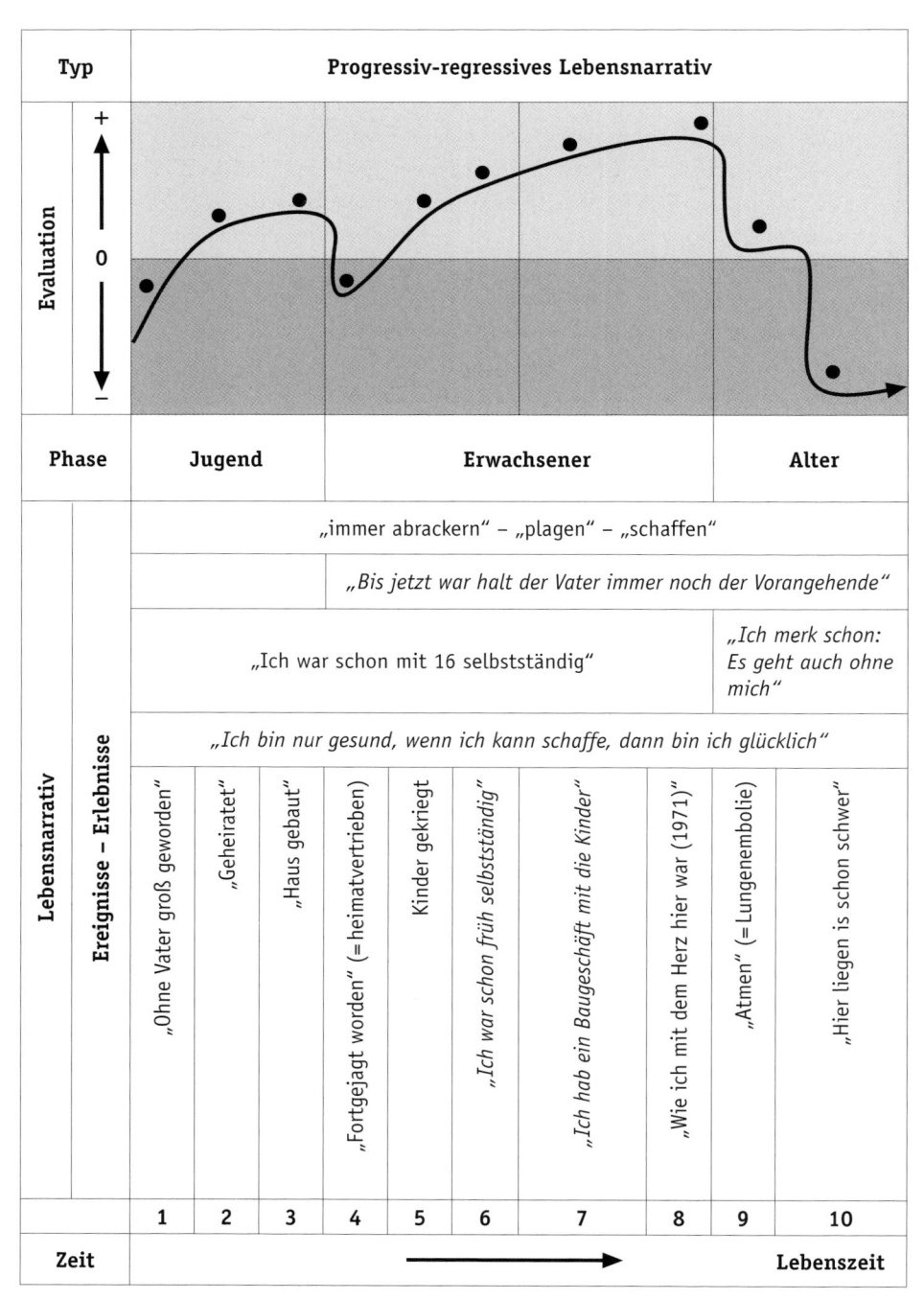

Typ	Progressiv-regressives Lebensnarrativ		
Evaluation			
Phase	Jugend	Erwachsener	Alter
Lebensnarrativ / Ereignisse – Erlebnisse	„immer abrackern" – „plagen" – „schaffen"		
		„Bis jetzt war halt der Vater immer noch der Vorangehende"	
	„Ich war schon mit 16 selbstständig"		„Ich merk schon: Es geht auch ohne mich"
	„Ich bin nur gesund, wenn ich kann schaffe, dann bin ich glücklich"		
	„Ohne Vater groß geworden" / „Geheiratet" / „Haus gebaut"	„Fortgejagt worden" (=heimatvertrieben) / Kinder gekriegt / „Ich war schon früh selbstständig" / „Ich hab ein Baugeschäft mit die Kinder" / „Wie ich mit dem Herz hier war (1971)"	„Atmen" (=Lungenembolie) / „Hier liegen is schon schwer"
	1 2 3	4 5 6 7 8	9 10
Zeit	→		Lebenszeit

Abb. C8.4 Lebensnarrativ: „Ich bin nur gesund, wenn ich kann schaffe"

Leitkonzepte	Polung	
	Positiv	Negativ
Autonomie	„Ich war schon mit 16 selbstständig"	„Ich merk schon, dass es auch geht ohne mich"
Hierarchie	„Bis jetzt war ich der Vorangehende"	*Ich werde der Zurückbleibende sein*
Mobilität	„Streben und vorwärtsmachen"	„Auf einmal da liegen, das ist schon schwer"
Produktivität	„Viel, viel viel schaffe"	„Nix mache"
Normalität	„Man soll nicht verrückt spiele und trotzdem schaffe"	„Der Vater (=ich) ist so verrückt – ohne Arbeit geht's nicht"
Salutogenese	„Ich bin nur gesund, wenn ich kann schaffe, dann bin ich glücklich"	*Ohne Arbeit werde ich krank und unglücklich*

Wörtliche Zitate sind in Anführungsstrichen, Schlussfolgerungen kursiv gesetzt

Abb. C8.5: Leitkonzepte der Lebensbewertung

Der *psychische* Konfliktstoff, den der Patient bislang nur mit großen Ambivalenzen bearbeiten kann, ergibt sich aus der *sozialen* Konfliktlage, die von Ferber [2003] für die kritische Lebenssituation bei schwer erkrankten Patienten beschrieben hat, die eine Entscheidung zwischen Fortsetzung und Beendigung ihres Arbeitslebens zu treffen haben. Diese Alternative stellt sich im vorliegenden Fall für den Patienten noch in Extremen, die er vor allem unter den Leitkonzepten der *Normalität* und *Mobiliät* bzw. *Produktivität* bewertet: Er weiß einerseits von sich, dass er wie ein „Verrückter" arbeitet, räumt andererseits gegensteuernde Maximen ein, deren Rationalität er mit ärztlichen Zitierautoritäten begründet (soll man nich verrückt spiele und trotzdem schaffe), und fürchtet zugleich den Stillstand des „Nichtstuns".

Weiterhin merkt oder ahnt der Patient bereits, seine Heldenrolle als „Vorangehender" (Hierarchie) im Familienbetrieb endgültig an seine Kinder abtreten zu müssen und damit seine früh erworbene „Selbstständigkeit" (Autonomie) zu verlieren. Gegen die mit der Erkrankung erlebte *Kränkung* hält er eine rigide, aus seiner Sicht *salutogenetische* Perspektive scheinbar noch kompromisslos aufrecht. Gerade die spezifisch salutogenetische Verbindung von Arbeit, Gesundheit und Glück (ich bin nur gesund * wenn ich kann schaffe * [...] dann bin ich abends glücklich) wird in dieser *Bedingungslosigkeit* („nur ... wenn ... dann") erst mit der ernsthaften Erkrankung in den Vordergrund der *subjektiven Theorie* des Patienten gerückt sein, der nunmehr einen für ihn leidvollen Prozess eines *Wertewandels* erfährt – so wie die idiomatische Wendung „Hauptsache gesund" zumeist erst dann an die Spitze einer individuellen Wertehierarchie rücken kann, wenn subjektiv gravierende, d. h. „lebenseinschneidende" Krankheitserfahrungen gemacht worden sind, durch die die Gewissheit von Gesundheit nachhaltig erschüttert wurde.

8.4.3.6 Zusammenfassung

Die „Besonderheiten" dieser Visite kommen insgesamt in den Blick, wenn man sie nochmals mit den Alternativen vergleicht, wie sie noch immer für den „normalen" Klinikalltag vorherrschend sein mögen. Die Visite hätte nach der körperlichen Untersuchung mit der Feststellung der Besserung des Patienten durchaus zur Zufriedenheit aller Beteiligten auch beendet werden können, ohne dass (letzte Weglassprobe) der nachfolgende, faktische Gesprächsverlauf unbedingt vermisst worden wäre.

Allerdings wäre die Chance einer hohen *Reflexivität* auf die Subjektivität des Kranken als Person verschenkt worden. Diese ist jedoch nicht zum Nulltarif zu haben. Die selbstreflexiven Einlassungen des Patienten sprudeln eben nicht von selbst, sondern müssen ihm vom Arzt erst mühsam und auf Umwegen „entlockt" werden – mit Formen des aktiven Zuhörens sowie mit explorativen, interpretativen oder konfrontativen Interventionen. Dabei kommen die subjektiven Leitkonzepte zur Lebensbewertung des Patienten zum Tragen, die ein fragiles semantisches Netzwerk bilden, das latent verfügbar und bewusstseinsnah sein mag, aber erst im Dialog mit dem Arzt „zur Sprache kommt", der dadurch an der *narrativen Selbstauslegung* des Patienten seinen *professionellen Anteil* hat.

8.5 Empfehlungen für die Praxis

Abschließend möchten wir eine Reihe von Empfehlungen für die Praxis geben, die sich in Auszügen an ein Manual zur ärztlichen Gesprächsführung und Diagnosemitteilung [Köhle et al. 2002] anlehnen, das bei Interesse angefordert werden kann (Fax: 0221–478 6261, E-Mail: karl.koehle@medizin.uni-koeln.de.). Die Empfehlungen sind nicht schematisch, sondern situationsangemessen und kontextsensitiv anzuwenden. So kann eine Maxime wie „Vermeide Unterbrechungen" verletzt werden, um höher geordneten Maximen der Verständnissicherung folgen zu können. Wenn etwa „der rote Faden" abhanden zu kommen droht, sollte das gemeinsame Verstehen rechtzeitig durch Verständnisfragen gesichert werden, die Vorrang haben, um den Reibungsverlusten missverständlicher Kommunikation vorzubeugen. Ebenso ist die spontane empathische Antwort einem abwartenden, unterbrechungsvermeidenden Gesprächsverhalten vorzuziehen, das der Dialogizität von Kommunikation entgegenstehen kann. Insgesamt gilt, dass der Dialog zwischen Arzt und Patient so alltagsnah wie möglich und so professionell wie nötig zu führen ist.

Anliegen anhören	Emotionen zulassen	Details explorieren
Erzählen fördern – Rückmeldung geben ▪ Hörersignale *hm, ja,* Nicken, Blickkontakt ▪ Unterbrechungen vermeiden, Pausen tolerieren ▪ Freie Themenentfaltung zulassen **Aktiv zuhören – Verbal unterstützen** ▪ Offen fragen *„Wie kam das?"* ▪ Zum Weitersprechen ermutigen ▪ Äußerungen wörtlich wiederholen ▪ Äußerungen paraphrasieren **Verständnis sichern** ▪ Rückfragen *„Versteh ich Sie richtig, dass ...?"* ▪ Zusammenfassen	**Empathisch antworten** ▪ Angemessen Hilfe und Trost anbieten *„Ich kann Sie beruhigen, weil ..."* ▪ Belastungen und Bewältigung anerkennen *„Da haben Sie aber viel mitgemacht"* **Emotionale Öffnung fördern** ▪ Ansprechen *„Nehme ich richtig wahr, dass ..."* ▪ Benennen *„Das macht Sie dann traurig"* ▪ Klären *„Wie fühlen Sie sich dann?"* ▪ Interpretieren *„Ihre Angst kommt von ..."*	**Beschwerde-Dimensionen erfragen** ▪ Lokalisation und Ausstrahlung ▪ Qualität *„Welchen Charakter ..."* ▪ Intensität *„Wie stark ...?"* (Skala 0–10) ▪ Funktionsstörung/Behinderung *„Wieweit sind Sie dadurch beeinträchtigt?"* ▪ Begleitzeichen *„Haben Sie dabei auch ...?"* ▪ Zeit (Beginn, Verlauf, Dauer) ▪ Kondition *„In welcher Situation tritt das auf?"* **Subjektive Vorstellungen explorieren** ▪ Konzepte *„Was stellen Sie sich darunter vor?"* ▪ Erklärungen *„Sehen Sie selbst Ursachen dafür?"* **Anamnese vervollständigen** ▪ Systeme *(„Von Kopf bis Fuß")* ▪ Allgemeinbefinden, Schlaf/Noxen, Pharmaka ▪ Frühere Erkrankungen, Vorbehandlungen ▪ Familiäre Erkrankungen, Risikofaktoren ▪ Familie, Freunde, Beruf, Finanzen etc. ▪ Auf Lücken zurückkommen *„Sie ließen bisher unerwähnt ..."*

Abb. C8.6: Empfehlungen zur ärztlichen Gesprächsführung

Literatur

Anschütz, F.: Ärztliches Handeln. Wissenschaftliche Buchgesellschaft, Darmstadt 1988
Balint, E., Norell, J.S. (Hrsg.): Fünf Minuten pro Patient. Frankfurt 1975 (Orig. 1970)
Bliesener, T., Köhle, K.: Die ärztliche Visite. Chance zum Gespräch. Westdeutscher Verlag, Opladen 1986
Bliesener, Th.: Erzählen unerwünscht. In: Erzählen im Alltag, S. 143–178. Ehlich, K. (Hrsg.). Suhrkamp, Frankfurt/M. 1980
Bliesener; Th.: Die Visite – ein verhinderter Dialog. Narr, Tübingen 1982
Boothe, B.: Der Patient als Erzähler in der Psychotherapie. Vandenhoeck & Ruprecht, Göttingen 1994
Brody, H.: „My Story Is Broken; Can You Help Me Fix It?" Medical Ethics and the Joint Construction of Narrative. Literat. Med. 13 (1), 81–92 (1994)
Engel, G.L.: From Biomedical to Biopsychosocial. Psychother. Psychosom. 66, 57–62 (1997)
Fehlenberg, D.: Die empirische Analyse der Visitenkommunikation: Institutionskritik und Ansätze für eine reflektierte Veränderung institutioneller Praxis. Osnabr. Beitr. Sprachwiss. 24, 29–56 (1983)
Fehlenberg, D.: Kommunikation zwischen Arzt und Patient. Brockmeyer, Bochum 1987
Fehlenberg, D., Simons, C., Köhle, K.: Ansätze zur quantitativen Untersuchung ärztlicher Interventionen im Visitengespräch. In: Das Gespräch während der ärztlichen Visite. Empirische Untersuchungen, S. 232–248. Köhle, K., Raspe, H.-H. (Hrsg.). Urban und Schwarzenberg, München 1982
Fehlenberg, D., Simons, C., Köhle, K.: Die Krankenvisite – Probleme der traditionellen Stationsvisite und Veränderungen im Rahmen eines psychosomatischen Behandlungskonzepts. In: Uexküll Psychosomatische Medizin (5. Aufl.), S. 389–408. Adler, R., Herrmann, J.M., Köhle, K., Schonecke, O.W., Uexküll, Th. V., Wesiack, W. (Hrsg.), Urban & Schwarzenberg, München 1996
Fehlenberg, D., Simons, C., Köhle, K.: Die Krankenvisite – Chance für ein weiterführendes ärztliches Gespräch. In: Uexküll Psychosomatische Medizin. Modelle ärztlichen Denkens und Handelns (6. Aufl.), S. 445–456. Adler, R., Herrmann, J.M., Köhle, K., Langewitz, W., Schonecke, O.W., Uexküll, Th. V., Wesiack, W. (Hrsg.), Urban & Fischer, München, Jena 2003
Ferber, Chr. v.: Arbeit, Gesundheit und Krankheit. In: Uexküll Psychosomatische Medizin. Modelle ärztlichen Denkens und Handelns (6. Aufl.), S. 367–377. Adler, R., Herrmann, J.M., Köhle, K., Langewitz, W., Schonecke, O.W., Uexküll, Th. V., Wesiack, W. (Hrsg.), Urban & Fischer, München, Jena 2003
Gergen, K.J.: Erzählung, moralische Identität und historisches Bewusstsein. In: Erzählung, moralische Identität und historisches Bewusstsein, S. 170–202. Straub, J. (Hrsg.). Suhrkamp, Frankfurt/M. 1998
Greenhalgh, S., Hurwitz, B.: Why study narrative? In: Narrative based medicine. Dialogue and discourse in clinical practice, pp. 3–15. Greenhalgh, S., Hurwitz, B. (eds.). BMJ Books, London 1998
Gülich, E., Hausendorf, H.: Vertextungsmuster Narration. In: Text- und Gesprächslinguistik – Linguistics of text and conversation (1. Halbband, Vol. 1), S. 369–385. Brinker, K., Antos, G., Heinemann, W., Sager, S. F. (Hrsg.). Walter de Gruyter, Berlin, New York 2001
Häuser, W., Schwebius, Ph.: Vier Minuten pro Patient, eine Minute pro Angehörigen. Arzt-Patient-Angehörigen-Kommunikation in allgemeininternistischen Abteilungen. Psychother. Psychosom. Med. Psychol. 49, 168–170 (1999)
Koerfer, A.: Zur konversationellen Funktion von ‚ja aber'. In: Die Partikeln der deutschen Sprache, S. 14–29. Weydt, H. (Hrsg.). De Gruyter, Berlin, New York 1979
Koerfer, A., Köhle, K., Faber, J., Kaerger, H., Obliers, R.: Zwischen Verhören und Zuhören. In: Vom Ablichten zum Im-Bilde-Sein, S. 109–131. Bahrs, O., Fischer-Rosenthal, W., Szecsenyi, J. (Hrsg.). Königshausen & Neumann, Würzburg 1996
Koerfer, A., Köhle, K., Obliers, R.: Narrative in der Arzt-Patient-Kommunikation. Psychother. Soziol. 2 (2), 87–116 (2000)

Köhle, K., Böck, D., Grauhan, A. (Hrsg.). Die internistisch-psychosomatische Krankenstation. Ein Werkstattbericht. Editiones Roche, Basel 1977

Köhle, K., Raspe, H.-H. (Hrsg.): Das Gespräch während der ärztlichen Visite Empirische Untersuchungen. Urban und Schwarzenberg, München 1982

Köhle, K. et al.: Manual zur ärztlichen Gesprächsführung und Mitteilung schwerwiegender Diagnosen. (2. Aufl.) Köln 2002. (Kann bei Interesse angefordert werden, fax: 0221–478 6261, E-Mail: karl.koehle@medizin.uni-koeln.de)

Köhle, K., Siol, T.: Zur Versorgungssituation von Patienten mit psychischen und psychosomatischen Störungen. In: Uexküll Psychosomatische Medizin. Modelle ärztlichen Denkens und Handelns (6. Aufl.), S. 567–575. Adler, R., Herrmann, J.M., Köhle, K., Langewitz, W., Schonecke, O.W., Uexküll, Th. V., Wesiack, W. (Hrsg.). Urban & Fischer, München, Jena 2003

Labov, W., Fanshel, D.: Therapeutic discourse. Psychotherapy as conversation. Academic Press, New York 1977

Langewitz, W., Eich, Ph., Kiss, A., Wössmer, B.: Improving communication skills – a randomized controlled behaviorally oriented intervention study residents in Internal Medicine. Psychosom. Med. 60, 268–276 (1998)

Langewitz, W., Conen, D., Nübling & Weber, H.: Kommunikation ist wesentlich – Defizite der Betreuung im Krankenhaus aus der Sicht von Patienten und Patientinnen. Psychother Psych med 52, 348–354 (2002)

Luborsky, L.: Einführung in die analytische Psychotherapie. Springer, Berlin 1988

Lucis-Hoene, G., Deppermann, A.: Rekonstruktion narrativer Identität.Leske & Buderich, Opladen 2002

Mishler, E.G.: The discourse of medicine: Dialectics of medical interviews. Ablex, Norwood 1984

Nothdurft, W.: Zur Undurchlässigkeit von Krankenhaus-Visiten. In: Das Gespräch während der ärztlichen Visite. Empirische Untersuchungen, S. 23–35. Köhle, K., Raspe, H.-H. (Hrsg.). Urban und Schwarzenberg, München 1982

Obliers, R.: Subjektive Welten. Identitätsentwürfe und Prognosen. VAS – Verlag für Akademische Schriften, Frankfurt/M 2002

Obliers, R., Vogel, G.: Subjektive Autobiographie-Theorien als Indikatoren mentaler Selbstkonfiguration. In: Struktur-Lege-Verfahren als Dialog-Konsens-Methodik, S. 296–332. Scheele, B. (Hrsg.). Aschendorff, Münster 1992

Ott, R.: Die Stationsvisite – quantitative und qualitative Analyse internistisch-geriatrischer Visitengespräche und Konsequenzen für den Klinikalltag. Lit Verlag, Münster 1996

Putnam, S., Stiles, W., Jacob, M., James, Sh.: Teaching the medical interview: An intervention study. Intern. Med. 3, 38–47 (1988)

Quasthoff-Hartmann, U.M.: Frageaktivitäten von Patienten in Visitengesprächen: Konversationstechnische und diskursstrukturelle Bedingungen. In: Das Gespräch während der ärztlichen Visite. Empirische Untersuchungen, S. 70–101. Köhle, K., Raspe, H.-H. (Hrsg.). Urban und Schwarzenberg, München 1982

Quasthoff, U. M.: Erzählen als interaktive Gesprächsstruktur. In: Text- und Gesprächslinguistik – Linguistics of Text and Conversation, S. 1293–1309. Brinker, K., Antos, G., Heinemann, W., Sager, S. F. (Hrsg.). Walter de Gruyter, Berlin, New York 2001

Raspe, H.-H.: Aufklärung und Information im Krankenhaus. Verlag für Medizinische Psychologie, Göttingen 1983

Rehbein, J.: Sequentielles Erzählen. In: Erzählen im Alltag, S. 64–108. Ehlich, K. (Hrsg.). Suhrkamp, Frankfurt/Main 1980

Ritschel, D.: Das „Storykonzept" in der medizinischen Ethik. In: Güterabwägung in der Medizin, S. 156–167. Sass, H.-M. (Hrsg.). Springer, Berlin 1991

Rogers, C.R.: Die nicht-direktive Beratung. Fischer, Frankfurt am Main 1985 (Orig. 1942)

Schegloff, E.A.: Sequencing in conversational openings. In: Communication in face to face interaction, pp. 374–405. Laver, J., Hutcheson, S. (eds.). Penguin, Harmondsworth 1972 (Orig. 1968)

Siegrist, J.: Asymmetrische Kommunikation bei klinischen Visiten. In: Das Gespräch während der ärztlichen Visite. Empirische Untersuchungen, S. 16–22. Köhle, K., Raspe, H.-H. (Hrsg.). Urban & Schwarzenberg, München 1982

Smith, R.C., Hoppe, R.B.: The patient's story: Integrating the patient- and physician-centered approaches to interviewing. Ann. Intern, Med, 115, 470–477 (1991)

v. Uexküll, Th., Wesiack, W. Integrierte Medizin als Gesamtkonzept der Heilkunde: ein biopsycho-soziales Modell. In: Uexküll Psychosomatische Medizin. Modelle ärztlichen Denkens und Handelns (6. Aufl.), S. 3–42. Adler, R., Herrmann, J.M., Köhle, K., Langewitz, W., Schonecke, O.W., Uexküll, Th. V., Wesiack, W. (Hrsg.). Urban & Fischer, München, Jena 2003

Weber, H., Nübling, M., Jestädt, A.: Projekt VISCOM 2000. Visitenorganisation und Kommunikation. Empirische Untersuchung an einer internistischen Universitätsklinik des Kantonspitals Basel. Unveröffentlichter Projektbericht, Basel 2001

Westphale, C., Köhle, K.: Gesprächssituation und Informationsaustausch während der Visite auf einer internistisch-psychosomatischen Krankenstation. In: Das Gespräch während der ärztlichen Visite. Empirische Untersuchungen, S. 102–139. Köhle, K., Raspe, H.-H. (Hrsg.). Urban & Schwarzenberg, München 1982

9 Verbale Interaktion im Kollektiv

Andreas Ploeger

9.1 Einleitung

Die Arzt-Patient-Interaktion findet gewöhnlich im Setting einer Dyade, also zwischen Arzt und einer Patientin statt. Eine Gruppenarbeit dürfte auch in der psychosomatischen Frauenheilkunde, wie in den anderen medizinischen Disziplinen, welche die Gruppe (vgl. Homans 1950, Bales 1955) als Medium benutzen, ihre Bedeutung vor allem für die Therapie, weniger für die Diagnostik haben. Denn die Diagnosenstellung im engeren Sinne ist nur durch Interaktion mit einer Patientin, also im dyadischen Setting möglich. Nur hier, in der Exklusivität, welche die ärztliche Schweigepflicht begründet, kann die Patientin ein Vertrauen gegenüber dem Arzt und nur diesem gegenüber entwickeln, welche die Patientin zu höchst persönlichen und auch intimen Mitteilungen disponiert wie solchen aus der eigenen Lebensgeschichte, über die Entwicklung der Beschwerden, die Entstehung der Symptome, über die familiäre Situation, aber auch geheime Wünsche und Befürchtungen. Diagnosenstellung ist somit etwas höchst individuelles. Denn gewöhnlich werden derart persönliche Mitteilungen von Patienten in einer Gruppe mit anderen Patienten allenfalls erst dann geäußert, wenn im Zuge einer länger dauernden Gruppenpsychotherapie eine hohe Gruppenkohäsion entstanden ist. Gewiss kann der Arzt auch diagnostische Informationen aus dem Verhalten einzelner Patientinnen im Gruppensetting erfahren. Die primäre Diagnosenstellung ist auch unter psychosomatischen Aspekten in der Gynäkologie jedoch ausschließlich Sache der vertrauensvollen dyadischen Arzt-Patientin-Interaktion.

Man könnte nun schließen, dass die Gruppensituation im Rahmen der psychosomatischen Gynäkologie nur im Zuge therapeutischer (Gruppen-)Verfahren eine Bedeutung hat. Tatsache ist aber, dass ärztliche Interaktionen sich nicht nur in der Intimität des Arzt-Patientinnen-Gespräches oder in der Gruppenpsychotherapie ereignen, sondern dass der Arzt/die Ärztin in der Gynäkologie wie in allen ärztlichen Handlungsfeldern seinerseits in Gruppen arbeitet, sei es die Team-Gruppe einer Station, die Ärzteschaft einer Klinik oder einer Praxis oder auch die an einem Ort ansässigen oder zu einer ärztlichen Gesellschaft gehörenden Mitglieder. Ärztliche Tätigkeit verleitet also zu „verbaler Interaktion" in diversen kollektiven Situationen. Unser Thema „Verbale Interaktion im Kollektiv" ist für den vorliegenden Zusammenhang der psychosomatischen Gynäkologie also zu gliedern in:

Ärztliche Interaktion
- in den Institutionen „Klinik" und „Praxis"
- in der Gruppe des behandelnden Teams
- in Gruppen von Patientinnen
  – Class-Method (Klassen-Methode) [Pratt 1908], Gesprächskreise
  – Selbsthilfegruppen
  – Gruppenpsychotherapie
- bei Gruppenaktivitäten in der Weiterbildung
  – Selbsterfahrungsgruppen
  – Balint-Gruppen
  – Intervisionsgruppen
  – Supervisionsgruppen
  – Qualitätsgruppen (-zirkel)

9.2 Ärztliche Interaktion in den Institutionen „Klinik" und „Praxis"

Eine Klinik oder eine Praxis sind medizinische Einrichtungen, welche soziologisch dem Begriff „Institution" entsprechen. Wie eingangs dargelegt, werden die Interaktionen zwischen den Beteiligten innerhalb der Institution „Klinik" oder „Praxis (auch eines Labors oder Ähnlichem)aufgrund von staatlichen Gesetzen, berufsständien Vorschriften und einer innerbetrieblichen Satzung und durch entsprechende Verträge zwischen den Mitarbeitern und dem jeweiligen Träger der Einrichtung (Staat, Bundesland, Kommune, kirchliche oder private Träger) geregelt. Diese Regulatorien sind starr und für jede Person, welche in eine Position innerhalb der Klinik eintritt, verbindlich. Änderung dieser Grundsätze bedürfen im demokratischen Rechtsstaat eines Vorgangs, welcher sich entweder in bestimmenden Gremien, etwa Parlamenten oder einer ähnlichen Versammlung wie einem Aufsichtsrat, einem kirchlichen Gremium oder einer Vereinsversammlung abspielt. Trotz dieses Regelwerks laufen interaktionelle Prozesse auch innerhalb ein und derselben Klinik oder Praxis keineswegs immer gleichartig ab. Zwar wird die „Rolle" eines jeden Inhabers der verschiedenen Positionen in einer Institution, so auch einer Klinik oder einer Praxis, durch die regulativen Vorgaben bestimmt. Die tatsächliche Erfüllung dieser Rollenerwartung hängt aber wesentlich auch von der individuellen Wesensart, dem höchst persönlichen Erleben und Verhalten der jeweiligen Person ab, welche die einzelne Position in diesen Institutionen besetzt. Die genannten Vorschriften, welche die Interaktionen in einer Institution regeln, lassen auch tatsächlich einen mehr oder weniger breiten Spielraum offen, innerhalb dessen sich das Verhalten eines Inhabers einer bestimmten Position entfalten kann. So entsteht ein relativ breiter Spielraum, welcher dem Inhaber einer bestimmten Position ein Repertoire von Verhaltensmöglichkeiten zur Erfüllung seiner „Rolle" zugesteht. Die Regulatorien definieren so weniger das aktuelle Verhalten der Mitglieder einer Institution, sondern eher die Grenzen des Verhaltens in einer bestimmten Position. Werden diese Grenzen vom Inhaber der Position überschritten, dann „fällt er aus der Rolle".

Für die „verbale Interaktion" in einer Institution schlechthin, so insbesondere auch einer Klinik und Praxis ist es nun wesentlich, dass Interaktionen seitens der institutionellen Vorgaben, so den definierten Positionen, den unterschiedlichen Befugnissen in der Rangfolge und den Arbeitsweisen und Zielen der Institution, hier also bezüglich der ärztlichen Handlungen und therapeutischen Zielsetzungen eine ganz verschiedene Gewichtung erfahren, je nach dem von welcher Rangstufe die verbale Interaktion ausgeht. So erhält die Meinung eines Klinikchefs oder Praxisinhabers über ein therapeutisches Vorgehen bei einem bestimmten Patienten ein viel größeres Gewicht allein deswegen, weil diese verbale Interaktion vom „Chef" ausgeht im Vergleich zu derselben Meinung oder Handlungsempfehlung, wenn sie von einem Mitarbeiter desselben Ranges wie der Empfänger dieser Interaktion ausgehen würde. Dieser Unterschied wird durch die verschiedenartige Befugnis in Weisungsgabe und Weisungsbindung im Zuge der institutionellen Rangfolge begründet. Schlicht gesagt: Was der Chef sagt, gilt mehr als was ein Oberarzt sagt und was dieser sagt gilt mehr als das, was ein Assistent sagt. Schon in der unterschiedlichen Bezeichnung „Weisungsbefugnis" bzw. „Weisungsbindung" wird diese Abhängigkeit deutlich.

9.3 Ärztliche Interaktion in der Gruppe des behandelnden Teams

Diese schiefe Gewichtung aus der für das Funktionieren des gesamten Systems aufgrund der Außenverantwortung, welche der Chef trägt, zwar notwendigen Hierarchie mit ihrer Abstufung von Weisungsbefugnis und Weisungsbindung war in der Vergangenheit weit verbreitet. Sie wird einerseits durch eine stärkere Untergliederung von Gesamt-Kliniken in für jeweils unterschiedliche Aufgabenbereiche zuständige kleinere Einheiten mit Chefs gleichartiger Befugnis, andererseits aber auch durch so genannte „Kooperationsmodelle" gemildert. Unter diesem Begriff wird die Verpflichtung zur Diskussion über medizinische Sachverhalte und Notwendigkeiten auch zwischen unterschiedlich befugten Rangstufen in der ärztlichen Hierarchie einer Klinik verstanden.

Dies Prinzip ist in einem Kooperationsmodell der Psychiatrie am weitesten ausgeprägt. Unter dem Terminus „therapeutische Gemeinschaft" wurde dies in den 1960er-

Jahren aus USA und England [Jones 1952, 1967, Main 1946, 1977] kommend in Deutschland bekannt und praktiziert [Flegel 1965a und b, Ploeger 1972]. Zahlreiche Anteile dieses Prinzips werden auch gegenwärtig in der vollstationären und teilstationären Psychiatrie [Eikelmann et al. 1999] praktiziert, wenn auch nicht direkt unter diesem Terminus. Dies Prinzip dient hier weitgehend als Standard. Kompetenz rangiert dabei vor Position und Rang und Dialog rangiert vor Weisung.

Die Urväter der therapeutischen Gemeinschaft waren – so auch Jones – Psychoanalytiker. Deshalb versuchten sie die Motive der in einer Klinik tätigen Ärzte und Pflegekräfte zu untersuchen, welche zu diesem Dilemma führen. Sie erkannten als Hauptgrund die Wiederbelebung infantiler Abhängigkeit und daraus resultierender Kränkungen und Ängste aus der frühen Kindheit durch die Polarisierung in Dominanz und Abhängigkeit in der Institution „Klinik". Andererseits war klar, dass das Regime eine derartige Über- und Unterordnung schon wegen der Koordination der Tätigkeiten aller und der Ausrichtung auf das letztliche Ziel, die Heilung der Patienten, nicht einfach umgehen konnte.

Im Prinzip „therapeutische Gemeinschaft" fand sich ein Kompromiss, welcher sowohl der Notwendigkeit einer Lenkung des Ganzen auf das Ziel „Therapie der Patienten" hin als auch einer Optimierung der therapeutischen Massnahmen diente. Es galt, anstelle der autoritär gefärbten hierarchischen Regulative (vgl. Adorno 1950) eine Lenkung des sozialen Systems „Klinik" herbeizuführen, welche auf einem möglichst breiten Konsens aller Beteiligten unabhängig von der Zugehörigkeit zu den einzelnen Berufsgruppen und aller Rangstufen basiert. Hier und da wurde dieses Prinzip auch „demokratisch" genannt, ein Begriff, der wegen seiner Bedeutung in der Politik, aber auch, weil letztlich der Chef der jeweiligen Klinik Verantwortung für das trägt, was in seiner Klinik geschieht, fragwürdig erscheint. Entscheidend ist jedoch, dass die Kompetenz der im Team der Behandler Verbundenen und gemeinsam an der Behandlung der Patienten Beteiligten ohne Beeinträchtigung durch Weisungsgabe oder Weisungsbindung in die Entscheidung über das diagnostische oder therapeutisches Vorgehen einfließt. Dieses Vorgehen wird dadurch von einer breiten Zustimmung unter der Gruppe der Behandler, also seitens des „Teams", getragen.

Durch welche Struktur und durch welche Funktionen verwirklicht nun aber das Prinzip „therapeutischer Gemeinschaft" seine Ziele? Hier sei nur kurz erwähnt, dass eine hierarchische Ordnung (vgl. Parsons 1951) durchaus auch in einer nach diesem Prinzip arbeitenden Klinik besteht. Die letzte Verantwortung trägt auch hier der Chef. Die Mitarbeiter werden jedoch nicht nur „angewiesen", und auch nicht nur „gehört", sie werden vielmehr dialogisch an der Entscheidungsfindung beteiligt. Nur dadurch wird einerseits ihre Mitverantwortung begründet, andererseits wird aber auch ihr Wert als Kompetenzträger und auch ihre persönliche Eigenart in der Zuarbeit zur gemeinsamen Aufgabe gewürdigt. Für einen Chef kann das dabei notwendige Mehr an Zuwendung zu seinen Mitarbeitern durchaus zu mehr Zeit- und Energie-Aufwand führen. Denn es ist einfacher, „anzuordnen" als Kooperation im Zuhören und einen pluralistischen Dialog zur Entscheidungsfindung zu moderieren und mit eigener Meinung abzustimmen. Dennoch wird auch sein Mehraufwand durch mehr eigene Arbeitszufriedenheit belohnt.

Aus allem wird ersichtlich, dass das Prinzip der therapeutischen Gemeinschaft nachdrücklich die Wahrnehmung psychogenetischer Komponenten einer Erkrankung begünstigt, ein Gesichtspunkt, welcher auch für die verbale Interaktion in der psychosomatischen Gynäkologie bedeutsam ist.

9.4 Ärztliche Interaktion in Gruppen von Patientinnen

Ein Arzt/Ärztin kann auf verschiedenen Stufen eines Kollektivs, dem der „Menge", d. h. einem Kollektiv von Personen, die zwar aus einem bestimmten Grund an einem bestimmten Ort gleichzeitig anwesend sind ohne untereinander in Interaktion zu treten, oder auf der Stufe der „Gruppe" also eines Interaktionssystems einer überschaubaren Anzahl von Personen, therapeutisch aktiv werden.

9.4.1 Class-Method (Klassen-Methode), Gesprächskreise

Der Beginn der Gruppenpsychotherapie wird gewöhnlich auf 1911 datiert, als ein amerikanischer Arzt namens Pratt [1908] in Boston die so genannte „Klassen-Methode" (Class-Method) betrieb. Genau gesehen war die Patientenschaft nicht „Gruppe" im Sinne eines Interaktionssystems. Denn Pratt unterrichtete ein Kollektiv von Patienten mit Tuberkulose wie eine Schulklasse (daher „Klassen-Methode"), um ihnen hygienisch und therapeutisch hilfreiches Verhalten gegen ihre Erkrankung zu vermitteln. Die Patienten des Kollektivs traten dabei höchstens beiläufig untereinander in Kontakt, bildeten also eher eine „Menge". Ein derartiges Vorgehen wird heute eher als „Gesprächskreis" bezeichnet. Unter einem Gesprächskreis versteht man die Zusammenkunft von Patientinnen mit der gleichen Erkrankung, etwa Brustkrebs, in Gegenwart eines Arztes, welcher Anliegen und Befürchtungen wahrnimmt und therapeutische Maßnahmen diesen Patientinnen in Frage und Antwort [Neises 2001] vermittelt. In diesen Gesprächskreisen wird also verbale Interaktion zwischen Arzt und Patientinnen vor allem als ein Weg zur Information der Patientinnen benutzt.

9.4.2 Selbsthilfegruppen

Als „Selbsthilfegruppe" wird ein Kollektiv gleichartig Erkrankter bezeichnet, die sich zunächst ohne Arzt zusammenfinden, um Erfahrungen mit ihrer Erkrankung auszutauschen. Hier ist neben dem Informationsaustausch das sich einem jeden mitteilende Gefühl von Solidarität eine wesentliche Stütze. Erste Selbsthilfegruppen gab es unter Alkoholkranken. Ihr Ziel war die Bewältigung ihrer stoffgebundenen Abhängigkeit. Bald zeigte sich, dass diese Gruppen noch mehr Erfolg hatten als Therapiegruppen für Alkoholiker unter ärztlicher Leitung. Bis heute spielen die sich als „Anonyme Alkoholiker A. A." bezeichnenden Gruppen weltweit eine sehr hilfreiche Rolle in der Bekämpfung der Alkoholabhängigkeit. Inzwischen haben sich Selbsthilfegruppen für zahlreiche Erkrankungen gebildet. So gibt es schon länger die „Anonymen Neurotiker", es gibt Selbsthilfegruppen aber auch für Patienten mit anderen chronischen Erkrankungen, wie Multiple Sklerose, Stromaträger, chronische Schmerzsyndrome, Fibromyalgie, Endometriose u. a. Das ursprüngliche Prinzip der anonymen Alkoholiker, ohne ärztliche Leitung zu arbeiten, wurde insoweit durchbrochen als Ärzte in der Rolle von gleichrangigen Informationsvermittlern gelegentlich hinzugezogen werden. Besonders aber Selbsthilfegruppen Angehöriger chronisch Erkrankter arbeiten in Verbindung mit Ärzten [Möller 1978]. Diese sind dann in der Regel nicht betroffene Mitglieder der Gruppe und nicht in einer übergeordneten Leitungsfunktion. So werden z. B. Ärzte zu informativen Vorträgen in Selbsthilfegruppen für brustkrebserkrankte Patientinnen eingeladen. Die verbale Interaktion des Arztes in diesen Gruppen findet also einerseits mehr als Informationsgabe in gleichrangiger Position, weil selbst auch betroffen, aber auch als nicht erkrankter Berater und Informationsvermittler statt.

9.4.3 Gruppenpsychotherapie

Während in den zuvor beschriebenen Gesprächskreisen und Selbsthilfegruppen der Arzt vor allem als Informant auftritt und der Interaktion zwischen den Patientinnen weitgehend freien Lauf lässt, unterliegt seine verbale Interaktion bei im engeren Sinne therapeutischen Patientinnen-Gruppen vorgegebenen Regeln, die sich auf eine seinem Vorgehen zugrunde liegende Theorie stützen. Dies gilt vor allem für psychoanalytische oder psychoanalytisch (bzw. tiefenpsychologisch) fundierte Gruppenpsychotherapie, auf die wir uns hier in erster Linie beziehen. Wie bekannt, ist die zentrale Hypothese in der psychoanalytischen Theorie die Annahme eines „unbewussten" Seelenlebens. S. Freud, der Begründer der Psychoanalyse, hat für die intrapsychische „Abwehr", welche einen bewussten Seeleninhalt zu einem unbewussten macht, eine Reihe von Vorgängen beschrieben, durch welche Inhalte, die im bewussten Seelenleben störend oder gar unerträglich sind, auf dem Wege der Abwehr ins Unbewusste verlagert werden.

Hauptvorgang dieser Abwehr ist die „Verdrängung". Andere Vorgänge sind etwa die Verleugnung, die Identifikation, die Projektion, die Idealisierung oder das „Ungeschehenmachen". Abwehr geschieht insbesondere dann, wenn ein intrapsychischer Konflikt nicht lösbar oder eine äußere Bedrohung unerträglich erscheint. Freud beschreibt den „Trieb-Gewissenkonflikt" als den zentralen intrapsychischen Konflikt. Er spannt sich aus zwischen dem von der Trieb- und Libidoenergie beseelten „Es" und dem durch Verinnerlichung von Normen, Ge- und Verboten in der frühen Kindheit entstandenen „Über-Ich". Die Verdrängung eines intrapsychischen Konfliktes führt zu neurotischen Symptomen wie Ängsten, hysterischen Syndromen, depressiven oder Zwangssymptomen. Bereits in der Kindheit wird im Widerspiel zwischen dem Drang nach libidinöser Entfaltung und der Eingrenzung durch die in das Über-Ich, das spätere Gewissen, aus der Interaktion mit den bedeutsamen Bezugspersonen überkommener Regulatorien ein bestimmtes Konfliktschema begründet, das später zu Symptomen führt. Dadurch kann sich eine lebenslang persistierende neurotische Entwicklung bilden. Die psychoanalytische Therapie einer solchen im erwachsenen Alter sucht den Konflikt und seine Verdrängung als Quelle des belastenden neurotischen Erlebens und Verhaltens bewusst zu machen und den Konflikt damit durch eine bewusste Entscheidung des Patienten auflösbar zu machen. Dies wäre der ideale Fall einer psychoanalytischen „Heilung". Sie gelingt häufig jedoch nur teilweise, was dem Patienten zumindest eine gewisse Erleichterung im Umgang mit seinen neurotischen Symptomen ermöglicht, ggf. diese mindert.

Die moderne Psychoanalyse kennt neben der konfliktdynamischen, also neurotischen Störung aber auch die „strukturelle Störung". Diese resultiert aus der allerfrühesten Kindheit, in welcher die vitale Existenz des kleinen Säuglings total vom Wohl und Wehe seiner engsten Bezugsperson, meist der Mutter, abhängt. In dieser frühen Interaktion mit der Mutter entstehende Defizite wirken sich dann schädigend auf die Entwicklung der zentralen Instanz der seelischen Struktur, nämlich des „Ich" aus. Die „Ich-Psychologie" [Federn 1956] und die moderne „Selbstpsychologie" [Kohut 1977, Kernberg 1988] beschreiben diese so genannten „frühen Störungen" insbesondere als „narzistische" bzw. als „Borderline-Struktur".

Die Untersuchung von Menschen nach Situationen extremer äußerer Lebensbedrohung hat ergeben, dass das psychoanalytische Konstrukt der „Abwehr" nicht nur in der Neurosen-Entstehung bedeutend ist. Vielmehr hat das Konstrukt „Abwehr" auch durchaus eine positive Funktion, nämlich bei einer existenziellen Bedrohung des eigenen Lebens. Hier hat sich nämlich bei Untersuchungen verschütteter Bergleuten und entführter Geiseln [Ploeger 1968, 1969, Ploeger und Schmidt 1995] gezeigt, dass eine derartige unausweichliche und zugleich das Leben selbst bedrohende Gefahr eine intrapsychische Abwehr hervorruft, welche die Bedrohung subjektiv erträglich macht. So kann durch eine Intensivierung der Gruppeninteraktionen, durch eine zuvor nicht bekannte Veränderung des Zeiterlebens oder durch das Auftreten einer „Realangsthalluzinose" [Ploeger 1968] die Wahrnehmung der tatsächlich vorhandenen immensen

Lebensbedrohung derart reduziert werden, dass sich die Bedrohung im subjektiven Erleben mindert oder sogar ganz beseitigt. Dies ist im Gegensatz zur Abwehr bei Neurosen ein heilsamer Vorgang. Denn es hat sich gezeigt, dass Betroffene um so weniger posttraumatische Symptome entwickelten, je mehr sie während der Bedrohung eine „Angstabwehr" mit entsprechenden Symptomen [Ploeger 1974] entwickelt hatten.

Während in der Einzelpsychotherapie das Prinzip der „Interpretation" (synonym „Deutung") bei neurotischen (konfliktdynamischen) Störungen und bei der „frühen", also „strukturellen" Störung das Prinzip „Antwort" [Heigl-Evers 1979] als zentraler methodischer Kunstgriff gilt, sind diese Vorgehensweisen bei psychoanalytischer bzw. tiefenpsychologisch fundierter Therapie in der Gruppe nur bedingt anwendbar. Dabei lassen sich drei Grundprinzipien der Gruppenpsychotherapie unterscheiden: Die Therapie der Gruppe als ganzer, die Therapie des Einzelnen in der Gruppe und die Therapie des einzelnen durch die Gruppe [Ploeger 1983].

Die **Therapie der Gruppe als ganzer** geht von der theoretischen Annahme aus, dass alle Mitglieder einer Gruppe in einer bestimmten therapeutischen Situation ein gleichartiges Regressionsstadium entwickeln und somit eine für alle Patientinnen gültige diesbezügliche Interpretation gegeben werden kann. Bei der **Therapie des Einzelnen in der Gruppe** bezieht sich die Interpretation des Therapeuten auf die jeweilige Patientin unter Beachtung ihrer „Übertragung" auf den Therapeuten, also der Wiederbelebung infantiler Erlebens- und Reaktionsmuster einzelner Patientinnen auf den Therapeuten. Bei der **Therapie des Einzelnen durch die Gruppe** berücksichtigt der Therapeut in erster Linie die Übertragungen, welche sich zwischen den Patienten, also innerhalb der Gruppe bilden. Eine Übertragung auf den Therapeuten selbst berücksichtigt er nur dann, wenn diese nachdrücklich ist. Dies findet seinen konkreten Niederschlag z. B. in der „tiefenpsychologisch-interventionellen Gruppenpsychotherapie", die aus der „tiefenpsychologisch fundierten Psychodramatherapie" [Ploeger 1983] hervorging. Bei diesem Verfahren macht der Gruppenpsychotherapeut während des Gruppenprozesses auf dem Wege der interaktionellen Intervention einen Vorschlag zu einer bestimmten Interaktion zwischen den Patienten, welche einer der in dem Verfahren beschriebenen Techniken entspricht. Die Patienten treten dann untereinander in eine definierte Interaktion ein, welche dazu disponiert, unbewusste Motive wahrnehmbar zu machen.

Das folgende Beispiel entstammt einer patientzentriert-gruppenbezogenen Sitzung mit folgenden Teilnehmern: Alfred, Bernd, Christof, Ingo, Dirk, Erika, Frauke, Gisela.

Das „L" bezeichnet den Leiter. Ein „CL" bezeichnet den Coleiter.

In der linken Spalte findet sich das Protokoll der Sitzung, in der mittleren Spalte werden Techniken und Strategien notiert, in der rechten Spalte wird eine Dynamik-Hypothese, die Begründung der Technik oder ein psychodynamischer Kommentar zum jeweils links anliegenden Sitzungsabschnitt gegeben.

Gesprächsabschnitte sind mit einem einfachen Strich am linken Rand, Spielabschnitte sind mit einem Doppelstrich am linken Rand markiert.

Ärztliche Interaktion in Gruppen von Patientinnen 293

Inhalt	Technik/Strategie	Dynamik-Hypothese/Begründung der Technik/Kommentar
CL: Fangen wir an.(Nach ca. 3 Minuten Schweigen beginnt Gisela zu sprechen. Sie greift ein Thema auf, das bereits am Vortag angesprochen woren war. Sie schildert, dass sie sich häufig Partner wählt, die viel unverbindlicher seien als sie. Sie investiere mehr Gefühle als andere. Jetzt frage sich sich, warum sie solche Partner wählt.Sie beschreibt dann die Beziehung zu ihrem Freund. Er hat noch eine Beziehung zu einer anderen Frau und meldet sich bei Gisela, wenn es ihm schlecht geht. Sie erlebt die Beziehung vor allem als Machtkampf: wer weniger Gefühle hat, ist stärker. Sie sagt, dass Sie solche Beziehungen, in denen sie Lückenbüßer ist, öfter hatte.)		
L: Gisela, welche Gefühle könnte er gehabt haben, Sie nannten den Namen Helmut, sollen wir ihn so nennen, ja? Vielleicht können sie sich mal in ihn hineinversetzen und diese Gedanken äußern? Die Frau hat ihn irgendwie enttäuscht, und er ist jetzt in Gedanken.	Monolog mit Rollenwechsel (Auskultieren)	Durch die künstliche Identifikation werden die Projektionen gegenüber dem Freund mobilisiert.
(G beschreibt kurz, wie er lebt.)		
L: (stellt Stühle für die Szene auf)Der Helmut ist von der anderen Frau enttäuscht, die andere ist abgehauen, der Stuhl ist leer, Und er wacht morgens auf, sie ist immer noch nicht zu Hause, die andere, und er denkt jetzt an Gisela. Bitte	Aufbau der Szene,	um die Identifikation durch Imitieren der äußeren Gegebenheiten zu stärken.
(G äußert in der Rolle von Helmut zunächst, wie sich die Beziehung zu der anderen Frau darstellt. In Bezug auf Gisela äußert sie (er) Bindungsangst und ein Gefühl der Stärke, weil er weniger engagiert ist. Er möchte sie dirigieren können und auf Abstand halten. Fürchtet sich vor bürgerlicher Zweisamkeit. Findet Gisela anregend und zärtlich.)		
L: Danke, bitte Platz nehmen.		
(G setzt sich zurück auf ihren Platz.)		
L: Das war der Helmut, Was gibt's?	(Assoziationszirkel)	um die Reaktion der Gruppe zu erfassen.
E: Ich kann mir nicht vorstellen, dass er das genauso sieht wie du. Dass ihn das so stark blockiert, dass er nicht so verliebt ist in dich wie du in ihn.		
L: Erika, können Sie dasselbe machen anstelle von Gisela? E: Mm, ja. L: Als Helmut, ja? E setzt sich auf Helmuts Stuhl und hält den Monolog. Sie sieht Helmut in einer zwiespältigen Rolle, er ist zwar gern bei Gisela, fürchtet sich aber vor zu zugreifenden Erwartungen. Kann nicht mit ihr darüber reden, weil sie dann herablassend reagiert. Hat Angst, sich einwickeln zu lassen.)	Monolog mit Rollenwechsel (Spiegeln)	Dieselbe Technik in der Rolle des Freundes, um die Stellungnahme von Gruppenmitgliedern im Konflikt zwischen Gisela und ihrem Freund aufzudecken. Damit wird die Problematik aus der Biografie in das Hier und Jetzt geholt.
CL: Mm, vielen Dank Erika. (Sie setzt sich zurück) CL: Kann sich noch jemand von euch den Helmut ganz anders vorstellen? A: Ich kann's mal versuchen (Geht auf den Stuhl)	unterbricht sobald andere Erlebensdimensionen deutlich werden und fordert andere auf ...	um weitere Erlebensformen gegenüber Gisela deutlich werden zu lassen.

9.5 Ärztliche Interaktion bei Gruppenaktivitäten in der Weiterbildung

Auch in der Weiterbildung für die Psychotherapie und Psychosomatik von Ärzten hat die verbale Interaktion in Gruppen weithin und in verschiedenen Gruppenformen Eingang gefunden. Das betrifft verschiedene Gruppenformen, die für den Erhalt des Qualitätsstandards bei bereits ausgebildeten und tätigen Psychotherapeuten angewendet werden. Entsprechend der Abfolge von Beginn der Weiterbildung in Psychosomatik und Psychotherapie bis hin zu ihrer Praxis sind dabei zu unterscheiden: Selbsterfahrungs-, Balint-, Intervisions-, Supervisions-, und Qualitätsgruppen. In dieser Abfolge beziehen sich die erstgenannten Verfahren auf die Weiterbildung im engeren Sinne, die letztgenannten Verfahren mehr und mehr auf den Erhalt des Bildungsstandes bei tätigen Psychotherapeuten.

9.5.1 Selbsterfahrungsgruppen

Wie bekannt, sind Psychotherapie und Psychosomatik die einzige medizinische Disziplin, bei welcher die Kandidaten dieselbe Prozedur durchlaufen müssen, die sie selbst später bei ihren Patienten anwenden, nämlich die „psychoanalytische Kur". Die Kandidatinnen und Kandidaten müssen sich also einem Vorgang unterziehen, welcher der Kenntnisnahme und Erfahrung eigener Stereotypien im Erleben und Verhalten und der ihnen zugrunde liegenden unbewussten Determinanten dient. Der Begriff „Selbsterfahrung" kennzeichnet dies zutreffend. Es ist ja das Prinzip, welches die Psychoanalyse oder tiefenpsychologisch fundierte Verfahren generell in ihrer Anwendung auch bei Patienten praktizieren. Selbst-Erfahrung ist deswegen erforderlich, weil das Instrument, mit welchem Psychotherapie betrieben wird, die Psyche des jeweiligen Therapeuten selbst ist. Während etwa Chirurgen ihre Weiterbildung durch Erfahrung mit chirurgischen Geräten und Instrumenten absolvieren, ist das Instrument des Psychotherapeuten seine eigene Seele, sein „Selbst". Es überrascht also nicht, dass Psychotherapeuten analytischer Couleur ihre Weiterbildung an dem von ihnen benutzten „Instrument", nämlich der eigenen Psyche, absolvieren, d. h. sich selbst erfahren müssen.

Diese Selbsterfahrung kann im dyadischen Setting, also von einem bereits weitergebildeten (und mit entsprechender Konzession der Ärztekammer versehenen) gegenüber einem lernenden (in Weiterbildung befindlichen) Kollegen erfolgen. Selbsterfahrung wird aber auch in Gruppen von Weiterbildungskandidaten durchgeführt. Hier gilt also dasselbe, was oben zur Methode der Gruppenpsychotherapie gesagt wurde. Die Erfahrung lehrt aber, dass die unterschiedliche Voraussetzung und die andersartige Zielsetzung auch zu einer unterschiedlichen Dynamik im Vergleich zwischen Patienten-

und Kandidatengruppen führt. Diese Zielsetzung ist bei Patientengruppen das Leiden und seine Linderung, bei Kandidatengruppen die durch die Weiterbildungsordnung vorgeschriebene Teilnahme, welche nicht bei jedem Kandidaten unbedingt auf Einsicht in ihre Notwendigkeit stößt. Daher entsteht in Patientengruppen Solidarität in der Gewissheit der Hilfsbedürftigkeit eines jeden, was die Bereitschaft zur Kooperation stärkt, in den Kandidatengruppen entsteht allzuleicht ein Rivalisieren, was den aggressiven Pegelstand in der Gruppe erhöht und zu einem intellektualisierenden Kompetenzgerangel führen kann, was sich eventuell auch gegen den Leiter richtet.

9.5.1 Balint-Gruppen

Michael Balint [1957] hat Gruppen für Ärzte kreiert, die Schwierigkeiten in der Interaktion mit ihren Patienten empfanden. In den nach ihm benannten „Balint-Gruppen" geht es also um die Psychodynamik in der Interaktion zwischen Ärzten verschiedener Disziplinen, meist Allgemeinärzten, und ihren organisch oder auch psychogen erkrankten Patienten, die der Arzt in seiner Praxis oder Klinik behandelt. Diese Patienten sind in der Balint-Gruppe selbst jedoch niemals anwesend. Man spricht auch von einer „Patienten-bezogenen Selbsterfahrung", was gegenüber den zuvor beschriebenen Selbsterfahrungsgruppen eine beabsichtige Eingrenzung ist: Gegenstand ist nicht, wie in Selbsterfahrungsgruppen, eine umfangreiche Analyse eigener Motivationsmuster der Ärzte aufgrund ihrer eigenen Biografie. Vielmehr geht es in Balint-Gruppen nur um die Anteile in der Psychodynamik des Arztes, welche sich einer sinnvollen und effektiven Arzt-Patient-Interaktion entgegenstellen. Das bedeutet das Adjektiv „patienten-bezogen".

Zugleich bedeutet dies, dass es auch nicht um das objektive Verhalten der Patienten geht, sondern nur um die subjektive Wahrnehmung, die der Arzt von diesem Verhalten hat, und die er in der Balint-Gruppensitzung berichtet.

Während eine Selbsterfahrungssitzung gewöhnlich völlig frei ohne Thema und Inhalt mit der Aufforderung an die Mitglieder etwa „Bitte fangen Sie an" oder „Was gibt's?" beginnt, um dadurch freie Assoziationen unter den Selbsterfahrungskandidaten zu mobilisieren, beginnt die Sitzung in einer Balint-Gruppe mit der Aufforderung des Leiters über „problematische" Patienten zu berichten. Der Leiter versucht dann zunächst möglichst die Identifikation der anderen Mitglieder mit dem berichtenden Arzt/Ärztin zu wecken und Sichtweisen zu eröffnen, welche diese Kollegen für ihn haben. Der Leiter kann aber auch selbst psychodynamisch-interpretative Bemerkungen machen, welche dem Arzt unbewusste Determinanten im Kontakt gegenüber seinem Problempatienten offenbaren.

Ziel der Balint-Gruppe ist also eine Erhöhung der Kompetenz im Hinblick auf eine effektive Gestaltung von Arzt-Patient-Beziehungen. Das greift die unbewusste Psychodynamik der Teilnehmer nur insoweit auf, als sie in ihre Arzt-Patient-Beziehung störend eingreift. Es geht also meistens nicht, wie in Selbsterfahrungsgruppen, um das Gesamt der individuellen Psychodynamik der Ärzte-Gruppenmitglieder und insbesondere nicht um deren Verankerung in der frühen Biografie.

9.5.3 Intervisionsgruppen

Während Balint-Gruppen im ursprünglichen Sinn für alle Ärzte, insbesondere der Allgemeinmedizin, gedacht sind, haben „Intervisionsgruppen" und die nachfolgend zu beschreibenden „Supervisions-" und „Qualitätsgruppen" nur psychotherapeutisch tätige Ärzte als Mitglieder.

„Intervision" ist ein Verfahren, bei welchem Psychotherapeuten in der Gruppe sich gegenseitig überprüfen. Die hier berichteten Arzt-Patient-Kontakte werden weniger bezüglich der psychodynamischen Aspekte der Ärzte verbalisiert, sondern mehr in so genannter technischer Hinsicht, d. h. bezüglich der Art und Weise der in einer berichteten Therapiesituation zweckmäßigsten Vorgehensweise. Die Mitglieder einer Intervisionsgruppe sind also gleichrangig tätig, wobei hier der Grundsatz gilt „eine Gruppe leistet mehr als die Summe ihrer Mitglieder", eben weil ein Problem aus der Sicht verschiedener psychotherapeutischer Fachleute erörtert wird und nicht nur einem Psychotherapeuten zur Lösung bleibt.

9.5.4 Supervisionsgruppen

Supervisionsgruppen unterscheiden sich von Intervisionsgruppen durch die Anwesenheit eines besonders kompetenten und aus langer Zeit der Tätigkeit besonders erfahrenen „Supervisors". Die Gruppendynamik läuft hier insoweit anders: Die Mitglieder richten ihre Anliegen aus den Psychotherapien an diesen Supervisor, welcher aus seiner Kompetenz und Erfahrung berät und evtl. effektive Alternativen vorschlägt. Während Intervisionsgruppen nicht hierarchisch institutionalisiert sind, ist eine Supervisionsgruppe insofern hierarchisch gestaltet, als ein Supervisor Leiter ist und seine besondere Fachkunde den anderen zur Verfügung stellt. Supervisionsgruppen entwickeln deswegen ein geringeres Maß an interaktioneller Spontaneität im Vergleich zu Intervisionsgruppen, wo jedes Mitglied seiner eigenen Initiative eher zu folgen geneigt ist, als unter „Aufsicht" eines lenkenden Supervisors. Deswegen dürften Intervisionsgruppen durch die Vielfalt in der Lösung eines Problems, Supervisionsgruppen dagegen aufgrund der deklarierten und möglichst auf faktisch höherer Kompetenz des Leiters beruhenden und seines eher lehrenden Umgangsstils Effizienz in ihrer Arbeit produzieren.

9.5.5 Qualitätsgruppen(-zirkel)

Unter dem Terminus „Qualitätszirkel" läuft seit mehreren Jahren eine Forderung der Ärztekammern an Ärzte aller Fachrichtungen. Sie sollen die beteiligten Ärzte über den neuesten Stand der ärztlichen Forschung und Praxis des jeweiligen Fachgebiets informieren. Qualitätszirkel gibt es also weit über die Psychotherapie hinaus auch in rein organmedizinischen Disziplinen. Einer früheren Definition der Ärztekammern entsprechend handelt es sich hier um „Fortbildung", womit die immer neue Kenntnis über neue Forschungsergebnisse und ihre Anwendungsmöglichkeit in den verschiedenen Disziplinen gemeint ist. Qualitätszirkel sind also sozusagen eine kontinuierliche Fortbildung. In anderen Ländern, etwa den USA, gibt es schon seit langem Vorschriften, nach denen die Ärzte eines Fachgebietes fortlaufend Informationen über medizinische Fortschritte ihres Fachgebietes und ihre Anwendung nachweisen müssen.

Zum Schluss bleibt zu resümieren, dass der Titel „Verbale Interaktion in Kollektiven" bezogen auf die psychosomatische Frauenheilkunde ein weites Feld unterschiedlicher interaktioneller Aktivitäten des Frauenarztes und der Frauenärztin und sehr verschiedenartige Vorgehensweisen einschließt. Dieses weite Feld wurde hiermit beschrieben.

Literatur

Adorno, T. W. et. al.: The authoritarian Personalty. Harper, New York 1950
Bales, R. F. und Slater P. E.: Role differentiation in Small dicision-making Groups. In: The family socialisation and interaction process, pp. 259–306. Parsons, T., Bales, R. F. et. al. (eds.). Free Press, New York 1955
Balint, M.: Der Arzt, sein Patient und die Krankheit. Klett, Stuttgart 1957
Eikelmann, et. al.: Die psychiatrische Tagesklinik. Thieme, Stuttgart 1999
Federn, P.: Ich-Psychologie und die Psychosen. Huber, Bern 1956
Flegel, H. : Das Therapie-Gemeinschafthospital. Bericht über einen Studienaufenthalt am Claybery-Hospital, London-Woodford/England. Nervenarzt 36, 105–113 (1965a)
Flegel, H.: Therapeutische Gemeinschaft.– Theorie und Technik und sozialer Kontext. Prax. Psychother. 10, 245–257 (1965 b)
Heigl-Evers, A. , Heigl, F.: Interaktionelle Gruppenpsychotherapie. In: Psychologie des 20. Jahrhunderts, Band 8, S. 850–859. Zürich, Kindler 1979
Homans, G. C.: The Human Group. Harcourt, Prace and Co , New York 1950
Jones, M.: The concept of a therapeutic community. Tavistock Publications, London 1952
Jones, M.: Traditionelle Psychiatrie. Sozialpsychiatrie und die therapeutische Gemeinschaft. In: Gruppenpsychotherapie in Klinik und Praxis, S. 187–195. Höck, K. (Hrsg.) Fischer, Jena 1967
Kernberg, O.: Schwere Persönlichkeitsstörungen. Theorie, Diagnose, Behandlungsstrategien. Klett, Stuttgart 1988
Kohut, H.: The Restoration of the Self. Univ. Press. New York 1977. Deutsch: Die Heilung des Selbst. Suhrkamp, Frankfurt a. Main 1979
Lersch, P.: Der Mensch als soziales Wesen. Barth, München 1964
Main, T.: The Hospital as a therapeutic Institution. Bull. Menninger Clinic 10, 66–70 (1946)
Main, T.: The concept of the therapeutic community. Variations and vicissitudes. Group analysis 10, 2 (1977)
Martin, D.: Adventure in psychiatry. London, Cassirer 1962
Möller, M. L.: Selbsthilfegruppen. Rowohlt, Reinbeck 1978
Neises, M.: Teilnehmerinnen und Ablehnerinnen eine Intervenutionsgruppe nach Mammakarzinom unterscheiden sich in Lebensqualität, Krankheitsbewältigung und immunoloigschen Funktionsuntersuchungen. Zbl. Gyn. 123, 27–36 (2001
Parsons, T.: The social system. Routledge and Kegan Paul, London 1951
Ploeger, A.: Die therapeutische Gemeinschaft in der Psychotherapie und Sozialpsychiatrie. Thieme, Stuttgart 1972
Ploeger, A.: Gruppendynamik in einer extremen Situation. Der Nervenarzt 40, 308–314 (1969)
Ploeger, A.: Persönlichkeitseigentümliche Angstabwehr durch psychogene Halluzinose: Die „Realangsthalluzinose". Psychother. med. Psychol. 18, 134–140 (1968)
Ploeger, A., Schmitt, J.: Psychische und psychosoziale Folgen von Geiselnahme. In: Psychiatrie. Ein Lehrbuch für Klinik, Praxis und Beratung, S. 537–541. Faust, V. (Hrsg.). Fischer, Stuttgart 1995
Ploeger, A.: Lengede – 10 Jahre danach. Medizinisch-psychologische Katanamnese einer extremen Belastungssituation. Psychotherapie, Med. Psychol. 24, 137 (1974)
Ploeger, A. : Tiefenpsychologisch fundierte Psychodramatherapie. Kohlhammer, Stuttgart 1983
Pratt, J. J.: Results obtained in the treatment of pulmonary tuberculosis by the class-method. Br. Med. J. 1908, 1070 (1908)

10 Krankheitsverlauf, subjektive Krankheitstheorie und sekundäre Symbolisierung bei Patientinnen mit Mammakarzinom

Hans Becker

10.1 Einleitung

Im Folgenden wird es um die Bedeutung der Körpersprache in der Psychosomatik im weitesten Sinne gehen. Hiermit ist gemeint, dass nicht nur psychosomatische Erkrankungen im engeren Sinne, sondern bei allen Erkrankungen sowohl ein psychisches als auch somatisches Korrelat einen Ausdruck findet. Die Körpersprache des psychosomatischen Symptoms im engeren Sinne, wie beispielsweise körperliche Symptome im Rahmen einer neurotischen Erkrankung oder auch Symptome der klassischen psychosomatischen Erkrankungen können sowohl unmittelbar symbolischer Ausdruck des dahinter stehenden unbewussten Konfliktes sein als auch Phänomen sekundärer Sinngebung, sekundärer Symbolisierung.

Die sekundäre Symbolisierung ist grundsätzliches Ergebnis der subjektiven Krankheitstheorie des Patienten, die jeder Patient, jenseits naturwissenschaftlicher Erkenntnisse, für seine Erkrankung entwickelt. Im Rahmen therapeutischer Empirie hat sich gezeigt, dass die Körpersprache des Patienten häufig in viel stärkerem Ausmaß und zu einem früheren Zeitpunkt Ausdruck zunächst unbewusster Konflikte und Triebregungen ist als der verbale Ausdruck. Der Wahrnehmung und dem Verstehen der Körpersprache und der subjektiven Krankheitstheorie des Patienten kommt also in der Arzt-Patient-Beziehung eine zentrale Bedeutung zu. Voraussetzung dafür ist allerdings, dass der behandelnde Arzt sich seiner eigenen subjektiven Krankheitstheorien bewusst ist und im Medizinstudium und der ärztlichen Fortbildung dieser diagnostische Bereich Berücksichtigung findet.

10.2 Körpersprache und Ätiologie des psychosomatischen Symptoms

Zunächst fällt auf, dass die Psychoanalyse, die in ihrer Praxis vorwiegend auf den verbalen Dialog setzt, in ihren Modellen der frühkindlichen Entwicklung fast ausschließlich in der Körpersprache bleibt. Freud [1904/1905] bleibt mit seiner Phasenlehre der psychosexuellen Entwicklung, in der eine orale, anale und genitale Phase angenommen wird, im Bereich körperlicher Zonen. Erikson [1974] ergänzt Freuds Phasenlehre mit der Einführung des Begriffes „Organmodus", bei dem entsprechend der einzelnen Phasen, z. B. der oralen Phase, der Organmodus des Einverleibens, der analen Phase, der zurückhaltend und entspannende Organmodus, und der genitalen Phase, der eindringende und umschließende Organmodus, im Bereich der Körperzonen Muskulatur und Genitale beigefügt wird. Dazu kommt nach Erikson noch ein psychosozialer Modus, wie athmosphärisches Fühlen, Hören, Sehen, Riechen, Aufnehmen und Verschließen, sich bewegen und durchsetzen, festhalten und hergeben. Im Übrigen geht Freud [1923] davon aus, dass dem Körper und damit der Körpersprache eine zentrale Bedeutung bei der Ich-Entwicklung zukommt: „Das Ich ist vor allem ein körperliches". Das erste noch heute gültige und man kann sagen Epoche machende Ätiologiemodell der Psychosomatik ist das von Freud entwickelte Konzept der Konversion [Freud 1895]. Das Konversionsmodell zeigt, dass ein seelischer Konflikt (z. B. zwischen einem sexuellen Wunsch und der Gewissensinstanz) in körperliche, motorische (z. B. Arm- oder Beinlähmung) oder sensible (z. B. umschriebene Anästhesien) Symptome umgewandelt werden kann. Den Sprung aus dem Seelischen in die körperliche Innervation nennt Freud Konversion. Die Konversion im engeren Sinne zeigt sich nur in der Willkürmotorik, nicht im so genannten vegetativen Nervensystem und der glatten Muskulatur. In der Körpersprache der Lähmung zeigen sich symbolisch einerseits die Vermeidung des sexuellen oder aggressiven Wunsches, aber auch unbewusste sexuelle Hingabefantasien.

Der Konversion benachbart ist das Phänomen der Verschiebung, das ebenfalls einen Ausdruck in der Körpersprache finden kann. Wenn die Schule um Viktor von Weizsäcker [1935] von der Hochzeits-, Verlobungs- oder Junggesellenangina spricht, spricht man von einer Verschiebung von unten nach oben, von der genitalen Zone zur oralen Zone. Die Verweigerung der Nahrung oder „Fressanfälle" mit anschließendem Erbrechen bei eßgestörten Patienten, ist immer verbunden mit ausgeprägten Konflikten im sexuellen Bereich und die Symptomatik ist ebenfalls im Sinne einer Verschiebung zu verstehen. Die Körpersprache des Symptoms ist also manifester Ausdruck des dahinter stehenden unbewußten Konfliktes.

Fenichel [1945] und Groddeck [1966] gehen über das Konversionsmodell Freuds hinaus und sprechen Symptomen der inneren Organe und des Vegetativums einen symbolischen Ausdruckscharakter zu. Danach haben Kopfschmerzen, Magenschmerzen, Atembeschwerden, Herzbeschwerden, Darmerkrankungen auch primär einen symbolischen Ausdruckscharakter. Groddeck schreibt den psychosomatischen Erkrankungen im engeren Sinne wie z. B. Magengeschwüren, Colitis, Asthma, Neurodermitis etc. im Sinne der spezifischen Organwahl einen Ausdruckscharakter zu. Nach heutigem wissenschaftlichem Erkenntnisstand ist die Theorie von der symbolischen Sinnentnahme aber auch der Konfliktspezifität der klassischen psychosomatischen Symptome im engeren Sinne nicht mehr zu halten [Küchenhoff 1993]. Trotz dieser Revision waren die Spezifitätsmodelle heuristisch, d. h. als Methode zur Auffindung neuer wissenschaftlicher Erkenntnisse von enormem Wert [Küchenhoff und Ahrens 2002]. Auch wenn die psychosomatischen und der größte Teil der funktionellen Körpersymptome keinen primären symbolischen Ausdruckscharakter haben, kommt es sekundär beim Patienten nach Auftreten der körperlichen Symptomatik individuell zu einer Bedeutungszuschreibung im Sinne der sekundären Symbolisierung [Becker 1986]. Diese sekundäre Symbolisierung ist auch bei primär somatischen Körpersymptomen zu beobachten und findet in der Regel Eingang in die individuelle Krankheitstheorie des Patienten und dieser körpersprachliche Ausdruck ist häufig der erste Einstieg in einen verstehenden Arzt-Patienten-Dialog. Die subjektive Sinnentnahme des Körpersymptoms für jeden einzelnen Patienten wird hier zur Basis der Krankheitsverarbeitung und des Gesundungsprozesses.

10.3 Sekundäre Symbolisierung und subjektive Krankheitstheorie

Im Rahmen einer umfangreichen psychoonkologischen prospektiven Studie zum Krankheitsverlauf bei Patientinnen mit einem Mammakarzinom wollten wir etwas über die subjektive Krankheitstheorie der Patientinnen erfahren. Da die Brust in der Regel ein von der Frau, aber auch dem Mann und dem Kind hochbesetztes Organ ist, war davon auszugehen, dass in der Regel dieser körpersprachliche Ausdruck auch affektiv zu heftigen Reaktionen mit begleitender sekundärer Symbolisierung führt [Becker 1983, 1984, 1986].

Wörtliche Gesprächsauszüge aus den psychoanalytisch orientierten Interviews einzelner Patienten soll die individuelle subjektive Krankheitstheorie und die Tendenz zur sekundären Symbolisierung erläutern. Da wir in den wörtlichen Zitaten sehen können, wie im wahrsten Sinne des Wortes psychosomatisch die Laientheorie und damit subjektive Krankheitstheorie der Patienten ist, scheint mir wichtig darauf hinzuweisen, dass es sich bei den einzelnen Patienten um eine Zufallsauswahl aus der Universitätsfrauenklinik handelt – nicht um eine Klientel z. B. einer psychosozialen Nachsorgeeinrichtung.

Die Reihenfolge der Äußerungen der einzelnen Patienten entspricht auch zeitlich der Entwicklung und dem Verlauf eines Arzt-Patienten-Gespräches.

> „Die Ärzte haben mich nicht richtig behandelt."
> „Ich bin sehr ängstlich, solche Menschen sind anfälliger."
> „Ich habe als Kind einmal gestohlen, das kann ich bis heute nicht vergessen."
> „Eine tiefe Depression ist direkt in den Knoten in der Brust."

Wie häufig im Gesprächsverlauf eines Interviews gehen die Patienten zunächst im Sinne der Abwehr der Rationalisierung und Projektion von bewusstseinsnahem äußerem Geschehen aus, um dann, wie bei dieser Patientin zu einer sehr ursprünglichen Körper-Seele-Vorstellung zu kommen. Dieses Beispiel zeigt, wie eng die Körpersprache mit psychischem Empfinden verbunden ist.

> „Meine Mutter hat mir die fehlende Immunität gegen die Krankheit vererbt."
> „Durch den vielen Ärger ist meine Abwehr geschwächt worden."
> „Ich bin mit dem Knoten schwanger gegangen."
> „Schon meine Mutter ist nicht am Krebs, sondern am Vater gestorben."

Die Patientin kommt von einer zunächst sehr rationalen Vorstellung der Vererbung, angepasst an die medizinisch-naturwissenschaftliche Lehrmeinung zu einer allgemeinen Abwehrschwäche durch Ärger, zu einem eindrucksvollen körpersprachlichen Bild, zu einer psychodynamischen Theorie.

> „Krebs ist so etwas wie eine Seuche, wie TBC."
> „Die Welt ist stark verschmutzt."
> „Die Atmosphäre oben funktioniert nicht mehr."
> „Nach dem Tod meines Mannes fing es an."
> „Ich habe noch anderthalb Jahre Tabletten genommen."
> „Es war eine schreckliche Ehe."

Zu Beginn des Interviews äußert die Patientin eine von ihr wohl vermutete allgemein gültige Krankheitstheorie, eine Seuche, um dann zu realen äußeren Faktoren im weiteren Verlauf zu global, magisch anmutenden Theorien überzugehen, um schließlich zu einer psychosomatisch psychodynamischen Theorie zu kommen.

> „Durch die Ernährung, alles in der Umwelt ist vergiftet, auch das Essen."
> „Nichts lässt sich ändern."
> „Ich habe zu früh angefangen zu arbeiten, war schon krank, als ich auf die Welt kam."

Diese Patientin geht zunächst von äußeren Faktoren aus im Sinne einer Projektion, kommt dann zu einer fatalistischen Theorie, die zu einer globalen Selbstentwertung mit anklagendem Charakter führt.

> „Ich denke die Krankheit kommt dadurch, dass ich vor 10 Jahren gegen ein Türschloss gestoßen bin."
> „Der Krebs ist ständig in mir."
> „Als mein Sohn aus dem Haus ging, war mein Leben zu Ende."

Auch diese Patientin kommt von einer rationalen äußeren Traumatisierung über eine allgemeine körperliche Bedrohtheit zu einer psychodynamischen Hypothese.

Die Reihenfolge der wörtlichen Äußerungen der Patientinnen ist als Ergebnis eines Prozessverlaufes in einem ärztlichen Gespräch zu verstehen. Die ersten Äußerungen zu Beginn der Gespräche sind das Ergebnis eines bewussten und unbewussten Abwehr- und Anpassungsprozesses. Erst die Fähigkeit des Arztes dieses nachvollziehbare Abwehr- und Anpassungsverhalten wahrzunehmen, führt im Laufe des Gespräches, das die Bereitschaft des Arztes voraussetzt, sich in das Laiensystem zu begeben, zur eigentlichen bisher latent gebliebenen sekundären Symbolisierung über die individuelle subjektive Krankheitstheorie. Studien zur subjektiven Krankheitstheorie, die methodisch mit direkten Fragen oder standardisierten Fragebögen operieren, führen vorwiegend zu Antworten, die globale äußere Faktoren und kollektiv scheinbar anerkannte Theorien betreffen, oder zu der Antwort, dass die Ursache dem Patienten unbekannt ist. Äußerungen von irrationalen, magischen Krankheitsvorstellungen, mehr intrapsychischen Belastungen treten bei diesen Studien ganz in den Hintergrund [Mumma et al. 1982].

Bei den in die Studie einbezogenen 71 Patientinnen gehen über 50% von äußeren Traumen, wie Verletzung, früheren Erkrankungen und Umweltfaktoren aus. 18% der Patienten vermuten die Ursache in einer früheren Fehlbehandlung durch Ärzte und ebenso viele denken an Erblichkeit als Ursache. Fast 60% geben als Ursache u. a. psychische Belastung im weitesten Sinne an, d. h. sowohl mehr äußere Stressfaktoren, wie mehr intrapsychische Konflikte. Insgesamt verbindet etwa ein Drittel der Patientinnen ihre Krankheitstheorie mit Vorstellungen von Schicksal und/ oder Schuld und Strafe. Die Tatsache, dass fast zwei Drittel der an einer lebensbedrohlichen körperlichen Erkrankung leidenden Patienten in ihrer subjektiven Krankheitstheorie von einem psychosomatischen Geschehen ausgehen, mag zunächst verwundern. Man weiß jedoch, dass entweder 40 bis 50% der Patienten in einer Allgemeinpraxis den Arzt aus einer psychosozialen Motivation heraus aufsuchen [Vogt und Blohmke 1974].

10.4 Die Bedeutung der Körpersprache und subjektiven Krankheitstheorie des Arztes für die Arzt-Patient-Beziehung

Im Folgenden möchte ich nicht nur, wie oben versucht, die Körpersprache und Krankheitstheorie des Patienten, sondern auch eines Arztes, eines Hochschullehrers, der Medizinstudenten ausbildet, zu Wort kommen lassen. Es handelt sich um ein Zitat aus einem Lehrbuch für Anatomie in der 4. Auflage. Da der Autor in einer sehr konstruktiven Auseinandersetzung den Text inzwischen revidiert hat, bleibt der Autor anonym.

„Brustdrüse der Frau. Ähnlich wie Talg- und Schweißdrüsen gehört auch die Brust- oder Milchdrüse zu den Hautdrüsen. Das sezernierende Drüsengewebe liegt im Unterhautgewebe, das Sekret wird an der Haut abgegeben. Die menschliche Brustdrüse besteht aus 12 bis 15 Einzeldrüsen, die mit selbstständigen Ausführungsgängen („Milchgängen") an der Brustwarze ausmünden. Die äußere Form der Brustdrüse wird weniger durch das Fettgewebe bestimmt. Bei der nicht schwangeren Frau ist der Anteil des Drüsengewebes gering. Die ‚volle Brust' enthält mehr Fettgewebe als die ‚Platte'. Da die Brustdrüse als Organ der Haut kein knorpeliges oder knöchernes Skelett enthält, hängt sie je nach Fülle und damit Gewicht sackartig nach unten durch. Bei der jugendlichen Brust hält das eingelagerte Bindegewebe noch einigermaßen die Form konstant. Mit zunehmenden Alter erschlafft das Bindegewebe, und die Brustdrüse sinkt immer tiefer. Die ‚Hängebrust' ist kein ‚erhebender' Anblick. Um der Entwicklung der Hängebrust entgegenzuwirken, hat die Mode das fehlende innere Gerüst durch ein künstliches äußeres ersetzt, den ‚Büstenhalter'. Die Brustdrüse gehört anatomisch nicht zu den Geschlechtsorganen. Sie entwickelt sich lediglich in der Pubertät bei Mädchen und Knaben verschieden und wird so zu einem sekundären Geschlechtsmerkmal. In unseren Breiten hat sie für die Fortpflanzung kaum noch Bedeutung. Die meisten Säuglinge werden nicht mehr ‚gestillt', sondern mit der Milch eines anderen Säugetieres ernährt, wodurch der schreiende Säugling auch ‚still' wird und bestens gedeiht. Die Brustdrüse ist damit überflüssig geworden, wir könnten sie zur Vorbeugung gegen Brustkrebs schon vorsorglich beim kleinen Mädchen entfernen. In der Bundesrepublik Deutschland könnte man auf diese Weise etwa 10 000 Brustkrebstodesfälle pro Jahr verhindern (müsste allerdings die Sterblichkeit der ‚Vorsorgeoperation' dagegen aufrechnen). Die Natur schützt sich gegen solche Manipulationen mit psychologischen Waffen: Sie gab dem überflüssigen Organ eine neue Aufgabe: Es wurde zum Sexsymbol und seitdem können die meisten Frauen gar nicht genug von diesem ‚überflüssigen' Organ bekommen. Es wechselt zwar die Mode etwas, aber im Allgemeinen gilt eine große Brustdrüse als attraktiv. Der Büstenhalter kommt dem Wunsch nach Größe entgegen. Er hebt die Brustdrüse an. Dadurch wird aus einer flachen Scheibe ein mehr halbkugeliges Gebilde. Er gestattet darüber hinaus, durch Einbau von Polsterungen, die Größe beliebig zu vermehren. Da die von der Natur Verwöhnten die Konkurrenz der Gepolsterten ausschalten wollten, erfanden sie die Mode, ohne Büstenhalter zu gehen. An den die Kleidung vorwölbenden Brustwarzen und der heftigen Bewegung des ganzen Drüsenkörpers beim Gehen, kann man nun die wahre Größe erkennen. Freilich gibt es auch hierbei noch Täuschungsmöglichkeiten. Statt des Polsters vor der Brustdrüse (im BH), kann man es auch hinter der Brustdrüse einbauen. Die Brustdrüse ist gegen die Faszie des großen Brustmuskels gut verschieblich. Es laufen auch keine wesentlichen Blutgefäße oder Nerven durch. Der kosmetische Chirurg kann daher zwischen Brustdrüse und Faszie eine Kunststoffprothese einführen und damit das äußere Aussehen nahezu beliebig gestalten. Der Hautschnitt wird am unteren Rand der Brustdrüse geführt, sodass die Narbe durch die etwas überhängende Brustdrüse verdeckt wird. Eine psychiatrische Behandlung der betreffenden Frau wäre freilich sinnvoller als die Operation. Die BH-freie Mode finde ich als Mann sehr schön, als Arzt sehe ich auch die Schattenseiten: Bei den ‚oben ohne' lebenden Naturvölkern haben die meisten Frauen schon in den mittleren Lebensjahren entsetzliche Hängebrüste. Ich empfehle daher meinen Töchtern, einen BH zu tragen."

Man könnte sich nun über die auch hier sehr affektiv besetzte Körpersprache und damit auch psychosomatische Betrachtungsweise des Arztes empören und diese dämonisieren. Dies würde jedoch nur im Sinne der Projektion zur Abgrenzung führen. Die Textprobe des Arztes, allerdings nicht im Dialog, gehört zu den wenigen Publikationen, die neben der Darstellung in einem exakten, naturwissenschaftlichen manifesten Rahmen die sonst latent bleibende subjektive Krankheits- und Gesundheitstheorie des Arztes offen darlegt. Im medizinischen Unterricht prägen gerade latent bleibende Einstellung der Lehrenden im Wesentlichen das Verhalten zukünftiger Medizinergenerationen.

Die Brust wird zur Brustdrüse in ihrer zweckgerichteten biologischen Funktion. Ist Stillen mechanisch ersetzbar, kann das Organ Brust aus gesundheitspolitischer Prävention heraus über das Individuum hinweg prophylaktisch mit dem Hinweis auf die Mortalitätsrate operativ entfernt werden. Die Körpersprache wird unverbunden, wie bei einer Spaltung, möglicherweise zur tragenden Kraft der ärztlichen Indikationsstellung. Die mögliche Bedeutung der Brust für die Körperidentität der Frau, das Stillen als prägender Ausdruck der Mutter-Kind-Beziehung scheint nicht existent. Die ambivalente Einstellung des Mannes in diesem Fall des männlichen Anatomen zur weiblichen Brust wird deutlich durch die projektive Zuweisung der Brust als Sexsymbol: Die Frauen sind es, die von diesem „überflüssigen" Organ nicht genug bekommen können. Gleichzeitig bekennt der Arzt den Reiz („......als Mann sehr schön.....") und die Abscheu („......entsetzliche Hängebusen.....") und seiner Ambivalenz („........die Brustdrüse ist damit überflüssig geworden.....", „........vorsorglich bei Mädchen entfernen ......") gegenüber der weiblichen Brust.

Das Beispiel sollte zeigen, wie in der Arzt-Patient-Beziehung im Dialog regelmäßig zwei unterschiedliche körpersprachliche Symbolisierungen und subjektive Krankheits- und Gesundungstheorien aufeinander treffen und wie wesentlich es ein kann, dass auch der Arzt, will er patientenorientiert das Laiensystem des Patienten verstehen, seine eigene immer vorhandene körpersprachliche Symbolisierung wahrnehmen sollte [Becker 1986].

10.5 Die therapeutische Bedeutung von Körpersprache, sekundärer Symbolisierung und subjektiver Krankheitstheorie

Der körpersprachliche Ausdruck bei neurotischen Patienten, insbesondere bei der Konversionsneurose mit ihrem primären unmittelbaren Symbolgehalt, hat über den Bewusstwerdungsprozess in der Psychoanalyse den unmittelbaren therapeutischen Zugang ermöglicht. Es muss dabei der Respekt vor der affektiven Besetzung dieser Körpersprache auch als schützende Abwehr bleiben. Im therapeutischen Verlauf kann man immer wieder beobachten, wie bei Aufgabe des Körpersymptoms im Sinne eines Symptomwandels psychosenahe Symptome auftreten können und umgekehrt, wie im Laufe einer vorwiegend somatischen Erkrankung psychotische Symptome in den Hintergrund treten können.

In Vergleichsstudien zwischen neurotischen und psychosomatischen Patienten zeigten Patienten mit einem klassischen psychosomatischen Symptom die Schwierigkeiten oder das Unvermögen, Gefühle zu verbalisieren. In scheinbar mechanistischer Weise schilderten psychosomatische Patienten mehr Handlungsabläufe anstelle ihrer gefühlsbezogenen Befindlichkeit [Marty et al 1963, Sifneos 1973]. Parallel dazu ging man bei psychosomatischen Patienten von einer frühen Entwicklungsstörung aus, in einer Phase präverbaler Kommunikation, in der es einerseits um Objektkonstanz, aber auch um Fantasiebildung und Symbolisierung geht, um auf die Realpräsenz der Beziehungspersonen nicht mehr absolut angewiesen zu sein. Nicht zufällig geht es bei der Auslösesituation bei psychosomatischen Patienten um Objektverluste. Dieses Haften am konkreten Körperausdruck und konkretistisch realen Handlungsabläufen statt der Fähigkeit, Affekte zu verbalisieren, zeigt auch die Erfahrung, dass ein vorwiegend verbales Psychotherapieangebot psychosomatischen Patienten den Einstieg in einen therapeutischen Prozess häufig unmöglich macht [de Boor und Mitscherlich 1973]. Im Sinne einer patientenorientierten Medizin jenseits des Dogmas kam es zur Einführung von Körperpsychotherapien inzwischen in allen führenden psychosomatischen Kliniken. Man könnte sagen, der Patient wird therapeutisch dort abgeholt, wo er sich mit seinem Symptom partiell befindet, nämlich über Körpersprache und Handlung im vorwiegend präverbalen Bereich [Becker 1978, 2001]. Im therapeutischen Geschehen zeigt sich dann, wie intensiv die Körpersprache an Affekte gebunden ist und die Körpersprache und Handlung bzw. das Agieren ein Königsweg zum Unbewussten darstellt.

Studien an der Psychosomatischen Klinik der Universität Freiburg haben zeigen können, dass Therapien, bei denen vor allen die Körpersprache im Vordergrund steht, wie die konzentrative Bewegungstherapie, den vorwiegend verbalen Psychotherapien im Bewusstwerdungsprozess vorausgehen und damit überlegen sind [Carl et al, 1984]. Gerade in der Initialphase eines psychotherapeutischen Prozesses sind so genannte Körperpsychotherapien oft der einzige Zugang für psychosomatische Patienten.

Katamnesestudien der Psychosomatischen Klinik der Universität Heidelberg machten deutlich, dass so genannte Körpertherapien, insbesondere bei psychosomatischen Patienten, von den Patienten als effektivste Methode eingeschätzt wurde. Dies verstärkte den Einsatz von Therapieansätzen, bei denen die Körpersprache im Vordergrund steht und beeinflusste wesentlich die Indikationsstellung zugunsten psychosomatischer Patienten. Die Therapeuten der sogenannten non-verbalen Methoden wie so genannte Körperpsychotherapien bestimmten wesentlich den Fortgang der Teamkonferenzen [Becker und Senf 1988].

Der Psychoanalytiker Michael Balint geht in seiner Arbeit mit Allgemeinmedizinern davon aus, dass der Patient so lange das Wartezimmer bevölkert, bis ein Verstehen zwischen Arzt und Patient stattgefunden hat [Balint 1957, Balint und Norrell 1975]. Dies betrifft eben nicht nur neurotische oder psychosomatische Patienten, sondern eben auch gerade Patienten mit einer Erkrankung, bei der zunächst das somatische Geschehen im Vordergrund steht. Wie unsere Beispiele über Patientinnen mit einer Brustkrebserkrankung gezeigt haben, sind die Patienten oft schlagartig mit der Erkrankung eines Organs konfrontiert (wenn es sich auch bei der Krebserkrankung um eine Systemerkrankung handelt) und es kommt darauf reaktiv zu einem körpersprachlichen Ausdruck mit der Folge einer sekundären Symbolisierung. Will der Arzt nun die Compliance fördern und Einfluss auf einen günstigen Verlauf der Krankheitsverarbeitung für den Patienten gewinnen, ist es im Sinne der patientenorientierten Medizin erforderlich, sich in die subjektive Krankheits- und Gesundungstheorie des individuellen Patienten zu begeben. Man kann die Erfahrung machen, dass dieser Weg zum Beispiel innerhalb der Kresbnachsorge manchmal die einzige Einstiegsmöglichkeit für eine verstehende Arzt-Patient-Beziehung ist. Dies wird schon daran deutlich, wie häufig Schuld und Strafvorstellungen den Krankheitsprozess begleiten. Der Einstieg in eine verstehende Arzt-Patient-Beziehung soll jedoch nicht bedeuten, zum Beispiel den Krebspatienten zusätzlich zu psychiatrisieren, er wäre damit das Opfer einer doppelten Stigmatisierung [Sontag 1978]. Im Übrigen gibt es auch das Phänomen, dass die Psychologisierung eines vorwiegend lebensbedrohlichen körperlichen Geschehens der Abwehr sowohl des Arztes als auch des Patienten entspricht.

Literatur

Balint, M.: Der Arzt, sein Patient und die Krankheit. Ernst-Klett-Verlag, Stuttgart 1975
Balint, E.; Norrell, J.S.:Fünf Minuten pro Patient. Suhrkamp Verlag, Frankfurt 1975
Becker, H.: A non-verbal therapeutic approach to psychosomatic disorders.. In: Towards a theory of psychosomatic disorders, S. 16–22. Bräutigam, W., v.Rad, M. (eds.) Karger Verlag, Basel 1978
Becker, H.: Das Mammakarzinom aus psychosomatischer Sicht. Eine empirische Studie zur Ätiologie, Prognose und Nachsorge. Habilitationsschrift , Universität Heidelberg 1982
Becker, H.:Compliance und die subjektive Krankheitstheorie des Patienten. Dtsch. Ärztebl. 50, 1–4 (1983)
Becker, H.: Die Bedeutung der subjektiven Krankheitstheorie des Patienten für die Arzt-Patient-Beziehung.
Psychother. Med. Psychol. 34/12, 305–336 (1984)
Becker, H.: Psychoonkologie. Krebserkrankungen aus psychosomatisch-psychoanalytischer Sicht unter besonderer Berücksichtigung des Mammakarzinoms. Springer Verlag, Berlin, Heidelberg, New York, Tokyo 1986
Becker, H.; Senf, W.: Praxis der stationären Psychotherapie. Thieme Verlag, Stuttgart 1988
Becker, H.; Lüdeke, H.: Psychosomatische Medizin, 3. Auflage. Kohlhammer Verlag, Stuttgart 1997
Becker, H.: Konzentrative Bewegungstherapie. Integrationsversuch von Körperlichkeit und Handeln in den psychoanalytischen Prozess. Psychosozial Verlag, Gießen, 4. Auflage, 2001
De Boor, C.; Mitscherlich, A.:Verstehende Psychosomatik: Ein Stiefkind der Medizin. Psyche 27, 1–20 (1973)
Carl, A. et al: Vergleichende Darstellung gruppendynamischer Prozesse bei konzentrativer Bewegungstherapie. In: Die konzentrative Bewegungstherapie Stolze, H. (Hrsg.).. Verlag Mensch und Leben, Berlin 1984
Erikson, E.: Kindheit und Gesellschaft. Klett Verlag, Stuttgart 1974
Freud, S.: Studien über Hysterie (1885). Ges. Werke I, Fischer Verlag, Frankfurt 1942
Freud, S.: Drei Abhandlungen zur Sexualtheorie (1904/1905). Ges. Werke V, Fischer Verlag, Frankfurt,1942
Freud, S.: Das Ich und das Es (1923). Ges. Werke XIII, Fischer Verlag, Frankfurt 1942
Küchenhoff, J.: Aspekte der psychoanalytischen Psychotherapie bei psychosomatischen Erkrankungen. In: Die Psychoanalyse schwerer psychischer Erkrankungen. Struck, U., Hell, K. (Hrsg.). Pfeiffer Verlag, München 1993
Küchenhoff, J., Ahrens, St.: Psychosomatische Störungen. In: Lehrbuch der Psychotherapie und Psychosomatischen Medizin. Ahrens, St., Schneider, W. (Hrsg.) Schattauer Verlag, Stuttgart 2002
Marty, P. et al: L'investigations psychosomatique. P. u. F. Paris 1963
Mumma, C. et al: Causal attribution and life-threatening disease. Int. J. Psychiatry Med. 30, 24–36 (1982/83)
Sifneos, P.E.: The prevalence of „alexithymic" characteristics in psychosomatic patients. Psychother. Psychosom. 22, 255–262 (1973)
Sontag, S.: Krankheit als Metapher. Hauser Verlag, München 1978
Vogt, H.; Blohmke, M.: Häufigkeit psychischer und sozialer Problemfälle in einer Allgemeinpraxis. Der Praktische Arzt 22, (1974)
Weizsäcker, V.v.: Studien zur Pathogenese. Thieme Verlag, Leipzig 1935

11 Gespräche mit Paaren und Familien – systemisches Arbeiten in der Gynäkologie

Heike Stammer, Rüdiger Retzlaff

Bei der Behandlung von Patientinnen werden Gynäkologen immer wieder mit Beziehungsproblemen konfrontiert, die von Frauen manchmal offen vorgetragen werden, etwa als direkte Klage über eheliche Unzufriedenheit und sexuelle Probleme mit dem Partner. Zum großen Teil äußern sich diese Beziehungsschwierigkeiten jedoch indirekt als Ängste, Depressionen oder Somatisierungsstörungen [Stammer et al. 1998, 2002, 2003].

Die Behandlung von körperlichen Erkrankungen kann durch Familienkonflikte erschwert werden. Spannungen in der Partnerschaft und familiärer Stress wirken sich in der Regel nachteilig auf die Gesundheit von Patienten aus. Umgekehrt kann eine gute Partnerschaft und ein unterstützendes Familiensystem dazu beitragen, Krankheitsverläufe positiv zu beeinflussen und Patienten mit Tumorerkrankungen vor depressiven Episoden zu schützen [Aschenbrenner et al. 2003]. In der Psychoonkologie werden Partner als die wichtigste Quelle emotionaler und praktischer Unterstützung angesehen [Keller et al. 1998]. Es konnte gezeigt werden, dass bei Brustkrebspatientinnen Zufriedenheit mit der familiären Unterstützung mit geringerer Depressivität assoziiert ist [Haan et al. 2002].

Aus Sicht der systemischen Familienmedizin ist es daher sinnvoll, Partner und Familienangehörige in die Behandlung einzubeziehen, denn:

- Familien sind die Quelle vieler gesundheitsbezogener Überzeugungen und Verhaltensweisen,
- somatische Symptome können eine adaptive Funktion in der Familie haben und von familiären Interaktionsmustern aufrechterhalten werden,
- Familien sind eine mögliche wertvolle Ressource und Quelle für Unterstützung für den Umgang mit Erkrankungen [McDaniel et al. 1990].

Die medizinische Familientherapie versteht sich als eine systemorientierte Psychotherapie für Individuen und Familien, die unter körperlichen Krankheiten leiden [McDaniel et al. 1990]. Ziel der Beratung ist die Unterstützung von Patientinnen und Angehörigen, besser mit den psychosozialen Auswirkungen der Krankheitsfolgen zurechtzukommen. Paar- und Familiengespräche sind insbesondere sinnvoll bei

- schlechter Kontrollierbarkeit einer chronischen Krankheit,
- Problemen der Compliance,

- häufiger Inanspruchnahme ärztlicher Hilfe durch ein Familienmitglied,
- medizinischen Behandlungsmaßnahmen mit weit reichenden gesundheitlichen und psychosozialen Folgen, die erhebliche Auswirkungen auch auf die Angehörigen haben,
- notwendiger Unterstützung von Behandlungsmaßnahmen durch Angehörige,
- dem Wunsch des Patienten oder eines Angehörigen nach einem gemeinsamen Gespräch, um Probleme in der Familie zu klären,
- lang anhaltenden Beziehungskonflikten, die einen nachteiligen Einfluss auf die medizinische Behandlung haben [Cierpka et al. 2001].

Die systemische Gesprächsführung ist von ihrer Grundhaltung her generell
- kontextorientiert,
- ressourcenorientiert,
- beziehungsorientiert.

Die Patientin mit ihrer Krankheit wird innerhalb des *Kontextes* ihres familiären und sozialen Umfeldes gesehen, zu dem auch der Arzt bzw. Psychotherapeut als Teil eines weiteren Behandlungsdreieckes zählen; der Therapeut strebt an, der Patientin zu ermöglichen, *Zugang zu eigenen Ressourcen* zu finden statt ihr seine Lösungsvorstellungen anzubieten, und er bringt seine *eigene Person in das Beziehungsgeschehen* ein, statt zu versuchen, die Patientin zu beeinflussen [Doherty 1983]. Abhängig von den Wünschen der Patientin und seiner eigenen Einschätzung reicht das Gesprächsangebot von einem eher kürzeren Beratungsgespräch innerhalb der psychosomatischen Grundversorgung bis hin zu intensiveren psychotherapeutischen Gesprächen [McDaniel et al. 1997].

Grundprinzipien der familienmedizinischen Gesprächsführung sind
- Berücksichtigung der medizinischen Aspekte der Krankheit,
- Einschätzung der krankheitsspezifischen psychosozialen Herausforderungen,
- Arbeit mit dem medizinischen Genogramm,
- Erfragen von Vorerfahrungen im Umgang mit Krankheiten aus Mehr-Generationenperspektive,
- Arbeit mit dem Modell des Lebenszyklus,
- Einschätzung von Stärken, Ressourcen und Unterstützungsmöglichkeiten der Familie,
- Identifikation von psychosozialen Risikofaktoren der Familie,
- Erleichterung der Kommunikation zwischen den Angehörigen,
- Bearbeitung vorhandener dysfunktionaler Konfliktmuster,
- Förderung der Familienidentität,
- Hilfen bei der Bewältigung der Krankheit und ihrer psychosozialen Folgen,
- Nutzung von sozialen Netzwerken.

[nach Altmeyer et al. 2002, Cierpka et al. 2001, Kröger et al. 2002, McDaniel et al. 1990, Rolland, 1993, 1994, Welter-Enderlin und Jellouschek 2002].

Leitlinien für eine systemische Gesprächsführung

Kläre den Rahmen des therapeutischen Kontaktes.
Nimm eine empathische allparteiliche Haltung ein.
Nutze zirkuläre Fragen:
- Welche Erwartungen und Aufträge haben die Patientin, ihr Partner, der Überweiser?
- Was sind die bestimmenden somatischen Aspekte der Krankheit der Patientin?
- Vor welche spezifischen psychosozialen Herausforderungen sind Patientin und ihre Angehörigen gestellt?
- Welche Bedeutungen werden der Krankheit beigemessen?

Erstelle ein medizinisches Genogramm.
Prüfe zusammen mit dem Paar oder der Familie:
- Wie wurde in der Herkunftsfamilie mit Krankheiten umgegangen?
- Was sind anstehende Entwicklungsschritte des Paares?
- Über welche Ressourcen verfügt die Familie?
- Welche belastenden Faktoren und Konflikte beeinträchtigen die Patientin und ihre Familie?

Fördere die Kommunikation zwischen den Partnern:
- Hinterfrage eingefahrene Interaktionsmuster.
- Schaffe einen interaktionellen Kontext, der ein konstruktives Aushandeln von Wünschen, Erwartungen und Bedürfnissen ermöglicht.
- Biete Aufgaben, Rituale und Experimente an, die das Paar zu eigenen Lösungsmustern führt.
- Fördere das Gefühl der Partner, aktiv die Gestaltung der Beziehung mitzutragen.

Vermeide eine ausschließliche Fokussierung auf die Problemdarstellung während des Gesprächs.
Vermeide Stellungnahmen, die als parteilich erlebt werden können.
Vermeide „Bekenntnisfragen" (Lieben Sie Ihren Mann?).
Vermeide einseitige Verabredungen mit nur einem Familienmitglied.
Vermeide zu kurze zeitliche Abstände zwischen den Gesprächen, damit ausreichend Zeit für den Transfer der Ergebnisse eines Gesprächs in den Alltag vorhanden ist.

Abb. C11.1: Leitlinien für eine systemische Gesprächsführung

11.1 Gesprächsführungstechniken

- Vermitteln von Informationen,
- Fragen zu Krankheits- und Bewältigungskonzepten der Familie,
- ressourcenaktivierende Fragen nach der Krankheitsbewältigung,
- Stärkung des Selbstwirksamkeitsgefühles,
- Klärung von Konflikten innerhalb der Familie und der Herkunftsfamilie,
- Stärken des Zusammenhaltes zwischen Familienangehörigen,
- Externalisierungstechniken,

- Aushandeln neuer Absprachen und Rollenverteilungen,
- Schaffen einer Balance zwischen den Bedürfnissen der Krankheit und einzelner Familienmitglieder,
- zirkuläre und lösungsorientierte Fragen,
- zukunftsorientierte Fragen,
- Rituale und Aufgaben,
- Förderung von sozialen Netzwerken und Mehrfamiliengruppen.

11.1.1 Beispiele für Fragen zu Krankheits- und Bewältigungskonzepten der Familie

- Was verursachte ihrer Meinung nach die Krebserkrankung?
- Warum begann es Ihrer Meinung nach gerade zu diesem Zeitpunkt?
- Was bewirkt Ihrer Meinung nach die Krebserkrankung bei Ihnen?
- Welches sind die Hauptprobleme, die Ihnen durch die Krebserkrankung entstehen?
- Wovor haben Sie bei der Erkrankung am meisten Angst?
- Welche Behandlung sollte Ihrer Meinung nach durchgeführt werden?
- Was könnte den Heilungsprozess erschweren?
- Was hält Sie an Ihrem Leben? Was finden Sie an Ihrem Leben lebenswert?
- Wie ernsthaft ist die Erkrankung nach Einschätzung der Angehörigen?
- Was ist die größte Befürchtung der Familie in Bezug auf die Erkrankung?
- Was sind die Hauptprobleme, welche die Erkrankung nach Auffassung der Familie bei Ihnen bewirkt hat?
- Welche Behandlung sollten Sie nach Einschätzung der Angehörigen erhalten?

11.1.2 Beispiele für ressourcenaktivierende Fragen nach der Krankheitsbewältigung

- Wie haben Sie diese schwierige Situation bisher überhaupt bewältigen können?
- Wie haben Sie es geschafft, dass es nicht noch schlimmer wurde?
- Was hat Ihnen bisher geholfen?

11.2 Fallbeispiel

Im Folgenden wird eine familienmedizinische Gesprächsführung anhand eines Fallbeispiels beschrieben. Die Sequenzen wurden aus verschiedenen Therapiephasen ausgewählt, um einen Eindruck vom Verlauf der Gespräche zu vermitteln. Zur besseren Lesbarkeit wurden die Passagen schriftlichsprachlich angepasst.

Das wichtigste Instrument „im Handwerkskoffer des systemischen Therapeuten" [Simon und Rech-Simon 1999] ist die Technik des zirkulären Fragens im Sinne einer umfassenden Bezeichnung für systemische Interviewtechniken, die einen wesentlichen Unterschied zum Vorgehen anderer Therapierichtungen ausmachen und in den folgenden Gesprächspassagen besonders erläutert werden sollen. Es wurden Gesprächsausschnitte aus verschiedenen Therapiephasen ausgewählt, um Entwicklungsprozesse im Verlauf der Paarberatung zu verdeutlichen.

Behandlungskontext: Frau G. (G) spricht die Psychologin (T) auf einer Tagesklinischen Station an, nachdem der behandelnde Onkologe zu einem Gespräch mit ihr geraten hat. Auf der Station kann im Arztzimmer ein erstes Gespräch stattfinden:

> G: Ich wollte eigentlich, dass Dr. W. noch mal mit meinem Mann redet und ihm sagt, wie krank ich bin und dass sein Verhalten schlecht für meine Gesundung ist. Aber er hat gemeint, für so ein Gespräch wäre ich bei Ihnen an der richtigen Stelle.
> T: Was denken Sie, meint Dr. W., was wir miteinander besprechen sollten?
> G: Naja, ich denke, Sie sollen wohl mit meinem Mann reden, weil Dr. W. selbst zu wenig Zeit hat.
> T: Der Umgang mit Ihrer Krebserkrankung scheint wohl im Moment in Ihrer Familie nicht so einfach zu sein. Was ich Ihnen anbieten könnte, ist ein Paargespräch, damit es Ihnen möglich ist, Ihre Schwierigkeiten mit einer neutralen Person an einem neutralen Ort zu besprechen und vielleicht neue Lösungen im Umgang miteinander zu finden.

Im Erstkontakt nimmt die Auftragsklärung eine zentrale Rolle ein. Dabei geht es nicht nur um die expliziten Erwartungen der Teilnehmer an das Familiengespräch, sondern auch um deren Ideen und Erwartungen von den Zielen der Überweiser oder der teilnehmenden Angehörigen. Entsprechend klärt die Therapeutin zunächst den *Zuweisungskontext* und fragt nach den Erwartungen des Arztes, der das Gespräch veranlasst hat. Frau G. lässt sich schnell auf das Angebot ein und nutzt das Gespräch, um ihre Sicht der Dinge darzustellen: Zu ihrer *körperlichen Erkrankung* berichtet Frau G., dass vor vier Jahren Brustkrebs mit Lymphknotenbefall diagnostiziert wurde. Vor zwei Jahren seien Knochenmetastasen festgestellt worden. Aktuell bekomme sie eine Chemotherapie und Herceptin.

Die *Partnerschaft* mit ihrem Mann bestünde seit 12 Jahren. Vor 10 Jahren habe man geheiratet. Vor acht Jahren sei der Sohn geboren worden und vor vier Jahren die Tochter. Rasch kommt sie auf das ausgesprochen schwierige Verhältnis zur *Herkunftsfamilie* des Mannes zu sprechen. Seit Beginn ihrer Partnerschaft sei es zu kränkenden Zusammenkünften mit der Schwiegermutter gekommen. Aus der Sicht der Schwiegermutter sei Frau G. an jedem Fehlverhalten des Mannes Schuld gewesen. Mittlerweile sei sie so weit, dass sie jeden Kontakt mit der Schwiegermutter ablehne. Der Mann besuche seine weiter entfernt lebende Mutter in der Regel auf Geschäftsreisen alleine.

Zwischen den Partnern bestehen lang anhaltende Konflikte, die den aktuellen Umgang mit den gesundheitlichen Problemen beeinträchtigen. Frau G. erlebt sich in einem Beziehungsdreieck, in dem sich ihr Mann und dessen Mutter emotional gegen sie verbündet haben und sieht sich in einer schwachen Position.

> T: Wenn Sie und Ihr Mann zu einem Paargespräch zu mir kommen, ist es wichtig, dass ich keine Geheimnisträgerin von Ihnen bin. Nur wenn ich eine neutrale Position einnehmen kann und Ihr Mann mich als unparteilich erlebt, können solche Gespräch hilfreich sein. Mir ist es auch wichtig, dass Sie wissen, dass Sie sich beide bemühen müssen. Sie müssen beide zu Veränderungen in Ihrem Verhalten bereit sein, sonst machen solche Gespräche keine Sinn.
> G: Durch meine Krankheit habe ich mich schon sehr verändert, deshalb mache ich auch nicht mehr alles mit! Früher habe ich alles geschluckt. Das ist jetzt vorbei. Jetzt soll endlich die Wahrheit ans Licht kommen. Mein Mann muss endlich seiner Mutter die Wahrheit sagen. Die weiß gar nicht, was sie angerichtet hat.
> T: Ich merke, wie sehr Sie diese Konflikte beschäftigen, besprechen Sie mit Ihrem Mann, ob Gespräche bei mir eine Möglichkeit wären, sich damit auseinander zu setzen und rufen Sie mich dann an, damit wir gegebenenfalls einen Termin vereinbaren können.

Frau G. sieht ihre körperliche Krankheit als eine Chance an, in dem lang anhaltenden Beziehungskonflikt Veränderungen herbeizuführen und ihren Mann dazu zu bewegen, sich auf ihre Seite zu stellen. In diesem Vorgespräch ist das Hauptanliegen der Therapeutin, sich in dem komplizierten Beziehungsdreieck nicht von einer Seite vereinnahmen zu lassen. Es wird deshalb der Grundsatz der *Allparteilichkeit* erläutert: „Allparteilichkeit" ist die Fähigkeit, für alle Familienmitglieder gleichermaßen Partei ergreifen zu können, die Fähigkeit, die Verdienste jedes Familienmitgliedes (an)zuerkennen und sich mit beiden Seiten ambivalenter Beziehungen identifizieren zu können." [von Schlippe und Schweitzer 1999].

Um beiden Partnern zu signalisieren, dass eine gemeinsame Entscheidung für Paargespräche notwendig ist, wird kein Termin mit der Ehefrau vereinbart.

1. Paargespräch

T: Ich freue mich, dass Sie zu einem gemeinsamen Termin hierher kommen konnten. Als Erstes möchte ich noch mal darauf hinweisen, dass es eine wesentlich Voraussetzung für das Gelingen solcher Gespräche ist, dass Sie mich nicht parteiisch erleben. Falls einer von Ihnen beiden den Eindruck gewinnt, dass ich mich zu stark auf eine Seite schlage, ist es wichtig, dass Sie es sofort ansprechen. Da ich bereits mit Ihrer Frau ein Gespräch hatte, möchte ich mich als Erstes an Sie wenden Herr G., was das Ziel von gemeinsamen Gesprächen mit Ihrer Frau bei mir sein könnte.

Zu Beginn familienmedizinischer Gespräche sollten die Anstrengungen der Familienmitglieder gewürdigt werden zu einer gemeinsamen Lösung ihrer Probleme beitragen zu wollen. Die Therapeutin weist noch einmal in Anwesenheit des Paares auf die Bedeutung der Allparteilichkeit hin und die Notwendigkeit, dass auch das Paar selbst für die Einhaltung dieser wichtigen therapeutischen Haltung Verantwortung mit übernimmt. Aus systemischer Sicht entscheidet nämlich immer das Paar, ob der Therapeut allparteilich ist oder nicht. Auch Interventionen, die vom Therapeuten selbst als ausgewogen erlebt werden, können von einem Partner z. B. durchaus als Angriff verstanden werden (Herr G. = H).

H: Als Erstes muss es um die zahlreichen Ängste meiner Frau gehen. Wissen Sie, die Krebserkrankung war wie eine selbsterfüllende Vorhersage für meine Frau. Schon immer waren Krebsängste bei ihr Thema. Das Essen musste entsprechend sein. Broccoli und so weiter

T: <unterbricht> nun ja, dafür könnte sie ja auch eine Einzeltherapie machen. Was glauben Sie, verspricht sich ihre Frau von Paargesprächen?

An dieser Stelle wird eine *zirkuläre Frage* eingesetzt, um die Annahmen des Mannes über die Erwartungen seiner Frau zu erfahren.

H: <zögert und ringt sichtlich um seine Worte> Ein Kapitel sind wohl die Schuldzuweisungen. ´Ich bin der Schuldige!` Meine Frau ist der Ansicht, dass ich eine Ursache für ihre Erkrankung bin. Sie möchte, dass ihre Einschätzung bestätigt wird. Ich soll mit meiner Mutter brechen und sie möchte eine Gegendemütigung für die von ihr erlittenen Demütigungen.

T: Ich merke, dass ich immer noch nichts über Ihre Ziele weiß.

H: Ich möchte, dass meine Frau aus ihrer emotionalen Zwangssituation herauskommt. Sie hat ein eingefahrenes Deutungsmuster. Sie soll aufhören, sich mit der Vergangenheit zu beschäftigen.

G: Mir ist durch meine Erkrankung klar geworden, dass meine Schwiegermutter mir schadet. Jetzt lasse ich mich nicht mehr verletzen. Ich will, dass endlich alles auf den Tisch kommt. Aber mein Mann nimmt das alles nicht Ernst. Der will alles unter den Teppich kehren. Ich habe jahrelang nur geschluckt und geschluckt und jetzt kommt alles raus. Aber er will nichts davon hören. Er meidet jedes Gespräch. Man kann nicht mit ihm sprechen. Das einzige was ihn interessiert, sind seine Zeitungen. Abends kommt er heim und ist erst mal für niemanden ansprechbar.
H: Sie müssen sich mal vorstellen, ich komme nach einem arbeitsreichen Tag müde nach Hause. Meine Frau hat sich den ganzen Tag Gedanken gemacht, was sie mir alles vorwerfen kann. Sie will alles loswerden. Ich werde dann mit diesem Maschinengewehrfeuer empfangen und meine Zeitung ist dann für mich wie ein Schutzschild gegen ihre zahlreichen Angriffe.
T: Was würden Sie sich denn in einer solchen Situation von Ihrem Mann wünschen?

Die Partner sollen nicht nur Gelegenheit haben, sich zu beklagen, sondern auch lernen, möglichst konkret ihre *Wünsche* in der jeweiligen Situation *zu formulieren*.

G: <antwortet prompt> Er soll endlich mal zugeben, dass ich recht habe. Aber von ihm kommen nur zynische Bemerkungen. Eiskalt.
H: Sie müssen wissen, meine Familie kommt aus einer Gegend mit einem raueren Menschenschlag.
G: <dazwischen> Eiskalt!

Es wird deutlich, dass die Mütter bzw. Eltern beider Ehepartner den Konflikt anfachen.

H: Meine Schwiegermutter hat bereits ihre Schwester an einer Krebserkrankung verloren. Jetzt wird der Tochter jeder Wunsch von den Augen abgelesen.
G: Mein Mann ist das genaue Ebenbild des Mannes meiner verstorbenen Tante. Die Situationen wiederholen sich. Meine Eltern verlassen das Haus, bevor mein Mann nach Hause kommt.

Hier wird eine subjektive Krankheitstheorie in der Familie von Frau G. thematisiert: Der Ehemann als Verursacher der Brustkrebserkrankung. Weiterführende Fragen könnten an dieser Stelle sein: Was sind genau die Verhaltensweisen der Männer, die bei der Ehefrau zu Brustkrebs führen? Wenn nun festgestellt werden würde, dass die Erkrankung bei Ihnen eindeutig vererbt wurde, was würde das in Ihrem Verhältnis zu Ihrem Mann und Ihren Konflikten verändern?

> H: Sie müssen mir glauben, ich habe diesen Leuten nichts getan.
> T: Sie haben mir beide mittlerweile schon sehr eindrücklich gezeigt, wie tief Ihre Meinungsverschiedenheiten sind. Ich frage mich nun, was hält sie eigentlich zusammen?

Der Fokus der Aufmerksamkeit sollte in einem Paargespräch nicht nur auf den wahrgenommenen Defiziten und dem Trennenden liegen, sondern es sollte immer auch aktiv die *positiven Seiten der Beziehung und das Gemeinsame* erfragt werden.

> G: Ich wünsche mir einfach nur ein normales Familienleben, aber mein Mann scheint dazu nicht in der Lage zu sein.
> H: Ich habe ein konservatives Familienbild. Wenn ich an meiner Ehe nicht festhalten möchte, wäre ich nicht hier.
> T: Mir scheint, dass die Fronten in Ihrem Familienkonflikt sehr verhärtet sind und dass Sie dabei ein eingespieltes Team sind: ‚Sie Frau G. müssen nur bestimmte Wörter fallen lassen, geht bei ihm die Klappe runter. Verschließt sich Ihr Mann Ihren Argumenten, gehen sie ´hoch´.

Während die Therapeutin bestrebt ist, von beiden Partnern einen klaren Auftrag für die Paargespräche zu erhalten, suchen Herr und Frau G. auf Beziehungsebene jeweils nach einer Verbündeten im Konflikt mit dem Ehegatten.

Das Gespräch wird von der Therapeutin folgendermaßen zusammengefasst:

> T: Ich möchte Ihnen gerne ein Bild anbieten, wie sich ihre partnerschaftliche Situation im Moment beschreiben lässt. Mir kommt es vor, als herrsche zur Zeit Krieg und die Fronten stehen fest. Nun könnte es darum gehen, wie sie wieder zu friedlichen Lösungen finden. Es scheint mir wichtig, zu betonen, wie stark die Belastung der Familie in den letzten vier Jahren war: Die Geburt des zweiten Kindes, Krebsdiagnose der Frau, Verlust des Arbeitsplatzes des Mannes und dass es verständlich ist, dass unter dieser Belastung einiges schief gelaufen ist. Ich möchte Ihnen ein Angebot für weitere Gespräche bei mir machen. Ich möchte jedoch nicht, dass Sie sich sofort entscheiden, sondern gemeinsam noch mal überlegen und besprechen, was Ihr gemeinsames Ziel für solche Gespräche sein könnte.

Mit ihrem Schlusskommentar beginnt die Therapeutin, den Streit zu normalisieren und stellt ihn in Zusammenhang mit den gesundheitlichen und psychosozialen Belastungen. Für das Paar erscheint es leichter, in gewohnter Weise über die alten Themen zu streiten, als sich mit der lebensbedrohlichen Krankheit der Frau auseinander zu setzen. Der Therapeutin stellt sich die Aufgabe, dem Paar zu helfen, *überkommene Gesprächssackgassen zu vermeiden* und einen sicheren Rahmen zu schaffen, in dem beide beginnen, wieder *offener miteinander zu reden*, um jenseits der alten Schuldzuweisungen sich den anstehenden existentiellen Fragen gemeinsam zu stellen.

Die anschließenden Paargespräche laufen nach einem gleichförmigen Muster ab: Auf der einen Seite nehmen beide Partner positive Veränderungen wahr, gleichzeitig kommt es aber immer wieder zu ähnlichen Konflikten v.a. in bezug auf die Herkunftsfamilie des Mannes. Auch der gemeinsame Familienurlaub wird zu einer frustrierenden Erfahrung, wobei Frau G. immer wieder ihren Ehemann als Verursacher attackiert. Insgesamt berichten sie jedoch über weniger Streitereien.

5. Paargespräch

> T: Was hat sich seit unserer letzten Sitzung verändert?

Da es in der systemischen Gesprächsführung oft einen *Abschlusskommentar* gibt, manchmal mit einer *Aufgabe* (z. B. einer Beobachtungsaufgabe [s. Simon und Rech-Simon 1999] ist es zentral, beim nächsten Gespräch danach zu fragen bzw. zumindest, ob das Paar Veränderungen in der Zwischenzeit wahrgenommen hat.

> G: Seit dem letzten Mal gibt es einen neuen schlechten Befund: Meine Tumormarker sind angestiegen, was mich sehr beunruhigt hat. Erfreulich ist jedoch, dass die Knochenmetastasen gleich geblieben sind. Das Verhalten meines Mannes in Bezug auf die schlechte Nachricht war ein herber Rückschlag für mich. Auf meinen Wunsch, dass er mit mir zur Befundbesprechung kommen soll, meinte es sofort, dass er da keine Zeit habe. Er macht mir dann Vorwürfe, ich würde immer alles so übertreiben, was mich sehr verletzt. Was meine Schwiegereltern angeht, bin ich über meinen eigenen Schatten gesprungen und habe sie für das anstehende Familienfest eingeladen. Bei dieser Gelegenheit habe ich auch erfahren, dass mein Mann Geld von seiner Familie bekommen hat, ohne es mir zu sagen!

Der Ehemann geht sofort in die Defensive und sagt dazu:

> H: Das sind alles Episoden, die nicht besonders erfreulich sind. Der behandelnde Onkologe meiner Frau informiert uns immer dahingehend, dass man die Tumormarker zur Diagnostik einer Verschlechterung der Erkrankung nicht nützen könne und ich bin tatsächlich der Ansicht, dass sich meine Frau da in etwas hineinsteigert, was keinerlei Relevanz hat. Ich bin zu der Zeit beruflich sehr eingebunden gewesen und ich kann dann nicht einfach sagen: 'Kein Problem, ich komme mit.' Dazu möchte ich jedoch ergänzen, dass ich letztendlich doch dabei war! Was das Geld von meinen Eltern angeht, muss ich sagen, dass ich mir einfach 'interne Diskussionen' ersparen wollte. Ich habe ja gewusst, dass sich meine Frau darüber aufregen wird.

Unter dem Eindruck des aktuellen medizinischen Befundes legt das Paar sofort wieder den Schwerpunkt auf die gegenseitigen Enttäuschungen und das Trennende. Die Therapeutin *fokussiert daraufhin die positive Entwicklung* in der Erzählung, nämlich das es immerhin zu dem gemeinsamen Arztbesuch gekommen ist. Darüber hinaus zeigt sie sich sehr überrascht, dass es zu einer Einladung der Schwiegereltern durch die Frau gekommen sei:

> T: Bei aller Aufregung um die Tumormarker erscheint es mir doch bedeutsam festzuhalten, dass Ihr Mann sich letztendlich doch die Zeit für den aus Ihrer Sicht wichtigen Arztbesuch genommen hat. Ich persönlich bin auch sehr überrascht darüber, dass Sie Ihre Schwiegereltern eingeladen haben, dass hätte ich nicht für möglich gehalten. Ich würde Ihnen gerne vorschlagen, darüber zu sprechen, was Sie jeweils vom anderen in dieser Situation erwarten.
> G: Mein Mann soll sich überlegen, was er sagt. Er soll sich seine Vorwürfe ersparen und sich anständig benehmen. Vor allem soll er mich nicht für dumm verkaufen.
> H: Ich fände es gut, wenn meine Frau ihre Angriffslust zügeln könnte. Ich möchte jedoch auch noch sagen, dass ich die Einladung meiner Frau kaum glauben konnte. Was mich angeht, erhoffe ich mir, dass mir mein neuer Arbeitsplatz, den ich in einem halben Jahr antreten werde, beruflich mehr Entlastung bringt, was sich dann auch auf mein häusliches Umfeld auswirken wird. Was den Besuch meiner Eltern angeht, wünsche ich mir von meiner Frau, dass kein Gespräch über die alten Auseinandersetzungen vom Zaun gebrochen wird, da es meiner Meinung nach sowieso nichts außer einer großen Aufregung bringt!

8. Paargespräch

Zum nächsten Gespräch kommen beide Partner sehr angespannt und zeigen das gewohnte Interaktionsmuster:

> T: Wie geht es Ihnen mit den Vorbereitungen für das anstehende Familienfest?
> G: Mein Mann ist wieder ganz der Alte. Alles was ich mache ist blöde und überzogen. Um die Arbeiten am Haus, die ich gemacht haben wollte, aber sodass sie zwei Wochen vorher fertiggestellt sind, hat er sich nicht richtig gekümmert. Jetzt kann es sein, dass das Geländer, dass zum Schutz von spielenden Kindern im Garten notwendig ist bis zum Fest nicht angebracht ist. Außerdem gibt er mir immer das Gefühl, dass ich zu anspruchlich sei, nur weil ich mir manche Sachen vom Partyservice bringen lasse, da ich mir die ganzen Vorbereitungen gesundheitlich nicht zutraue. Auch die Gästeliste passt ihm nicht, da ich zu viele Verwandte von meiner Seite eingeladen habe. Ich kann doch nichts dafür, dass seine Familie so klein ist. Er wirft mir dauernd Bequemlichkeit vor und will nicht akzeptieren, dass ich manches aufgrund meiner Erkrankung nicht kann.

> H: Meine Frau macht einen Riesenzirkus um Dinge, die man einfacher gestalten könnte. Ein gutes Beispiel sind die Einladungen, die sie alle persönlich basteln musste und danach wirft sie mir vor, mich würde das alles nicht interessieren. Da hat sie Recht, wegen mir hätte man vorgedruckte Karten nehmen können. Die Gästeliste ärgert mich auch. Ich hätte es gerne etwas kleiner gehabt, damit ich auch mehr Zeit für meine Familie habe, die ja nur sehr wenig und an von meiner Frau bestimmten Tagen kommen darf. Was die Handwerker angeht, meine Frau hat keine Vorstellung davon, dass solche Entscheidungen Zeit und Überlegung brauchen. Ganz davon abgesehen, dass die nicht gerade zu dem Termin kommen können, den ich ihnen dann vorgebe.

Diese gegenseitigen Vorwürfe des Paares zeigen eine beginnende symmetrische Eskalation des Paares, die zunächst auch durch das gegenseitige *Erfragen der jeweiligen Bedürfnisse* durch die Therapeutin nicht abgemildert werden konnte:

> T: Was würden Sie sich denn jeweils von Ihrem Partner an diesem Tag wünschen?
> G: Das er sich wie ein guter Gastgeber benimmt und sich nicht mit seinen Verwandten in ein separates Zimmer zurückzieht. Dass er sich so benimmt, wie es sich allen Gästen gegenüber gehört und dass er sich nicht jetzt schon von seiner Mutter unter Druck setzen lässt, was mein persönlicher Eindruck ist, worüber er jedoch nicht mit mir spricht. Aber ich spüre, dass da jemand im Hintergrund gegen mich aktiv ist.
> H: Meine Frau steigert sich in etwas hinein, was gar nicht stimmt. Ich würde mir wünschen, dass sie mir zubilligt, dass ich auch mit meinen Leuten sprechen darf. Ihre sehe ich andauernd, meine Schwiegereltern sind bei uns quasi daheim und mit Ihrer Schwester treffen wir uns ständig.

Auch die Fragen nach den Wünschen und Bedürfnissen der Kinder brachte keine Entspannung. Beide Eltern stimmten darin überein, dass sich die Kinder Harmonie wünschen und betonten gleichzeitig, dass sie das aber ja nicht in der Hand hätten. Als *Abschlussintervention* gibt die Therapeutin dem Paar Folgendes mit:

> T: Ich glaube, es ist deutlich geworden, dass Sie beide gute Gründe für Ihr Verhalten haben. Ich möchte Ihnen auch gerne sagen, dass solche Konflikte, wie Sie sie mir beschrieben haben, in den meisten Familien vor solchen Festen stattfinden und dass ich von dem vorangegangen Zusammentreffen beider Familien davon ausgehe, dass Sie beide in der Lage sind, zu einer Deeskalation beizutragen. Mir ist es wichtig anzusprechen, dass Sie beide durch die Erkrankung von Ihnen Frau G. unter einem besonderen

> Druck stehen, alles richtig machen zu müssen bzw. zu wollen, da
> Sie beide nicht wissen können, wie viele Familienfeste sie noch
> zusammen erleben können. Ich würde Ihnen gerne Folgendes vor-
> schlagen: Ich möchte Sie Frau G. bitten, mich am Tage nach dem
> Familienfest morgens in der Klinik anzurufen, da ich davon
> ausgehe, dass Sie, Herr G., an diesem Tage arbeiten werden. Ihre
> Frau soll mir dann berichten, wie das Fest gelaufen ist. Ich
> möchte Ihnen durch mich eine Außenperspektive anbieten, d. h.
> dass Sie sich bewusst machen, dass Sie beide für den Verlauf des
> Festes verantwortlich sind. In diesem Sinne wünsche ich Ihnen
> gutes Gelingen.

Im Telefongespräch nach dem Familienfest äußerte sich Frau G. dann folgendermaßen:

> G: Guten Morgen Frau Doktor! Ich wollte Sie ja anrufen und kann Ihnen
> sagen, dass alles sehr gut gelaufen ist. Mein Mann hat sich wirklich
> sehr bemüht. Wissen Sie, wenn die Pausen zwischen unseren
> Gesprächen zu lange sind, lässt er nach. Nach unseren Gesprächen
> ist es immer besser, aber mit der Zeit nutzt sich der Effekt ab. Es
> ist gut, wenn jemand wie Sie ihm ab und zu Bescheid sagt. Dann reißt
> er sich wieder zusammen.
> T: Ich hoffe, dass ich in meinen Gesprächen mit Ihnen deutlich
> mache, dass Sie beide gemeinsam an Ihren Schwierigkeiten betei-
> ligt sind?
> G: Ja, ja, ich habe mir auch Mühe gegeben. Aber es hat mir gut getan,
> dass sich mein Mann so engagiert hat. Als ich heute Morgen
> aufgestanden bin, habe ich bemerkt, dass er noch die Reste vom
> Abend weggeräumt hat, um mir die Arbeit zu ersparen nach so einem
> anstrengenden Tag. Ich habe ihn gleich bei der Arbeit angerufen,
> um ihm zu sagen, dass das doch nicht nötig gewesen wäre, dass ich
> mich aber gefreut hätte.

Da die Paargespräche in einem vier- bis sechswöchigen Abstand stattfanden, nahm sich die Therapeutin vor, bei dem nächsten Gespräch die Urlaubsplanung des Paares anzusprechen, um einer erneuten Eskalation des Paarkonfliktes vorzubeugen. Gleichzeitig beschäftigte sie die Frage, ob sie nicht so langsam eine wichtige regulative Funktion für das Paar übernimmt. Dies wäre nicht im Sinne einer systemisch orientierten Paartherapie, die als wichtiges Ziel die Eigensteuerung und Eigenverantwortung des Paares anstrebt.

9. Paargespräch:

> T: Guten Tag. Wir haben uns ja in der Zwischenzeit lang nicht
> gesehen. Das letzte Mal habe ich mit Ihrer Frau telefoniert und
> sie hat mir über den positiven Verlauf Ihres Familienfestes
> berichtet. <Beide lächeln>

G: Ach so lange haben wir uns nicht mehr gesehen? Es geht uns gut. In der Zwischenzeit waren wir wieder im Urlaub in Italien und es war ein wunderschöner Urlaub. Ich konnte mich sehr gut erholen, alles war ganz harmonisch […] und auf dem Nachhauseweg sind wir noch bei meinen Schwiegereltern vorbeigefahren und haben dort noch eine Nacht verbracht.
T: Jetzt überraschen Sie mich wirklich. Erst mal der Reihe nach: Wie haben Sie das denn gemacht, dass es diesmal im Urlaub so friedlich zuging?

Durch diese Aussage macht die Therapeutin deutlich, dass sie davon ausgeht, dass beide Partner zu dem erholsamen Urlaub beigetragen haben und *konnotiert* dies *positiv*:

H: <grinst> Tja, nach dem Familienfest gingen die Tumormarker meiner Frau wieder hoch und ich habe den Eindruck, dass hat eine laisser-faire-Haltung bei meiner Frau bewirkt.
T: Und was haben Sie dazu beigetragen?
H: Es wirkt sich aus, dass ich im Moment beruflich nicht so angespannt bin und auch auf so einiges gelassener reagiere. Auf der Fahrt in den Urlaub hatten wir eine Autopanne: Das hätte meine Frau als Anlass nehmen können, mir Vorwürfe zu machen, ich hätte mich nicht richtig um das Auto für so eine lange Fahrt gekümmert. Aber dieses Mal konnten wir es beide ganz gut hinnehmen.
G: Nichts war perfekt von mir gerichtet. So bin ich noch nie in Urlaub gefahren. Ich habe so viel vergessen, das können Sie sich gar nicht vorstellen. Aber irgendwie war es gut zu merken, es geht auch so. Da ich nicht so perfekt war, musste auch der Rest nicht so perfekt sein.
[…]
T: Und wie kam es dass sie auf dem Heimweg bei den Schwiegereltern vorbeigefahren sind?
G: Ach, wissen Sie, ich dachte mir, wenn wir nun nach Hause kommen, dann ist nichts zu essen da und das bringt gleich einen Mordsstress, dann laden wir uns lieber bei den Schwiegereltern ein. Wir haben dann angerufen und sind auch gleich noch über Nacht geblieben und damit war auch gleich noch für das Frühstück gesorgt. Meine Schwiegermutter gibt sich jetzt auch alle Mühe mit mir. Außerdem kann mein Mann jetzt sehen, dass sich mit der neuen Schwägerin alles wiederholt.
T: <wendet sich an H> Sehen Sie das auch so?
H: Naja, manchmal habe ich das Gefühl, das facht die ganze Sache noch an. Aber im Großen und Ganzen fühlt sich meine Frau natürlich voll und ganz bestätigt.
G: Wobei ich von dem Gedanken einer großen Aussprache ganz abgekommen bin. Ich habe eingesehen, dass sich dadurch überhaupt nichts

> ändern wird. Die Erfahrung, die sie mit mir gemacht hat, hat überhaupt nichts bei meiner Schwiegermutter bewirkt.
> T: Ich bin wirklich beeindruckt, wie gut sie Ihre Probleme mittlerweile bewältigen. Ich habe das Gefühl, das Sie nun ganz gut auch ohne meine Unterstützung zurechtkommen. Ich würde Ihnen gerne vorschlagen, dass wir erst mal eine längere Pause machen, um dann nach drei bis vier Monaten zu sehen, wie es Ihnen miteinander in der Zwischenzeit ergangen ist.

Die Therapeutin *würdigt die Anstrengungen des Paares* ihre eingefahrenen Verhaltensmuster aufzugeben. Gleichzeitig wird durch eine längere Pause bis zum nächsten Gespräch vorsichtig das Ende der Paargespräche vorbereitet.

> G: Also ganz alleine schaffen wir es glaube ich noch nicht. Aber mit dem größeren Abstand bin ich einverstanden.
> H: Ich finde es gut, nach meinen beruflichen Veränderungen noch mal zu kommen. Da würden vier Monate ganz gut passen.

Zusammenfassend lässt sich sagen, dass die lang anhaltenden Konflikte zwischen Herrn und Frau G. zu einem Beziehungsmuster geführt haben, das von wechselseitigen Schuldvorwürfen geprägt war. Die ergebnislosen symmetrischen Auseinandersetzungen und der große emotionale Abstand belastete das Paar. Ein konstruktiver Umgang mit den aktuell anstehenden gesundheitlichen Problemen wurde dadurch massiv beeinträchtigt, weil das Paar kaum noch miteinander in einer offenen Weise kommunizierte. Von der Frau wurde die Krankheit als Argument für eine Neuordnung der von ihr als unbefriedigend erlebten Dreieckssituation mit ihrer Schwiegermutter eingesetzt.

Die Gesprächsführung der Therapeutin verdeutlicht Grundprinzipien der systemischen Gesprächsführung im medizinischen Kontext:

- konsequente Rahmen- und Auftragsklärung,
- Nutzung von systemischen (v.a. zirkulären) Fragen,
- Einnehmen einer empathischen neutralen Position zur Vermeidung von einseitigen Koalitionen,
- Berücksichtigung der Beziehungsgeschichte für die Lösung der aktuell bestehenden Konflikte,
- Hilfestellung dabei wieder miteinander ins Gespräch zu kommen,
- Hinterfragen und Herausforderung von rigiden ungünstigen Interaktionsstrategien,
- Aushandeln von konkreten wechselseitigen Wünschen der Partner,
- Übernahme von Verantwortung für deren Realisierung.

Das Ergebnis der Paargespräche war, dass eine weitere Eskalation der Paarkonflikte aufgehalten werden konnte und ein konstruktiverer Umgang des Paares miteinander möglich wurde. Dies führte auch zu einem weniger aufgeregten Umgang mit negativen

Behandlungsergebnissen und entlastete damit die Arzt-Patientinnen-Beziehung in der onkologischen Ambulanz.

Ein Vorteil des Settings innerhalb dessen diese Paargespräche durchgeführt wurden, möchten wir noch ausdrücklich betonen: Die Psychologin ist Teil des onkologischen Teams und kann die Familiengespräche sehr flexibel und unbürokratisch anbieten. In dem vorgestellten Fall wird deutlich, wie wichtig es sein kann, dass auch langfristig für chronisch kranke Patienten ein verlässlich erreichbarer Psychoonkologe ansprechbar ist, der im Rahmen familiärer aber auch krankheitsbedingter Krisen schnell zur Verfügung stehen kann. Dies kann natürlich auch durch eine kontinuierliche Zusammenarbeit mit einem niedergelassenen Familientherapeuten gewährleistet werden.

Literatur

Altmeyer, S., Kröger, F., McDaniel, S.: Systemische Familienmedizin. In: Paar- und Familientherapie, S. 297–321. Wirsching, M., Scheib, P.(Hrsg.). Springer-Verlag, Heidelberg 2002
Aschenbrenner, A., Härter, M., Reuter, K., Bengel, J.: Prädiktoren für psychische Beeinträchtigungen und Störungen bei Patienten mit Tumorerkrankungen – Ein systematischer Überblick empirischer Studien. Zeitschr. Med. Psychol. 12, 15–28 (2003)
Cierpka, M., Krebeck, S., Retzlaff, R.: Arzt, Patient und Familie. Klett-Cotta Verlag, Stuttgart 2001
Doherty, W., Baird, M.: Family therapy and family medicine. Guilford Press. New York 1983
Haan, D., Baker, F., Denniston, M., Gesme, D., Reding, D., Flynn, T., Kennedy, J., Kieltyka, L.: The influence of social support on depressive symptoms in cancer patients – Age and gender differences. J. Psychosom. Res. 52, 279–283 (2002)
Keller, M., Henrich, G., Beutel, M., Sellschopp, A.: Wechselseitige Belastung und Unterstützung bei Paaren mit einem Krebskranken. Zeitschr. Psychother. Psychosom. Med. Psychol. 48, 358–368 (1998)
Kröger, F., Altmeyer, S., Hendrischke, A.: Systemische Familienmedizin. Kontext 33, 267–287 (2002)
McDaniel, S., Campbell, T., Seaburn, D.: Family-oriented primary care. Springer-Verlag, New York 1990
McDaniel, S., Hepworth, J, Doherty,W.: Familientherapie in der Medizin. Carl Auer Verlag, Heidelberg 1997
Rolland, J.: Families, illness and disability. Basic Books, New York 1994
Rolland J: Mastering challenges in serious illness and disability. In: Normal family process, pp. 444–473. Walsh, F (ed.). Guilford Press, New York 1993
Schlippe, A. v., Schweitzer, J.: Lehrbuch der systemischen Therapie und Beratung. Vandenhoeck & Ruprecht, Göttingen 1996
Simon, F.B., Rech-Simon, C.: Zirkuläres Fragen: Systemische Therapie in Fallbeispielen. Ein Lehrbuch. Carl-Auer-Systeme, Heidelberg 1999
Stammer, H., Wischmann, T., Verres, R.: Counseling and couple-therapy of infertile couples. Fam. Proc. 41 111–122 (2002)
Stammer H, Wischmann T, Verres R: Paartherapie bei unerfülltem Kinderwunsch. Familiendynamik 3, 232–251 (1998)
Stammer, H., Schrey, C., Wischmann, T.: Wie sich Kommunikations- und Erlebensmuster durch Paartherapie verändern können. Familiendynamik 4, 492–512 (2003)
Welter-Enderlin, R., Jellouschek, H.: Systemische Paartherapie- Ein integratives Konzept. In: Paar- und Familientherapie, S. 199–226. Wirsching, M., Scheib, P.(Hrsg.). Springer-Verlag, Heidelberg 2002

12 Migrantinnen verstehen und erreichen – nicht nur eine Frage der sprachlichen Verständigung

Theda Borde, Matthias David

Sprachprobleme, unterschiedliche Erwartungshaltungen und soziokulturelle Differenz können die Kommunikation und Interaktion zwischen Ärztinnen/Ärzten und Patientinnen ausländischer Herkunft erheblich beeinträchtigen und den Zugang zu psychosozialen Aspekten der Anamnese und Behandlung versperren. Im Umgang mit Migrantinnen sind Ärztinnen und Ärzte sowie Pflegekräfte verstärkt mit der Diskrepanz zwischen den eigenen hohen Ansprüchen an eine gute Patientinnenversorgung und der Wirklichkeit im Versorgungsalltag konfrontiert. Um Migrantinnen im Gespräch zu erreichen, sind verschiedene Aspekte, die die interkulturelle Kommunikation beeinflussen, zu berücksichtigen.

12.1 Migrantinnen und Migranten in der Gesundheitsversorgung der Bundesrepublik Deutschland

Deutschland ist de facto ein Einwanderungsland. Zum 31.12.2000 betrug der Ausländeranteil in der Bevölkerung knapp 9%, d. h., im Bundesgebiet lebten ca. 7,3 Millionen Ausländer, die meisten in den Großstädten und industriellen Ballungsräumen.

Die „multikulturelle Realität" spiegelt sich natürlich auch in der Gesundheitsversorgung wider, d. h., je nach Standort und Einzugsgebiet eines Krankenhauses oder einer Praxis ergibt sich ein unterschiedlich großer Migrantenanteil unter den betreuten Patientinnen und Patienten. Häufig festzustellende Besonderheiten bei der Beratung und medizinischen Behandlung von Migranten kann man zu drei Hauptkomplexen zusammenfassen [nach Csitkovics et al. 1997]:

- Probleme bei der sprachlichen Verständigung (Erhebung der Anamnese, Mitteilung der Diagnose sowie Aufklärung vor Operationen und anderen Behandlungsmaßnahmen),

- andere kulturelle Einstellungen zum Körper, zur Krankheit und zur Pflege (Umgang mit Schmerzen, Krankheitsdarstellung, Lokalisierung von Schmerzen, Darstellung von Beschwerden),
- Zugehörigkeit der meisten Migranten zur sozialen Unterschicht.

Diese Zusammenstellung ergibt sich aus einer Sicht auf die „anderen" Patientin. Betrachtet man Praxen und Kliniken aber (auch) als Dienstleistungseinrichtungen, kann man auf der „Versorger-Seite", also bei den Praxen und Kliniken, erhebliche Defizite bei der Versorgung von Migranten in Deutschland feststellen [Heinemann 2000]:

- ungenügende Informationen über Dienste und Angebote,
- kultur- und sprachbedingte Barrieren bezüglich der Regelversorgung,
- kulturell und sprachlich bedingte Kommunikationsprobleme (fehlende interkulturelle Kompetenz des Personals),
- geringe Einbeziehung der multikulturellen und soziodemographischen Entwicklung der Bevölkerung in die Planung im Sozial- und Gesundheitswesen,
- perspektivisch und bisher weitgehend unbeachtet: Entstehung von neuen Versorgungsdefiziten im Bereich Altenhilfe und -pflege.

Für personenbezogenen Dienstleistungen gilt im Prinzip, dass die angestrebten Ergebnisse nicht ausschließlich von den beteiligten Experten (Ärzten, Pflegekräften usw.) erarbeitet werden, sondern dass Behandlungserfolge eine aktive Mitarbeit derjenigen voraussetzen, für die die Leistungen erbracht werden. Der Patient ist sozusagen als Co-Produzent der medizinischer Dienstleistungen anzusehen [Weber 1999]. Auch wenn man diese quasi gänzlich ökonomisierte Sicht auf die Arzt-Patienten-Beziehung nicht teilt, macht sie doch z. B. die Wichtigkeit eines informierten und die Notwendigkeit bestimmter medizinischer Maßnahmen verstehenden Migranten nochmals deutlich.

Im Übrigen können die kulturelle Distanz zwischen Arzt und Patient, sprachliche Kommunikationsbarrieren und Migrationserfahrungen letztendlich vor dem Hintergrund eines kontinuierlichen Spektrums gesehen werden, das von Asylsuchenden und Flüchtlingen über Arbeitsmigranten bis zu Einheimischen unterschiedlicher sozialer Schichten reicht [Blöchliger et al. 1998]. Das bedeutet, dass das spezifische Problem der Betreuung von nichtdeutschen Subpopulationen auch allgemein gültigere Aspekte beinhaltet, die für jede Arzt-Patienten-Interaktion gültig sind.

12.2 Information und Sprache

Jede Kommunikation von Arzt und Patient/in wird durch den Aufbau einer tragfähigen Beziehung, eine gute Verständigung und das erfolgreiche Erfassen des eigentlichen Anliegens des Patienten positiv beeinflusst. Auf allen drei Ebenen kann die Kommunikation scheitern und damit eine effiziente Behandlung gefährdet werden [Nagel 2003]. Probleme bei der sprachlichen Verständigung (z. B. bei der Erhebung der Anamnese, der Mitteilung der Diagnose und von Behandlungsmaßnahmen oder bei der Aufklärung zur Operation) stellen eine der Hauptschwierigkeiten bei der medizinischen Versorgung von Migranten dar. Immer wieder werden von Pflegekräften, Ärztinnen und Ärzten die mangelnden Deutschkenntnisse von schon seit vielen Jahren in Deutschland lebenden Migranten und Migrantinnen beklagt. Unverständnis und Ärger in einem dadurch sehr erschwerten Kommunikationsprozess sind die Folge. Über mögliche Gründe für die „(un)bewusste Sprachverweigerung" wird wenig diskutiert. Eine Erklärung gibt Kürsat-Ahlers [2000] – es handele sich um einen Pseudoausweg der Zuwanderer, um sich vor Unsicherheit, Selbstzweifel und dem Gefühl der sprachlichen Unzulänglichkeit zu schützen.

Versorgungseinrichtungen und das medizinische Personal sind in jedem Fall dazu gezwungen, sich bei einem Teil der Migrantinnen und Migranten mit geringen deutschen Sprachkenntnissen zu arrangieren, auch weil der Zuwanderungsprozess nicht abgeschlossen ist und neu Immigrierte mit geringer Aufenthaltsdauer und entsprechend geringen Deutschkenntnissen versorgt werden müssen.

Eine Möglichkeit, interkulturelle Kommunikationsbarrieren zu überwinden, ist die Sprachmittlung mittels Dolmetscher, wobei man das Dolmetschen in Alltags- und Notfallsituationen, in denen sich Migranten z. B. mit dem Personal von Sozial- und Gesundheitseinrichtungen verständigen müssen, als „Community Interpreting" bezeichnet [Pöchhacker 1997].

Im Rahmen der Pflege wie auch bei ärztlichen Informations- und Aufklärungsgesprächen wird aus Zeitgründen häufig auf Laiendolmetscher im Sinne einer ad hoc-Lösung zurückgegriffen, obwohl hier weder die sprachliche noch die inhaltliche (Basiswissen des Laiendolmetschers) Qualität der Übersetzung kontrolliert werden kann und z. B. die Gefahr der „Zensur" und des „Konfabulierens" hinzukommt: Wenn schon nicht die Patientin selbst Informationen vorenthält, weil die als Dolmetscher eingesetzten Kinder, Verwandten, Bettnachbarn davon nichts erfahren sollen, so sind es ggf. die „Hilfsdolmetscher", die aus den Angaben der Patientin eine „Geschichte" zusammenfügen, wie sie – ihrer Meinung nach – der Arzt hören will [Brezinka et al. 1989].

Aus juristischer Sicht sind nicht-deutschsprachige Migranten in der Landessprache aufzuklären. Der Einsatz von Familienangehörigen oder nichtärztlichem Klinikpersonal ist nach gängiger Rechtsprechung dann zulässig ist, wenn man sich davon überzeugen konnte, dass die Sprachkenntnisse ausreichen, den aufklärungsbedürftigen Sachverhalt hinreichend zu erläutern. Insbesondere bei komplizierten Eingriffen oder Diagnosestellungen kann aber die Hinzuziehung eines Dolmetschers geboten sein [Wehn 1999[.

Nur in wenigen Kliniken sind jedoch Strukturen etabliert worden, die eine schnelle und unkomplizierte Hinzuziehung eines kompetenten Sprachmittlers erlauben.

12.3 Interkulturelle Kommunikation

Jede Arzt-Patienten-Interaktion ist maßgeblich von der Art und Weise der Kommunikationsstruktur abhängig, wobei im allgemeinen Arzt und Patientin z. B. bei einem präoperativen Aufklärungsgespräch völlig andere Ausgangspositionen haben (Tab. C12.1.1).

In jeder Kommunikationssituation, auch unter Deutschen, schwingen soziokulturelle Aspekte mit. Die Situation wird nochmals modifiziert, wenn sich bei einem Arzt-Patienten-Gespräch Menschen aus verschiedenen Kulturen gegenübersitzen. Man spricht dann von interkultureller Kommunikation, wenn die Begegnungspartner verschiedenen Kulturen angehören und sich der Tatsache bewusst sind, dass der jeweils andere anders ist, man sich also wechselseitig als „fremd" erlebt [Maletzke 1993].

Naumann [1993] verweist darauf, dass sich Sprachprobleme z. B. zwischen deutschsprachigem Klinikpersonal und Migranten verschärfen können, wenn die kulturelle Differenz auch im Bereich der non-verbalen Kommunikation besteht, d. h. wenn bestimmte Gesten oder Körperhaltungen anders verwendet werden und u. U. missverstanden bzw. missgedeutet werden können.

Die größten Kommunikationsprobleme ergeben sich jedoch seiner Meinung nach aus dem unterschiedlich tradierten Hintergrundwissen von Angehörigen verschiedener Kulturen, wobei unter Hintergrundwissen ein Ensemble von Werten, Normen, Überzeugungen und von kulturspezifischen Informationen, das jedes Individuum in früher Kindheit gleichzeitig mit dem Spracherwerb aus seiner unmittelbaren Umgebung aufgenommen hat, verstanden wird. Angehörige der gleichen Kultur können deshalb relativ problemlos miteinander kommunizieren, weil sie das gleiche Hintergrundwissen und einen entsprechend vorgegebenen Interpretationsrahmen haben [Naumann 1993].

Sog. kulturspezifische Aspekte sind in der Kommunikation z. B. mit Migrantinnen aus der Türkei, die in Deutschland die größte Migrantengruppe darstellen, individuell unterschiedlich ausgeprägt und im Arzt-Patientin-Gespräch entsprechend mehr oder weniger relevant. Diese individuelle Bedeutung herauszufinden, ist sicherlich auch ein Ziel eines patientenorientierten Gesprächs, denn es bietet nicht nur Erkenntnisse für die

Tab. C12.1: Unterschiedliche Konstellation beim Aufklärungsgespräch [modif. nach Schlömer-Doll und Doll 2000]

	Arzt	Patient
Situation	Arbeitssituation	Ängste, Unsicherheit, fremde Umgebung
Wissen	Expertenwissen	Laienwissen
Rolle	aktiv	eher passiv
Gefühle	kontrolliert	Gefühlschaos
Spielraum	eng	weit

Einschätzung der psychosozialen Situation der Patientin, sondern kann auch für den Behandlungserfolg, die Compliance und die Unterstützung bei der Krankheitsbewältigung bedeutsam sein.

12.4 Basiswissen und Informiertheit

Neben Sprachkenntnissen und kulturellen Einflüssen ist bei einer patientenorientierten Gesprächsführung mit Migrantinnen und Migranten ein dritter Aspekt zu berücksichtigen: das sog. Basiswissen. Bei Arztbesuchen oder bei einem Klinikaufenthalt werden im Arzt-Patienten-Gespräch vonseiten des Arztes oftmals Basiskenntnisse der Patienten über den Körper, verschiedene Organe und ihre Funktionen u.Ä.m. vorausgesetzt, ohne dass tatsächlich der reale individuelle Wissensumfang des Patienten bekannt ist. Die Kenntnis dieses „Basiswissens" und ein Eingehen auf das vorhandene „Wissensniveau" ist jedoch eine wichtige Voraussetzung für das Gelingen des Arzt-Patientin-Gesprächs, für die Therapie-Compliance.

Eine rechtswirksame Einwilligung zu einer Operationen oder in bestimmte diagnostische Maßnahmen während eines stationären Aufenthalts durch eine Patientin ist erst dann gegeben, wenn die medizinische Aufklärung sich in Umfang und Tiefe am individuellen Kenntnisstand der Patientin orientiert und die Behandlungsmaßnahmen nach einer ausreichenden Erklärung für sie nachvollziehbar werden. Dazu müsste dieser Wissensstand aber bekannt sein. Das präoperative bzw. -therapeutische Informations- und Aufklärungsgespräch sollte die immer bestehende Kluft zwischen Laien- und professionellem Wissen überwinden.

Eine von uns durchgeführte Befragung von Migrantinnen türkischer Herkunft ergab beispielsweise, dass sich in Informations- und Aufklärungsgesprächen neben unüberwundenen sprachlichen Kommunikationsbarrieren Probleme aufgrund z.T. geringer Schulbildung der Frauen sowie durch die stark scham- und tabubesetzten gynäkologischen Themen zeigten [Borde 2002].

In einem Muliple-choice-Fragebogen waren je 300 deutsche und türkischstämmige Patientinnen über ihr Wissen zum weiblichen Körper (Anatomie, Funktion, Zyklusgeschehen, Verhütung) befragt worden. Insgesamt wiesen Frauen des deutschen Vergleichskollektivs deutlich mehr richtige Antworten auf. Patientinnen türkischer Herkunft wählten bei allen Variablen wesentlich häufiger die Antwortmöglichkeit „weiß ich nicht" und hatten insgesamt ein geringeres „Basiswissen" (Abb. C12.1).

Auch bei der Zuordnung der Begriffe „Eierstock", „Eileiter", „Gebärmutter", „Muttermund" und „Scheide" zu einer gezeichneten Skizze der weiblichen Geschlechtsorgane war der Anteil der türkischen Frauen, die keine Antwort wussten, mit ca. 30 % deutlich größer als unter den deutschen Patientinnen (ca. 10 %).

Kenntnisse über weibliche Körperfunktionen (n=582)

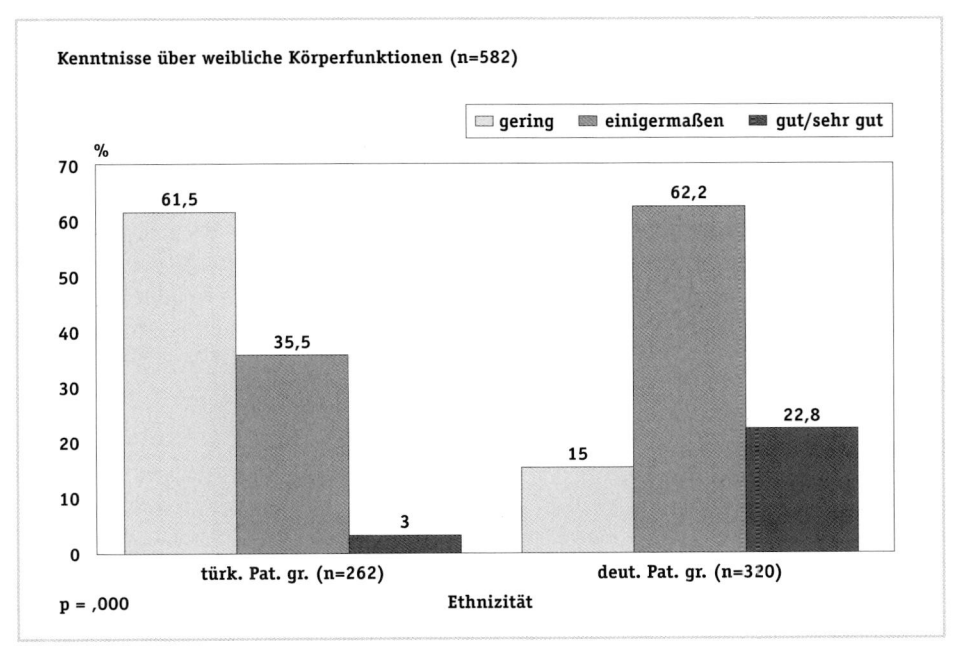

□ gering ■ einigermaßen ■ gut/sehr gut

türk. Pat. gr. (n=262): 61,5 / 35,5 / 3
deut. Pat. gr. (n=320): 15 / 62,2 / 22,8
p = ,000
Ethnizität

Abb. C 12.1 Kenntnisse über weibliche Körperfunktionen bei deutschen und türkischsprachigen Patientinnen im Vergleich

Die Vermutung, dass vor allem die vorhandenen soziodemographischen Unterschiede (Alter, Schichtzugehörigkeit, Bildungsgrad usw.) zwischen den beiden Vergleichsgruppen die Unterschiede im Kenntnisstand der Patientinnen über Gesundheitsvorsorge und Funktionen des weiblichen Körpers verursachen, bestätigte sich nicht. Denn auch nach der Bildung vergleichbarer Untergruppen zeigt sich ein deutlicher Unterschied in Abhängigkeit von der ethnischen Zugehörigkeit: In der Gruppe der türkischen Migrantinnen gibt es jeweils signifikant weniger Frauen mit guten bzw. mittleren Kenntnissen zu den abgefragten Themen [David und Borde 2002].

Das Genitale stellt besonders für islamisch geprägte Frauen, mehr noch als für europäische, einen schambesetzten Tabubereich dar, über den höchstens mit Gleichaltrigen des gleichen Geschlechts oder aber mit „Experten" gesprochen werden kann. Ähnlich wie in unserer Gesellschaft ist die „öffentliche" Benennung der Genitalien häufig stark schambesetzt. Für viele türkische Frauen sind es „unaussprechbare" Worte, die in einem über Dritte vermittelten meist in Eile geführten Arzt-Patientin-Gespräch kaum zur Sprache kommen.

12.5 Arzt-Patienten-Gespräche: Erwartungen und Zufriedenheit

Die Patientenzufriedenheit wird in entscheidendem Maße von der Qualität der Arzt-Patienten-Kommunikation beeinflusst [Nagel 2003]. Der größte Teil der Patientinnen und Patienten wird heute durch niedergelassene Ärzte ins Krankenhaus eingewiesen. In der bereits mehrfach erwähnten, von uns durchgeführten Befragung deutscher und türkischsprachiger Patientinnen zeigte sich, dass 75 % der befragten Migrantinnen und 71 % der deutschen Patientinnen mit ihrem Frauenarzt zufrieden sind [David und Borde 2002]. Deutlichere Unterschiede wurden hinsichtlich der Zufriedenheit mit der Information und Aufklärung durch den Gynäkologen/die Gynäkologin erkennbar, wobei sich zwei Drittel der deutschen, aber nur etwa die Hälfte der befragten Migrantinnen zufrieden äußerten. Geringe deutsche Sprachkenntnisse waren innerhalb des türkischsprachigen Patientinnenkollektivs verbunden mit einer relativ geringen Zufriedenheit mit der Aufklärung durch die einweisenden Frauenärztinnen und -ärzte. Als eine Ursache für die Unzufriedenheit mit der Aufklärung wurde erwartungsgemäß u. a. die Unverständlichkeit der vermittelten Informationen genannt.

Die Tatsache, dass die allgemeine Zufriedenheit mit den niedergelassenen Ärzten deutlich höher war als die Zufriedenheit mit der medizinischen Aufklärung, weist darauf hin, dass Aufklärung und Information zwar wichtig sind, aber eben nur einen Teilaspekt der Bewertung darstellen.

Weitere Kriterien, die für die Zufriedenheit der Patientinnen von Bedeutung sind, konnten anhand zahlreicher Patientinneninterviews in Erfahrung gebracht werden. Als die wichtigsten Zufriedenheitskriterien für die Patientinnen deutscher und türkischer Herkunft wurden „gute Kommunikation" und „soziale Kompetenzen" der niedergelassenen Gynäkologen/innen genannt. Während von den deutschen Frauen auch eine „psychosoziale Orientierung" ihrer Frauenärztin oder ihres Frauenarztes und Aspekte wie „Zeit für die Patientin" und eine „gründliche Untersuchung und medizinische Behandlung" häufiger positiv hervorgehoben wurden, führten die Patientinnen türkischer Herkunft vermehrt die „fachliche Kompetenz", eine „gute Aufklärung", ein „Vertrauensverhältnis" zu ihrem Arzt oder ihrer Ärztin, „umfassendes Wissen", „Sicherheit" bei der Diagnose und der Therapieempfehlung, die Erleichterung, dass der Arzt oder die Ärztin die „Lösung für ein länger existierendes gesundheitliches Problem gefunden" hat sowie die „interkulturelle Ausrichtung der Praxis" als Argumente für ihre Zufriedenheit an.

Zufriedene Migrantinnen hoben positiv hervor, wenn sprachliche Kommunikationsprobleme überwunden („die Verständigung klappt") und kulturspezifische Besonderheiten berücksichtigt wurden („Rücksicht auf Jungfräulichkeit"). Sowohl die direkte Kommunikation mit Frauenärztinnen und -ärzten in der Muttersprache als auch alternativ die Möglichkeit der Übersetzung durch eine bilinguale Arzthelferin wurden positiv bewertet, da das Gespräch dann „unabhängig von Ehemann" geführt, „eigene Fragen" formuliert und „alles richtig verstanden" werden konnte.

12.6 Störfaktoren in der Arzt/Ärztin-Patientin-Interaktion

Ein interkultureller Vergleich der kritischen Äußerungen offenbart unterschiedliche Erwartungshaltungen aber auch unterschiedliche Erfahrungen deutscher und nicht deutscher Patientinnen in gynäkologischen Praxen [Borde 2002].

Hinsichtlich der fachlichen Kompetenz wurde von den Migrantinnen mehrfach bemängelt, dass die Klinikeinweisung bedingt durch eine falsche Diagnose („die Diagnose war immer nur Depression") zu lange hinausgezögert wurde („meine Symptome wurden immer nur als Wechseljahresprobleme behandelt") oder die oft langjährige medikamentöse Behandlung erfolglos blieb („bisher nur nutzlose Medikamente verschrieben", „nur mit Hormontabletten behandelt", „mich für 10 Jahre unnötigerweise in die Wechseljahre geschickt", „nur Hormone verschrieben, die Krebs machen", „immer nur Tabletten und keine Einweisung ins Krankenhaus"). Sie stellten die fachliche Kompetenz ebenfalls infrage, wenn ihre Ärztin/ihr Arzt selbst verunsichert wirkte.

Bei den deutschen Patientinnen stand dagegen die Enttäuschung über klare Behandlungserwartungen im Vordergrund („die Brust nie abgetastet", „der Operationstermin nicht mit Zyklus abgestimmt", „immer wieder ohne Hormontest Hormonpflaster verschrieben", „wegen harmloser Myome operiert", „nur wegen Ausfluss eine vaginale Untersuchung durchgeführt").

Verschiedene Aspekte einer unbefriedigenden Kommunikation wurden von deutschen Patientinnen im Interview doppelt so häufig genannt wie von Patientinnen türkischer Herkunft, was möglicherweise mit besseren Vorerfahrungen, höheren Erwartungen oder einem allgemein höheren Anspruch an ein Gespräch zwischen Arzt/Ärztin und Patientin erklärbar ist.

Als „kommunikative Sünden" von Ärzten und Ärztinnen in der Interaktion mit Patientinnen lassen sich drei Aspekte zusammenfassen (Tab. C12.2).

Die Kritik der Patientinnen an der Aufklärung konzentrierte sich auf Aspekte wie „Verunsicherung durch Informationen", „zu pauschale routinemäßige Aufklärung". Während deutsche Patientinnen kritisierten, nicht genügend Information erhalten zu haben, um bei der Entscheidung für die medizinische Therapie wirklich mitbestimmen zu können, beklagten Migrantinnen eher aufgrund „mangelnder Sprachvermittlung" „medizinischer Fachausdrücke" oder „einer unklaren Sprache" zu wenig verstanden zu haben.

Tab. C12.2: „Sünden" in der Arzt-Patienten-Kommunikation

Unsensible Gesprächsführung	„bösartigen Befund knallhart an den Kopf geknallt"
	„Krebsbefund am Telefon bei der Arbeit mitgeteilt"
Zu wenig Kommunikation und Interesse	„auf meine Fragen nicht eingegangen"
	„keine Fragen gestellt"
	„spricht nicht genug"
	„im Gespräch nicht entgegenkommend'"
	„kein Interesse – alles nur nach der Routine"
Vorwürfe und Überheblichkeit	„Vorwürfe, weil ich die Vorsorge vernachlässigt habe"
	„mit mir geschimpft, nicht gesprochen",
	„hat mich lächerlich gemacht",
	„schimpfte, weil ich schlecht Deutsch kann"

Nach Lob und Kritik hatten die Patientinnen im Interview die Gelegenheit, ihre Vorstellungen von einem idealen Frauenarzt bzw. einer idealen Frauenärztin aufzuzeigen.

Ganz oben auf Wunschliste der Patientinnen deutscher und türkischer Herkunft standen gesprächsbezogene Aspekte wie: gute Kommunikation, soziale Kompetenzen, freundliche Umgangsformen und gute Aufklärung. In den meisten Punkten ließen sich zwischen den Erwartungen einheimischer und zugewanderter Frauen keine wesentlichen Unterschiede feststellen.

12.7 Fallbeispiel: Gespräch „über Dritte"

Die nachfolgend wiedergegebenen Gesprächsauschnitte mit Frau A. anlässlich ihres Klinikaufenthaltes wegen einer Gebärmutteroperation zeigt exemplarisch eine Reihe von Besonderheiten auf, die im Kontext eines patientenorientierten Gesprächs mit einer Migrantin eine Rolle spielen.

Frau A. ist 42 Jahre alt und stammt aus der Osttürkei. Sie spricht kurdisch und türkisch, deutsch kaum, da sie erst seit ihrer ersten Eheschließung vor 1½ Jahren mit ihrem Ehemann und dessen 23-jährigen Sohn aus erster Ehe (verwitwet) in Berlin lebt. Ihr Ehemann ist ca. 50 Jahre alt und lebt seit 23 Jahren in Deutschland. Während des Klinikaufenthalts übersetzt er die Gespräche mit Ärzten/innen und Pflegekräften und begleitete die Patientin zu allen Untersuchungen und Arztbesuchen. In der Türkei besuchte Frau A. die 5-jährige Grundschule und versorgte den Haushalt ihrer Eltern. Frau A. wurde aufgrund einer Uterus myomatosus in die Klinik eingewiesen, wo eine Hysterektomie durchgeführt wurde.

Das Interview mit Frau A. wurde in türkischer Sprache geführt. Auf Wunsch der Patientin war der Ehemann bei dem ersten (am Aufnahmetag) und zweiten Gespräch (am Tag vor der Klinikentlassung) anwesend und beteiligte sich auch am Interview. Seine

Anwesenheit, sein Mithören und Mitreden schien die Patientin nicht zu stören. Im Gegenteil nutzte sie die Gelegenheit der Interviewsituation, um ihrem Ehemann Informationen über sich selbst, ihre Krankheit und ihre Gefühle mitzuteilen, die im Zweiergespräch zwischen ihr und ihrem Ehemann möglicherweise nicht zur Sprache gekommen wären.

Der folgende Auszug aus dem Interview zeigt die Dynamik des „Gesprächs über Dritte" und bietet Aufschlüsse über Strategien zur Krankheitsbewältigung und zur Mobilisierung von Verständnis und sozialer Unterstützung:

1. Gespräch – am Aufnahmetag:

> Interviewerin (I): Wie wurden Sie über den Eingriff informiert?
> Patientin (P):
> Ich bin vorher zu Ärzten gegangen. Die Ärzte sagten mir dann, ich hätte ein Myom und sie sagten, ich müsste operiert werden. Danach – das ist schon eine Weile her, denn ich wollte eine Zeitlang nicht operiert werden. Danach hatte ich Schmerzen und ging wieder zum Arzt. Der Arzt sagte: „Sie müssen unbedingt operiert werden." Eigentlich wollten wir in den Urlaub fahren. Unsere Tickets hatten wir schon gekauft. Als es dann so dringend wurde, haben wir sie zurückgegeben.
>
> *Der Ehemann (E) mischt sich mit einer wesentlichen Information in das Gespräch ein*
> E: Ein drei Kilo schweres Teil!
> P: Ehrlich gesagt habe ich selbst gar nichts verstanden. Sie haben Blut abgenommen. Sie haben mein Herz untersucht, dann meinen Blutdruck gemessen, Röntgenaufnahmen gemacht. Sie haben alles was notwendig war, gemacht. Aber mein Mann war ja auch hier. Er hat mir das, was die Ärzte gesagt haben, übersetzt.
> I: Welche Beschwerden haben Sie zum Frauenarzt geführt?
> P: Einfach so zur Untersuchung und da kam das mit dem Myom heraus. Aber eigentlich war ich zum Arzt gegangen, weil ich ein Baby wollte. Zuerst sagten sie, das wäre nicht so schlimm. Ich bräuchte nicht operiert zu werden. Ich selbst wollte auch nicht operiert werden. Als ich zu den deutschen Ärzten ging, haben die drauf bestanden, dass ich operiert werde. Von den türkischen Ärzten hat nur einer darauf bestanden. Ein anderer hat es mir überlassen, zu entscheiden. Das Myom hatte sich aber vergrößert. Als das passierte störte es mich dann. Der Schmerz strahlte auf meine Nieren, Magen, Darm, die Harnwege. Ich war bei vielen Ärzten. Durch das Myom hatte ich unregelmäßige Regelblutungen.
>
> *Grund für die Verzögerung der Operation und die Inanspruchnahme verschiedener Ärzte: Kinderwunsch der Patientin*
> I: Warum haben Sie denn so viele verschiedene Ärzte aufgesucht?

P: Eigentlich nur, weil ich dachte, dass ich dann ein Baby bekommen würde. Manche sagten mir, ja, dass ich operiert werden muss, aber ich wollte auch nicht operiert werden. Ich selbst habe das immer wieder herausgeschoben, weil dann ja überhaupt keine Hoffnung mehr bestehen würde. Ich wollte meine Gebärmutter behalten und hatte Angst, das mit der Operation alles vorbei ist. Das wollte ich nicht wahr haben.
I: Für Sie war es ja ein großes Problem, dass Sie nicht schwanger wurden?

Der Ehemann, der den soziokulturellen Druck kennt, verdeutlicht seiner Frau seine akzeptierende Position.
E: Es ist sicherlich ein Problem, aber wenn keins kommt, was willst du machen?
P: Alle Eltern wünschen sich ein Kind. Nicht eine große Schar, aber eins oder zwei wünscht sicherlich jeder. Aber wenn es nicht geht, was soll diejenige machen?
E: In unseren Dörfern beispielsweise, heiratet der Mann noch zweites Mal, wenn keine Kinder kommen. Es gibt aber auch Fälle, wo es an dem Mann liegt. Das habe ich zweimal miterlebt. Es war ein großes Problem für alle, denn als die zweite Frau auch keine Kinder bekam, war es klar, dass es am Mann lag.
I: Wie sollte es Ihrer Ansicht nach jetzt weitergehen? Was sollte man hier im Krankenhaus noch für Sie tun?
P: Man kann eigentlich nichts mehr tun für mich, denn meine Gebärmutter ist entfernt worden. Früher wollte ich unbedingt ein Baby, aber sie sagten, das Myom wäre viel zu groß geworden, und es ginge nicht mehr. Deshalb musste ich es entfernen lassen.
E: Ich habe das Myom selbst auf dem Bildschirm gesehen, es war ungefähr so groß wie ein Blumenkohl.

Laienerklärungen verzögerten und verhinderten die rechtzeitige Inanspruchnahme medizinischer Hilfe
I: Haben Sie vorher denn keine Symptome bemerkt, Frau A?
E: Nein, nur dass Sie als Jungfrau sehr starke Blutungen hatte. Dann schwoll wohl der Bauch leicht an. Die Frauen im Dorf sagten ihr dann, dass es daher käme, dass sie sich so sehr ein Kind wünsche.
P: Ich dachte, ich nehme zu. Und weil ich nie zum Arzt ging in der Türkei, wusste man nichts davon. Erst hier in Deutschland fand man es heraus.
E: Als der Arzt hier meine Frau sah, fragte er sie ob sie schwanger sei. Dann schaute er sich das im Ultraschall an, und entdeckte das 2½ bis 3 Kilo schwere Myom.

2. Gespräch (am Tag vor der Entlassung):

I: Können Sie mir sagen, welche medizinischen Maßnahmen hier im Krankenhaus bei Ihnen durchgeführt wurden?

Probleme sprachlicher Kommunikation über Dritte und der Wunsch sich selbst ausdrücken zu können

P: Operation.
I: Entschuldigen Sie, dass ich noch einmal genauer danach frage, es geht mir vor allem darum zu erfahren, was Sie von all dem, was hier geschehen ist, verstanden haben.
P: Wissen Sie, weil ich die Sprache nicht kann. Darum habe ich nicht gesprochen. Natürlich, wollte ich mit den Ärzten darüber selbst sprechen, über alles, über meine Blutungen und so, aber weil ich die Sprache nicht kann, darum sprach ich nicht darüber. Das ist leider so, da kann schon übersetzt werden, aber das ist anders als wenn man selber spricht. Darum habe ich nur wenig gesprochen und nur wenig erfahren. Dass das ein Myom war, dass meine Gebärmutter herausgenommen werden musste, weil sie so groß geworden war. Ja, das habe ich verstanden, durch die Übersetzungen, durch meinen Mann, bis dahin habe ich verstanden, mehr habe ich nicht erfahren.
I: Hier im Krankenhaus ist ja für Sie einiges passiert. Es geht Ihnen einerseits besser, aber gleichzeitig haben Sie hier im Krankenhaus die endgültige Gewissheit bekommen, dass Sie niemals eigene Kinder haben können. Wie kommen Sie damit zurecht?

Die Worte an die Interviewerin sind gleichzeitig ein Appell an den Ehemann für weitere emotionale Unterstützung.

P: Ja, schlecht, ganz schlecht. Ich bin sehr traurig darüber und meine Moral ist zerstört, ich bin traurig. Die ganze Zeit denke ich daran, mein Kopf ist voll davon mit Fragen wie „Warum ist das bloß so gekommen?" So bin ich jetzt mit einer ganz schlechten Sache konfrontiert.
I: Sie haben die Operation ja lange herausgezögert. Jetzt ist hier das Myom entfernt worden und damit die Gebärmutter. Damit hat sich für Sie eine neue Wirklichkeit ergeben und auch die Frage nach einem Kind ist damit abgeschlossen, oder?
P: Ja, das ist zu Ende, aber für mich ist das nicht zu Ende.
E: Ja sie denkt immer noch darüber nach, ich sage dann auch: Du sollst nicht so viel darüber nachdenken.

Tradition und Scham verhinderten die Inanspruchnahme medizinischer Hilfe in der Türkei.

P: Aber ich muss daran denken werde auch alle Zeit traurig darüber bleiben. Und es wird sehr schwer sein, dass anzunehmen und zu akzeptieren. Bei mir war das auch alles zu spät. Ich bin viel zu spät zum Arzt gegangen und ich habe auch viel zu spät geheiratet. Ich wusste daher natürlich auch nicht, was los war. In der Türkei geht man als Mädchen wegen einer Frauensache nicht zum Doktor. Vielleicht wegen anderer Sachen: wegen Magenschmerzen, wegen Nierenschmerzen oder wegen Darmschmerzen – das geht. Aber nicht wegen dieser Sache. So ist es bei uns, das ist so unsere Sitte. Das ist überhaupt keine gute Sache.

E: Na ja und dann wegen der Jungfräulichkeit, in den großen Städten gibt es schon welche, die hingehen. Und, jetzt ist das ja schon anders, jetzt gibt es auch mehr Technik.

P: Wir denken heute anders, aber sicher, die Leute früher, die dachten ganz anderes, und sie verändern sich nur langsam.

12.8 Schlussfolgerungen

Die Bundesrepublik Deutschland weist derzeit einen Ausländeranteil von ca. 9 % auf. Die Anzahl der Zuwanderer an der Gesamtbevölkerung wird perspektivisch weiter zunehmen. Die Krankenhäuser und Praxen müssen sich strukturell an diese Situation anpassen. Provisorische ad hoc-Lösungen, wie z. B. beim Dolmetscher-Problem, sollten kritisch betrachtet und vermieden werden.

Bei der medizinischen Betreuung und Behandlung von Migrantinnen ist die zumeist schlechtere sozio-ökonomischen Lage (niedrigeres Einkommen, schlechtere Wohnverhältnisse, ungünstigere Bildungsvoraussetzungen), die besondere Situation von Migranten im Allgemeinen und die spezifische Probleme im Akkulturationsprozess zu beachten.

Bei vielen Migrantinnen ist von relativ schlechten Basiskenntnissen über den eigenen Körper, dessen Funktionen u.Ä. auszugehen. In Kombination mit z.T. geringen Deutschkenntnissen sind bei der Aufklärung, Information und Beratung im medizinischen Betreuungs- und Behandlungsprozess spezielle Maßnahmen notwendig, um dem Ziel einer größeren Patientenautonomie näherzukommen. Nur eine informierte Patientin oder ein informierter Patient kann, im Dialog mit Arzt oder Ärztin und Pflegekraft, ein adäquater Partner sein.

Bei der Patientenorientierung im ärztlichen Gespräch mit Zuwanderern sollten immer auch der Migrationshintergrund, die soziokulturelle Differenz zwischen Behandler/in und Patient/in (unter Vermeidung einer „Ethnisierung des Sozialen") und mögliche Missverständnisse, die sich aus u. U. nicht ausreichenden Deutschkenntnissen oder Unterschieden im Bildungsgrad ergeben könnten, Beachtung finden.

Literatur

Blöchliger, C., Ries, N., Gonon, M., Loutan, L., Mark, K., Vetterli, S., Tanner, M., Hatz, C., Junghanss, T.: Asylsuchende und Flüchtlinge in der medizinschen Poliklinik: Ein Vergleich zwischen den Polikliniken Basel, Bern und Genf. Soz Präventivmed 43, 29–38 (1998)

Borde, T.: Patientinnenorientierung im Kontext der soziokulturellen Vielfalt im Krankenhaus. Dissertation (Dr. P.H.), Fakultät Wirtschaft und Management der Technischen Universität Berlin, Berlin 2002

Brezinka Ch., Huter, O., Busch, G,. Unus, S.: Kommunikation, Compliance und perinatale Risiken bei türkischen Frauen in Tirol. Geburtsh. Frauenheilk. 49, 472–476 (1989)

Csitkovics, M., Eder, A., Matuschek, H.: Die gesundheitliche Situation von MigrantInnen in Wien. Dokumentationsreihe des WHO-Projekts Wien – Gesunde Stadt, Nr. 12, Dezember 1997

David, M. Borde, T.: Kranksein in der Fremde ? Türkische Migrantinnen im Krankenhaus. Mabuse-Verlag, Frankfurt/M. 2002

Heinemann, H.: Migration und öffentliche Gesundheit – besser spät als nie. In: Transkulturelle Beratung, Psychotherapie und Psychiatrie in Deutschland. Th. Heise (Hrsg.). VWB Wissenschaft u. Bildung, Berlin 2000

Kürsat-Ahlers, E.: Migration als psychischer Prozess. In: Migration-Frauen-Gesundheit. Perspektiven im europäischen Kontext. M. David, Th. Borde, H. Kentenich (Hrsg.). Mabuse, Frankfurt/M. 2000

Maletzke, G.: Interkulturelle Kommunikation zur Interaktion zwischen Menschen verschiedener Kulturen. Westdeutscher Verlag, Opladen 1996

Nagel, N.: Kommunikation wird oft unterschätzt. Dtsch. Ärztebl. 100, B1402–B1403 (2003)

Naumann, F.: Kommunikationsprobleme beim Aufeinandertreffen von Kulturen. In: Migration. Berliner Studien zur Wissenschaftsphilosophie und Humanontogenetik. Band 4. Kleine, Bielefeld 1993

Pöchhacker, F.: Kommunikation mit nicht deutschsprachigen Wiener Gesundheits- und Sozialeinrichtungen. Dokumentationsreihe des WHO-Projekts Wien – Gesunde Stadt. Dokumentationsband Nr. 12, 1997

Schlömer-Doll, U., Doll, D.: Patienten mit Krebs. Information und emotionale Unterstützung. Dtsch. Ärztebl. 97, A3076–A3081 (2000)

Weber, I.: Patienten als Ko-Produzenten. Dtsch. Ärztebl. 96, 10, B466 (1999)

Wehn, R.: Ärztliche Aufklärung – Bestandteil ärztlicher Behandlung. Sonderprobleme im Überblick: Ausländer. Marburger Bund – Ärztliche Nachrichten 52, 4 (1999)

13 „Gut Herrr Doktor!" Gespräche mit alten Patientinnen

Svenja Sachweh

13.1 Einleitung

Nie in der Geschichte der Menschheit gab es so viele alte Menschen – und damit alte Patienten – wie heute. Dem tragen Gesellschaft und Forschung allerdings immer noch nicht Rechnung: Obwohl man sich nun seit gut 20 Jahren im deutschsprachigen Raum mit der Arzt-Patienten-Kommunikation beschäftigt, liegt meines Wissens keine einzige Studie vor, die sich speziell mit dem Gesprächsverhalten von älteren Patientinnen und ihren Ärzten befasst. Dafür gibt es m.E. mindestens zwei Gründe: Erstens haben die Alten (Menschen ab Anfang/Mitte 60) nach wie vor keine Lobby, die ihre Interessen vertritt. Und zweitens ist Altwerden und Altsein dem Boom der Gerontologie zum Trotz nach wie vor ein Tabuthema, mit dem sich keiner auseinander setzen mag.

In diesem Artikel möchte ich deshalb das Wenige zusammentragen, was man bisher über ärztliche Gespräche mit alten Patienten weiß. Dafür ist allerdings ein gewisses Maß an Verallgemeinerung nötig: Zwar treffen die hier beschriebenen Phänomene auf viele, nicht aber auf alle alten Menschen zu.

Im Folgenden werden zunächst einige das Gespräch beeinflussende Faktoren benannt. Danach wird das Gesprächsverhalten älterer Patienten und ihrer Ärzte charakterisiert. Nach einer kurzen Zusammenfassung schließen dann die „Do's and Don'ts" zur angemessenen und effektiven Kommunikation mit älteren Patientinnen diesen Beitrag ab. Weitere, detaillierte Hinweise finden sich ferner im Internet (vgl. angegebene Websites).

13.2 Faktoren, die das Gesprächsverhalten Älterer beeinflussen

13.2.1 Biomedizinische Aspekte

Immer mehr Menschen leben immer länger. Das oft mit den Alten in Zusammenhang gebrachte Schlagwort Multimorbidität verweist darauf, dass viele von ihnen häufig nicht nur an einer, sondern gleichzeitig an mehreren (und nicht selten unheilbaren) Erkrankungen leiden. Diagnose und Therapie sind also oft enge Grenzen gesetzt, d. h. Ärzte erfahren im Umgang mit alten Patienten immer wieder die Grenzen von medizinischer Machbarkeit und Heilkunst.

Es ist erwiesen, dass manche kognitiven Prozesse wie z. B. die Sprachverarbeitung im Alter langsamer vonstatten gehen. Von einiger Bedeutung für das ärztliche Gespräch mit alten Patienten dürfte ferner deren oft verringerte Sehfähigkeit und vor allem die weit verbreitete Altersschwerhörigkeit sein: Wer schlecht sieht und hört, begegnet seiner Umwelt und damit auch seinem Arzt tendenziell angespannt(er) und misstrauisch(er).

13.2.2 Soziale Aspekte

Ältere Menschen haben in der Regel ein schlechteres Bildungsniveau als jüngere. Das wirkt sich nicht nur auf ihre finanziellen Möglichkeiten und ihr Selbstbewusstein, sondern auch auf ihr medizinisches und medizin-fachsprachliches Wissen aus. Die Kluft zur sozialen Welt des Arztes wird von ihnen z.T. als sehr groß empfunden.

Geisler [2002] hat zudem darauf verwiesen, dass bei manchen älteren Menschen durch den Eintritt in den Ruhestand und den damit verbundenen Verlust an Rollen, Funktionen und Sozialprestige die Gefahr bestehe, dass an die Stelle der Arbeit die (übermäßige) Beschäftigung mit der eigenen Befindlichkeit trete. Auch dienten Arztbesuche gerade bei den älteren Alten nicht selten als Ersatz für mangelnde andere Sozialkontakte: Manchmal stellt sich im Nachhinein heraus, dass die Beschwerden älterer Patientinnen weniger organischer als vielmehr psychosozialer Natur (larvierte Symptome) sind, und dass sie von ihnen als Mittel zum Zweck eingesetzt werden, etwa um häufige Arztbesuche zu legitimieren.

13.2.3 Psychische Aspekte

13.2.3.1 „Unterwerfung" unter ärztliche Autorität

Viele ältere Menschen legen, vermutlich sozialisationsbedingt, eine unkritische, *autoritätsgläubige* oder *untertänige Haltung* an den Tag: Für einige sind Ärzte immer noch die „Götter in Weiß", deren Ansichten fraglos übernommen werden. So legen manche (!) ältere Patientinnen ihr Schicksal explizit in die Hand des sie behandelnden Arztes, beispielsweise wenn es um die Auswahl von Therapien oder Medikamenten geht. Sie stellen sich als compliant und außengeleitet dar und reden dem Doktor wie im folgenden Beispiel nach dem Mund:

```
A:  also sodass sie jetz tabletten oder so einnehmen müssen so
    schlimm is es nich oder so

A:  das wollen sie auch nich ne         nee
P:                              nee lieber nit

P:  sie sind ja auch nich dafür
A:                              is richtig

A:  is richtig frau w LACHT              so weit es
P:  wunderbar (.. ..) LACHT (wunderbar) *

A:  möglich is mit den selbstheilungskräften zurecht
P:                                             ja

A:  zu kommen is natürlich viel schöner ne
P:              ja              ja
```

Entsprechend akzeptieren ältere Patienten paternalistische Verhaltensweisen von Ärzten nicht nur, sondern sie wünschen sie sogar [Köhle et al. 2002]. Manche haben keinerlei Bedürfnis, die sie und ihre Gesundheit betreffenden Entscheidungen zu verstehen oder aktiv mitzugestalten [Coupland und Coupland 1993]. Eher partnerschaftliche Konzepte des Umgangs von Arzt und Patient miteinander sind ihnen fremd. Mögliche Folgen dieser Haltung sind eine im Vergleich zu jüngeren Patientinnen größere Redescheu und die Angst oder das Desinteresse, bei Verständnisproblemen oder hinsichtlich benannter Therapiealternativen nachzufragen. Dies kann u. a. zu Non-Compliance aufgrund falsch verstandener Instruktionen führen, wie das folgende Beispiel aus Padalewski [1997] veranschaulicht:

```
P: jetz hatt ich von den tropfen noch welche und die

P: sind jetz alle
A:                ja äh * wobei ich meine dat sie

A: vielmehr was zum schleimlösen nehmen sollten denn hiermit
   bremsen se ja alles * genau das

A: gegenteil * sie lösen ja nich sondern sie bremsen
P: ach so

P: ah so       ah so                            ja ja
A:       und so sie hörn an ihrer stimme dat sie also

A: ja heiser sind an sich muss da was raus ne
P:           ja ja ja ja                    ja ja

A: also husten wär jetz sinnvoll ich hab nich gesagt
P:                              ja aber /

A: nachts solln se husten aber tagsüber wär das

A: sinnvoll          is klar ja
P:         ja gut LACHT      klar ja ja
```

Die Darstellung des Patienten zeigt, dass er Sinn und Funktionsweise der ihm einmal für die Nacht verschriebenen, Hustenreiz unterdrückenden Tropfen nicht verstanden, und sie bei der aktuellen Erkältung ganztags, also falsch eingenommen hat.

12.2.3.2 Größere Schamhaftigkeit

Bis zur Studentenrevolution 1968 und zur Erfindung der Pille war das Sprechen über Geschlechts- und Ausscheidungsorgane sowie über Sexualität in unserer Gesellschaft tabu. Es verwundert deshalb nicht, dass sich ältere Patientinnen hinsichtlich gynäkologischer Fragestellungen und Untersuchungen sowie der Thematisierung von Sexualität und Ausscheidungen nach Auskunft einiger Frauenärztinnen schamhafter verhalten als jüngere. Zunehmende Probleme mit Harninkontinenz seien ihnen oft so peinlich, dass sie sie nicht von selber ansprächen (vgl. Kap. C13.3.1 und C13.3.4 zu den kommunikativen Auswirkungen hiervon).

13.2.3.3 Ängste

Angst vor Diagnosen haben, gerade wenn es um Untersuchungen zur Krebsdiagnostik geht, sicher alle Patienten. Nicht ganz zu Unrecht fürchten allerdings alte Patientinnen häufiger infauste Prognosen. Darüber hinaus plagen sie jedoch auch Ängste, die jungen Frauen fremd sein dürften. So sorgen sich einige von ihnen, sie könnten ihre Ärzte mit den Schilderungen ihrer Lebensumstände und Befindlichkeiten langweilen, zu viel Zeit beanspruchen oder zu neugierig wirken (denn heißt es gleich die alte is auch noch neugierig dazu). Andere wiederum befürchten, von den Medizinern nicht ernst genommen oder undifferenziert als identitätslose Alte angesehen zu werden: Sie befürchten ärztlichen Ageismus (vgl. C13.4.1).

13.3 Das kommunikative Verhalten älterer Patienten

An dieser Stelle bedarf es eines weiteren Hinweises darauf, dass es *das* kommunikative Verhalten älterer Menschen nicht gibt: Die Gruppe derer, die wir als alt bezeichnen, ist schließlich in kultureller, sozialer und gesundheitlicher Hinsicht extrem heterogen und umfasst mehr als zwei Generationen. Viele von ihnen sind bis ins hohe Alter erfolgreiche und wortgewaltige Kommunikatoren. Einige drücken sich jedoch öfter als Jüngere vage und unverständlich aus (Kap. C13.3.1). Manche leiden zudem häufiger als junge Menschen unter Wortfindungsstörungen (Kap. C13.3.2) oder tun sich schwer mit den im Arzt-Patienten-Gespräch geforderten, sachlich-entemotionalisierten Gesprächsformaten (Kap. C13.3.3; vgl. auch den Beitrag Kap. B6). Andere schließlich tendieren dazu, vorhandene Symptome herunterzuspielen oder ganz zu verschweigen (Kap. C13.3.4).

13.3.1 Interpretationsbedürftige Ausdrucksweisen

Anzeichen für die in Kap. C13.2.3.2 beschriebene Schamhaftigkeit können nicht nur ein zögerliches, ausweichendes Gesprächsverhalten und ein hörbares Luftholen sein, sondern auch eine unklare bzw. unpräzise Wortwahl: Statt Begriffe wie Scheide oder Schamlippen zu verwenden, sprechen ältere Patientinnen beispielsweise von da unten; werden sie nach der Farbe des Stuhlgangs befragt, kommen zuweilen Antworten wie unterschiedlich **mal hell und mal/ meistens mittel bis mäßig irgendwie[12].

---

12 Diese Daten wurden im Rahmen des Projekts „Dolmetschen im Krankenhaus" (Universität Hamburg, SFB 538 „Mehrsprachigkeit") unter der Leitung von Kristin Bührig [Bührig 2001] erhoben.

Im folgenden Ausschnitt weist die begleitende Tochter (T) den Urologen (A) darauf hin, dass die Patientin (P) noch Schmerzen beim Wasserlassen hat. Den Nachfragen des Arztes weicht diese jedoch aus; sie lacht verlegen:

```
T:  die schmerze sin no nich ganz weg oder

P:  ja nur nachm urin lass das /
A:                     was is brennt das immer

P:      neeee brennen is eigentlich nich an dem
A:  noch

P:  ich weiß auch nüscht is son/ son komischet jefühl
K:  LACHT VERLEGEN
```

Aber auch bei regionalen (dormelig), „altmodischen" (repetiert) oder unbeholfenen Begrifflichkeiten (mein kopf is immer so unternander) ergibt sich zuweilen die Schwierigkeit, dass das von den Patientinnen Gesagte nicht ohne weiteres in die medizinische Fachsprache übersetzt werden kann.

```
P:  also für mein kopf     wissen sie da noch was
A:                     ja

P:  andres wie ni/ * (nigobion) ** mein kopf is immer
    so unternander net   ich hatt doch emal en

P:  schlaganfall      (da hab ich) noch emal e bissel
A:              ja ja ja ja

P:  repetiert aber * da is mein kopf immer ganz

P:  durchenander   und * (viel dormelig) und so *
A:              mhm
```

13.3.2 Wortfindungsstörungen

Je älter der Mensch wird und je mehr er in kommunikativer Hinsicht aus der Übung ist, desto häufiger scheinen Wortfindungsstörungen vorzukommen. Das führt nicht selten zu einer stockenden, unterbrechungsreichen und manchmal auch repetitiv wirkenden Sprechweise (das war jo a werklich bei manche fraue schon im ob/ unterleib also * odder äh odder die brust * net; Beispiel aus dem Material von Kap. C7). Um Zeit zu gewinnen, markieren ältere Menschen ihre Probleme mit dem Wortabruf auch, indem sie mit gängigen Floskeln um Geduld oder Formulierungshilfen (ich hab äh ich hab * äh nu sach ma schnell knie * at/ arthrose, ne) bitten.

13.3.3 Erzählungen statt Faktenaufzählungen

Ältere Patienten scheinen mehr noch als jüngere Schwierigkeiten zu haben, bloß Fakten aufzuzählen (vgl. Kap. B6). Sie „verpacken" ihre Beschwerden in Erzählungen. Geisler [2002] vertritt sogar die zugespitzte These, die Lebensgeschichte der Patienten bilde oft den Hauptinhalt der Gespräche.

Typisch sind der Wechsel von Vergangenheitsformen zum szenischen Präsens und die Wiedergabe wörtlicher Rede, wie im folgenden Beispiel [Redder 1994]:

```
Ä:  ham sie mal n herzinfarkt gehabt    war des
P:                                  ja

Ä:  damals in der weberklinik vor zwei jahren
P:  nein wo war ich da des kann ich ihnen gar ned

P:  sagen das (heißt) ich bin auf kur gekommen und
Ä:        (....)

P:  dort hat ma der kurarzt zu mir gsagt weil ich
    mich dort hab melden müssen na hat er gsagt ob
    ich weiß dass ich a * h/ herzinfarkt ghabt hab
    a kleinen herzinfarkt n/ sag ich nein herr doktor
    des weiß ich nicht sagt er ja n kleinen
    herzinfarkt hab ich ghabt
```

Auch kommt es vor, dass ältere Patientinnen das für die Arzt-Patienten-Kommunikation so typische, sachorientierte Abfragen von Informationen als sozial oder phatisch gemeinte Erzählaufforderung missverstehen und dann die frustrierende Erfahrung machen müssen, vom Arzt abgewürgt zu werden. So auch im folgenden Beispiel, in dem eine Patientin zunächst nicht versteht, dass ihr Arzt nur im Rahmen der Terminfindung für eine Kontrolluntersuchung nach ihren Urlaubsplänen fragt:

```
A:  fahrn se in urlaub                    jaha
P:              ähm anfang August     wär für

A:              aufn tach kommts nit an   ne
P:  mich besser denn wir fahrn /       ja

A:  kommen se anfang der ersten augustwoche
    oder irgendwann anfang august vorbei
```

Interessant ist übrigens auch, dass Ärzte immer wieder verblüfft reagieren, wenn Patienten sie nach ihrem eigenen Urlaub fragen, sie also ihrerseits zum Erzählen auffordern. Weil sie das wohl als zu persönlich oder nicht zur Sache gehörend empfinden, reagieren sie darauf in der Regel äußerst einsilbig, wenn überhaupt.

Die Sachorientierung der Ärzte wird also den gewohnten und präferierten Äußerungsformaten älterer Menschen nicht gerecht. Sie führt manchmal sogar zum Verstummen der Betroffenen, und für die Diagnose wichtige Details bleiben so mitunter ungesagt.

13.3.4 Das Verschweigen und Herunterspielen von Symptomen

Die sicher wichtigste gesprächsanalytische Erkenntnis hinsichtlich des Verhaltens älterer Patientinnen ist, dass sie ihren Ärzten so gut wie niemals alle sie belastenden Symptome (deren es ja meistens eine Vielzahl gibt) und Befindlichkeiten mitteilen: Sie haben kaum Hoffnung, dass die Medizin ihre Beschwerden lindern kann [Coupland und Coupland 1993]. Das bedeutet, dass sie für Probleme wie Müdigkeit und Schlaflosigkeit, Schwindel und Stürze, Harninkontinenz, Atemlosigkeit und Appetitmangel ihr Alter verantwortlich machen und diese resignativ als nicht kurierbar ansehen [Coupland und Coupland 1997].[13] Vor allem psychosoziale Probleme würden kaum von alten Patienten angesprochen [Rost und Frankel 1993] – vielleicht, weil ihre Ärzte zögerlicher und unwilliger darauf eingehen als im Umgang mit Jüngeren [Greene et al. 1986]. Typische Äußerungen älterer Patientinnen sind etwa

- des is altersbedingt * muss man sich mit abfinden
- in meinem alter da kann man nicht viel machen
  aber bissle lindern vielleicht ne
- s alter bringt halt immer so was mit sich ne
  man muss froh sein wenn man morgens aufstehn kann
- wenn man halt alt wird dann wird man so * ungeschickt

Entsprechend der für Ältere charakteristischen Neigung, negative Erfahrungen und Empfindungen auszublenden bzw. schönzufärben [Sachweh 2001], spielen ältere Patienten auch ihre Beschwerden herunter. Sie geben auf ärztliche Befindensfragen „tapfere" Antworten [Coupland et al. 1994] und zeigen sich bemüht, auch schwierigen Lebensumständen etwas Positives abzugewinnen. So beschönigt eine Patientin ihre zunehmende Inkontinenz als tröpfeln. Eine andere Patientin [Redder 1994] stellt sich als Mensch dar, der wo nicht * alles glei hängen lässt. Zudem verniedlicht sie den erlittenen Schlaganfall als kleins schlagerl.

---

13 Manche Ärzte erleben ihre älteren Patienten allerdings ganz anders: In einer Schweizer Fragebogenstudie [Honegger et al. 2001] gaben viele der Befragten an, ihre alten Patienten hätten unerfüllbare Wünsche hinsichtlich der Lösung psychosozialer Probleme und der Befreiung von chronischen oder unheilbaren Erkrankungen und den damit einhergehenden Schmerzen.

13.4 Das kommunikative Verhalten der Ärzte

13.4.1 Ärztlicher Ageismus

Der Begriff Ageismus bringt zum Ausdruck, dass alte Menschen (Frauen mehr noch als Männer) aufgrund der vorherrschenden, vorwiegend negativ stereotypisierten Altersbilder in westlichen Gesellschaften benachteiligt oder schlecht(er) behandelt werden als junge. Dies trifft auch auf den medizinischen Kontext zu. Es besteht die Gefahr, dass Ärzte allen älteren Patientinnen ungeachtet ihrer geistigen und körperlichen Verfassung patronisierend und herablassend begegnen. Tatsächlich werden Ältere von ihnen weniger respektvoll, weniger geduldig, weniger engagiert und weniger egalitär behandelt als Jüngere [Greene et al. 1986].

Dass dem auch in Deutschland so ist, zeigt die Begründung einer 94-jährigen Dame für einen geplanten Arztwechsel: Sie will nicht länger stereotyp als „Alte" abklassifiziert werden, der man doch nicht mehr helfen könne (hier wurde mir bloß immer mein alter vorgeworfen dass ich so alt bin weiß ich ja selber).

Haug [1996] zufolge sind ältere Frauen bei Ärztinnen besser aufgehoben, weil diese sich ihnen gegenüber nicht nur generell fairer verhielten, sondern auch kommunikativer seien und die Patientinnen weniger häufig unterbrächen als Ärzte. Sie würden tendenziell besser zuhören und dadurch mehr wichtige psychosoziale Informationen zu hören bekommen, was letztlich die Gefahr von Fehldiagnosen und falschen Behandlungen verringere.

Wer um die Mechanismen und Hintergründe der (auch von den Patientinnen verinnerlichten) abwertenden Altersbilder weiß, kann allerdings auch aktiv dagegen angehen – z. B., indem er der negativen Selbstwahrnehmung manch älterer Patienten etwas entgegen setzt: Einige Geriater deuten das ihnen Erzählte positiv um und verweisen gezielt auf lebensgeschichtliche Erfolge und Leistungen, um ihre Patienten moralisch aufzubauen und ihnen das Fertigwerden mit ihren Beschwerden zu erleichtern [Coupland und Coupland 1998].

13.4.2 Verschiedene Arten des Fragens

Die ambige Befindensfrage (Smalltalk vs. medizinische Auskunft) *Wie geht's Ihnen?* kann bei Redescheu älterer Patientinnen ein möglicher „Türöffner" sein. Allerdings erfolgt darauf oft zunächst die ritualisierte Antwort *danke, gut* [Coupland et al. 1994]. Um den Grund für den Arztbesuch zu erfahren, bedarf es dann konkreterer Fragen, die eindeutig medizinisch „gerahmt" sind (vgl. Kap. B1).

13.4.3 Die Thematisierung von Sterben und Tod

In unserer Gesellschaft wird die Unausweichlichkeit des eigenen Todes üblicherweise verdrängt. Das gelingt jedoch mit zunehmendem Alter immer schlechter: Man muss sich der Tatsache stellen, dass es immer weniger Zukunft gibt und es immer wahrscheinlicher wird, dass man das nächste Jahr, den nächsten Monat nicht mehr erleben wird. Mit der Thematisierung von Tod und Sterben im Arzt-Patienten-Gespräch haben sich Coupland und Coupland [1997] eingehend beschäftigt. Sie fanden heraus, dass meist beide (vor allem aber die Ärzte) es vermeiden, diese Themen anzusprechen. Der Tod werde zwar nicht negiert, aber er werde von beiden Seiten beschönigt; den Patienten betreffende Gefahren und Risiken würden relativiert und heruntergespielt.

Wenn die alten Patienten allerdings den Tod als eine wirkliche Alternative zu einem Leben darstellten, das sie nur noch als Existieren empfinden, bemühten sich die auf Geriatrie spezialisierten Ärzte nach Kräften, gegenzusteuern: Sie böten in einem interaktiven Aushandlungsprozess alternative Perspektiven oder Sichtweisen an [Coupland und Coupland 1997].

13.4.4 Wenn ältere Patientinnen begleitet werden

Einige ältere Patientinnen werden von (meist jüngeren) Angehörigen begleitet. Erstreckt sich diese Begleitung bis ins Sprechzimmer des Arztes, besteht eine nicht unerhebliche Gefahr: nämlich die, dass der Arzt sich nahezu ausschließlich auf die Begleitperson konzentriert [Greene et al. 1994] und mit ihr über die Patientin redet statt mit dieser selber [Coupland und Coupland 1998].

> Im Folgenden (von mir übersetzten) Beispiel [Coupland und Coupland 1998] begleitet eine Tochter (T) ihre depressive und nach einem kleinen Schlaganfall sehbehinderte Mutter (P) zum Arzt (A). Als die Patientin die Wirkung des ihr verschriebenen Antidepressivums anzweifelt, diskutieren der Arzt und die Tochter (wohl in dem Bemühen, der schwarzseherischen Einstellung der Betroffenen etwas entgegen zu setzen), wie sie ihr Befinden einschätzen:
>
> ```
> P:  naja vielleicht helfen sie ich weiß es nicht
>
> T:  also ich denke es geht ihr besser weihnachten
> A:                                 ich denke sie ist ähm
>
> T:  saß sie nur rum und hat irgendwie
> A:                            ich meine
>
> T:            sie wollte überhaupt nichts machen
> A:  seitdem ist es etwas besser
> ```

```
T: * ja                                          ja
A:      seit ich sie zuletzt gesehen habe

A: ZU P was meinen sie denn wie geht es ihnen jetzt
```

In einer deutschen Aufnahme wendet sich der Arzt mit seinen Erläuterungen ebenfalls vorwiegend an die begleitende Tochter:

```
A: und weiterhin noch reichlich trinken jetz die
   nächsten tage anderthalb * liter des is
   meistens schwierig für die frauen

T: die schafft das LACHT
P:                    LACHT sie schaffts
```

Obwohl beide die Patientin meinen, spricht der Arzt verallgemeinernd von „den" Frauen, und die Tochter entpersönlichend von „die". Die Patientin macht gute Miene zum bösen Spiel und referiert lachend und ebenso entpersönlichend mit „sie" (statt „ich") auf sich selber.

13.5 Zusammenfassung

In der Arzt-Patienten-Kommunikation trifft die Sachorientierung der Mediziner auf die eher soziale Orientierung der älteren Patientinnen. Dabei kann es auf beiden Seiten zu Missverständnissen und Irritationen kommen. Von diagnostischem und therapeutischem Belang ist, dass beide zuweilen nicht dieselbe Sprache sprechen: Während Ärzte auf Fakten konzentriert sind und sich fremdwortlastig (und damit oft unverständlich) ausdrücken, sind die Äußerungen ihrer älteren Patientinnen mal ausschweifend erzählfreudig, mal alltagssprachlich vage und erklärungsbedürftig. Dass zum einen ältere Patienten manche Beschwerden verschweigen oder herunterspielen und zum anderen Ärzte sich scheuen, lebensgefährliche Probleme ausdrücklich als solche zu benennen, kann im Extremfall weit reichende Konsequenzen für die Lebensdauer und die Lebensqualität älterer Patientinnen haben.

Negative Auswirkungen nicht nur auf die Beziehung zwischen Arzt und Patient, sondern auch auf das Selbstwertgefühl älterer Patientinnen dürften schließlich die Selbststereotypisierung der Älteren einerseits und der latente Ageismus der Ärzte andererseits haben – vor allem, wenn Mediziner aufgrund ihrer Erfahrungen mit passiven, unterwürfigen Älteren auch diejenigen paternalistisch oder gar patronisierend behandeln, die eigentlich anderes erwarten und wünschen.

13.6 Do's and Don'ts

Aus dem bisher Gesagten lassen sich die folgenden Empfehlungen ableiten:

Zur Verständigung und Verständnissicherung allgemein:
- Nutzen Sie die Erzähllust für Ihre Zwecke, statt gegen sie anzukämpfen, und seien Sie ein aufmerksamer Zuhörer. Nur so bewirken Sie einen optimalen Informationsfluss, nur so gewinnen Sie das Vertrauen Ihrer Patientinnen [Koerfer et al. 2000].
- Übersetzen Sie medizinische Fachtermini in die Alltagssprache. Das dient oft nicht nur der besseren Verständigung, sondern auch der Beziehungsgestaltung.
- Greifen Sie verständnissichernd und soziale Brücken schlagend auch die Begriffe auf, die Ihre Patientinnen selber verwenden. Erkundigen Sie sich nach der Bedeutung unverständlicher Ausdrücke, oder lassen Sie sich ein konkretisierendes Beispiel geben: *Was meinen Sie mit „dormelig"? Wie fühlen Sie sich dann?*
- Wenn Sie sicher gehen wollen, dass Ihnen Ihre Patientinnen alle diagnoserelevanten Beschwerden nennen, bieten Sie ihnen entsprechende Listen an, auf denen die (behandlungsbedürftigen bzw. kurierbaren) krankheitsspezifischen Symptome aufgeführt sind.
- Fordern Sie Ältere zum Zwecke der Verständnissicherung explizit zum Stellen von Fragen oder zum Wiederholen therapeutischer Anweisungen auf.

Zum Thema Psychosoziales:
- Würdigen Sie die zur Schau gestellte Tapferkeit. Verdeutlichen Sie zugleich, dass Resignation nicht in jedem Fall angebracht ist und man gegen manche Beschwerden durchaus etwas machen kann.
- Finden Sie heraus, ob Ihre Patientin selber eine andere Person pflegt oder anderen Belastungen ausgesetzt ist: Wer das Gefühl hat, es sich nicht leisten zu können, krank zu sein, verschweigt nicht selten eigene Symptome.

Zum Umgang mit Hör- und Sehbehinderungen:
- Kündigen Sie Sehbehinderten nötige Untersuchungsschritte jeweils an und bereiten Sie sie verbal auf Art und Ort notwendiger Berührungen vor.
- Minimieren Sie Hintergrundgeräusche, wenn Hörprobleme erkennbar sind.
- Ermöglichen Sie Schwerhörigen möglichst durch ununterbrochenen Blickkontakt, Ihre Worte an den Lippen „abzulesen". Vermeiden Sie gleichzeitiges Schreiben.
- Schreien Sie nicht – Verständigung erzielen Sie eher durch etwas langsameres und deutlicheres Sprechen.

Literatur

Bührig, K.: Interpreting in hospitals. In: Communicare in ambiente professionale plurilingue, pp. 107–119. Cigada, S., Gilardoni, S., Matthey, M. (eds.). USI, Lugano 2001

Coupland, J., Robinson, J.D., Coupland, N.: Frame negotiation in doctor-elderly patient consultations. Discourse & Society 5(1), 89–124 (1994)

Coupland, N., Coupland, J.: Discourses of ageism and anti-ageism. J. Aging Stud. 7(3), 279–301 (1993)

Coupland, N., Coupland, J. Discourses of the unsayable: Death-implicative talk in geriatric medical consultations. In: Silence, pp. 117–152. Jaworski, A. (ed.). De Gruyter, Berlin/New York 1997

Coupland, N., Coupland, J.: Reshaping lives: constitutive identity work in geriatric medical consultations. Text 18(2), 159–189 (1998)

Geisler, L.: Arzt und Patient – Begegnung im Gespräch. pmi Verlag, Frankfurt/Main 2002

Greene, M.G., Adelman, R., Charon, R., Hoffman, S.: Ageism in the medical encounter: An exploration study of the doctor-elderly patient relationship. Language & Communication 6 (1/2), 113–124 (1986)

Greene, M.G., Majerovitz, D., Adelman, R., Rizzo, C.: The effects of the presence of a third person on the physician-older patient medical interview. JAGS 42, 413–419 (1994)

Haug, M.R. The effects of physician/elder patient characteristics on health communication. Health Communication 8(3), 249–262 (1996)

Honegger, M., Scheuer, E., Buddeberg, C.: Geschlechtstypische Aspekte der Arzt-Patient-Beziehung bei älteren Patienten/Patientinnen in der Allgemeinpraxis. Praxis 90, 2043–2049 (2001)

Köhle, K., Obliers, R., Koerfer, A. Diagnosemitteilung – Ein Leitfaden. In: Management des Mammakarzinoms, S. 441–451. Kreienberg, R., Volm, T., Möbus, V., Alt, D. (Hrsg.). Springer, Berlin/Heidelberg 2002

Koerfer, A., Köhle, K., Obliers, R.: Narrative in der Arzt-Patienten-Kommunikation. Psychother. Soz. 2(2), 87–116 (2000)

Padalewski, M.: Eine Analyse von Arzt-Patienten-Gesprächen im Ruhrgebiet. Lit Verlag, Münster 1997

Redder, A.: Eine alltägliche klinische Anamnese. In: Medizinische Kommunikation: Diskurspraxis, Diskursethik, Diskursanalyse, S. 171–198. Redder, A., Wiese, I. (Hrsg.). Westdt. Verlag, Opladen 1994

Rost, K., Frankel, R.: The introduction of the older patient's problems in the medical visit. J. Aging Health 5(3), 387–401 (1993)

Sachweh, S.: „Is doch schön, nech?" Gesprächsstrategien älterer Menschen. In Sprechalter. S. Sachweh & J. Gessinger (Hrsg.). OBST 62, 127–149 (2001)

Internetlinks

http://www.linus-geisler.de/ap/ap26_alter.html
http://www.nia.nih.gov/health/pubs/clinicians-handbook/

Transkriptionskonventionen[14]

Partiturschreibweise	zu lesen wie eine musikalische Partitur
Siglen A, P und K	für Arzt, Patient, Kommentar
METAKOMMUNIKATIVE KOMMENTARE	SIND GROSS GESCHRIEBEN ODER
<spricht leiser>	in spitzen Klammern notiert
Kleinschreibung	gesprochener Text
*, **	Minipausen (unter 1 s)
2	Pausenlänge (2 s)
[...]	Auslassung
<u>Unterstreichung</u> <u>Unterstreichung</u>	paralleles Sprechen der Gesprächsteilnehmer
/	Wortabbruch
:	Dehnung
(tät ich schon)	vermuteter Wortlaut
(...)	unklarer Wortlaut

---

[14] Die meisten Beiträge dieses Buches orientieren sich an den nachfolgenden Transkriptionskonventionen. Abweichungen davon sind jeweils in den einzelnen Beiträgen angemerkt.

Die HerausgeberInnen

Mechthild Neises

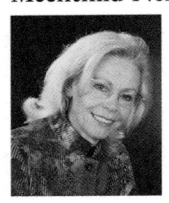

Prof. Dr. rer. nat. Dr. med. Mechthild Neises leitet seit 1998 an der Medizinischen Hochschule Hannover den Funktionsbereich Psychosomatische Frauenheilkunde mit der Qualifikation als Psychotherapeutin und Frauenärztin. Ihre Arbeitsschwerpunkte liegen im Bereich der Psychoonkologie, der Schwangerenbegleitung und der Sexualmedizin. Zu den ehrenamtlichen Aufgaben gehören die Präsidentschaft der Deutschen Gesellschaft für Psychosomatische Frauenheilkunde und Geburtshilfe DGPFG e. V. seit 1999 und der Vorsitz der Allgemeinen Ärztlichen Gesellschaft für Psychotherapie, AÄGP e. V. seit 2003

Susanne Ditz

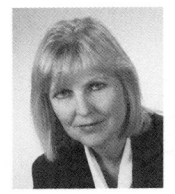

Dr. med. Susanne Ditz, Jg. 1956, Ärztin für Frauenheilkunde und Geburtshilfe, Ärztin für Psychosomatische Medizin und Psychotherapie, Psychoanalytikerin leitet nach langjähriger Tätigkeit am Universitätsklinikum Heidelberg/Mannheim (Frauenklinik, Psychiatrische Klinik, Zentralinstitut für Seelische Gesundheit) den Funktionsbereich Psychoonkologie am Interdisziplinären Brustzentrum des Universitäts-Klinikums Mannheim. Sie ist weiterbildungsermächtigt für Psychosomatische Medizin und Psychotherapie sowie Dozentin für das Curriculum „Theorie und Praxis der psychosomatischen Frauenheilkunde und Geburtshilfe." Ihre wissenschaftlichen Schwerpunkte sind pränatale Psychologie und Psychoonkologie. Zusammen mit Mechthild Neises ist sie Herausgeberin des Lehrbuches „Psychosomatische Grundversorgung in der Frauenheilkunde."

Thomas Spranz-Fogasy

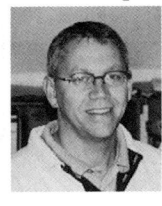

Prof. Dr. phil. Thomas Spranz-Fogasy, Jg. 1955; apl. Prof. für Germanistische Linguistik an der Universität Mannheim; wissenschaftlicher Mitarbeiter der Abteilung „Pragmatik" am Institut für Deutsche Sprache, Mannheim. *Arbeitsschwerpunkte:* Linguistische Gesprächsanalyse als Grundlagen- und Anwendungsforschung in unterschiedlichen Bereichen: Beratung/Therapie, medizinische Kommunikation, Schlichtung, familiale Konflikte, umweltpolitische Diskussion, Argumentation, Rhetorik, interaktive Bedeutungskonstitution, Sprachtheorie, Sozialstilistik. Er ist Mitbegründer des Arbeitskreises Angewandte Gesprächsforschung und Mitorganisator der Arbeitstagung zur Gesprächsforschung.

Informationen zur Person und zu Publikationen unter
http://www.ids-mannheim.de/prag/personal/spranz.html

Autorenverzeichnis

Prof. Dr. Hans Becker
Institut für Psychoanalyse und Psychotherapie
Bergheimer Str. 87 a
69115 Heidelberg

Prof. Dr. Theda Borde
Alice-Salomon-Fachhochschule
Alice-Salomon-Platz 5
12627 Berlin

Prof. Dr. Gisela Brünner
Institut für deutsche Sprache
und Literatur
Universität Dortmund
Emil-Figge-Str. 50
44221 Dortmund

Priv.-Doz. Dr. Matthias David
Klinik für Frauenheilkunde und
Geburtshilfe
Universitätsklinikum Charité
Campus Virchow-Klinikum
Augustenburger Platz 1
13353 Berlin

Dipl.-Psych. Christa Diegelmann
ID-Institut
Wilhelmshöher Allee 259
34131 Kassel

Dr. Susanne Ditz
Universitätsklinikum Mannheim
Interdisziplinäres Brustzentrum
Theodor-Kutzer-Ufer 1–3
68167 Mannheim

Prof. Dr. Reinhard Fiehler
Institut für Deutsche Sprache
Postfach 101621
68161 Mannheim

Prof. Dr. Elisabeth Gülich
Fakultät für Linguistik
Universität Bielefeld
Postfach 100131
33501 Bielefeld

Dipl.-Psych. Margarete Isermann
ID-Institut
Wilhelmshöher Allee 259
34131 Kassel

Dr. Sybille Jung, M.A.
Universität des Saarlandes
Postfach 151150
66041 Saarbrücken

Dr. Armin Koerfer
Klinik und Poliklinik für Psychosomatik
und Psychotherapie
Universität zu Köln
Joseph-Stelzmann-Str. 9
50931 Köln

Prof. Dr. Karl Köhle
Klinik und Poliklinik für Psychosomatik
und Psychotherapie
Universität zu Köln
Joseph-Stelzmann-Str. 9
50931 Köln

Dr. Brigitte Leeners
Dept. für Frauenheilkunde
Klinik für Endokrinologie
Universitätsspital
Frauenklinikstr. 10
CH-8091 Zürich

Dr. Johanna Lalouschek
Institut für Sprachwissenschaft
Universität Wien
Berggasse 11
A-1090 Wien

Prof. Dr. Florian Menz
Institut für Sprachwissenschaft
Universität Wien
Berggasse 11
A-1090 Wien

Prof. Dr. Dr. Mechthild Neises
Funktionsbereich Psychosomatische
Gynäkologie u. Geburtshilfe
Medizinische Hochschule Hannover
Carl-Neuberg-Str. 1
30625 Hannover

Prof. Dr. Rainer Obliers
Klinik und Poliklinik für Psychosomatik
und Psychotherapie
Universität zu Köln
Joseph-Stelzmann-Str. 9
50931 Köln

e.o. Prof. Dr. Andreas Ploeger
Lemierser Berg 119
52074 Aachen

Dipl.-Psych. Rüdiger Retzlaff
Abt. für Psychosomatische
Familientherapie
Psychosomatische Klinik der Universität
Bergheimer Str. 54
69115 Heidelberg

Dr. Svenja Sachweh
talkcare Kommunikationstraining
für Pflegekräfte
Hattinger Str. 344a
44795 Bochum

Prof. Dr. Thomas Spranz-Fogasy
Institut für Deutsche Sprache
Postfach 101621
68161 Mannheim

Dr. Dipl.-Psych. Heike Stammer
Universitäts-Frauenklinik Heidelberg
Voßstr. 9
69115 Heidelberg

Stichwortverzeichnis

A

Ablaufschema 53, 62
Abschlussphase 62, 70
Abwehr 291f., 305, 307
–, intrapsychische 291
–, interpsychische 290
Abwehrprozess 303
Adler 50, 66
Ageismus 344, 348, 350
Agentenmodell 151
Alter 175, 273, 347
Anamnese 7f., 17, 52, 54ff., 58ff., 68, 70, 110, 126, 174, 178, 181, 191, 203, 243, 267, 281, 326
–, biomedizinische 48, 53, 268
–, bio-psycho-soziale 64, 267f.
–, psychosomatische 6, 12, 48, 52, 62, 75
Anamneseerhebung 13, 48, 51, 54, 64, 184, 257, 328
Anfälle, dissoziative 77
Ängste 88, 121, 124, 165, 176, 179, 188, 199, 202, 206ff., 212, 214, 217f., 220, 224, 226, 229, 234, 236, 238, 244, 247ff., 251, 264f., 288, 291, 309, 312, 315, 329, 344
Anliegen, konkretes 27
Anpassungsleistung 238f.
Anpassungsprozess 303
Anteilnahme 31, 125
Artefakthypothese 167
Arzt-Patient-Beziehung 6f., 12f., 51, 94, 105, 108, 111, 137ff., 142, 149f., 152, 206, 236, 239, 245f., 254, 295, 299, 303, 305, 307, 324, 327
–, Businessmodell 137, 153
–, Paternalismusmodell 137, 153
Arzt-Patient-Diskurs 4
Arzt-Patient-Gespräch 5ff., 31, 44, 63f., 67, 73f., 78, 88, 91, 99, 120ff., 126f., 133, 149, 153, 285, 302, 329ff., 344, 349
–, handlungslogische Reihenfolge 22
Arzt-Patient-Interaktion 123f., 131, 134, 285, 295, 327, 329, 333
–, dyadische 285

Arzt-Patient-Kommunikation 9, 42, 90ff., 96, 99, 104ff., 114, 120, 149, 225, 241f., 251, 254, 275, 332ff., 340, 346, 350
Arzt-Patient-Zusammenarbeit 4
Aufenthalt, stationärer 87, 175
Aufforderung 24ff., 66, 80ff., 89
Aufklärungsgespräch 8, 192, 227, 234, 243f., 246, 328, 330
–, patientenorientiertes 254
–, präoperatives 8, 242f., 245, 247f., 251ff., 329f.
Ausdruck 165
–, non-verbaler 118
Aushandlungsprozess 142ff., 151
–, interaktiver 349
Ausnahmezustände 120
–, somatische 121
Authentizität 148, 206, 209, 251

B

Balint 37f., 51, 253, 295, 306
Balint-Gruppen 208, 286, 294ff.
Balint-Gruppen-Arbeit 11, 13
Begrüßung 21
Begrüßungsphase 24
Behandlung, stationäre 88
Beispielerzählung 97, 102f.
Belastungsstörung, posttraumatische 211ff., 218
Bemerkung, gesprächssteuernde 84
Beratung 19, 208, 252
–, präventivmedizinische 8, 186f., 199f.
Beschreibung 66, 180, 182f.
Beschwerdekatalog 40
Beschwerden 7, 21, 35, 49f., 53, 56, 58ff., 64, 66, 69f., 88, 99, 104, 110, 120f., 125f., 179, 186, 273, 285, 327, 341, 346ff., 350f.
Beschwerdenexploration 6, 17, 21, 23, 27, 35, 46, 62, 68, 70
Beschwerdenschilderung 19, 21, 23ff., 29, 35, 38f., 41, 43, 46, 57, 64f., 67, 70, 76
Beteiligung, emotionale 84

Beteiligungsaufgaben 20
Beteiligungsrollen 21
Betroffenheit, emotionale 131, 134, 242
–, persönliche 104
Beziehung 19, 184, 195, 206
–, therapeutische 17, 171
Beziehungsdefinition 23
Beziehungskonstellation 77, 139
Borderline-Störung 212, 291
Brustkrebs 8, 107, 130, 205, 212f., 218, 222, 224f., 229, 234, 237, 289, 304, 306, 313, 316
Brustkrebs-Patientin 8, 213, 309
Businessmodell 137, 153

C

chronisch Kranke 108, 324
Compliance 13, 22, 49, 110, 133, 140, 170, 207, 226, 244ff., 254, 267, 307, 309, 330, 342

D

Darstellung, szenische 77, 84ff.
Darstellungstechniken 85, 87
Depression 212, 309
Depressivität 309
Desinteresse 342
Diagnose 12, 17, 49ff., 59, 68, 73, 91, 96, 108, 110f., 126f., 137, 169, 174f., 177ff., 199, 206f., 209, 212, 224, 226ff., 234ff., 240, 243f., 326, 328, 332f., 341, 344, 347
–, Ausarbeitung 27
–, fehleranfällige 174
Diagnoseprozess 49, 227
Diagnosestellung 21f., 46, 76, 104, 123, 243, 285
Diagnostik 76, 154, 318
–, moderne 49
Dialog 225, 253, 257, 261ff., 265, 275f., 280, 288, 304f., 338
–, offener 260, 262
Dienstleistung 137, 139ff., 145, 147, 154, 327
–, medizinische 327
Dienstleistungsmodell 140, 142, 150
Diskriminationshypothese 167
Distanz, professionelle 104

E

Emotionalität 7, 73, 77, 84, 117, 120, 125, 127, 130, 134, 165, 168, 199, 215, 221, 226, 228, 236ff., 242, 244f., 247, 249ff., 254, 263f., 281, 309, 314f., 323, 337
Emotionen 7, 104, 121f., 123f., 127f., 130f., 133, 145, 154, 213, 236f., 242, 244ff., 248, 250, 253f., 272
–, non-verbal 118
Entscheidungsfindung 7, 50, 137ff., 141, 144, 149ff., 153, 170, 257
–, dialogische 148, 151, 288
–, gemeinsame 8, 265
–, partizipative 138
–, Praxis der 150
Entscheidungsfrage 25f., 43ff., 57
Epilepsiepatient 77
Erleben 120ff., 180, 188f., 199, 213, 242, 257, 286, 291, 294
–, Thematisierung 134
Erlebensthematisierung 129ff., 133f.
Erlebniswissen 91
Eröffnungsphase 62
Eröffnungszüge 25
Erzählung 75, 78f., 83, 152, 248, 264f., 273, 275f., 277, 346
–, detaillierte 66, 76
Experten-Laien-Kommunikation 7, 90, 94, 96ff., 103f., 254
Externalisierung 217, 311

F

Fachbegriffe 94f., 199, 207, 233, 333
Fachwörter 93ff., 97
Fallwissen 21
Familie 12
Familienanamnese 45, 53, 55, 203f.
Familienkonflikt 309, 317
Familienmedizin 309
Familientherapie 309
Fehlinterpretation 98, 188
Frage 19, 26, 38ff., 152
–, ärztliche 35
–, geschlossene 64, 68, 170, 254
–, inhaltliche 25f.
–, offene 25f., 43f., 64ff., 68, 74, 230, 240, 254, 281
–, rituell-offene 25f.
–, zirkuläre 312f., 315
Frage-Antwort-Ablauf 55

Frage-Antwort-Modus 57
Frage-Antwort-Sequenz 61, 68f., 74f.
Fragetechnik 42, 46, 68
Frauenheilkunde 309
–, psychosomatische 10, 92f., 11, 166, 169, 285, 289, 297
Fremdwörter 38, 93

G

Gedankenkontrolltechnik 221
Gefühlsarbeit 124, 131ff.
Gender 161f., 165f., 169
– equality 162
– mainstreaming 162
Gespräch 110
–, anamestisches 203
–, ärztliches 17, 20f., 23, 25, 46, 48, 51, 187f., 191, 197, 199, 201f., 211, 228f., 240, 246, 303, 313, 340f.
–,–, Handlungsablauf 17
–, Herstellung 18
–, Merkmale 18
–, Organisation 33
–, patientenorientiertes 251ff., 329, 334, 338
–, Phase 42
Gesprächsanalyse 18, 21, 260f., 264
Gesprächsbeendigung 21f.
Gesprächseröffnung 6, 17, 21, 23, 25ff., 43, 46, 59
Gesprächsführung 8, 37, 42ff., 46, 48, 51, 56, 61, 63, 68f., 161, 211, 230, 242, 246, 252, 310f., 323, 330, 334
–, ärztliche 6, 48, 51f., 57, 151, 154, 215, 280f.
–, auxiliäre 252
–, familienmedizinische 9, 310, 313
–, klientenzentrierte 251
–, Techniken 17, 311
–, traumaspezifische 8
Gesprächsführungskonzepte 35ff.
Gesprächsführung, Bestandteile 20
Gesprächskonzept 43, 120
Gesprächskreis 289f.
Gesprächsmanipulation 266
Gesprächsökonomie 62
Gesprächsorganisation 18f., 253
Gesprächsphasen 22, 53f., 63, 70, 217, 231, 237, 247
Gesprächsprozess 17f., 58, 245
Gesprächspsychotherapie 251
Gesprächssituation, mangelnde Klärung 24

Gesprächsstil 164
–, interrogativer 147
–, narrativer 147
Gesprächsteilnehmer 18, 20, 23, 74, 164, 207, 228, 248, 253
Gesundheitsverhalten 49, 192, 194, 203
Gewalterfahrung 192, 211
–, sexuelle 191, 205f.
Grundversorgung, psychosomatische 4, 10f.
Gruppendynamik 296
Gruppenkohäsion 285
Gruppenpsychotherapie 285f., 289f., 292, 294
–, psychoanalytisch fundierte 290, 292
–, tiefenpsychologisch fundierte 290, 292

H

Handlungsanforderungen, konfligierende 94
Handlungsaufgaben 21
Handlungskonstitution 20
Handlungsorientierung 20, 105
Handlungsschemata 20ff., 242, 247
–, Abfolge 20
–, idealtypische Darstellung 22
Hemmschwelle 245
Herzbeschwerden 59f., 100, 147
Hörerrolle 263
Hörersignale 64f., 67, 0, 97, 2272, 81
Hyperarousal 212f., 215

I

Ich-Entwicklung 300
Idealtypisch 22
Identität 19, 78, 161, 165
– der Patientin 4, 193, 224
–, geschlechtliche 4, 165
–, soziale 19
Imaginationsübungen 221
Information 57, 59, 62, 110ff., 139ff., 154, 170, 188, 192, 206ff., 215, 218f., 265, 333
– des Patienten 242
Informationsgabe 242, 246, 253f., 290
Informationsmodell 139, 142, 144, 151
Interaktion 7f., 19, 31, 54f., 59, 62f., 70, 77, 88, 92, 100, 106, 115, 122f., 148, 151, 170, 211, 247, 265f., 273, 285ff., 289ff., 294f., 326, 333
–, Ordnungsfaktor von 166
–, verbale 285, 289f., 294, 297
–, vertrauensvolle 116

Interaktionskonstitution, Ebenen der 19 f.
Interaktionsmodalitäten 19
Interaktionspartner 28 ff., 44, 108, 123, 138, 150, 240, 266
Interaktionstyp 19, 42, 247
Interaktivität 18, 268
Interkationskonstitution, Ebenen 18
Intervention 35, 66, 110, 147, 235, 259, 263, 268 f., 271, 280, 315
–, ärztliche 37, 39, 221, 268 f., 272, 275
–, interaktionelle 292
–, medizinische 3, 192
–, verbale 6, 52, 186
Interventionsstrategie 270
Interventionstechnik 11, 13
Intervisionsgruppen 286, 294, 296
Intrusion 212 ff., 218, 221

K

Karzinomerkrankung 12, 199, 201, 206, 208 f.
–, Risikofaktoren für 202
Kategorisierung 78, 179, 181
–, nicht-professionelle 96
–, professionelle 96
–, semi-professionelle 96
Kausalität 238 f.
Kausalitätsdenken 41
Kernphase 21
Kinderkrankheiten 53, 55
Klärung der Gesprächssituation, mangelnde 24
Kohärenzerleben 149, 256
Kommentare 27, 31 ff., 80, 89, 206
Kommunikation 3, 74, 77, 97, 110 f., 115, 137, 140, 152 f., 162, 165, 170, 195, 212, 215, 225 f., 234, 244, 251, 257 ff., 264, 266, 275, 280, 310, 326 ff., 332 ff., 340
–, ärztliche 199
–, authentische 5
–, dialogische 152, 266
–, erfolgreiche 113
–, institutionelle 19, 67, 120, 251
–, interkulturelle 8, 326, 329
–, non-verbale 7, 110 f., 115, 188, 254, 329
–, präverbale 306
–, verbale 7, 110, 115, 187, 254
Kommunikationsmuster 163
Kommunikationsstil 169 f.
–, affiliativer 169
–, kontrollierender 169

Kommunikationsstruktur 17, 329
Kompetenz 46, 90, 95, 114, 127, 171, 206, 208, 217, 226, 288, 295 f., 327, 332, 334
–, ärztliche 42, 206, 254, 333
–, kommunikative 4, 246, 254
–, soziale 4
Komplettierungsfragen 37, 39 ff., 46
Komponenten 21
–, psychogenetische 289
–, somatische 121
Konflikt, intrapsychischer 291, 303
–, unbewusster 299
Konkretisierung 7, 97, 101 f.
Konsequenzen 133 f., 140, 208
–, interaktive 43
Konstitutivität 18
Kontakt 116, 247
Kontaktaufnahme 53, 111, 116
Kontraktmodell 139, 142
Konversionsmodell 300
Konversionsneurose 305
Kooperation 19, 94, 139, 141 f., 144 f., 154, 180, 198, 245, 289, 295
–, kommunikative 253
Kooperationsmodell 138, 142, 144, 147, 151, 287
Koronarerkrankungen 174
Körpererleben 96, 193
Körperhaltung 112, 116 ff., 169, 329
Körperpsychotherapie 306
Körpersprache 299 f., 302 ff.
Körperwahrnehmung 97, 99, 168
Kranke, chronische 108, 324
Krankengeschichte 256
Krankheit 120 f., 184, 224
Krankheitsbewältigung 219, 246, 311 f., 330, 335
Krankheitserfahrungen 36, 87, 97, 99, 279
Krankheitserzählungen 7, 69, 73, 77 ff., 88
Krankheitsgeschehen 30, 50 f., 57 f., 184
–, Momente 35
Krankheitsgeschichte 169
–, Erzählen von 74
Krankheitskonzept 57, 312
Krankheitskonzeption 49, 69
Krankheitstheorie 301 f.
–, subjektive 9, 13, 66, 106, 147, 238, 299, 301, 303, 305, 316
Krankheitsverarbeitung 7, 73, 87 f., 238, 240, 301, 307
Krankheitsverständnis 5, 12 f., 100, 166

Krebs 199, 206, 224, 226ff., 231f., 235ff., 302, 333
Krebsdiagnose 6, 253, 317, 344
Krebserkrankung 199ff., 206, 208, 211, 224, 247, 312f., 315f.
Krebskranke 218
Krisensituation 215

L

Laientheorie 301
Lebensentwurf 147, 265f., 269, 276
Lebensereignis 104, 201, 277
–, traumatisches 211f.
Lebensgeschichte 50, 79, 147, 168, 265, 277, 285, 346
Lebensqualität 110, 169, 203, 208f., 350

M

Makro-Ebene 273
Mammakarzinom 107, 202, 204f., 208f., 216, 224, 230, 233f., 238f., 299, 301
Medizin, dialogische 256
–, patientenorientierte 137, 150, 153, 306f.
Medizinkonzept 48f.
Metakommunikation 115, 180
Metapher 7, 97ff., 174, 234, 269
Methodizität 18
Migranten, Migrantinnen 8, 326, 328ff., 334, 338
Mikro-Ebene 273
Mimik 117f., 165, 254
Misstrauen 34, 38
Modell, paternalistisches 140, 142, 151
Multimorbidität 341
Muster, kommunikatives 18, 125ff.

N

Nachrichtenanteile, non-verbale 113
Neurosen 12, 291f., 305

O

Objektivierung 217
Orientierung 42, 53, 62f., 70, 103ff., 120, 169, 220, 233, 254, 350
–, psychosomatische 78
–, gedankliche 42
Orientierungsphase 62f., 69f.

P

Parameter, interpersonelle 163
–, intrapersonelle 163
Paternalismus 137, 139, 144f., 151, 153f.
Paternalismusmodell 137, 153
Patient, neurotischer 306
–, psychosomatischer 306
patient empowerment 108
Patientengeschichte 255f., 275
–, Rekonstruktion 273
Patientenorientierung 65, 242, 249, 252f., 305
Patientenzufriedenheit 4, 110, 170, 241, 332
Personifikation 99
Perspektivendifferenzen 90, 101, 103ff.
Pragmatizität 18
Prävention 124, 203
Präventionsmodell 139f.
Präzisierungsfragen 37ff., 41ff., 46, 129
Prinzip, dialogisches 149, 152
–, lerntheoretisches 93
Problemlösung 104, 170, 240, 252
Problemlösungsgespräch 120, 133
Problempräsentation 27, 67
Prozessierung 122f., 125, 128, 131, 134, 242
Prozessualität 18
Psychiatrie, Kooperationsmodell der 287
Psychoanalyse 161, 166, 290f., 294, 301, 305
Psychoanalytiker 288, 306
psychogen 166, 180, 295
Psychoonkologie 9, 217, 301, 309, 324
Psychosen 12
Psychosomatik 48, 166f., 294, 299ff.
–, gynäkologische 12, 166, 168
–, psychosomatisch 166
psychosomatische Erkrankung 211, 301
– Grundversorgung 4, 10f.
Psychotherapeut 5, 13, 106, 193, 222, 294, 296, 310
Psychotherapie 14, 171, 211, 214, 217, 294, 297, 306
–, systemorientierte 309
Psychotraumatologie 211

Q

Qualitätszirkel 286, 297

R

Rahmenbedingungen ärztlichen Handelns 110
–, asymmetrische 251
– der Gesprächssituation 63
– für Diagnoseübermittlung 228
–, institutionelle 252
Reaktion, depressive 212
–, somatopsychische 14
Reden, patientenorientiertes 89, 233
Redescheu 342, 348
Redeunterstützung 28
Redewiedergabe 77, 85
Reformulierung 27, 80, 82ff., 89, 95
Rekonstruktion 59, 78f., 81ff., 126, 178, 182, 184
–, erzählende 75
–, narrative 77
Relevanz 76, 272
Relevanzmarkierung 69, 176, 181, 183
Relevanzsystem 57f., 61
Resonanz 252
Ressourcen 4, 161f., 215f., 220, 309ff.
Reziprozität 19
Reziprozitätsherstellung 19
Rolle 19, 50ff., 106, 147, 167, 187, 206f., 224, 286f., 341
Rollenbilder 49
Rollendarstellung 94
Rollenwechsel 68, 70, 293
Rückmeldesignale 6, 28, 30f., 75, 81, 89, 94, 231, 235, 237
Rückmeldung 27ff., 46, 60, 82, 152, 281

S

Sachverhaltsdarstellung 19
Schlüsselsymbole, thematische 273
Schmerzanamnese, Konzept 83
Schmerzbeschreibung 61, 76, 80, 174ff., 180ff.
–, symptomatische 180, 183
Schmerzen 76, 79ff., 84, 88, 99, 112, 174f., 177ff., 182ff., 224, 266, 273f., 327, 335, 345
–, chronische 73, 107
Schmerzentstehung 82
Schmerzentwicklung 178, 182, 184
Schmerzerlebnis 82, 175f., 180, 182
–, diffuses 183
Schmerzinformation 56
Schuld 238, 303, 307
Schuldgefühle 193f., 201, 236, 240

Schulmedizin 53
Schwangere 186ff., 191, 193f., 196ff.
Schwangerschaft 12, 121, 184, 186ff.
Schwangerschaftstest 186, 189
Schweigen 31, 115, 235, 237
Selbstbeobachtung 178, 181f.
Selbstbeschreibung 177ff., 181f.
Selbstbeschreibungsstrategie 178
Selbstbestimmung 150, 244f., 254
Selbstbild 7, 78ff., 87f., 100, 193
Selbstdarstellung 78, 94, 106, 163, 175, 177, 179, 265, 270
Selbsterfahrung 294f.
Selbsterfahrungsgruppen 208, 286, 294ff.
Selbsthilfegruppen 286, 290
Selbstreflexion 171
Selbstverantwortung 52, 106f., 244, 251, 321
Selbstwert 4
Selbstwertgefühl 123, 219, 224, 236, 256, 350
Setting 324
–, dyadisches 285, 294
Sexualität 9, 12, 184, 195, 197, 224, 240, 300, 309, 343
Signale 97, 114f., 199
–, non-verbale 113, 215
–, verbale 215
Somatisierungsstörung 309
Spiegeln 5
Sprachverhalten, geschlechtsspezifisches 162, 168, 170
–, geschlechtstypisches 163
Sprachwissenschaft 5, 17, 21, 48, 62, 257
Sprecherwechsel 30, 67, 74, 164
Stationsarbeit, traditionelle 262
Störung 13, 50f., 104, 195, 211, 291
–, physiologische 50
–, psychosomatische 12
Strafe 303
Stress 103f., 147, 164, 167
–, emotionaler 93
Stressbewältigung 102
Stressreduzierung 217, 221
Stress-Symptome, posttraumatische 8, 211, 215, 218, 222
–, Psychotherapie 222
Strukturierung 5
–, kognitive 92, 233
Suggestionskraft 46
Supervision 208, 225, 262
Supervisionsgruppen 286, 294, 296
Supervisor 296

Symbolisierung, sekundäre 299, 301, 303, 305, 307
Symptombeschreibung 68, 181, 183
Symptombildung 166, 168, 285
–, psychogene 14, 11
Symptome 37f., 40, 57
–, larvierte 341
Szenario 7, 101ff.

T

Therapie 17, 43, 48f., 51, 91, 106, 111, 123, 126f., 137, 154, 169, 187, 189, 225, 228, 232, 238, 243ff., 285, 333, 341f.
Therapieplan 22, 108, 141, 247
Therapieplanung 21, 46
Thoraxschmerz 174, 183
Tod 349
Transkript 5, 73, 136
Transparenz 152, 244, 252
Traumatisierung 211f., 215, 217, 220, 236, 303
Triggerung 214, 216, 220

U

Umfeld, soziales 50, 194, 199, 270, 310
Ursachenklärung 179, 183, 239f.

V

Veranschaulichung, Verfahren der 101, 103
Verantwortung 110, 138f., 141f., 188f., 238, 246, 265, 288, 321, 323
Verdrängung 291
Verhalten 286f.
–, geschlechtsspezifisches 164
–, patientenzentriertes 6
Vermeidung 212f., 215, 217, 220
Verordnung 19, 22
Verschiebung 79, 300
Verschriftlichung 5
Verständigung 19, 38, 90ff., 94, 101, 138, 149, 152, 326, 351
Verständnisproblem 29f., 93, 342
Verstummen 130f.
Vertrauensbasis 63, 244
Vertrauensverhältnis 59, 67, 332
Veständigung 254
Visitenkommunikation 6, 256f., 260, 263, 266

W

Warten 5
Wiederholen 5
Wirklichkeit, gemeinsame 13, 148, 225, 265
Wissen, medizinisches 21, 95, 208, 226, 330, 341
Wissensbestand 30, 91, 95, 233

Z

Zuhören 75, 84, 170
–, aktives 5f., 27, 31, 170, 226, 237, 251ff., 264f., 268, 280f.
–, patientenorientiertes 89
Zuhörer 78, 351
Zuhörer-Rolle 67, 70, 75
Zuhörverhalten 83
Zusammenfassen 5, 93, 240, 254, 281
Zwänge, zeitökonomische 43